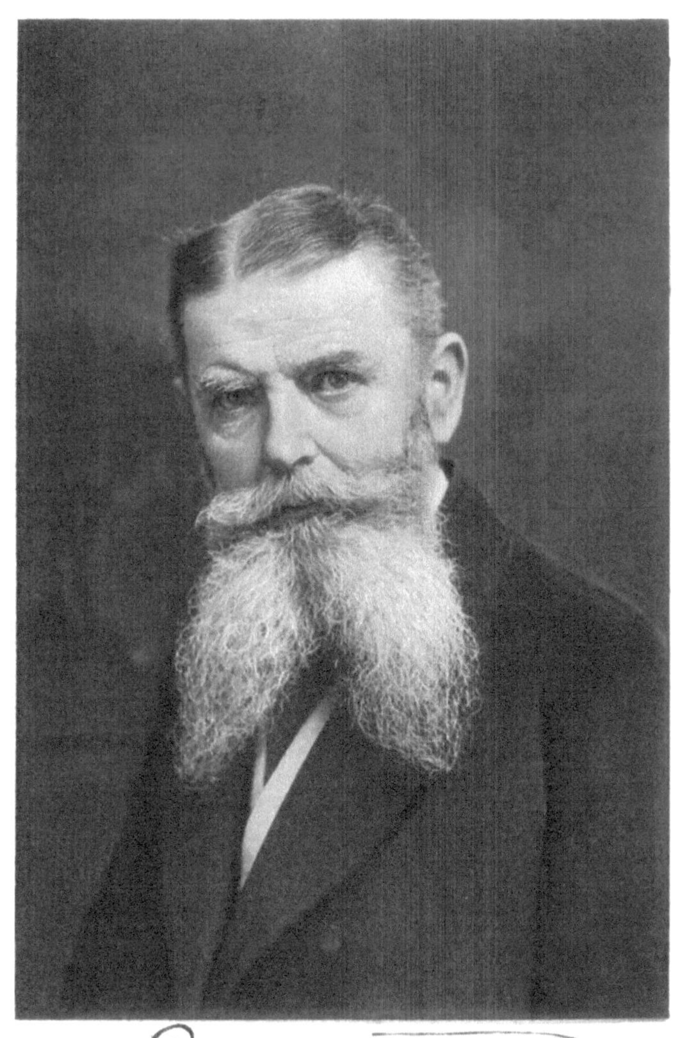

Prof. Amann

FRIEDRICH MARTIUS

IN DANKBARKEIT,
LIEBE UND VEREHRUNG
GEWIDMET

VON

SCHÜLERN UND FREUNDEN

FESTSCHRIFT

ZUM

70. GEBURTSTAGE

VON

DR. FRIEDRICH MARTIUS

ORD. PROFESSOR UND DIREKTOR DER MEDIZINISCHEN KLINIK
DER UNIVERSITÄT ROSTOCK, GEHEIMER MEDIZINALRAT

AM 7. SEPTEMBER 1920

MIT 31 TEXTABBILDUNGEN

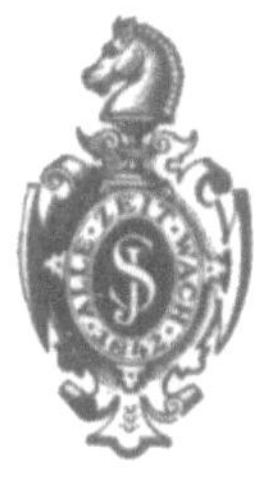

Springer-Verlag Berlin Heidelberg GmbH

ISBN 978-3-662-23698-7   ISBN 978-3-662-25787-6 (eBook)
DOI 10.1007/978-3-662-25787-6

Sehr geehrter Herr Kollege!

Als ich mich vor nun 7 Jahren mit dem Vorschlage an Sie wandte, eine Zeitschrift für Konstitutionslehre herauszugeben, war es Ihre Bereitwilligkeit vor allem, welche aus der schüchternen Idee die Verwirklichung reifen ließ. Diese Zeitschrift wurde trotz des Krieges und der damit verbundenen Unterbrechung der Forscherarbeit ein geistiger Brennpunkt aller Bestrebungen auf dem Gebiete der Konstitutionslehre. Seit dem Erscheinen dieser Zeitschrift genieße ich die Ehre, Ihr Mitarbeiter zu sein, eine Ehre, aus welcher ich das Recht ableite, auch an Ihrem persönlichen Schicksal Anteil nehmen zu dürfen und Sie an Ihrem 70. Geburtstage als Herausgeber ehrfurchtsvoll zu begrüßen, Sie vor allem zu beglückwünschen zu dem seltenen Besitze einer Konstitution, welche Ihnen erlaubt, nach so vielen Jahren der Mühe und der Arbeit den gerechten Lohn der Anerkennung einzuheimsen. Aus der kleinen Schar der mutigen Bekenner von einst ist die stattliche Reihe der Mitarbeiter und Schüler geworden, welche ihren Meister nicht schöner und nicht besser ehren können als dadurch, daß sie durch die literarische Tat das Bekenntnis zu seiner eigenen Lehre ablegen. Die Konstitutionslehre, wie sie von Ihnen, verehrter Meister, ausgeht, ist kein Dogma, so wenig wie jede wahre Wissenschaft. Sie ist auch kein in sich abgeschlossenes Gebäude, sondern mitten im Werden. Sie gibt uns Jüngern die Möglichkeit, mitzuschaffen und wissenschaftliches Neuland zu erschließen. Nicht der Umfang dieses Bandes, sondern die Tatsache, daß die Vertreter der verschiedensten Disziplinen der Medizin, jeder von seinem Standpunkt aus, zum Konstitutionsbegriff Stellung nehmen, zeigt auf der einen Seite, wie mächtig der Aufbau der Konstitutionslehre unter Ihrer Führung gediehen ist, auf der anderen Seite, wie weit die Einflußnahme dieser Lehre sich auf das medizinische Denken erstreckt.

Wie immer sich das zukünftige Schicksal der Konstitutionslehre gestalten mag, wer immer sich am Aufbau derselben beteiligen oder sie verbreiten wird, jeder wird sich ihres Begründers dankbaren Herzens erinnern.

Die tiefgehende Erschütterung des allen Deutschen gemeinsamen Vaterlandes verbietet Feste allgemeiner oder persönlicher Natur; sie hindert aber nicht den Ausdruck der Dankbarkeit und das Bekenntnis wissenschaftlicher Zusammengehörigkeit. So wollen Sie, verehrter Meister, diesen Band der Zeitschrift, Ihnen von Ihren Schülern und Freunden gewidmet, als ein solches Zeichen, als ein Dokument tiefernster Hingabe begeisterter Schüler an den begeisternden Lehrer empfangen.

Ihre Konstitution, vielerprobt und vielbewährt, gibt uns das Recht, anzunehmen, daß es Ihren Schülern noch lange gegönnt sein wird, Sie, verehrter Meister, am Werk zu sehen.

J. Tandler.

Inhaltsverzeichnis.

Entwicklungsmechanik und Kausalitätsbegriff.

Von
Dietrich Barfurth (Rostock).

(Eingegangen am 5. Juni 1920.)

Die von W. Roux begründete Entwicklungsmechanik, der ich
mit vielen anderen Forschern seit ihrer Einführung in die Wissenschaft (1885) viel Interesse und Arbeit gewidmet habe, ist nicht ohne
weiteres der „experimentellen Biologie" oder „experimentellen Morphologie" gleichzustellen. Auch die von G. Wolff und H. Driesch
angewandte Bezeichnung „Entwicklungsphysiologie" für diese Forschungsrichtung wird von Roux abgelehnt. Roux hat den Namen
„Entwicklungsmechanik" nach einer Besprechung mit dem Breslauer
Physiologen Heidenhain gewählt und diese Forschungsrichtung erklärt als die Lehre von den Ursachen der organischen Gestaltungen, somit die Lehre von den Ursachen der Entstehung,
Erhaltung und Rückbildung dieser Gestaltungen. Die Anwendung
des Wortes „Entwicklungsmechanik" zur Bezeichnung der ursächlichen Lehre dieses ganzen Gebietes geschieht nach dem Prinzip: a po-
tiori fit denominatio, denn die Entwicklung der organischen Gestaltungen umfaßt die Hauptvorgänge und die Hauptprobleme des
organischen gestaltenden Geschehens. Die Bezeichnung „Mechanik"
für diese Lehre ist statthaft, weil man seit Spinozas und Kants
Definition des Mechanismus jedes der Kausalität unterstehende Geschehen als „mechanisches Geschehen" bezeichnet. Die „Ursache"
jedes Geschehens ist repräsentiert durch die Summe und Anordnung
aller an ihm beteiligten Faktoren. Wir müssen also die Faktoren
jedes gestaltenden Geschehens, sowie die Art ihrer Kombinationen
bei demselben und außerdem die Art ihres — stets unsichtbaren —
Wirkens, die beständigen, sog. gesetzmäßigen Wirkungsweisen ermitteln. Das ist nur möglich durch das kausal-analytische Experiment. Dadurch, daß Roux für das Experiment der Entwicklungsmechanik den Charakter des Analytischen gefordert hat, wirkte er
aufklärend und reformatorisch.

Diese Grundlagen der Rouxschen Methodik haben seit ihrer Begründung vielfache Angriffe erfahren, denen Roux mit Erfolg ent-
gegengetreten ist. Neuerdings ist nun aber der Grundbegriff seiner

Entwicklungsmechanik, die Kausalität, in scharfer Kritik bemängelt worden. Das ist ja nichts Neues, denn die Geschichte der Philosophie kennt seit Locke und Hume solche Angriffe des Empirismus und Skeptizismus gegen den Begriff der Kausalität zur Genüge. Im letzten Dezennium aber ist diese Kritik von vielen Biologen, namentlich Medizinern, mit großem Eifer und manchmal auffallender Schärfe unternommen worden. Sie hat den Erfolg gehabt, daß das Nachdenken über dieses Problem in Kreise drang, die sich sonst gleichgültig und ablehnend gegen alle „Naturphilosophie" verhielten und hat auch über manche Punkte Klarheit gebracht. Da die meisten einschlägigen Schriften als bekannt vorausgesetzt werden dürfen, soll hier nur kurz auf die wesentlichen Streitfragen hingewiesen werden. Eine Erörterung über die Auffassungen der Philosophen neuerer Zeit[1]) kann an dieser Stelle nicht vorgenommen werden.

Obgleich schon E. Mach, der ausgezeichnete Physiker und Philosoph, an vielen Stellen seiner Schriften eine mustergültige Kritik des Kausalitätsbegriffes gegeben hatte, ist doch die erregte Diskussion über dieses Problem erst durch die Untersuchung des Physiologen M. Verworn (1912) über „kausale und konditionale Weltanschauung" in Fluß gekommen.

a) Der Konditionalismus. Verworn will den Kausalismus, dem von seinem Ursprunge in alten Zeiten her etwas Mystisches anhaftet, durch den Konditionalismus[2]) ersetzen.

Ein Vorgang ist nicht von einem einzigen Faktor, „der Ursache" abhängig, sondern von zahlreichen andern Faktoren in demselben Maße. Die vielen Faktoren oder Bedingungen, von denen ein bestimmter Vorgang abhängig ist, sind für das Zustandekommen dieses Vorganges alle gleich nötig und alle gleichwertig, weil sie eben notwendig sind. So gelangt Verworn zum Satz von der effektiven Äquivalenz der bedingenden Faktoren, auf Grund dessen er die kausale Betrachtungsweise mit ihrer Mystik verwirft und durch die streng konditionale ersetzt.

In der Bedingungslehre sieht von Hansemann (1912) einen Fortschritt gegenüber der Ursachenlehre, weist aber an physikalischen Vorgängen nach, daß eine Gleichwertigkeit der Bedingungen nicht zugegeben werden kann, sondern daß zwischen notwendigen und ersatzfähigen unterschieden werden müsse. W. Roux (1913) aber betont

---

[1]) Dazu gehören namentlich Schopenhauer, Stuart Mill, Wundt u. a.

[2]) Der Konditionalismus hatte schon in älterer Zeit unter den Philosophen (John St. Mill, Schopenhauer, Lotze, Schuppe) und unter den Naturforschern (Cl. Bernard, R. Virchow) Vertreter. Vgl. von Hansemann, S. 16; Fr. Martius, 1918, S. 9; Lubarsch, 1919, S. 8. Lubarsch hat sich schon im Jahre 1898 auf den Boden der Bedingungslehre gestellt, aber seine Betrachtungsweise nicht in einen Gegensatz zur kausalen Forschung gebracht (S. 10).

nicht nur die Unhaltbarkeit des Verwornschen Satzes von der effektiven Äquivalenz der Bedingungen, sondern zeigt auch, daß die Bedingungslehre nur möglich ist auf Grund der Ursachenlehre (S. 21 ff.). Die Beschreibung des wirklichen Geschehens, des Wirkens, kennt bloß Ursachen, Faktoren. Bedingungen sind bloß zu Gedachtem, sog. Gesetztem, Nötiges. Bei der Verwirklichung des Gedachten aber, also beim Wirken, gibt es nur Ursachen, Faktoren[1]); die Bedingungen werden mit dem Beginn des Geschehens die Ursachen, die Faktoren. Bedingungen und Faktoren sind also, sobald das Wirken beginnt, identisch. Die vollständigen Bedingungen eines Geschehens sind die vollständige Ursache derselben, sie sind also die Gesamtheit und Konfiguration aller „auf Grund der Kausalität" zu ihm nötigen Faktoren.

b) Der energetische Kausalismus. Die Ungleichwertigkeit der Faktoren eines Geschehens tritt in manchen Fällen z. B. bei Explosion einer Mine durch Einwirkung eines Funkens, so auffallend hervor, daß manche Autoren eine begriffliche Trennung von zwei sachlich streng verschiedenen Faktoren eines Vorganges, nämlich des auslösenden Momentes von der in einem gegebenen System vorhandenen Energiemenge vornahmen (Fr. Martius, 1914, S. 108). So gelangten Hueppe und Fr. Martius auf Grund des Gesetzes von der spezifischen Energie der Sinne von Johannes Müller und des Gesetzes von der Erhaltung der Energie von R. Mayer zur Aufstellung des energetischen Kausalismus. Er versteht unter Ursache die latente Energie eines Systems, deren Umwandlung in kinetische Energie das Zustandekommen der zu erklärenden Erscheinung bewirkt. Der Funke, der das Nitroglycerin zur Explosion bringt, ist also nicht die „Ursache" der Explosion, sondern nur das auslösende Moment, während als „Ursache" die latente chemische Energie des Nitroglycerins anzusprechen ist, deren Auslösung die zerstörende Wirkung in Erscheinung treten läßt. Auch in der Medizin gilt nach Fr. Martius, der die Bedeutung der heutigen Vererbungslehre und der Konstitution für die Pathologie als erster zur Geltung brachte, die energetische Kausalität. Die Ursache einer Erkrankung, z. B. einer Pneumonie, ist das erkrankungsfähige Substrat (Lunge) während der bakterielle Erreger nur das auslösende Moment liefert. Den Konditionalismus lehnt Fr. Martius aus formalen Gründen ab und bekämpft besonders die „effektive Äquivalenz" der Faktoren, da z. B. Pneumokokkus und Erkältung beide Faktoren der Pneumonieentstehung, aber von durchaus verschiedener Art und Wertigkeit sind (S. 116). Martius empfiehlt des-

---

[1]) „Allemal, wenn man eine Sache hat, welche Arbeit leistet, hat man eine Ursache." G. Heim, Scheidung der Ursache von den Bedingungen pathologischer Vorgänge. Virchows Archiv **216**, 1914. S.-A. p. 8.

halb für die bisher sogenannte äußere Krankheitsursache den Ausdruck
„Ursache" ganz zu vermeiden und nur von Auslösung — Ribbert schlägt
„Anlaß" vor — zu reden. Die Auslösung kann durch eine Erkältung,
durch Reize (z. B. Gifte) oder durch Erreger (z. B. Parasiten) erfolgen.

N. Ph. Tendeloo (1913) unterscheidet Ursache und Bedingungen
auf Grund des energetischen Kausalismus. Eine Auslösung, z. B.
Reiz, Motiv, Anlaß, ist Bedingung einer bestimmten Wirkung; daß
aber ein Reiz nicht die „Ursache" einer Erscheinung sein kann, folgt
aus seinem geringeren energetischen Wert (S. 155). Der energetische
Wert von Ursache und Wirkung muß gleich sein.

Im Gegensatz zu diesen Autoren ist nun M. Löhlein (1917) der
Ansicht, daß das „auslösende Moment" überhaupt die gesuchte Ursache ist. (Konkrete) Ursache einer Veränderung eines Zustandes wird jedes Ereignis, das die Aufhebung einer notwendigen Bedingung des Zustandes einschließt. Die Auffassung
von Löhlein ist ohne Zweifel einseitig, wie Winterstein (1919, S. 689
Anm.) hervorhebt, und seine Begriffsbestimmung erscheint Lubarsch
(1918, S. 7) geradezu als Tautologie; denn sie besagt, daß Ursache
einer Veränderung dasjenige ist, was den Eintritt einer Veränderung
in sich schließt. Wir werden aber sehen, daß Löhleins Auffassung
des auslösenden Momentes als der Ursache schon von H. Drisch
(1909) vertreten wurde.

Aus dem Chaos der Erörterungen über die Begriffe der Kausalität und des Konditionalismus sucht H. Winterstein (1919) im
Anschluß an E. Mach einen Ausweg durch Feststellung

c) des denkökonomischen Ursachenbegriffes. Der denk-
ökonomische Standpunkt sieht mit E. Mach das alleinige Ziel aller
wissenschaftlichen Forschung darin, die Tatsachen auf die spar-
samste und einfachste Weise begrifflich nachzubilden[1]).
Das wird nach Winterstein in der Kausalitätslehre möglich, wenn
die Verwechslung des wirklichen Geschehens mit seiner
gedanklichen Nachbildung vermieden wird. Diese Verwechslung
wird durch den Ausdruck Bedingung besonders erleichtert und kehrt
trotz Machs unübertrefflich klaren Darlegungen immer wieder. Die
Zahl der Faktoren eines wirklichen Geschehens ist unendlich groß
und ihre Kenntnis wäre nicht nur für uns unmöglich, sondern auch
zwecklos, da sie in der gleichen Zusammensetzung doch niemals wiederkehren. In diesem Sinne sagte Mach, daß die Welt nur einmal da
ist, und daß nur unser schematisches Nachbilden gleiche Fälle erzeugt. Freilich bilden wir auch dann niemals die Tatsachen über-

---

[1]) Vgl. H. Driesch, 1911, S. 8: „Denken heißt Erlebtheit ordnen. Ordnen
heißt unter so wenige Begriffe wie möglich mit so klaren und einfachen Beziehungen wie nur möglich fassen, kurz: begriffssparsam fassen."

haupt nach, sondern nur nach jener Seite, die für uns wichtig ist. Diese Erkenntnis, sagt Winterstein, löst alle Widersprüche. „Wenn wir ein ‚Naturgesetz‘ entdecken, wenn wir eine Erscheinung ‚erklären‘ wollen, dann können und dürfen wir keineswegs alle Variablen, deren Funktion der Naturvorgang in Wahrheit darstellt, als gleichwertig betrachten, wir müssen vielmehr experimentell und gedanklich eine möglichst große Zahl von Variablen konstant setzen und auf diese Weise für die Untersuchung eliminieren. So gelingt es schließlich in vielen Fällen unter Konstantsetzung des ganzen übrigen Erscheinungskomplexes eine einzige Variable übrig zu behalten. Die jetzt noch restierende Funktionalbeziehung, die Veränderung der untersuchten Erscheinung, die durch jede Änderung dieser Variablen bedingt wird, ist dann besonders klar zu erfassen und tritt mit einer Prägnanz hervor, die leicht zu dem Irrtum führt, als handle es sich um eine Abhängigkeit ganz besonderer Art, bei welcher die Änderung der Variablen als ‚Ursache‘ und jene des untersuchten Vorganges als ‚Wirkung‘ imponiert (S. 690—691).“ Es hängt also von den Umständen oder auch von unserer freien Wahl ab, welcher Zusammenhang uns als „kausaler“ imponiert[1]), welche „Ursache“ unser Kausalitätsbedürfnis befriedigt, ob die chemische Energie des Pulvers oder der Funke, der es zur Explosion bringt. Dies gilt auch für die wissenschaftliche Krankheitslehre genau so gut, wie für das Kausalitätsbedürfnis des Laien. „Dort, wo zu einer Erkrankung eine besondere Disposition erforderlich ist, kann es gegebenenfalls zweifellos von großer Bedeutung sein, auf die konstitutionelle Veranlagung das Hauptaugenmerk zu richten und die ‚spezifische Gewebsbeschaffenheit‘ als die ‚Ursache‘ der Erkrankung zu betrachten und es ist ein erst jetzt in vollem Umfange gewürdigtes Verdienst von Martius, dies als einer der ersten getan zu haben. Was für einen Sinn oder Nutzen aber hätte dies bei Krankheiten, für die jeder veranlagt ist?“ (S. 687—688). Demgemäß ist nach Winterstein der energetische Kausalismus ebenso unberechtigt, unzweckmäßig und undurchführbar, wie jeder andere.

Eine rein „funktionale Naturlehre“, wie Mach, Verworn, Winterstein u. a. sie vertreten, scheint nun H. Driesch zwar nicht „falsch“ zu sein, aber sie sagt nicht alles, was zu sagen möglich ist. H. Driesch zergliedert deshalb logisch den Begriff des Naturwerdens mit Rücksicht auf seine kausale Bestimmtheit und zeigt, daß es vier und nur vier ganz bestimmte Formen des kausalen Naturwerdens geben könne.

d) Die vier möglichen Arten der Kausalität nach H. Driesch[2]). Seine Darlegung stellt zuerst eine Definition des Kausalen auf und

---

[1]) Vgl. B. Fischer, 1913, S. 375; 1919, S. 5ff.

[2]) Ich gebe diese Analyse unter sehr geringen Kürzungen mit den eigenen Worten von H. Driesch (1919, S. 42ff.). Vgl. auch 1915, S. 27.

setzt dann zwei in sich selbst evidente Grundsätze hin. Die Definition sagt, daß kausal fassen heißt: in Analogie zum rein logischen Konsequenzbegriff fassen. Aus „Grund" wird Werdegrund oder Ursache, aus „Folge" wird Werdefolge oder Wirkung. Daraus ergibt sich als erster Grundsatz, daß wie im rein Logischen die Folge nicht mannigfaltiger sein kann als der Grund, so kann sich auch im Lauf des Werdens der Grad der Mannigfaltigkeit eines Natursystems nicht „von selbst" erhöhen.

Der zweite Grundsatz lehrt, daß alles Naturwissen ausgeht von Sinnesdaten. Zur Untersuchung steht im Rahmen der Aufgabe Natur kausal zu fassen, allemal ein Werden, und zwar ein Werden im Raum. Dieses eine Raumeswerden soll „Folge" sein. Ein Werden im Raum nun ist durch zwei Raumeszustände begrenzt, zwischen denen es verläuft. Die Mannigfaltigkeiten im ersten Zustand (B) und im zweiten Zustand (C) müssen also miteinander verglichen werden, um zu erfahren, was überhaupt grundsätzlich an Werden vorlag. Aus diesem Vergleich der Mannigfaltigkeiten ergibt sich dann, was an „Ursache" nach Maßgabe des ersten Grundsatzes vorgelegen haben muß.

Aus diesen Grundsätzen ergeben sich nun folgende Möglichkeiten. Möglichkeit 1a: Zustand C ist anders als Zustand B, aber ihm an Mannigfaltigkeit gleich. Es läßt sich an dem in Rede stehenden System, welches „wird", ein früherer Zustand A nachweisen, welcher zwar anders als B und C, aber doch mit ihnen mannigfaltigkeitsgleich ist; also sind A, B und C gleich an Mannigfaltigkeit. Wenn nun noch jede Einzelheit des Werdens, welches das System von B zu C führte, einzeln beziehbar ist auf jeweils eine Einzelheit des Werdens zwischen A und B, so ist offenbar dem Begriff der kausalen Bestimmtheit Genüge getan.

Möglichkeit 1b. C und B sind nicht nur überhaupt anders, sondern auch an Mannigfaltigkeit verschieden, und zwar ist C reicher an Mannigfaltigkeit als B. Die Mannigfaltigkeit des Systems hat sich also im Werden erhöht. „Von selbst" kann das gemäß Grundsatz 1 nicht geschehen sein. Vielmehr ist jeder Einzelheit der vorliegenden Mannigfaltigkeitserhöhung eine Einzelheit von Raumeswerden zugeordnet, welche das System „von außen" im populären, raumhaften Sinne des Wortes traf. Die in 1a und 1b dargelegten Möglichkeiten kausaler Verkettung nennt Driesch Einzelheitskausalität.

Möglichkeit 2. Zur Zeit t_1 bestand, wie wir wissen, unser System aus n Urdingen (Atomen), zur Zeit t_2 besteht es aus $n + a$; wir wissen auch dieses, so setzen wir voraus. Und wir dürfen weiter grundsätzlich voraussetzen, daß wir wissen, es habe kein Urding die Grenzen des Systems von außen nach innen überschritten. Alle diese Dinge sind als gewußt denkbar, und allein darauf kommt es an.

Angesichts der Möglichkeit 2 spricht Driesch von Ding schaffender Kausalität.

Möglichkeit 3. Unser System ruhte bis zur Zeit t_1 im Moment t_1 beginnt es Veränderung und wir setzen voraus, daß wir wissen, es sei von keiner Veränderung von außen her, im raumhaften Sinne des Wortes, betroffen worden.

Hier redet Driesch von Veränderung schaffender Kausalität.

Möglichkeit 4. Alles beginnt wie bei 1b. Wir kennen das System im Zustande C und B. C ist mannigfaltiger als B; zwar besitzen beide die gleiche Zahl von Urdingen, aber der Reichtum an Verschiedenheiten der Beziehung zwischen den Urdingen ist in C viel größer als in B. Wir setzen voraus, daß wir wissen, es sei diese Erhöhung der Mannigfaltigkeit sicherlich nicht wie in 1b im Wege eines von außen, im raumhaften Sinne des Wortes, in das System eingeströmten Werdens bezogen worden, sie beruhe sicherlich nicht auf irgendeiner Form raumhafter „Präformation". Da sie andererseits nicht „von selbst" kommen darf, so müssen wir, um den Kausalbegriff zu retten, Naturfaktoren unraumhafter Art setzen, welche durch irgendwelche „Lenkung" ohne „Schöpfung" (also nicht nach den Typen II und III) Zustand B in Zustand C überführt haben.

Diesen Typus möglicher Kausalität nennt Driesch Ganzheitskausalität, weil auf dem geschilderten Wege ein System von Urdingen aus bloß summenhafter Anordnung übergehen kann in einen Lagezustand, der als Ganzheit mit einem Worte bezeichnet zu werden verdient.

Typus I dieser vier möglichen Kausalformen ist nach Driesch in seinen beiden Formen in der unbelebten Welt verwirklicht; alle Grundsätze der Mechanik, Energetik usw. sind nur besondere Formungen des Begriffs der Einzelheitskausalität.

Typus II und III sind, soviel wir wissen, nicht empirisch verwirklicht.

Typus IV, die Ganzheitskausalität, ist die organische Kausalitätsart, der das Werden der organischen Form und der organischen Formgesamtheit zugeordnet werden muß. Die Erörterung derselben führt den Gedankengang von H. Driesch über das Funktionalphysiologische, welches die Folge eines zugrunde liegenden Mechanismus im Lebewesen sein kann, und die morphologischen Anpassungen, welche einer mechanischen Auflösbarkeit der Erscheinungen große Schwierigkeiten bereiten und daher von Driesch als ein Indizium für den zwar materiellen, aber nicht mechanischen Charakter des in Frage kommenden Systems bezeichnet werden, zum harmonischäquipotentiellen System, in welchem eine maschinelle Anordnung nicht nur im höchsten Grade unwahrscheinlich, sondern nach neuen Darlegungen von H. Driesch (S. 56) geradezu unmöglich ist. Harmonisch-äquipotentielle Differenzierung ist also keine maschinelle Evolution, sondern ist nichtmaschinelle oder entelechiale Evolution, und ein harmonisch-äquipotentielles System wird nach der vierten Kausalitätsform: Ganzheitskausalität. Beispiele solcher Systeme sind die Furchungsstadien, die Blastula, Ektoderm und Entoderm in sich, und die Restitutionen des Erwachsenen (Tubularia Clavellina, Planaria). Ein solches System bleibt funktionsganz, wenn ihm beliebige Teile genommen werden, Beeinflussungen des Druckes, des Zuges, der Temperaturschwankung, des Stoffwechsels beeinträchtigen seine normale Ausgestaltung nicht. Das kann keine Maschine leisten, sondern nur die Entelechie. „Die eigentliche Substanz der organischen Form ist unsere Entelechie; sie ist die ,Form‘, das $\varepsilon \tilde{\iota} \delta o \varsigma$, im aristotelischen Sinne; das sichtbar Geformte ist nur ihr vergängliches Wirkungsprodukt in die Materie hinein (1919, S. 71)." Der Name Ganzheitskausalität für die vierte Kausalitätsform ist für das ihr unterliegende harmonisch-äquipotentielle System ganz besonders gerechtfertigt, denn es geht eine summenhafte Verteilung von Möglichkeiten, nämlich die Gesamtheit der äquipotentiellen Zellen des Ausganges, über in eine ganzheitliche Verteilung von Wirklichkeiten, nämlich die Gesamtheit der differenzierenden Zellen des Endzustandes (1919, S. 57).

Die vierte Form der Kausalität nach H. Driesch, die Ganzheitskausalität, kommt für die hier unternommene Untersuchung allein in Frage, denn nur sie beschäftigt sich mit dem Organischen. Ihre logische Analyse wird von H. Driesch an anderen Stellen durch eine dem Bedürfnis angepaßte Arbeitsdefinition ergänzt, die uns später beschäftigen soll.

Zusammenfassende Besprechung.

Überblickt man die vorliegenden Äußerungen der Autoren über den Kausalismus, so schaut man in einen Wirrwarr von Meinungen, die sich untereinander mehr oder weniger heftig bekämpfen, aber fast alle das gemeinsame Bestreben zeigen gegen den „Tyrannen" Kausalität zu rebellieren, ohne doch die Kette, an der sie zerren, zerreißen zu können. Denn aus den Streitschriften der Autoren ergibt sich deutlich, daß der Kausalismus durch die Vordertür hinausargumentiert wird, aber durch die Hintertür frisch und gesund wieder einzieht. Ich will diese seltsame Tatsache durch Äußerungen einiger Hauptvertreter der einzelnen Richtungen illustrieren.

Die Entwicklungsmechanik, vertreten durch W. Roux, hält am Kausalbegriff als Grundlage ihrer Forschungsmethode fest. M. Verworn will die Kausalität durch die Bedingungslehre ersetzen. Das ist nach W. Roux unzulässig, da die Bedingungen mit dem Beginne des Geschehens zu Ursachen (Faktoren) werden. Fr. Martius lehnt den Konditionalismus aus formalen Gründen ab. Lubarsch hat sich schon 15 Jahre vor Verworn und v. Hansemann auf den Boden der Bedingungslehre gestellt (S. 10), erklärt aber 1919, daß „kausales und konditionales Denken nicht in einem Gegensatz zueinander stehen, wie das merkwürdigerweise Verworn und Hansemann wollen, sondern daß sie innigst zusammengehören und einander ergänzen" (S. 19). D. von Hansemann hat zwar das konditionale Denken für die Medizin als einen Fortschritt empfohlen, opponiert aber mit guten Gründen gegen die „effektive Äquivalenz" der Faktoren und will notwendige von ersatzfähigen Bedingungen unterscheiden. „Damit wären wir aber, ganz abgesehen von dem darin liegenden logischen Widerspruch wieder bei der Möglichkeit des Suchens nach der wahren „Hauptbedingung", der Ursache, angelangt (Winterstein 1919, S. 685)."

Der energetische Kausalismus hält den Kausalitätsbegriff fest und gibt ihm lediglich eine energetische Grundlage.

Im Anschluß an die scharfsinnige Kritik des Kausalismus von E. Mach verwirft H. Winterstein zwar den Kausalismus wie den Konditionalismus, läßt aber den denkökonomischen Ursachenbegriff gelten.

H. Driesch endlich hat die kausale Seite seiner Entwicklungstheorie besonders scharf betont: „Unsere Grundansicht zwingt uns für jede am Keim auftretende Veränderung eine (in oder außer ihm gelegene) Causa zu postulieren; mag dieselbe auch noch so sehr den Charakter der Auslösung, des Anstoßes haben, mag sie auch für den Vorgang, der sich neu abspielt, nicht mehr sein, als glimmende Zigarrenasche für eine Explosion, sie muß da sein. Kausalloses Geschehen kann es für unser Erkenntnisvermögen nicht geben (1894, S. 148)."

Wir stehen also vor der Tatsache, daß der Kausalismus, hundertfach zergliedert, zerzaust und verstoßen, trotzdem in irgendeinem Gewande eine freudige, kühle oder widerwillige Anerkennung erzwingt. Es geht also diesem Begriff wie etwa dem der Regeneration, der trotz aller Zergliederungen, Einschränkungen und Verbesserungen seinen Platz in der Wissenschaft behält. Aus dieser Sachlage wird man vorsichtigerweise den Schluß ziehen, daß es sich beim Kausalitätsbegriff nicht um eine „Windmühle" handelt, sondern um ein wissenschaftliches Bedürfnis des menschlichen Geistes, daß man also aus dem Chaos der Ansichten nicht so sehr das Trennende hervorheben soll, als vielmehr den vermittelnden und einigenden Kern suchen muß[1]).

---

[1]) Diesen Standpunkt vertritt auch Lubarsch, 1919, S. 22.

Die Möglichkeit einer Vermittlung sehe ich gegeben durch die von W. Roux geschaffene Grundlage der Entwicklungsmechanik als der kausalen Forschungsmethode mit Anwendung des analytischen Experimentes. Roux' kritische Erörterungen über Kausalität sind leider von vielen Forschern auf diesem Gebiet gar nicht, oder nicht genügend berücksichtigt worden, obgleich die genauere Kenntnis und Verwertung der Rouxschen Schriften manche Kontroverse unnötig gemacht hätte.

Um nun zeigen zu können, daß die von den einzelnen Richtungen der naturwissenschaftlichen Kausalitätsforschung in wichtigen Grundzügen und speziell für eine Arbeitsmethode vereinbar sind, gebe ich zunächst eine kurze Erörterung über Roux' Kausalitätsanalyse und versuche dann die einigende Grundlage seiner Lehre und der Darstellungen anderer Autoren zu ermitteln.

Nachdem Roux schon in seiner medizinischen Doktordissertation die ursächliche Forschung bei Ablenkung des Arterienstammes bei der Astabgabe inauguriert hatte (1878: Ges. Abz. I, S. 46), äußert sich sein Nachdenken über sein eigentliches Ziel in der wichtigen Schrift über den züchtenden Kampf der Teile im Organismus (1880), in der er S. 214 sagt, daß „die sichere Feststellung eines kausalen Zusammenhangs bloß experimentell durch Änderungen einer Komponente geschehen kann". Bei der Untersuchung über die Zeit der Bestimmung der Hauptrichtungen des Froschembryo (1883) wandte er zuerst das „deskriptive Experiment" an und machte dann (1884) sein erstes kausal-analytisches Experiment durch „Aufhebung der richtenden Wirkung der Schwerkraft" durch Dreheier und Überschlagseier.

Die theoretische Grundlage der Entwicklungsmechanik und die Bedeutung der Kausalität für diese Forschungsrichtung hat W. Roux seit 1885 in mehreren Schriften scharfsinnig und klar geliefert. Ich habe diese Grundlage in meiner Festschrift zum 60. Geburtstage von W. Roux zusammenfassend dargestellt und gebe hier das Wesentliche unter Verwertung neuer Äußerungen von W. Roux wieder.

Es gibt zwei Wege zur Erforschung der Entwicklungsvorgänge. Der erste Weg ist die vollkommene Beschreibung der von uns wahrgenommenen Vorgänge. Es ist der Weg der deskriptiven oder kinematischen Forschung, dessen Ergebnis die deskriptive Beschreibung. Wenn auf diese Weise das Geschehen eines Gebietes ermittelt ist, so entsteht die weitere Aufgabe, seine Ursachen und deren Wirkungsweisen zu erforschen. Hier liegt das Ziel des zweiten Weges, der kausalen oder kinetischen Forschung, bezüglich der Bildung der Lebewesen die „Entwicklungsmechanik". Ihr Ergebnis ist die kausale Beschreibung. Sie beruht auf der Voraussetzung,

daß bei dem materiellen Verlaufe der Entwicklungsvorgänge nichts
Metaphysisches in Betracht zu kommen habe, daß diese Vorgänge
durchaus ein dem Gesetze der Kausalität unterstehendes Geschehen
darstellen und nur unter dieser Voraussetzung erforschbar sind (1885,
S. 413, 419). Die Entwicklungsmechanik hat also die Aufgabe die
Ursachen der organischen Gestaltungen zu ermitteln. Jedes Geschehen hat seine notwendige zureichende Ursache. Die Gesamtheit
dessen, was an einem realen Geschehen irgendwie indirekt beteiligt
war und beteiligt ist, ist nach Roux seine ganze Ursache; die einzelnen wirkenden Agenzien oder Komplexe solcher sind Teilursachen
oder Faktoren und Komponenten. Die ganze Ursache ist in unmittelbare und mittelbare (direkte und indirekte) Ursache zu
sondern. Als unmittelbare Ursache bezeichnet Roux die Gesamtheit aller während des Geschehens an ihm beteiligten, also die das
Geschehen unmittelbar bewirkenden Faktoren. Mittelbare Ursache
ist die Gesamtheit aller Geschehnisse, durch welche diese direkt beteiligten
Faktoren zum Ort und zur Zeit des Geschehens in Wirkungsnähe zu-
sammengebracht sind. Alles, was zu einem zukünftigen oder zu einem
bloß gedachten Geschehen nötig ist, heißt seine Bedingung. Die
der indirekten Ursache entsprechenden Bedingungen nennt Roux
Vorbedingungen, die der direkten Ursache entsprechenden direkte
Bedingungen. Mit dem Beginn des Geschehens, des Wirkens, werden
die Bedingungen zu Ursachen. Dadurch erklärt Roux den Unterschied zwischen Konditionalismus und Kausalismus. Treffend werden
die hier erörterten Unterscheidungen erläutert durch den Satz: Das
Wesentliche ist: Alle Komponenten einer Wirkung müssen vorher
„existieren“, sie brauchen aber nicht alle unmittelbar vorher „anzufangen“ (1894, S. 15).

Die weitere Analyse der Faktoren eines Geschehens führt Roux
zur Unterscheidung der Determinationsfaktoren, welche die
Bestimmung der Art, Qualität oder Besonderheit des Geschehens und
seiner Produkte bestimmen und im Lebewesen durch die Vererbungs-
substanz (Keimplasma) gegeben sind, von den Realisationsfaktoren oder Ausführungsfaktoren, die das determinierte verwirklichen, z. B. Wärme, Nahrung, Licht usw.[1] Bei jedem Geschehen
sind zu unterscheiden und zu erforschen die Determinationsfaktoren
des Orts, der Zeit des Beginns, der Dauer, der Größe, Intensität, Richtung und der besonderen chemischen und physikalischen
Eigenschaften.

Die Realisationsfaktoren können anderen Sitz haben als die

---

[1] Siehe W. Roux, Terminologie der Entwicklungsmechanik usw. Leipzig
1912. S. 96 ff (Determinationsfaktoren). Hier auch die weitere Analyse der
Faktoren.

typischen Determinationsfaktoren, liegen zumeist außerhalb des Organismus, variieren daher auch mit ganz anderen Umständen als letztere, sind einfach, nicht komplex und müssen daher von letzteren streng gesondert werden. Sie zerfallen erstens in bloße Auslösungsfaktoren, die ganz der Auffassung der Physiker entsprechen. Dazu gehören Anstellung eines Mühlwerkes, Anzündung eines Feuerwerkes, Abschießen eines Gewehres. Der Auslösungsfaktor bestimmt gar nicht die Qualität des Geschehens, nicht einmal die Größe und Richtung desselben. Ort und spezifische Qualität des Geschehens werden allein durch die Eigenschaften des angeregten Gebildes, durch dessen Faktorenkomplex bestimmt, und die Größe des Geschehens ist bei der Auslösung allein von der Menge der in auslösungsfähiger Weise aufgespeicherten Energie, nicht durch die Größe des Auslösungsfaktors bestimmt. Zweitens können die Realisationsfaktoren als Reize wirken, die den Auslösungen zwar sehr ähnlich sind, aber sich von ihnen dadurch unterscheiden, daß sie die Größe des in einem Gebilde veranlaßten Geschehens neben der in dem Gebilde selber aufgespeicherten Energie durch ihre eigene Größe mitbestimmen. So bestimmt z. B. die Temperatur als Reiz innerhalb gewisser Grenzen das Maß des Entwicklungsgeschehens im befruchteten Ei. Ist die Temperatur zu hoch, so kann sie sogar Zwergbildung oder andere Mißbildung hervorrufen und insofern als determinierender Faktor wirken (1912, S. 148, Faktoren; 1920, S. 489 ff.).

Das Verständnis der Kausalanalyse in der Entwicklungsmechanik wird aber erst in vollem Umfange möglich durch Berücksichtigung ihrer charakteristischen Methodik, die in der Anwendung des analytischen Experiments[1]) besteht. Wenn der Mensch durch das Experiment die Natur zwingt, auf seine Fragen Antwort zu geben, so gibt doch dieses Experimentieren noch keine Gewähr für den Fortschritt unserer Erkenntnis, wie das Beispiel der Alchymisten zeigt. „Der rasche Fortschritt der Chemie seit dem Ende des 18. Jahrhunderts, wie schon vorher der Physik, beruhten auf einer besonderen Art des Experimentes auf dem analytischen Experimente; und um dieses anstellen zu können, muß ihm das analytische Denken vorausgegangen sein (1889, S. 32)." Gerade die biologischen Probleme haben es in der Regel mit komplexen Komponenten organischer Gestaltung zu tun. „Aus dem ganzen Bündel von Fragen, welches vor uns steht, nehmen wir ein einzelnes Reis, eine bestimmte Frage heraus, und

---

[1]) Außer dem höchsten und allein das Neue der entwicklungsmechanischen Forschung treffenden kausal-analytischen Versuche unterscheidet W. Roux noch den deskriptiven oder formal-analytischen, sowie den älteren kausal unbestimmten (nicht analytischen) Versuch und den blinden Versuch. W. Roux, 1905, S. 27.

zwingen die Natur durch das Experiment zu einer bestimmten Antwort (Barfurth 1910, S. 13)."

Greife ich zur Erläuterung dieses Satzes einen konkreten Fall aus der entwicklungsmechanischen Forschung heraus, etwa die Entwicklung des Froscheies *(E)*, so kann ich die Beziehung dieses Geschehens zu seinen Faktoren durch eine Formel ausdrücken, wie sie in der Biologie vielfach angewandt wird:

$$E = F(\alpha, \beta, \gamma, \delta, \varepsilon \ldots).$$

In dieser Formel mag α die Entwicklungserregung darstellen, während β, γ, δ, $\varepsilon \ldots$ die übrigen notwendigen Faktoren Temperatur, Sauerstoff, Medium usw. ausdrücken. Setze ich jetzt die Gesamtheit der Faktoren von β bis ε konstant, so fallen diese für das kausal-analytische Experiment fort und wir haben $E = F(\alpha)$, welche Form anzeigt, daß als einzige Funktionalbeziehung die Entwicklungserregung experimentell studiert und variiert werden soll[1]).

Daß diese Erörterung die Unterlage zu einer Verständigung mit den anderen Richtungen der Kausalitätsforschung, wenigstens für die Herstellung einer Arbeitsmethode, abgeben kann, will ich nachfolgend erläutern.

Ich knüpfe an die Analyse der Kausalität von E. Mach und H. Winterstein an, die oben geliefert wurde. Einen Ausweg aus dem Chaos der Kundgebungen über den Ursachenbegriff sieht H. Winterstein nur in der Unterscheidung des wirklichen Geschehens und seiner gedanklichen Nachbildung.

„Wenn wir von Ursache und Wirkung sprechen," sagt E. Mach, „so heben wir willkürlich jene Momente heraus, auf deren Zusammenhang wir bei Nachbildung einer Tatsache in der für uns wichtigen Richtung zu achten haben. In der Natur gibt es keine Ursache und keine Wirkung. Die Natur ist nur einmal da. Wiederholungen gleicher Fälle, in welcher A immer mit B verknüpft wäre, also gleiche Erfolge unter gleichen Umständen, also das Wesentliche des Zusammenhanges von Ursache und Wirkung, existieren nur in der Abstraktion, die wir zum Zwecke der Nachbildung der Tatsachen vornehmen (Mach, 1912, 459). „Hat man sich einmal zu dieser Erkenntnis durchgerungen", bemerkt dazu H. Winterstein, „und sich die prinzipielle Gleichartigkeit dieses kausalen Verhältnisses mit allen übrigen Funktionalbeziehungen klargemacht, dann verschwindet auch alles Mystische, das sonst den Begriffen Ursache und Wirkung innewohnt und es bleibt nichts übrig als ein Ausdruck, der in knapper und daher ökonomischer

---

[1]) Ich gebe diese Darstellung auf Grund einer Besprechung mit meinem Kollegen H. Winterstein über seine Auffassung der Funktionalbeziehung der Kausalität nach E. Mach. (Vgl. E. Mach 1909 [1872] S. 45.)

Form den Spezialfall charakterisiert, bei welchem durch experimentelle oder gedankliche Elimination aller übrigen Faktoren die Erforschung einer einzigen Funktionalbeziehung Gegenstand der Untersuchung geworden ist, und gegen die Anwendung des Wortes „Ursache" in diesem ganz klaren und eindeutigen Sinne dürften wohl keine Bedenken mehr bestehen." (Winterstein 1919, S. 691 ff.) Diese lichtvolle Ableitung braucht man nur zu vergleichen mit der Erklärung des analytischen Experiments der Entwicklungsmechanik bei W. Roux, um die Übereinstimmung im wichtigsten Postulat zu erkennen. Sie wird noch leichter erkennbar, wenn man die Ausführungen von E. Mach über die Funktionalbeziehung zwischen Ursache und Wirkung mit dem von mir gewählten konkreten Beispiel (S. 13) vergleicht. Da das Kausalgesetz nach E. Mach (1909, S. 45) eine Abhängigkeit zwischen den Naturerscheinungen supponiert, so drückt er diese Abhängigkeit durch eine Funktionalgleichung aus, die er in drei Formen von wesentlich gleicher Bedeutung darstellt:

I. $f(\alpha, \beta, \gamma \ldots) = 0$

II. $\alpha = F(\alpha, \beta, \gamma \ldots)$

III. $F(\alpha, \beta, \gamma \ldots) = $ konstant.

Die Formel II ist meinem Beispiel über die Funktionalbeziehung der Entwicklung E des Froscheies und der dabei wirksamen Faktoren zugrunde gelegt:

$$E = F(\alpha, \beta, \gamma, \delta, \varepsilon \ldots)$$

und, nach Ausscheidung der als konstant angenommenen Faktoren β bis ε, $E = F(\alpha)$, wo α die Entwicklungserregung, etwa durch Anstich des unbefruchteten reifen Eies mit einer Glasnadel nach der Methode von Bataillon darstellt (vgl. H. Voß, S. 22ff.).

Die Stellung des energetischen Kausalismus zu dieser Frage wird von Fr. Martius präzisiert, der den letzten Rest von Mystizismus aus der Beschreibung eines komplexen Naturvorganges, etwa einer Krankheit, zu eliminieren sucht, indem er — wie Mach und Winterstein — den mathematischen Funktionsbegriff zugrunde legt. „Die von Hueppe aufgestellte Formel für die Krankheit (K) als einen energetischen Prozeß lautet: $K = F[(p + p') R \cdot A]$. Jeder dieser Faktoren $1 \cdot (p + p') = P$, d. h. die in der jeweiligen Konstitution gegebene oder erworbene Krankheitsdisposition (die dem ganzen Vorgange zugrunde liegende Ursache), $2 \cdot R$, d. h. der Reiz, $3 \cdot A$, d. h. die Summe der Außenbedingungen hat seine besondere Wertigkeit und spielt im ganzen Vorgang eine besondere Rolle (Fr. Martius 1914, S. 112—113)."

Daß nun Fr. Martius diese Formel zwar nicht mathematisch, wohl aber im Text in einer der Wintersteinschen Ableitung entsprechenden Weise verwertet, geht hervor aus seiner Analyse der Pneumonieentstehung[1]) (S. 114).

Der Konditionalismus hat verschiedene Vertreter, die nicht ganz übereinstimmen. Eine Funktionalgleichung, die der konditionalen Auffassung von Verworn - Hansemann entspricht, müßte nach Fr. Martius (S. 113) so lauten: $K = F(B \cdot B \cdot B \ldots)$, wenn K die Krankheit bedeutet und B die Bedingungen darstellen, die nun nach Verworn (S. 13) alle gleichwertig sind, während v. Hansemann die Gleichwertigkeit nicht zugibt. In beiden Fällen aber würden in der Gleichung alle Bedingungen bis auf eine konstant angenommen werden können, so daß für das Experiment nur eine als variabel in Frage käme.

Unter den Autoren, die sich zum Konditionalismus bekennen, nimmt wie oben bemerkt wurde, Lubarsch eine besondere Stellung ein, da er kausales und konditionales Denken als gegensätzlich nicht anerkennt (S. 19). Seine Auffassung bringt er in folgender Definition zum Ausdruck: „Unter Ursache verstehen wir eine nach den wechselnden Erfordernissen einer bestimmten Fragestellung herausgehobene Bedingung eines Geschehens, durch die unter Vernachlässigung oder selbstverständlicher Voraussetzung anderer Bedingungen das gesetzmäßige Abhängigkeitsverhältnis von Ereignissen ausgedrückt werden soll (S. 19)." Hier ist wohl die prinzipielle Übereinstimmung mit den Forderungen der kausal-analytischen Forschungsmethode ohne weiteres deutlich, wenn man statt „Bedingungen" „Faktoren" setzt.

Dieselbe Übereinstimmung läßt sich aus der etwas „konkreter" gefaßten Definition des Ursachenbegriffs des pathologischen Anatomen B. Fischer entnehmen. Er betont, daß in der kausalen Naturforschung die Frage nach Ursachen eines Vorganges ganz von unserer Auffassung des Wesentlichen und des Nebensächlichen in einem Geschehen abhängt, da der Naturvorgang selbst nichts Wesentliches und Unwesentliches kennt[2]). So kommt er zu der Begriffsbestimmung: „Ursache eines Geschehens im naturwissenschaftlichen Sinne wie im allgemeinen Sprachgebrauch ist derjenige zu seinem Zustandekommen notwendige Faktor oder Faktorenkomplex, der entweder a) für unser

---

[1]) H. Winterstein hält es theoretisch für unzulässig in diesem Falle (Pneumonie) wie in andern Fällen die „spezifische Gewebsbeschaffenheit" mit potentieller Energie und die Infektion mit der Auslösung ihrer Umwandlung gleichzusetzen. (1919, S. 688).

[2]) Wenn B. Fischer hier zufügt: „und in diesem Sinne sind alle an ihm beteiligten Faktoren, wie Verworn will, gleichwertig" (S. 6), so darf die allerdings richtige „Aequinecessitas" doch nicht als „Äquivalenz" aufgefaßt werden (Roux, 1913, S. 33). — Eine fast gleichlautende Definition des Ursachenbegriffes gab B. Fischer schon 1913, S. 378.

Verständnis (theoretische Erklärung) oder b) für unser Handeln (praktische Erklärung) der wichtigste ist (1919, S. 5—6)." Die Grundlage seiner Auffassung findet B. Fischer (S. 7) selber schon bei W. Roux und die Anwendung des kausal-analytischen Experiments „für unser Verständnis und für unser Handeln" entspricht den wesentlichen Punkten seiner Definition.

Die Stellung von H. Driesch zum Kausalismus und zum kausalen Experiment läßt sich aus seinen Schriften und seinen eignen Experimenten entnehmen. Die oben mitgeteilte rein logische Unterscheidung von vier Arten der Kausalität ist für den Gebrauch bei der biologischen Forschung unbequem und bedarf einer Ergänzung durch eine Arbeitsdefinition des Kausalitätsbegriffes, die ich in folgendem nach seiner eignen Darstellung abzuleiten versuche (1909, 1911).

In Anerkennung der Entwicklungsmechanik als der eigentlichen Zentraldisziplin der Biologie (1911, S. 32) erkennt er W. Roux an als den Forscher, „der die moderne Gesetzeswissenschaft vom Formwechsel in vollem Bewußtsein ihrer Bedeutung schuf, der Richtlinien für ihr Programm entwarf, und was wohl das Bedeutsamste war, anfing, mit selbstgeschaffener Fragestellung auf ihrem Gebiete experimentell zu arbeiten". H. Driesch knüpfte eigene weitere Forschungen zunächst an gewisse von Roux formulierte Fragestellungen an (1911, S. 38). Aber später geht er hinaus über die entwicklungsmechanische Auffassung, daß die besonderen Wirkungsweisen in den Lebewesen ihre Ursachen nur in der besonders komplizierten physikalisch-chemischen Zusammensetzung der Lebewesen haben (W. Roux 1905, S. 17), also letzthin doch mechanistischer Art sind. H. Driesch lehrt als Vitalist einen besonderen Kausalitätstypus für das Lebendige, eine Autonomie, die durch die Leistung des harmonisch-äquipotentiellen Systems bewiesen wird. Die Differenzierung eines solchen Systems ist, wie schon oben dargelegt wurde, keine maschinelle, sondern nicht-maschinelle oder entelechiale Evolution. Es wird nach der von H. Driesch aufgestellten vierten Kausalitätsform, der Ganzheitskausalität. Driesch' Stellung zu dem Versuche von E. Mach, den Begriff der Ursache ganz zu vermeiden und ihn durch den der funktionellen Abhängigkeit in der mathematischen Bedeutung des Wortes zu ersetzen, ist skeptisch. Er kann sich nicht überzeugen, daß ein solcher Gesichtspunkt richtig ist; er ist sicherlich sehr vorsichtig, aber er ist unvollständig, denn unser Ich ist gezwungen, nach Anwendungen für ihn in der Natur zu suchen. Andererseits entgeht ihm nicht, daß dem Begriff „Ursache" viele Schwierigkeiten oder besser Zweideutigkeiten anhaften. Wir können als Ursache eines Ereignisses die Gesamtsumme aller Konstellationen von Faktoren bezeichnen, welche erfüllt sein müssen, damit das Ereignis eintritt. Aber wenn wir das Wort „Ursache" nur in dieser ganz allgemeinen Bedeutung gebrauchen wollen, so berauben wir uns vieler Bequemlichkeiten beim späteren detaillierteren Studium der Natur, und deshalb sucht H. Driesch eine Definition der Kausalität, die den Bedürfnissen experimenteller Arbeit in der Biologie genügt. Wenn wir erwägen, daß jeder einzelne morphogene Elementarprozeß nicht nur seiner Art nach spezifisch ist und insofern von der prospektiven Potenz als der wahren immanenten Ursache abhängt, sondern daß er auch eine spezifische und typische Örtlichkeit im ganzen, eine Lokalisation besitzt, so können wir „Ursache" eines einzelnen Formbildungsprozesses dasjenige Geschehnis nennen, welches entweder für die Lokalisation oder für die Spezifikation des Effektes verantwortlich ist. Solche „Ursachen" können von außen wirken, z. B. Licht und Schwerkraft bei Bestimmung des Ortes der Entstehung von Wurzeln oder Zweigen, oder von innen, z. B. das Nervensystem bei Regeneration der Gliedmaßen von Molchen. Diese „Ursachen", deren Definition den Bedürfnissen der Biologie ausdrücklich angepaßt ist, tragen also den Charakterzug, den man gewöhnlich als Reiz oder Auslösung bezeichnet (H. Driesch 1909, S. 99—102).

Hier stoßen wir also schon bei H. Driesch auf die Charakterisierung der Ursache als „Reiz" oder „Auslösung". Wir erinnern uns aus früheren Erörterungen, daß Löhlein 8 Jahre später, ohne auf H. Driesch Bezug zu nehmen, seine Ansicht dahin aussprach, daß das von der Logik bisher recht stiefmütterlich behandelte auslösende Moment die gesuchte Ursache sei (S. 6). Wir erinnern uns ferner an die Unterscheidung zwischen „Ursache" und „Auslösung" bei den Vertretern des energetischen Kausalismus, Hueppe[1]) (1893, S. 141 bis 142) und Fr. Martius[2]) (1914, S. 110—112). Wenn also auch die Gedankengänge dieser Autoren recht verschieden sind, so treffen sie doch zusammen bei Unterscheidung der Faktoren eines Geschehens entsprechend den Bedürfnissen biologischer und experimenteller Forschung. Und insofern H. Driesch diesem Bedürfnis ausdrücklich Rechnung trägt, steht er der Entwicklungsmechanik als Grundlage der Kausalitätsforschung nicht fern. Das beweisen manche Äußerungen in seinen Schriften. Das Wort „Mechanik" muß nach ihm, wenn man von Entwicklungsmechanik reden will, so weit gefaßt werden, daß es den sog. Vitalismus, der ja doch nie Gesetzlosigkeit bedeutet, einschließt (1911, S. 39). Daß die „Autonomie der Lebensphänomene" der allgemeinen notwendigen „Verknüpfung der Kausalität" des Geschehens, untersteht, als ein neuer Spezialfall derselben, zeigte er schon in seiner Schrift über die organischen Regula-

---

[1]) Ferdinand Hueppe, a. a. O. S. 141—142 (1893).
[2]) Fr. Martius, 1914, S. 110—112.

tionen (1901, S. 216). Und auch insofern steht er der entwicklungsmechanischen Forschung nahe, als er bei seinen eigenen experimentellen Untersuchungen die spezifische Methodik der Entwicklungsmechanik, das kausal-analytische Experiment, vielfach angewandt hat.
Denn für die Methode der experimentierenden Biologie kommt nach
Driesch der Gegensatz Mechanismus—Vitalismus überhaupt nicht in
Frage. Beim Experimentieren handelt es sich immer um ein bewußtes
Herbeiführen bestimmter Zuständlichkeiten im Laufe des Naturwerdens, und da uns dieses Werden immer nur in Form chemisch-
physikalischer Konstellationen unmittelbar erlebbar ist, so kann
alles Experimentieren allerdings nur in Änderung physikalisch-che-
mischer Zuständlichkeit bestehen. Aber Zuständlichkeiten sind noch
nicht Werden und nicht Folgeverknüpfung im Werden, d. h.
Kausalität. Aus den experimentell gesetzten Zuständen, welche stets
physikalisch-chemisch präzisierbare Zustände sind, soll für die Theorie
des Werdens Material gewonnen werden nach Maßgabe logisch apriori
entwickelbarer Möglichkeiten. Alle Experimentalmethode also knüpft
an das an, an welches auch die Theorie vom Werden anknüpft:
an naturerlebbare räumliche Zuständlichkeit. Aber die Theorie des
Werdens selbst ist Beziehungslehre, ist denkhaft-künstliche Zu-
ständlichkeitsverknüpfung (H. Driesch 1911, S. 24—25).

Mechanismus und Vitalismus werden also weiterhin die kausal-
experimentelle Forschung verwenden, um die Gültigkeit ihrer Auffassung
zu beweisen. Während aber z. B. H. Winterstein (1919, S. 703 ff.)
die durch H. Driesch veranlaßte Einführung eines neuen elementaren
Naturfaktors, einer „Entelechie" in die biologische Forschung energisch
ablehnt, da sie nicht vorstellbar sei und für die Erklärung nichts leiste,
ist W. Roux (1920, S. 499) etwas entgegenkommender. „Neben der
mechanistischen Auffassung habe ich auch die teleologische enteleche-
tische Auffassung und Forschung als evtl. nützlich beurteilt, allerdings
mit der Reservatio mentalis, daß es uns später gelingen werde, die von
ihr hoffentlich erstrebten und erreichten einfachsten allgemein-
sten entelechetischen Geschehensarten rein mechanistisch abzuleiten
(wie es schon mit der vorher für teleologisch erachteten funktionellen
Anpassung gelungen ist) und damit große Gruppen von organischen
Gestaltungsvorgängen auf einmal zu mechanisieren."

Damit schließe ich diese Erörterung. Ich habe den Nachweis versucht, daß die von W. Roux begründete entwicklungsmechanische
Forschung durch eingehende Analyse des Kausalitätsbegriffes und
Verwendung des analytischen Experimentes eine Grundlage zur Verständigung über die Bedeutung der Kausalität und über ihren Wert
für die biologische Forschung geliefert hat. Eine Herabsetzung der
Verdienste anderer Richtungen ist damit nicht beabsichtigt, und es

kann in meinem Vorgehen auch nicht der Versuch gefunden werden, alle verschiedenen Auffassungen unter einen Hut zu bringen. Bei unbefangener Prüfung wird man aber finden, daß die Ansichten der Forscher nicht so weit auseinandergehen, um nicht eine Verständigung auf entwicklungsmechanischer Basis zu ermöglichen.

Literaturverzeichnis.

D. Barfurth, Entwicklungsmechanik. Arch. f. Entwicklungsmech. **30.** 1910 (Festschrift zum 60. Geburtstage von W. Roux). — H. Driesch, Analytische Theorie der organischen Entwicklung. [Leipzig 1894. — H. Driesch, Die Lokalisation morphologischer Vorgänge, ein Beweis vitalistischen Geschehens. Arch. f. Entwicklungsmech. **8.** — H. Driesch, Die organischen Regulationen. Leipzig 1901. — H. Driesch, Philosophie des Organischen. 2 Bde. Leipzig 1909. — H. Driesch, Die Biologie als selbständige Grundwissenschaft und das System der Biologie. 2. Aufl. Leipzig 1911. — H. Driesch, Zur Lehre von der Induktion. Sitzungsber. Heidelb. Akad. d. Wiss. Philos.-hist. Kl. 1915, 11. Abt. — H. Driesch, Der Begriff der organischen Form. Abhandl. z. theoret. Biologie, herausgeg. von J. Schaxel. H. 3. Berlin 1919. — Bernhard Fischer, Grundprobleme der Geschwulstlehre. III. u. IV. Frankfurter Zeitschr. f. Pathol. **12,** 375. 1913. — Bernhard Fischer, Der Begriff der Krankheitsursache. Münch. med. Wochenschr. 1919. Sonderabzug S. 5. — Bernhard Fischer, Zum Ursachenbegriff. Münch. med. Wochenschr. 1920, S. 74 u. 75. — D. von Hansemann, Über das konditionale Denken in der Medizin und seine Bedeutung für die Praxis. Berlin 1912. — F. Hueppe, Über die Ursachen der Gärungen und Infektionskrankheiten und deren Beziehungen zum Kausalproblem und zur Energetik. Vortrag a. d. Versamml. Deutscher Naturf. u. Ärzte in Nürnberg 1893. — M. Löhlein, Ursachenbegriff und kausales Denken. Med. Klin. 1917. — O. Lubarsch, Ursachenforschung, Ursachenbegriff und Bedingungslehre. Dtsch. med. Wochenschr. 1919. — E. Mach, Die Geschichte und die Wurzel des Satzes von der Erhaltung der Arbeit. 2. Aufl. Leipzig 1909. Unveränderter Abdruck der 1. Aufl. 1872. — E. Mach, Die ökonomische Natur der physikalischen Forschung. Populär-wiss. Vorlesungen. 1. Aufl. Leipzig 1896. 2. unveränderte Aufl. 1897. — E. Mach, Analyse der Empfindungen. 2. Aufl. Jena 1900. — E. Mach, Erkenntnis und Irrtum. 1. Aufl. Leipzig 1905. — E. Mach, Die Mechanik in ihrer Entwicklung. 7. Aufl. Leipzig 1912. — Fr. Martius, Krankheitsursachen und Krankheitsanlage. Verhandl. d. Gesellsch. deutscher Naturf. u. Ärzte. Düsseldorf 1898. — Fr. Martius, Pathogenese innerer Krankheiten. Leipzig u. Wien 1899—1903. — Fr. Martius, Krankheitsanlage und Vererbung. Leipzig u. Wien 1905. — Fr. Martius, Konstitution und Vererbung in ihren Beziehungen zur Pathologie. Berlin 1914. — Fr. Martius, Das Kausalproblem in der Medizin. Beihefte z. „Med. Klin." 1914. — Fr. Martius, Die Lehre von den Ursachen in der Konstitutionspathologie. Dtsch. med. Wochenschr. 1918. — H. Ribbert, Über den Ursachenbegriff in der Medizin. Dtsch. med. Wochenschr. 1913. — W. Roux, Einleitung zu den Beiträgen zur Entwicklungsmechanik des Embryo. Ges. Abh. II. 1885. — W. Roux, „Einleitung" zum Archiv für Entwicklungsmechanik der Organismen. Bd. I des Archivs 1894. — W. Roux, Gesammelte Abhandlungen. 2 Bde. Leipzig 1895. — W. Roux, Über den Anteil von „Auslösungen" an der individuellen Entwicklung. Arch. f. Entwicklungsmech. **4.** 1897. — W. Roux, Die Entwicklungsmechanik, ein neuer Zweig der biologischen

Wissenschaft. Heft 1 der Vorträge und Aufsätze über Entwicklungsmechanik der Organismen. Leipzig 1905. — W. Roux, Terminologie der Entwicklungsmechanik usw. Leipzig 1912. — W. Roux, Über kausale und konditionelle Weltanschauung und deren Stellung zur Entwicklungsmechanik. Leipzig 1913. — W. Roux, Bemerkungen zur Analyse des Reizgeschehens und der funktionellen Anpassung sowie zum Anteil dieser Anpassung an der Entwicklung des Reiches der Lebewesen. Arch. f. Entwicklungsmech. **46**. 1920. — W. Roux, Prinzipielle Sonderung von Naturgesetz und Regel. 1920. (Im Erscheinen.) — N. Ph. Tendeloo, Die Bestimmung von Ursache und Bedingungen: ihre Bedeutung besonders für die Biologie. Die Naturwissenschaften 1913. — Thöle, Das vitalistisch-teleologische Denken in der heutigen Medizin. Stuttgart 1909. (Da mir diese Schrift leider nicht zugänglich war, zitiere ich nach von Hausemann, S. 19.) — M. Verworn, Kausale und konditionale Weltanschauung. Jena 1912. — H. Voss, Die experimentelle Herstellung von parthenogenetischen Froschlarven durch Anstich des Eies mit einer Glasnadel. Diss. Rostock 1919. — H. Winterstein, Die Narkose. J. Springer, Berlin 1919. S. 1—3. — H. Winterstein, Kausalität und Vitalismus vom Standpunkte der Denkökonomie. Anat. Hefte **57**. 1919. (Festschrift zum 70. Geburtstage von D. Barfurth.)

Über Regeneration und Kompensation in der Hygiene.

Von

Dr. med. **Adolf Gottstein** (Charlottenburg).

(Eingegangen am 29. Juni 1920.)

„Ut plerumque fit, major pars meliorem vicit." So kennzeichnet Livius einen in der Folge unheilvollen Senatsbeschluß nach einem Siege Hanibals. Wir haben ein Gegenstück in der deutschen Literatur: „Was ist die Mehrheit? Mehrheit ist der Unsinn." Bei unserer äußeren und inneren politischen Lage ist dieses Wort so häufig wie wenig andere genannt worden, oft genug, um den Verzicht auf das doch aussichtslos gewordene Angehen gegen das Schicksal zu begründen. Der Wissenschaftler jedoch muß für sich einen solchen Verzicht ablehnen, ihm muß Archimedes Vorbild sein, der noch, als der Dolch des Söldners ihn berührte, sich seine Kreise nicht zerstören ließ.

Das Wort des Livius sagt etwas mehr als dasjenige des Sapieha, und der ähnliche Gedanke, den Schiller dem sterbenden Talbot in den Mund legt. Denn Livius behauptet nicht nur, daß die Minderwertigkeit in der Mehrzahl ist, sondern auch, daß sie den Erfolg davonträgt. Ähnlich wie Schiller hält übrigens Georg Simmel es für eine soziologische Gesetzmäßigkeit, daß die Mehrzahl der Gesellschaft von unterdurchschnittlichem Wert ist. Derartige Sätze können nicht richtig sein. In jedem größeren Beobachtungsmaterial regelt sich zuletzt die Zahl der Mittelwerte und die Größe der Abweichungen von ihnen nach den Formen der Wahrscheinlichkeitsrechnung. Ist die Zahl der Beobachtungen genügend groß, so überwiegen die Mittelwerte und die Zahl der Abweichungen von ihnen wird um so geringer, je größer die Abweichung selbst ist. Die Kurve fällt steil von der Mitte nach beiden Seiten ab; sobald besondere Einflüsse diesen Gleichgewichtszustand vorübergehend stören, besteht die Neigung des Ausgleichs nach der Mitte. Der Satz gilt für die molekulären Vorgänge bei der Diffusion der Gase genau so wie für die Wachstumserscheinungen der Jugend; es ist gar keine Rede davon, daß an irgendeinem größeren Beobachtungsganzen auf die Dauer die minderwertigen Elemente ein Übergewicht erlangen; sie geraten im Ausgleich der Bewegung schließlich immer wieder in die Minderzahl, und zwar um so mehr, je größer ihre Abweichung vom Mittel; und was für ihre Zahl gilt, das gilt auch für ihre Bedeutung. Stellt man freilich mehrere

Beobachtungsmassen einander gegenüber, die bei sonstiger Gleichartigkeit in einem wesentlichen Punkt verschiedenen Einwirkungen ausgesetzt sind, so können sich wichtige Unterschiede beider Systeme herausstellen. Vergleicht man z. B. die Körperlängen eines bestimmten Alters und Geschlechts in höheren oder in Volksschulen, so überwiegen zwar in beiden Massen die Mittelwerte der Zahl steil die Abweichungen nach oben und unten. Der Mittelwert der ersten Gruppe aber entspricht einer etwas größeren Zentimeterzahl oder, was dasselbe ist, einer etwas höheren Alterszahl der zweiten Gruppe. In der Kurvendarstellung ergeben sich also andere Werte des Abstandes der Gipfel von den Koordinaten, die sich nach den Formeln der analytischen Geometrie leicht berechnen lassen. Auch der Einfluß der Ernährung während des Krieges auf Längenwachstum und Körpergewicht der Jugend kennzeichnet sich nur durch eine Änderung der Stellung des Kurvengipfels zum Nullpunkt des Koordinatensystems, nicht aber in einer irgendwie beachtenswerten Änderung der Kurvenform. Und das gleiche gilt für die Wirkung anderer Einflüsse. Nach diesen Erwägungen wird es sehr zweifelhaft, ob die Formulierung eugenischer Lehren überhaupt richtig gefaßt ist, daß ein größerer Nachdruck auf die Qualität als auf die Quantität des Nachwuchses gelegt werden muß; bei der Rücksicht allein auf die Vermehrung der Art soll nach dieser Lehre die Gesellschaft durch die unerwünschte Zunahme Minderwertiger belastet werden. Meister der Bevölkerungslehre, wie v. Fircks und Georg v. Mayr haben schon vor Jahrzehnten die mittlere Nachwuchszahl als das Aufzuchtsoptimum, aber auch als die häufigere Erscheinung hingestellt; ein wirklicher Gegensatz zwischen Quantität und Qualität besteht eben nur für die Extreme, die an Zahl geringfügiger sind. Zugestanden, daß gerade die unsozialen Elemente sich besonders leicht zur Paarung zusammenfinden, aber sie sind nicht nur an sich in der Minderzahl, in den Ursachen ihrer Minderwertigkeit liegen auch noch starke Kräfte ihrer Austilgung.

Die Rassenhygiene hat in der ersten Periode ihrer Entwicklung reiches Material für die Frage der Entartung beigebracht. Ihre Gedankengänge sind besonders klar und übersichtlich von Grotjahn dargestellt worden, so in dem allgemeinen Teil seiner „Sozialen Pathologie" und in seinem Aufsatz über „Entartung" im Handwörterbuch der Sozialen Hygiene von Grotjahn und Kaup. Seine Ausführungen sind reich an feinen Gedanken nicht nur durch beachtenswerte Hinweise für weitere positive Arbeit, sondern auch in der Warnung vor Irrpfaden. So legt er Verwahrung ein gegen die willkürliche Übertragung biologischer Erkenntnisse auf gesellschaftliche Vorgänge durch spielerische Gleichnisse aus der Pathologie, gegen die Versuche, den geschichtlichen Völkertod durch Beobachtungen aus der Entartungslehre erklären zu wollen. Da die geleistete wertvolle Arbeit in dieser Frage auch praktisch gangbare Wege zur Bekämpfung und Verhütung der Entartung angibt, ist sie zu begrüßen. Immerhin darf auf zwei bisher nicht ausgefüllte Lücken hingewiesen werden. Zunächst ist das ganze Gebiet im wesentlichen qualitativ ausgebaut; wir erfahren, in welchen klinischen Formen die Entartung auftritt, auf welche Hauptursachen sie sich zurückführen läßt, welche Organe und Organsysteme sie beteiligt und wie die Beziehungen zum Nachwuchs sich gestalten. Aber über ihre Ausdehnung als soziales Übel sind wir ungenau unterrichtet, und gerade Grotjahn weist auf diese Lücke hin und erörtert die Möglichkeiten ihrer Ausfüllung. Dann aber und vor allem fehlen uns noch die Verbindungsglieder zwischen Entartung und Aufartung oder Regeneration. Was für die Vorgänge am Einzelindividuum durch jahrzehntelange Gedankenarbeit der Forscher erreicht wurde, die Einheitlichkeit der Auffassung in der Deutung physiologischer und pathologischer Vorgänge, das muß erst noch auch für die krankhaften Massenerscheinungen durchgeführt werden, deren Erforschung die Aufgabe der sozialen Hygiene und sozialen Pathologie ist. Und dennoch ist schon heute die Vermutung berechtigt, daß zwischen den Vorgängen der Entartung und Aufartung Zusammenhänge und Wechselbeziehungen bestehen.

Die Frage der Regeneration der Gewebe nach Substanzverlusten ist gerade in der Gegenwart ein bevorzugtes Arbeitsgebiet. Auf die Feststellungen von Bier, Lexer, Rehn u. a. hinzuweisen mag dem Fachmann vorbehalten bleiben; der Versuch der Übertragung ihrer Lehren auf Fragen der sozialen Hygiene muß heute noch als Spielerei mit Gleichnissen abgelehnt werden. Aber die Bevölkerungslehre besitzt selbst ein großes Material zum Beweise dafür, daß auch in ihr regenerative Vorgänge eine große Bedeutung haben. Menschenverluste durch Kriege, Hunger und Seuchen ersetzen sich in verhältnismäßig kurzen Zeitabschnitten vollständig wieder. Die Versuchung liegt nahe, aus den Werken von Zoologen Hinweise dafür zu entnehmen, daß zwischen der Dezimierung einer Gattung durch äußere Gefahren und ihrer Reproduktionszahl quantitative Beziehungen bestehen. Beweisend aber sind an sich schon die geschichtlichen Tatsachen über den Ausgleich der Menschenverluste nach dem Herrschen des schwarzen Todes, nach dem dreißigjährigen Kriege und den Fleckfieberepidemien der Freiheitskriege. Die Volkszählungen lehren, wie wenig die Cholerazüge die Bevölkerungszunahme störten. Auf ein Beispiel der neueren Zeit wies ich kürzlich hin; eine Hungersnot von 1866—1868 raffte in Finland in einem Jahre 8% der Einwohner hin, das fortpflanzungsfähige Alter war durch Überhandnahme endemischer Seuchen am stärksten betroffen, aber schon nach 5 Jahren war die Bevölkerungsziffer der Zeit vor der Katastrophe wieder erreicht und sogar überschritten. Das sind alles geschichtliche Tatsachen und so geläufig, daß sie bei der Erörterung von Sonderfragen immer wieder vergessen werden.

Erwünscht aber wäre die genaue Erforschung der Mechanismen dieser Regeneration. Es liegt nahe, die Feststellungen über erworbene und angeborene Immunität heranzuziehen. Das geschieht auch ausgiebig. Vielleicht ist der Hinweis von Interesse, daß solche Gedankengänge nicht ganz neu sind. So schrieb Petronius 1535, die Syphilis sei jetzt so verbreitet, daß nur wenige Menschen, sei es durch unmittelbare oder ererbte Infektion, von ihr frei blieben. Durch den wiederholten Übergang von einer Generation auf die andere hätte sich aber die Krankheit dem menschlichen Organismus allmählich angepaßt; deshalb vermöge eine neue Infektion gegenwärtig keineswegs mehr die gleich heftigen Wirkungen, wie in der Periode des ersten Auftretens der Krankheit, zu erzeugen. Sobald jedoch einmal wieder die Krankheit völlig gesunde, von jener heimlichen Einwirkung frei gebliebene Personen befiele, gewänne sie wieder die volle Bösartigkeit der früheren Periode. Die Milderung des Charakters gelte auch für die Erbsyphilis, die infolge der Durchseuchung der Bevölkerung weniger häufig Todgeburten veranlasse und zu geringeren Zerstörungen führe als in den früheren Zeitabschnitten. Ganz so modern freilich, wie in der Übersetzung von Haeser, der Petronius sogar von dem syphilitischen Gift sprechen läßt, lauten im Original die Worte nicht. Aber immerhin ähneln sie doch sehr den gerade jetzt gehäuften Mitteilungen über den verschiedenen Verlauf der Tuberkulose von Kriegsteilnehmern, je nachdem sie bisher voll gesund waren oder schon vorher eine deutliche Herderkrankung hatten, wobei die erste Gruppe einen viel stürmischeren Krankheitscharakter aufweisen soll. Im übrigen aber ist die Heranziehung der Immunisierungslehre zur Erklärung des Wiederersatzes großer Massenverluste von Menschenleben durchaus auch sachlich berechtigt, denn von den drei Würgengeln des Menschengeschlechts sind die Seuchen die gefährlichsten, und die beiden anderen, Krieg und Hunger, werden meist erst dadurch verhängnisvoll, daß sie Seuchen nach sich ziehen. Nur ist auch hier die Warnung vor Analogieschlüssen nötig, und da sie heute zu spät kommt, können manche der jetzt geltenden Deutungen für den Wiederersatz von Menschenverlusten einer ernsten Kritik nicht standhalten, genau wie die Theorie vom Knabenüberschuß der Geburten nach Kriegen. Besonders die einfache Übertragung der Erfahrungen von der erworbenen Immunität ist bedenklich. Sie ist fruchtbar für das Verständnis einer Änderung des Krankheitscharakters im Menschenschicksal des Einzelfalls, wie bei der Römerschen Theorie der Beziehungen von kindlicher Tuberkuloseinfektion oder späterem Verlauf der Lungenschwindsucht der Erwachsenen; sie ist gelegentlich bedeutungsvoll für die Erklärung des verschiedenen Krankheitscharakters im Gebiet der endemischen Verbreitung gegenüber der Einschleppung in unangepaßte Menschenmassen; aber schon hier führt die kritische Prüfung der Einzelvorgänge auf bedenkliche Einwände, weil die Heranziehung der Tatsache der erworbenen Immunität Lücken der Erkenntnis läßt. Vollends in der Frage des Wiederersatzes durch den Nachwuchs versagt die Analogie, weil ja die erworbene Immunität überhaupt nur bei wenigen Seuchenformen längeren Schutz vor Wiedererkrankung gibt und weil sie erblich nicht übertragbar ist.

Ein Hauptmittel des Wiederersatzes ist an sich schon die normale Reproduktionsstärke der Gattung. Sie genügt für Naturkatastrophen, für Kriege, für eingeschleppte, rasch vorübergehende Seuchen. Das lehrt auch die Geschichte und Bevölkerungslehre. Deshalb wirkt es erschwerend, wenn jene vorübergehenden, zeitlich eng begrenzten Katastrophen zugleich die Kraft und Zahl des Nachwuchses schädigen. Sonst aber bedarf es nicht der hypothetischen Annahme besonderer überkompensierender Steigerungen der natürlichen Reproduktionskraft, wie man sie früher als automatische Folge besonders großer Verluste heranzog.

Diese natürlichen Vorgänge aber reichen nicht aus zum Ersatz derjenigen Verluste, welche endemische oder endemisch gewordene Seuchen regelmäßig und dauernd dem Nachwuchs zufügen. Hier ergibt eine einfache Betrachtung, daß ohne besondere Ausgleichs- und Anpassungsvorgänge eben mit der Bevölkerungszunahme prozentual auch die Einbußen steigen müssen; natürlich werden die Kurven nicht stets parallelgehen, sondern es werden durch Interferenzwirkung von Nebenursachen Wellenbewegungen eintreten, welche in den periodischen Schwankungen einzelner endemischer Seuchenformen zum Ausdruck kommen. Bei den engen Wechselbeziehungen zwischen gesundheitlichen und wirtschaftlichen Schwierigkeiten können sich dann leicht die ungünstigen Folgen auf die Bevölkerungsbewegung zeitweise summieren; es treten Abwanderungen ein. Und so gibt es Länder mit nicht zunehmender oder sogar abnehmender Bevölkerung. Aber sie bilden die Ausnahme; in der Mehrzahl macht die Bevölkerung unter normalen Verhältnissen trotz der endemischen Schädlichkeiten qualitative und quantitave Fortschritte, wenn auch je nach dem Stande der Kultur in ungleich steilen geometrischen Reihen. Für die Erklärung dieser Erscheinung müssen wir demnach besondere Anpassungsvorgänge annehmen. Es genügen aber weder Hypothesen noch Analogieschlüsse, sondern es bedarf auch hier exakter Einzelbeobachtungen. Auf diesem Gebiete liegen jedoch nur kleine Anfänge vor. Zunächst darf als erwiesen gelten, daß die Erfolge vorbeugender Maßnahmen zur Erhaltung gefährdeter Menschenleben im allgemeinen, und von wenigen zahlenmäßig nicht allzusehr ins Gewicht fallenden Ausnahmen abgesehen, dauernde bleiben und nicht entsprechend einer Theorie von Malthus durch Steigerung anderer Gesundheitsgefahren wieder wettgemacht werden. Der Beweis wurde bisher überwiegend indirekt geführt, durch Wiederlegung des Zutreffens dieser Behauptung mittels der Tatsache der Bevölkerungsbewegung, vor allem durch den Hinweis auf die Sterbetafeln. Diese beweisen durch ihre ganz exakten Berechnungsmethoden, daß der in einer früheren Altersperiode gemachte Gewinn bei den höheren Altersklassen nicht nur nicht wieder verlorengeht, sondern sogar sich noch verstärkt; ferner zeigt der Vergleich der Sterbetafeln von einzelnen Jahrzehnten, daß bei sonst ungestörter Entwicklung die Absterbeordnung von Jahrzehnt zu Jahrzehnt sich gebessert hat, was im Falle des Zutreffens der Kompensationshypothese von Malthus und Heberdein unmöglich wäre. Von einem direkten Beweis sind wir aber noch recht fern, wir besitzen nur Ansätze zu einem solchen, weil für jeden Einzelfall die Lösung eine andere ist. Sehr viele endemische oder durch allgemeine Empfänglichkeit bei Einschleppung endemisch werdende Krankheiten von Seuchencharakter haben die Neigung, Kinderkrankheiten zu werden, das gilt für Masern, Windpocken, aber auch für Pocken, Malaria, Rückfallfieber und Fleckfieber in Gegenden, wo sie einheimisch geworden sind. Bei pandemischer Verbreitung durch extragenitale Infektion wird selbst die Syphilis zur Kinderkrankheit, und auch die endemische Tuberkulose durchseucht bei uns schon die Jugend. Bei Einschleppung in bisher unberührte Gegenden befallen die Masern alle Altersklassen und die Pocken werden aus bekannten Gründen des Impfschutzes zur Alterserkrankung. Die Sterblichkeit der Erkrankten ist aber um so höher, je jünger der Befallene, sie sinkt stark vom ersten Lebensjahre ab. Je frühere Lebensjahre eine Seuche befällt, desto mehr muß sie im Lauf von Jahrhunderten durch Austilgung der Hinfälligeren eine Auslese überlebender Widerstandsfähiger bewirken und zu einer für den Durchschnitt der Überlebenden verhältnismäßig harmlosen Erkrankung absinken. Das verschiedene Verhalten von Fleckfieber, Malaria und selbst von Tuberkulose in endemischen und verschonten Gebieten stützt eine solche Deutung; das Verhalten der Pest freilich mit ihrer abnormen hohen Lebensgefährdung, welche selbst im endemischen Gebiete gerade den eingewanderten Europäern weniger gefährlich wird, läßt sich mit ihr nicht vereinen. Durch Zurückgreifen auf die erworbene Immunität ist ein Verständnis unmöglich, denn sie vererbt sich nicht.

Mit der Auslese als Mittel für die Regeneration dürfen wir uns aber nicht abfinden; sie arbeitet mit Jahrhunderten und mit großen Verlusten; unser Wirken erstreckt sich günstigenfalls auf Jahrzehnte und bezweckt die Einsparung vermeidbarer Opfer. Zudem zeigt uns die Beobachtung Unterschiede der Sterblichkeit von 100% bei gleichem Lebensalter, gleichem Klima, ja an demselben Ort je nach dem Stande der persönlichen Kultur der von einer besonderen Gesundheitsgefahr betroffenen Bevölkerungsschicht. Auch für diesen Fall beweist die Beobachtung die Möglichkeit des nachhaltigen Erfolges einer gewollten Betätigung durch rechtzeitige zweckmäßige Maßnahmen. Von der Wirksamkeit der Frühdiagnose und Frühbehandlung verbreiteter Volksseuchen soll hier nicht gesprochen werden, so hoch sie als vorbeugende Maßnahme eingeschätzt werden muß. Die Beobachtungen und Beweise, daß vorbeugende Maßnahmen nicht nur in der Mehrung der Zahl, sondern auch in der Hebung der mittleren Gesundheit zum Ausdruck kommen und keineswegs die Schar der Minderwertigen steigern, sind allmählich so zahlreich und überwiegend geworden, daß es ihrer erneuten Zusammenstellung nicht mehr bedarf. Sie finden sich z. B. in der medizinischen Statistik von Prinzing angeführt. Diese Beweise gehen fast durchweg von den Maßnahmen zum Schutz der gefährdeten Jugend aus. Das rechtfertigt sich nicht nur aus Gründen der Methodik, sondern auch aus sachlichen Gründen. Denn mit zunehmendem Lebensalter steigt die Widerstandskraft; die Vorbeugung besonderer Gefahren wird also mit dem Eintritt in die höheren Altersklassen von selbst entbehrlich. Es kommt aber noch ein zweiter Grund hinzu, der mehr in der Richtung der Bevölkerungstheorie liegt und bisher in der medizinischen Statistik nicht ausreichende Würdigung gefunden hat. Grotjahn hat versucht, die verschiedene Bedeutung der einzelnen Volkskrankheiten für die soziale Pathologie in ein System zu bringen. Er vertritt die Auffassung, daß die sozialhygienische Bedeutung der Volkskrankheiten in erster Linie durch ihre Häufigkeit bestimmt wird, dann aber noch durch eine Reihe weniger hoch von ihm bewerteter Umstände, von denen er erst an fünfter und sechster Stelle ihre Beeinflußbarkeit durch heilende und vorbeugende Maßnahmen der Medizin und Hygiene nennt. Die Bedeutung der Gefährlichkeit einer Krankheit, für die sozialhygienische Betrachtung ein Punkt, den schon Cohnheim nachdrücklich hervorhob, hätte hier eine stärkere Betonung verdient. In dem vom Standpunkt der sozialen Pathologie aufgestellten System tritt die Bedeutung der akuten Infektionskrankheiten, mit welchen sich die bakteriologische Richtung der Hygiene und öffentlichen Gesundheitspflege vorwiegend beschäftigt, zu sehr in den Hintergrund, weil mindestens die akuten Infektionskrankheiten der Erwachsenen an Zahl hinter mancher nicht bakteriellen Erkrankung erheblich zurückstehen und dank der hygienischen und kulturellen Fortschritte stark abgesunken sind. Eine etwas geänderte Betrachtungsweise berechtigt aber zu einer ganz anderen Schlußfolgerung. Die Bewertung der Krankheiten auch unter dem Gesichtspunkt ihrer Häufigkeit ändert sich sofort, wenn man nach der Fragestellung der Lebensversicherungsmedizin prüft, um wie viele Lebensjahre die Sterbefälle an ihnen die mittlere Lebensdauer verkürzen. Als Methode ist sie weder neu noch umständlich. Für die vorliegende Betrachtung aber ergibt sie doch einen neuen Gesichtspunkt. Man kann für die gesamte Sterblichkeit einer Bevölkerung und für die einzelnen Krankheitsgruppen die Anzahl der Lebensjahre, die eine jede Altersgruppe durchlebt hat, berechnen. 840 Gestorbene des ersten Lebensjahres z. B. haben 420 Jahre durchlebt, 360 des 1.—2. Lebensjahres 540 Jahre, 270 des 2.—5. Lebensjahres 945 Jahre usw. Die Summe der durchlebten Jahre geteilt durch die Zahl aller Gestorbenen ergibt die durchschnittliche Zahl der durchlebten Jahre und diese Rechnung kann für die Todesfälle an allen Krankheiten und für die einzelnen Gruppen durchgeführt und die ungleichen Ergebnisse einander gegenübergestellt werden. Eine solche Berechnung habe ich z. B. für die Gesamtsterblichkeit Berlins im Jahre 1914 für alle Krankheiten und für die einzelnen Krankheitsgruppen durchgeführt, weil Berlin trotz mancher unbequemen Ungleichheiten der Altersbesetzung sehr weitgehende Altersteilungen der Sterbefälle in den jährlichen Tabellen über die Bevölkerungsbewegung bringt. Nun sind die einzelnen Krankheitsgruppen ungleich an der Gesamtsterblichkeit beteiligt, die akuten Infektionskrankheiten z. B. mit 8,9%, die Tuberkulose mit 12,9, die Verdauungsorgane mit 10,8, Kreislauforgane mit 15, Nierenkrankheiten mit 3,3, Atmungsorgane mit 11%. Da die Anzahl der durchlebten Jahre aller Gestorbenen bekannt ist, läßt sich die erwartungsmäßige Zahl der Jahre berechnen, die auf jede einzelne Krankheitsgruppe entsprechend ihrer Häufigkeit entfallen würde, wenn die Beteiligung der Lebensalter die gleiche wäre. Ihr kann man die wirklich beobachtete Zahl gegenüberstellen. Bei dieser Gegenüberstellung ergab sich, daß bei den akuten Infektionskrankheiten die Zahl der beobachteten Lebensjahre 41% der Erwartung, bei den Erkrankungen des Verdauungsapparats aus der Beteiligung der Säuglingssterblichkeit 48%, bei Tuberkulose 86%, bei den Erkrankungen der Atmungsorgane 108%, bei denen der Kreislaufsorgane 151% betrug. Diese Berechnungsweise, welche zugleich die Häufigkeit einer bestimmten Krankheitsgruppe und ihrer verschiedenen Beteiligung der einzelnen Lebensalter berücksichtigt, beweist besonders nachdrücklich die tiefgehende Bedeutung gerade der akuten Infektionskrankheiten des Kindesalters und der durch sie hervorgerufenen Verluste für den Bevölkerungsaufbau.

Abgesehen von den Erkrankungen des Verdauungsapparates, deren lebensverkürzende Wirkung hauptsächlich durch die Todesfälle des Säuglingsalters bewirkt wird, sind es also vor allem die akuten Infektionskrankheiten, welche durch die Todesfälle des jugendlichen Alters selbst eine unterdurchschnittliche mittlere Lebensdauer aufweisen und durch ihre Häufigkeit die durchschnittliche Lebensdauer in der Gesamtsterblichkeit herabsetzen. Sie verschlingen mehr Lebensjahre als die an Opfern so viel häufigere Tuberkulose. Die erfolgreiche Herabsetzung der Sterblichkeit an diesen Krankheiten muß die durchschnittliche Lebensdauer beträchtlich erhöhen. Die Krankheiten der Atmungsorgane fordern ihre Opfer hauptsächlich im Säuglings- und Greisenalter, daher die hohe Durchschnittszahl und der große Unterschied bei Betrachtung mit und ohne Einbeziehung des ersten Lebensjahres. Die so häufigen Sterbefälle des Kreislauf- und Nervensystems betreffen mit Ausnahme der Krämpfe hauptsächlich die höheren Altersstufen. Dazu kommt noch die Betrachtung des Einflusses der sozialen Lage auf die Sterblichkeit nach Todesursachen. Wir wissen, daß die Sterblichkeit an vielen akuten Infektionskrankheiten, an den Erkrankungen der Verdauungsorgane und der Atmungsorgane des Kindesalters sowie an der Tuberkulose um so größer ist, je ungünstiger die wirtschaftliche Lage; die bekannten Tabellen sind in jedem Lehrbuch der sozialen Hygiene wiedergegeben. Umgekehrt wissen wir aus den Erfahrungen der Gothaer Lebensversicherungsbank, die Florschütz in seinem Werk über „Allgemeine Lebensversicherungsmedizin" mitteilt, daß bei Tuberkulose, akuten Infektionen und akuten Erkrankungen der Atmungsorgane die höheren Versicherungssummen eine Untersterblichkeit, bei Zuckerharnruhr, Krankheiten des Kreislaufs, Gehirnschlag, chronischen Nierenleiden die höheren Altersklassen und zugleich auch die höher Versicherten eine recht beträchtliche Übersterblichkeit aufweisen.

Durch ihre Einwirkung auf die Verminderung der Lebensdauer und ihre Abhängigkeit von wirtschaftlichen Notständen gewinnen also die Erkrankungen der Ernährung und Atmung des Säuglingsalters und die akuten Infektionen des Kleinkindlebens eine besondere Bedeutung für die Frage der Regeneration, während die Rolle der so häufigen Erkrankungen des Kreislaufs und Zentralnervensystems deshalb zurücktritt, weil sie die höheren Altersklassen betreffen. Durch die Beziehungen zur wirtschaftlichen Lage werden die akuten Infektionskrankheiten und die Tuberkulose Objekte nicht nur der antibakteriellen Abwehr, sondern auch Gegenstände sozialhygienischen Bekämpfungsmethoden.

Vom ganz anderen Gesichtspunkte aus gewinnt die Frage der Kompensation neuerdings eine erhöhte Bedeutung für die Hygiene. Auch hier ist es von Interesse, daß das gleiche Problem ebenso die Medizin im engeren Sinne beschäftigt, und daß die Versuche, feste Begriffsbestimmungen zu geben, sich berühren. Seit D. v. Hansemann die Theorie vom Altruismus begründete, wobei er teilweise in O Rosenbach einen mehr spekulativ arbeitenden Vorgänger hatte, haben Physiologie, Pathologie, Chirurgie und innere Klinik durch Beobachtung und Versuch an der Aufklärung der gegenseitigen Beeinflussung der einzelnen Organsysteme in Bau und Funktion gearbeitet mit der Folge, daß F. Kraus jüngst Versuche einer systematischen Darstellung von der Pathologie der Person gemacht hat. Von besonderem allgemeinen Interesse für den Hygieniker sind hierbei die Beobachtungen über die Wiederherstellung der Zusammenarbeit der einzelnen Organsysteme nach erheblichen anatomischen und funktionellen Störungen. Einer der jüngsten Forscher auf diesem Gebiete, E. Rehn[1]), spricht hierbei von den Wechselbeziehungen durch die Gesetze der funktionellen Harmonie nach eingetretenen Einbußen und Abderhalden[2]) stellt sogar Betrachtungen über solche Wechselbeziehungen über das Individuum hinaus an. Das in der neuen Pathologie so häufig gebrauchte Wort von der Harmonie der Funktionen findet sich aber schon bei Pettenkofer. Auf der ersten Seite seines 1882 erschienenen großen Handbuches der Hygiene bezeichnet Pettenkofer die Gesundheit als jenen normalen körperlichen und seelischen Zustand, der aus einer Summe von Funktionen des Organismus besteht, deren harmonisches Zusammenwirken es uns erleichtert, den Kampf ums Dasein zu bestehen und die Krankheiten bezeichnet er als die Störungen dieser Harmonie. Der Fortschritt der neueren Pathologie gegenüber Pettenkofer liegt in dem Nachweis der gesetzmäßigen kompensatorischen Harmonie der Gesamtfunktionen, auch nach Erkrankungen, nach dem Ausfall von einzelnen Geweben und einzelnen Funktionen durch Krankheitsvorgänge oder Verstümmelungen. Infolge dieser Feststellungen wird auch der Hygieniker mit der wiedereintretenden Harmonie der Funktionen trotz vorausgegangener Beeinträchtigung der Gesundheit zu arbeiten haben, also eine relative Gesundheit im Gegensatz zu der absoluten Begriffsbefestigung von Pettenkofer in Ansatz bringen müssen. Daher muß es methodisch als ein großer Fortschritt bezeichnet werden, daß L. Aschoff[3]) klar und scharf unter Ablehnung des Begriffs von absoluten Normen den folgenden Satz geprägt hat: „Die Funktionen eines Organismus sind gesund (d. h. normal), wenn durch die biologische Existenz der Organismus unter bestimmt gegebenen Bedingungen der Altersstufe entsprechend gesichert wird (genügender Anpassungszustand, Selbstsicherungszustand). Gesundheit ist der genügende, d. h. die biologische Existenz sichernde Anpassungszustand eines Organismus." Dieser Anpassungszustand bleibt aber auch dann möglich, wenn eine Reihe von Funktionen dauernd ausgefallen sind, sobald die übriggebliebenen zur Leistung im gegenseitigen Gleichgewicht ausreichen unter der Voraussetzung der Relativität der Anforderungen und Leistungen. Dem Hygieniker kommt diese Stellungnahme der experimentellen und

---

[1]) Arch. f. klin. Chir. **112**, Heft 3/4.
[2]) Med. Klin. 1919, Nr. 49.
[3]) Berl. klin. Wochenschr. 1917, Nr. 3.

klinischen Medizin und ihr Bemühen, die Mechanismen der Kompensationen für entstandene Ausfälle zu entdecken, sehr gelegen. Denn einige ihr neu erwachsende Aufgaben bewegen sich in gleicher Richtung. Voraus ging wieder einmal in der Praxis die Lebensversicherungsmedizin durch die Bearbeitung der Frage von der „Versicherung der Abgelehnten"[1]). Auch sie hat aufgehört, nur noch normale oder völlig gesunde und kranke Risiken zu scheiden, sie fragt, wie lange ein Risiko durchschnittsnormal und in welchem Maße die vorhandene Abweichung sich der Versicherungsmöglichkeit anpassen läßt. In der Verfolgung ihres Zieles der Ausdehnung der Versicherung auf Bewerber mit deutlichen Krankheitserscheinungen haben sie mit Feststellungen über die Bewertung der Eiweiß- oder Zuckerausscheidungen, der Syphilis, gewisser Komplikationen und funktioneller Veränderungen auf die Lebensdauer begonnen; sobald größere Erfahrungen in ihren neuen Zweigen der Krankheits- und Invaliditätsversicherung vorliegen, was allerdings noch Jahrzehnte währen dürfte, wird auch Material über den Einfluß dieser Veränderungen auf die Leistungsfähigkeit zu erwarten sein. Diese Feststellungen werden eine wertvolle Ergänzung der Befunde der experimentellen Physiologie und Hygiene bilden über die Breite der Anpassungsmechanismen des gesunden Versuchsobjekts an die Einwirkungen der Umwelt. Daß eine solche Anpassung innerhalb recht beträchtlicher Grenzen auch nach vorausgegangenen Erkrankungen und Gewebsverlusten tatsächlich besteht, lehrten die Beobachtungen aller Zweige der sozialen Versicherung an Unfallverletzten und Invaliden; abgesehen von dem wissenschaftlichem Interesse besitzt die Frage aber auch sehr starke praktische Bedeutung für die Arbeitsvermittlung Wiederarbeitsfähiger, für die Krüppel- und Kriegsbeschädigtenfürsorge, für die Verwendungsmöglichkeit Tuberkulöser, die nach der Heilstättenbehandlung noch schonungsbedürftig sind, ohne Verdienst jedoch Gefahr laufen, rückfällig zu werden. Unsere wirtschaftliche Lage verlangt zudem Heranziehung aller vorhandenen Kräfte zur Arbeit und gleichzeitig vollständige Abkehr von dem während der letzten Kriegszeit geübten System des Raubbaus an Volkskraft durch Ausnutzung von Frauen und Jugendlichen in der Arbeit. Die Fragen, deren Lösung von der Hygiene erwartet wird, sind schon heute ganz scharf formuliert. Ihre größten Vertreter haben immer wieder betont, daß die Hygiene eine angewandte Wissenschaft mit wechselndem Arbeitsgebiet ist. Während sie bisher damit auskam, für das Studium der Breite der Reaktionen des Organismus auf die Einwirkungen der belebten und unbelebten Umwelt den gesunden Körper zum Ausgangspunkt ihrer Betrachtungen zu machen und daher unter Einbeziehung des Tierversuchs die Feststellungen der Physiologie heranzuziehen, wird sie jetzt genötigt sein,

---

[1]) Florschütz, l. c.

auch die Ergebnisse der experimentellen Pathologie und der Klinik zu berücksichtigen. Erleichtert wird ihr diese Pflicht der Erweiterung ihrer Gesichtspunkte dann, wenn der klinische Forscher seinerseits die Tragweite seiner Beobachtungen für die gesamte Medizin übersieht, wenn er als Forscher und Denker aus ihnen die allgemeinen Folgerungen zu ziehen versteht. Einem solchen Mann wird nicht nur seine Schule und sein engeres Fach, sondern auch scheinbar weiter abgelegene Sondergebiete zu Dank verpflichtet. In dieser Richtung ist das Wirken von Martius durch ein Vierteljahrhundert vorbildlich geworden. Dem klinischen Denker und Forscher hat die Hygiene für seine entscheidenden Betrachtungen und Wegweisungen zahlreiche grundlegenden Feststellungen zu danken. In dem Augenblick, in dem sie sich genötigt sieht, für weitere Arbeit sich neuer Forschungsmethoden zu bedienen, ist sie dessen gewiß, daß sie in den Arbeiten des Mannes, dessen Ehrung diese Festschrift bestimmt ist, wertvolle Anregungen und Hinweise finden wird. Darüber hinaus darf sie an ihn die Bitte richten, weiter wie bisher ihren Fragestellungen sein Interesse zu schenken und auch ihr den reichen Schatz seines Wissens und Denkens nutzbar werden zu lassen. Die Verfasser dieser Festschrift, Freunde, Mitkämpfer und zugleich Verehrer des Mannes, dem sie bestimmt ist, empfinden, daß gar vieles von dem, was sie heute bringen, die engsten Beziehungen zu dem vielseitigen Lebenswerke des von ihnen gefeierten Mannes hat. Hinter ihnen aber steht die große Schar der heute noch Namenlosen, der zukünftigen Träger und Führer unser einheitlichen Wissenschaft, und auch allen diesen, die nach uns kommen, wird Martius das bleiben, was er uns geworden ist.

Die de Vries sche Mutationstheorie in ihrer Anwendung auf die Medizin.[1]

Von

Prof. Dr. **Naegeli** (Zürich).

(Eingegangen am 29. April 1920.)

Die Medizin ist ein großes Teilgebiet der Naturwissenschaften. Alle Gesetze, die durch Experiment und menschliche Erfahrung aufgestellt werden, müssen dementsprechend für die Naturwissenschaften wie für die Medizin gleiche Gültigkeit haben. Es ist daher klar, daß jeder Fortschritt auf dem einen Gebiet sofort auch einen Gewinn für das andere bedeutet. Die Fühlung sollte daher eine außerordentlich enge sein. Die Gründung einer medizinisch-biologischen Abteilung als Sektion der Schweiz. Naturf. Gesellschaft ist daher aufs wärmste zu begrüßen, und es ist von ihr mit Sicherheit eine Vertiefung medizinischen Denkens zu erwarten.

Die unübersehbare Arbeitslast, die auf den Schultern des Mediziners liegt, verhindert aber vielfach das Schritthalten mit den Erkenntnissen der Gesamtnaturwissenschaften, ganz abgesehen davon, daß ein tieferes Verständnis vieler naturwissenschaftlicher Probleme auch nur bei besonderer Veranlagung und eigener Mitbetätigung an der Forschung möglich ist.

Wenn aber die erste Zeit des Medizinstudiums, die ja eine rein naturwissenschaftliche ist, voll zur Geltung gelangen soll, so muß auch der spätere Unterricht in der praktischen Medizin fest auf naturwissenschaftlicher Grundlage stehen. So wird dem Verständnis und der Durchdringung des Stoffes ein weites Gebiet eröffnet, das für ärztliches Denken und Handeln von Bedeutung ist.

Seit ältester Zeit weiß man, daß bei ein und derselben Krankheit die Schwere und Gefahr eines Leidens von zwei stark variierenden Größen abhängig ist,

1. von der Widerstandskraft, der Konstitution des Erkrankten und

2. von der Art der Krankheit selbst.

Das erste, die Konstitution des Menschen, bildet, in seinen tieferen

---

[1] Öffentliche Antrittsrede als ordentl. Professor der inneren Medizin an der Universität Zürich, 27. IV. 1918.

Wurzeln erfaßt, ein rein naturwissenschaftliches Problem, nicht weniger das zweite, die Art der Krankheit und der Krankheitserreger.

Frühere Zeiten haben der Anlage oder Konstitution bei der Überwindung von Krankheiten die erste Bedeutung zugeschrieben. Konstitutionelles Denken beherrschte die Medizin in früheren Jahrhunderten bis weit in die Mitte des letzten Jahrhunderts hinein. Mit dem Aufschwung der Bakteriologie trat eine starke Änderung ein. Selbst Forscher von der Genialität eines Cohnheim glaubten, daß der Mensch unrettbar der Tuberkulose verfallen sei, wenn nur ein Tuberkelbacillus in seinen Körper eingedrungen wäre. Wir wissen heute, daß dem nicht so ist, daß vielmehr, wie ich vor 20 Jahren gerade hier in Zürich zeigen konnte, so gut wie jeder erwachsene Mensch in seinem Körper tuberkulöse Herde oder deren Narben aufweist und daß die eingedrungenen Bacillen um das Vielfache häufiger überwunden werden als daß sie den Tod des Menschen herbeiführten. So stehen wir heute wieder stark auf dem Boden der Bedeutung innerer Veranlagung als wesentlichem Moment bei der Entwicklung der Krankheit, und eine große Anzahl medizinischer Werke der allerletzten Jahre sucht unser Wissen über Konstitution zu vertiefen und zu präzisieren. Daß aber gerade hier rein naturwissenschaftliche Gedankengänge noch viel mehr zur Geltung und zum Durchbruch kommen sollten als bisher, kann gar keinem Zweifel unterliegen. Ich möchte Ihnen dies an einem Beispiel zeigen.

Im Jahre 1912 herrschte in Tübingen eine Scharlachepidemie, die im letzten Viertel des Jahres nicht weniger als 23% der erkrankten Kinder dahinraffte; 1916 aber trat ein Scharlach von ganz ungewöhnlicher Milde auf, bei dem alle Kinder unter der gleichen Bevölkerung und den gleichen äußeren Verhältnissen in wenigen Tagen gesund waren, ja manche Erkrankungen waren diesmal so leicht, daß sie nur durch besondere wissenschaftliche Untersuchungen noch als Scharlach erkannt werden konnten. 1916 herrschte dann eine Masernepidemie, die das Gepräge einer ganz schweren Krankheit trug, mit lange andauernden und schweren Vorläufern, mit sehr hohen, mehrtägigen Fiebern nach dem Ausbruch des Ausschlages und mit vielen Komplikationen. 1917 schon erschien im gleichen Sommermonat wie 1916 eine Masernepidemie von so ungewöhnlicher Milde, wie sie bisher nie in der Literatur bekanntgegeben worden ist, bei der vier Fünftel aller Kinder kaum einen Tag Fieber zeigten und fast jede Störung des Allgemeinbefindens vermißt wurde. Ähnliche Erfahrungen kann wohl jeder Arzt vorbringen und die alte Medizin hat solche Unterschiede der Epidemien mit dem verschiedenen Genius epidemicus[1]) erklärt. Das war ein Wort, aber keine Erklärung. Heute aber glaube ich mit Sicherheit eine auf dem Boden der Naturwissenschaften fußende Erklärung bringen zu können.

Wenn solche Epidemien bei der gleichen Bevölkerung und den gleichen äußeren Bedingungen so verschieden ausfallen, so können zur Erklärung ä u ß e r e Momente nicht in Frage kommen; auch sind die menschlichen Konstitutionen und Verhältnisse nicht derartig verschieden, daß so frappante Gegensätze entstehen könnten. So kann der Unterschied nur darauf beruhen, daß zwei Arten von Scharlach und zwei Arten von Masern in den erwähnten Beispielen vorgelegen haben, in denen Schwere der Krankheit und Symptomatik sich verschieden verhalten hatten.

Die Naturwissenschaften lehren uns, daß das, was wir in Botanik und Zoologie als eine Art bezeichnen, außerordentlich oft eine Summe von Arten darstellt. Die Linnésche Art entspricht einer ganzen Menge von sog. kleinen Arten. So ist das jetzt an unseren Wegen blühende Hungerblümchen nicht eine einzige Linnésche Art, sondern es liegen über 200 unter sich leicht verschiedene, aber auch bei Kultur in den Verschiedenheiten vollkommen konstante und in ihrer Konstanz vererbbare Arten vor. Ganz gleich verhält es sich mit zahlreichen anderen Pflanzen und Tieren und wenn wir den Menschen selbst ins Auge fassen, so wissen wir nur zu gut, daß auch da die Linnésche Spezies Homo sapiens aus einer Unzahl von Arten besteht, die sich in kleineren und größeren Merkmalen konstant unterscheiden und diese Unterschiede auch ebenso konstant vererben, man denke nur an die in der Hautfarbe verschiedenen Menschenrassen.

In gleicher Weise zeigt die medizinisch-naturwissenschaftliche Forschung Jahr für Jahr, daß auch einer Krankheit nicht ein einziger, sondern sehr oft viele Arten von nahe verwandten Krankheitserregern zugrunde liegen. Wir sprechen nicht mehr von einer Typhusart, sondern von mindestens fünf Typhusarten, nicht von einer Malaria, sondern von drei, nicht von einem Rückfallfieber, sondern von vier, nicht von einer Tuberkulose, sondern von mehreren und bei der Ruhr ist die Zahl äußerst nahe verwandter Erreger so groß geworden, daß wir schon mit den Bezeichnungen in Konflikt zu kommen fürchten. So unterschied K r u s e neben seiner echten Ruhr vor dem Kriege die Pseudoruhrbacillen A—B—C—H; jetzt sind bereits zwei neue Erreger entdeckt und K r u s e fürchtet offenbar mit dem Alphabet nicht mehr auszukommen, wenn er diesen Stämmen die Namen I und Jod (!) beilegt.

Gerade dieses Beispiel ist von größter Bedeutung insofern, als die außerordentlich nahe verwandten Stämme recht verschieden schwere Krankheitsbilder erzeugen. So trat die Ruhr im Anfang des Krieges

---

[1]) In den Formularen zur Anzeige von epidemischen Erkrankungen, die vor 40—50 Jahren von Thurgauer Ärzten verwendet werden mußten, war eine besondere Rubrik: Genius epidemicus vorgedruckt.

so milde auf, daß in zahllosen Erkrankungen keine Behandlung eintreten mußte und die Soldaten nicht einmal im Vormarsch aufgehalten wurden. Dagegen lernten wir im Sommer 1917 bei anderen Stämmen ungemein schwer verlaufende und tödliche Erkrankungen kennen, deren Bild uns vorher nicht bekannt gewesen war. Dabei bildete nicht nur die Schwere der Krankheit das verschiedene, sondern diese Verschiedenheit prägte sich auch zum Teil in anderen Erscheinungen aus.

Weil nun bei den einzelnen Arten einer Sammelart der Botanik und Zoologie die Unterschiede zwar konstant und vererbbar, aber oft ungemein klein oder, wie bei den biologischen Arten der Naturwissenschaften, morphologisch überhaupt nicht faßbar sind und es sich bei den Sammelarten der den Menschen krankmachenden Keime vielfach sehr ähnlich verhält, muß sofort die Frage sich in den Vordergrund drängen, ob denn nicht auch in der Jetztzeit Umwandlungen der Arten vorkommen, so daß vielleicht auch die auffälligen Schwankungen in dem Charakter der Epidemien in dieser Weise erklärt werden könnten. Damit ist wiederum rein naturwissenschaftlicher Boden betreten, der uns hier allein festen Grund bieten kann.

Die Darwinsche Lehre hatte eine ganz langsame und allmähliche Veränderung der Arten im Laufe langer Jahre angenommen. Dieser Theorie gegenüber vertritt mit seiner Mutationslehre heute de Vries eine plötzliche, sprunghafte Veränderung der Arten. Diese Mutationen treten plötzlich und oft an verschiedenen Orten gleichzeitig auf, unabhängig von äußeren Einflüssen; daher müssen sie auf einer inneren Veranlagung bestehen, die zu begreifen uns leider versagt ist. Diese Mutationen sind aber nicht beliebige Veränderungen, sondern, und darin liegt das Wesen, sie sind, selbst bei kleinen Abweichungen vom Typus, konstant und vererbbar und aus inneren, nicht aus äußeren Gründen entstanden, müssen daher gerade wegen der Vererbbarkeit zum innersten Wesen, zur Konstitution gehören.

Die de Vriessche Lehre der plötzlichen Veränderung ist heute bereits Sieger über die Darwinsche Auffassung. Alle Experimente und Züchtungen, sofern es sich um reine Versuche und sogenannte reine Linien handelt, sprechen überzeugend für de Vries. Zwar sind die den Ausgang bildenden Studien des holländischen Forschers über die Mutationen der Nachtkerzen (Oenothera) jedenfalls nicht beweiskräftig und sehr bestritten, weil es sich wahrscheinlich nicht um eine reine Art, sondern um einen zur Art gewordenen Bastard gehandelt hat; aber zahlreiche andere Forschungen bestätigen völlig die Richtigkeit der Mutationslehre.

Ich möchte hier darauf hinweisen, wie oft in der Forschung ein genialer Autor in der Klarheit seines Geistes das Richtige erfaßt hat, aber bei der technischen Unvollständigkeit des Standes der damaligen Wissenschaft, oder bei der Schwierigkeit und Kompliziertheit der Natur des Gegenstandes zunächst nicht die richtige Beweisführung finden konnte. So hat Virchow in der Leukämie mit großer Schärfe eine neue und besondere Krankheit der blutbildenden Organe erkannt; aber alle seine Begründungen zur Abgrenzung dieser neuen Krankheit gegenüber anderen Leiden haben der Kritik nicht standhalten können, weil die damalige Morphologie des Blutes noch zu wenig entwickelt gewesen ist.

Ein prächtiges Beispiel für die Richtigkeit der de Vriesschen Mutationstheorie konnte ich aber selbst beibringen aus der Pflanzenwelt des Kantons Zürich, deren Geheimnisse ich ja wohl wie kein Zweiter gelauscht habe. Weil uns ein solches Beispiel sofort viel tieferen Einblick eröffnet als allgemeine Ausführungen, so gestatten Sie mir, es hier vorzubringen.

Eine unserer schönsten Orchideen, die Ophrys apifera, Bienen-Ophrys, ist auch nicht eine einzige Art, sondern eine Sammelart mit vielen, zum Teil nur wenig, zum Teil stark verschiedenen Abweichungen, die aber konstant sind. Eine solche Mutation ist die von mir Ophrys bicolor genannte Form mit zweifarbiger Lippe, die an über 30 Fundorten und in vielen Hunderten von Exemplaren das 20 km lange Tal Elgg-Freienstein bewohnt, sonst aber nirgends in der Welt vorkommt. Die Ophrys-apifera-Gruppen zeigen strenge Selbstbefruchtung. Es liegen deshalb immer reine Linien vor und die Eigenschaften der Nachkommen stimmen daher auch in den feinsten Einzelheiten aller Teile bei allen Exemplaren überein. Es muß daher, zumal jede Spuren von Mittelformen oder Zwischengliedern zu der gewöhnlichen Art überall fehlen, eine sprungweise Änderung mit einem plötzlichen Schritt eingetreten sein, die nun vererbbar ist, zur Konstitution gehört und nur einer inneren Anlage, nicht äußeren Umständen ihre Entstehung verdankt, und das ist eben der Begriff der de Vriesschen Mutation!

Neben dieser einen sehen wir aber andere Mutationen, so das Auftreten von fünf statt von drei Blumenblättern, gleichzeitig mit Veränderungen in Form und Färbung der Lippen. Das ist die von Chodat zuerst bei Biel entdeckte Ophrys Botteroni, die gleichfalls in Hunderten von Exemplaren im Kanton Zürich wächst, aber auch an der Riviera, bei Genf, Solothurn, Basel, Schaffhausen, in Baden, Württemberg und Elsaß entdeckt worden ist. Hier liegt wohl eine an verschiedenen Orten unabhängig auftretende (polytope) Neuschaffung vor auf den verschiedensten geologischen Unterlagen und unter den verschiedensten äußeren Umständen, und die ganz auffällige Tatsache, daß eine heute so verbreitete und vielfach gar nicht seltene Pflanze allen früheren sorgfältigen Untersuchern entgangen ist, legte allen Forschern auf

diesem Gebiete den Gedanken nahe, daß diese Mutationen der Apifera
erst neuen Datums sind. Zahlreiche botanische Ausflüge haben in
früheren Jahren unter Heer, Jäggi, Schröter an die gleichen Stellen
geführt. Viele prachtvolle Abbildungen dieser wegen ihrer Schönheit
bevorzugten Florenkinder liegen in unseren botanischen Museen und
sie enthalten gerade das nicht, was heute dort so reichlich und so auffällig hervortritt.

Man glaubt daher, daß diese Ophrys apifera heute in einer Muta-
tionsperiode sich befindet, in der sie anfängt, plötzlich Veränderungen
erblicher Art nach den verschiedensten Richtungen und an den verschiedensten Orten zu entwickeln. Darwin hatte einst gerade diese Art
wegen ihrer konstanten Selbstbefruchtung als der Degeneration verfallen bezeichnet. Das Gegenteil davon sehen wir heute vor unseren
Augen. So hat Darwin an einen Freund geschrieben, wenn etwas
mich wünschen ließe, noch 1000 Jahre zu leben, so wäre es die Be-
gierde, zu erleben, wie Ophrys apifera degeneriert. Einige Dezennien
aber hätten schon genügt, um Darwin zu zeigen, daß alle Orchideen-
kenner genau das Gegenteil von Degeneration in bestimmter Weise
vertreten.

Neben der Mutation kennen die Naturwissenschaften heute nur
noch eine Neuentstehung der Arten, nämlich die Neukombination der Keimesanlagen bei der Kreuzung oder der Allogamie.

Indem sich bei der Befruchtung die Gene zweier kleiner Arten
oder auch zweier stärker morphologisch abweichender Arten mischen
und bei der Chromosomenreduktion zur Hälfte wieder abspalten, können
ganz neue Verhältnisse geschaffen werden. Es können daher jetzt
sogar Erscheinungen auftreten, die beiden Eltern fehlen, weil recht
oft einzelne äußerliche Formen und Farben, wie die Blütenfarbe, nicht
auf eine einzige, sondern auf mehrere Keimesanlagen zurückgeführt
werden müssen.

Für uns ist wesentlich, daß auch bei Neukombination die Entwicklung wiederum plötzlich und sprunghaft auftritt.

Ausgeschlossen ist eine solche Entstehung durch Neukombination
bei ungeschlechtlich sich vermehrenden Arten, wie z. B. bei den Bakterien, ebenso bei der als Beispiel der Mutation herangezogenen Ophrys
apifera. Sonst ist offenkundig die Neubildung durch Neukonstruktion
bei höheren Wesen recht häufig. Weil hier aber die Zahl der Keimesanlagen oder Gene sehr groß ist und daher bei Kreuzung unzählige
Kombinationen auftreten müssen, so entsteht hier nicht mehr wie bei
der Mutation eine neue, in ihren Charakterzügen scharf abgegrenzte
Art, sondern es müssen zahlreiche Mischformen mit verschiedener Ausprägung der einzelnen Erscheinungen zustande kommen. Es entsteht
das, was man früher eine fluktuierende Art genannt hat.

So bietet schon die nächste Verwandte dieser Ophrys apifera, das Totenköpfchen, die Ophrys arachnites mit Fremdbestäubung keine reine Linie mehr, sondern durch ständige Neukombination ein unübersehbares und unabgrenzbares Formengemisch, bei dessen Auflösung die Systematik verzweifeln muß. Es war mir daher hier unmöglich, für den Kanton Zürich auch nur einigermaßen scharf abgegrenzte und unterscheidbare Formen aufzustellen.

Eine dritte Neuschöpfung von Arten, durch Vererbung erworbener Eigenschaften, wird heute von der Mehrzahl der Autoren zum Teil ganz schroff abgelehnt. Viele bisher herangezogene Beispiele haben in der Tat eine andere Erklärung gefunden. Nur über wenige Einzelfälle sind die Akten wohl noch nicht ganz geschlossen.

Nach diesem Ausflug in die Scientia amabilis und die Naturwissenschaft wollen wir zur Medizin zurückkehren. Hier liegt es sehr nahe, ganz **analoge Mutationen** zunächst **bei den Krankheitserregern** anzunehmen. Wir könnten sogar weitergehen und sagen, hier müssen bei den Bakterien Mutationen vorliegen, weil es sich um ungeschlechtliche Vermehrung, also um reine Linien handelt. Aber die Beweisführung gestaltet sich unendlich schwierig, ja fast als unmöglich für den Nachweis von jetzt auftretenden Mutationen. Beobachtet sind nach unserer heutigen Deutung Mutationen in der Bakteriologie nicht. Kruse selbst spricht nur von der Möglichkeit. Sein Material enthält aber nichts Beweiskräftiges. Auch alle Mitteilungen anderer Forscher über Bakterienmutation in Kulturen werden heute anders gedeutet. Weil auf anderen Nährböden und bei längerer Kultur die Veränderungen schließlich doch wieder rückgängig werden, nimmt man induzierte Modifikationen an, besonders für die Koligruppe, indem der abnorme Einfluß auch bei einer Anzahl Nachkommen noch zur Geltung kommt. Diese Auffassung erhält darin eine große Stütze, als bei den Bakterien die Zelle ewiges Leben hat, indem sie bei der Teilung in zwei Hälften weiterlebt. Hier, wie auf vielen anderen Gebieten, muß die allgemeine Forschung und die glückliche Klarstellung besonders günstig liegender Einzelfälle der Natur ihre Gesetze ablauschen und den Boden für allgemeines Verständnis schaffen.

Viel wichtiger noch sind uns aber die **Veränderungen** am Menschen selbst, die ebenfalls nach meiner Überzeugung zu einem guten Teil auf Mutationen zurückzuführen sind. Am deutlichsten tritt uns das an kleinen, familiär vererbbaren Abweichungen entgegen, die öfters in unglaublicher Hartnäckigkeit trotz der Beimischung stetig neuen Blutes über Jahrhunderte verfolgt werden können.

Das bekannteste Beispiel dieser Art ist die hängende Unterlippe der Habsburger, die auf Cimburgis von Masubien ums Jahr 1400 zurückgeführt wird und jahrhundertelang bei den Habsburgern sich gezeigt hat. Desgleichen vererbte sich in der Familie der Herzoge von Rohan ein weißes Haarbüschel an bestimmter Kopfstelle über Generationen. In der Familie Demmler ist eine abnorme Drehbarkeit des Daumens über Jahrhunderte nachgewiesen und hat offenkundig seinerzeit den Namen der Familie entstehen lassen. In einer anderen schwäbischen Familie tritt immer und immer wieder seit 200 Jahren eine sogenannte Hammerzehe auf, und recht häufig, aber viel zu wenig beobachtet ist das familiäre Vorkommen einer Versteifung im mittleren Gelenk des kleinen Fingers (Klamptodaktylie). So unbedeutend solche Veränderungen an sich sind, so klar bekundigen sie durch die ausgesprochene Vererbbarkeit ihre Zugehörigkeit zu der Konstitution und klären uns über grundlegende Fragen auf.

Bei solchen kleinen Abweichungen der menschlichen Konstitution wird vielfach aber an die Gültigkeit der Mendelschen Regeln gedacht; ich möchte aber auf die meines Wissens bisher nie betonte Tatsache hinweisen, daß solche Mutationen in geradezu unglaublicher Zähigkeit, trotz der ständigen Beimischung fremden Blutes sich forterben, ja sogar in den Familien immer zahlreicher werden, so daß manche Vererbungsgesetze und die Mendelschen Regeln hier über den Haufen geworfen werden; denn diesen widerspricht es, wenn beispielsweise alle Familienglieder Klamptodaktylie zeigen, die Veränderung aber nur durch den Vater in die Familie gebracht wurde, oder wenn in eigenem Beispiel vier von sechs Geschwistern atrophische Myotonie aufweisen, in der Ahnentafel aber nur vielleicht einer von acht Urgroßeltern die Krankheit gehabt hat. Ich möchte daher den Satz aufstellen, daß solche Mutationen eine Dominante von ganz ungewöhnlicher Vererbungskraft auch in im Sinne der Naturwissenschaften nicht reine Linien hineinbringen und sich damit ganz von den Verhältnissen bei Neukombination entfernen. Ich möchte dies als das Gesetz der Dominanzsteigerung und Dominanzhäufung bezeichnen. Etwas Ähnliches ist nur von dem Zoologen Eimer bekanntgegeben worden (Mitteilung von Prof. Schröter), der von der Hartnäckigkeit und Übertreibung bis zum Exzeß bei solchen Veränderungen sprach und diese Erscheinung als Orthogenesis bezeichnet hat.

Sehr viele solcher Mutationen sind aber für die Medizin von großer Bedeutung und spielen in der Entstehung der Krankheiten eine hervorragende Rolle. Ich erinnere Sie an die Bluterkrankheit, die Hämophilie. Hier fehlt in der Blutmischung ein Körper, wohl ein Eiweißkörper, der sonst bei normaler Gerinnung vorhanden ist. Dieses Beispiel ist aber für die Anwendung der Mutationslehre auf die Medizin deshalb von besonderer Bedeutung, als die Hämophilie fraglos in verschiedenen Familien unabhängig von direkter Vererbung entstanden ist. Die Ahnentafeln der Geschlechter in Tenna, Wald (Kanton Zürich),

Heidelberg usw. stehen sicher in gar keiner Verbindung. Außerdem bringt das Leiden die Familien allmählich zum Aussterben, mindestens zu starker Reduktion. Daraus muß der Schluß abgeleitet werden, daß die Mutation Hämophilie immer wieder von Zeit zu Zeit neu in Familien auftritt. In der Botanik ist das unabhängige Auftreten einer Mutation an weit auseinanderliegenden Orten ja für die Blutbuchen sichergestellt.

Die Bluterkrankheit belegt wiederum die Tatsache, die bei den Mutationen in den Familien grundlegend auftritt, daß die Veränderung in typischer Weise da ist oder fehlt, daß es aber ein Mittelding, z. B. Annäherungsformen oder schwach ausgeprägte Fälle nicht gibt. Einzig ist noch damit zu rechnen, daß die Anlage latent (die Erblichkeitsforschung sagt rezessiv) bleiben und in der Nachkommenschaft dann erst zum Durchbruch kommen kann.

Die Hämophilie kann sehr wohl als sog. Verlustmutation gedeutet werden, Fehlen einer einzigen Eigenschaft, wie das in den Naturwissenschaften nicht selten ist. Auch diese Analogie drängt uns wieder zur Annahme einer Mutation und nicht einer Neukombination durch Kreuzung.

Wenn wir die Mutationen beim Menschen, in besonderer Berücksichtigung medizinischer Verhältnisse übersichtlich zusammenstellen, so können wir eine Reihe von verschiedenen Ausdrucksformen unterscheiden. Die erste Gruppe betrifft anatomisch begründete Mutationen. Hierher zählen die bereits aufgeführten Fälle von kleinen aber familiär ausgesprochen vererbbaren Veränderungen, wie hängende Unterlippe, besondere Nasen- und Ohrenform, Schädelbildung und unzähliges andere, soweit sie nicht Mendelschen Regeln folgen. Wenn man daher die Klamptodaktylie als Zeichen der Minderwertigkeit der Knochen und Gelenke hinstellen und damit als ein degeneratives Zeichen in bezug auf das Skelettsystem deuten wollte, so ist diese Auffassung sicherlich, wie auch die klinischen Erfahrungen belehren, unrichtig. Die Annahme der de Vriesschen Auffassung bewahrt uns daher vor der in der Medizin einen viel zu großen Umfang annehmenden Lehre von der degenerativen Veranlagung und der Entartungszeichen.

Mutationen entstehen an sich niemals unter dem Gesichtspunkt der Nützlichkeit oder Schädlichkeit. Sie sind ihrer Natur nach über solchen anthropomorphistischen, kleinlichen Gesichtspunkten erhaben und lassen sich nicht in die kindliche Vorstellung einzwängen, daß alles nützlich oder schädlich sein müsse. Daß natürlich manche Mutationen in hohem Grade gefährlich sein können, habe ich an dem Beispiel der Hämophilie schon belegt, liegt aber an sich nicht im Wesen der Mutation.

Wie Baur in seiner experimentellen Vererbungslehre sagt, ist eine
solche Unterscheidung in negative oder positive Mutationen, oder in
progressive und regressive überhaupt nicht durchführbar. Solche Gesichtspunkte schaffen lediglich „eingebildete Schwierigkeiten".

Zu den anatomisch ausgeprägten Mutationen gehören ferner gewisse Mißbildungen, wie Hasenscharten, Wolfsrachen, Brüche, Kryptorchismus, die alle auch ausgesprochen familiär vorkommen und,
wie das öfters beobachtet worden ist, in den Familien mit folgenden
Generationen die Tendenz der Steigerung des Fehlers aufweisen. Würde
es sich hier um eine rein fötale Entwicklungsstörung handeln, so wäre
dadurch allein das familiäre Vorkommen nicht zu erklären. Die Mutationslehre scheint mir daher eine bessere Einsicht zu geben und die
Verhältnisse einfacher zu gestalten. Außerdem sind manche solcher
Störungen nicht so einfach als Hemmungsbildung zu erklären. Ich sah
bei drei von vier Kindern einer Familie die Ausführungsgänge der
Ohrspeicheldrüsen im Mundwinkel, ein Verhalten, wie es sonst erst
bei den Schlangen vorkommt. Es wäre aber wohl sicher unrichtig,
wenn bei dieser Entwicklungsstörung auf Atavismus zurückgegriffen
würde. Die Auffassung als Atavismus ist in den Naturwissenschaften
überhaupt ganz allgemein immer mehr verdrängt worden. Mit der
Annahme von Infantilismen, Fötalismen und Atavismen ist unter
Umständen die Form der Erscheinungen verständlich, durchaus aber
nicht das Wesen, die Vererbbarkeit und die Steigerung der Störungen
im Laufe der Generationen.

Derartige Abweichungen werden ebenfalls in einseitiger Weise
mit der Degeneration des Menschengeschlechtes in Zusammenhang
gebracht und aus winzigen Abänderungen vom Typus der Menschheit
unter Umständen die kühnsten Schlüsse in bezug auf körperliche
und geistige Entartung gezogen. Alles Erdenkbare in der Entstehung
von Krankheiten, bei denen unser Wissen noch nicht ausreicht, sucht
man heute auf dem Boden des Abwegigen oder Degenerativen zu erklären, womit an sich fraglos nichts erreicht ist. Was soll z. B. die
kleine Affenspitze am Ohr, eine kleine Anlage zu einer überzähligen
Brustdrüse, mit Entartung zu tun haben? Durchsetzt vom Gift der
Degenerationstheorie wird immer und immer übersehen, daß solche
Menschen körperlich und geistig vielfach weit über dem Durchschnitt
stehen, und daß die Degenerationsriecherei sicherlich auf falschem Wege
sich befindet, wenn sie aus Kleinstem und Kleinlichstem ungeheuer
wichtige Schlüsse ableiten will. Fraglos vermag die Auffassung solcher
Abweichungen als Mutationen im Sinne von de Vries, die ich hier
versuche, uns viel größeres Verständnis zu geben und vor allem uns
von vollständig haltlosen Konstruktionen der Phantasie und der Voreingenommenheit abzulenken.

Auch in der **Funktion der Organe** sehen wir recht oft **Mutationen**, Abweichungen, die bei gewissen Familien zu häufig vorkommen, als daß sie nur zufällige wären, und durch ihre ausgesprochene Vererbbarkeit sich als konstitutionelle charakterisieren und also zum Wesen der Erscheinungen gehören. In der Welt der Patienten ist die Vorstellung von der besonderen „Natur" des Kranken eine zu mächtige, als daß sie nicht aus einer Fülle von Beobachtungen und einer, wenn auch nicht ganz klaren Auffassung der Dinge hervorgehen sollte. Heute erklärt man solche verschiedenen Naturen oder Konstitutionen vielfach als verschieden kräftige Funktionsäußerungen der Organe und fraglos zu recht. Wir finden, wie verschieden individuell die Magensaftsekretion des Menschen ist, wie verschieden die Tätigkeit seiner Gedärme, die Kraft des Herzens usw., und wir glauben, daß auch da familiär vererbbare Eigentümlichkeiten nicht von der Hand zu weisen sind, wenn es auch in der Natur der Sache begründet liegt, daß hier die Beweisführung sich schwieriger gestaltet. Der Einfluß eines äußeren Faktors, wie beispielsweise einer Vergiftung mit Blei, enthüllt diese funktionellen Unterschiede in klarer Weise, wie ich das an Untersuchungen über mehr als 200 Bleivergifteten zu beweisen versucht habe. Nur die ungeheure Mannigfaltigkeit der äußeren Einflüsse auf die Tätigkeit der Organe verschleiert im allgemeinen das Bild, dessen Grundzüge aber dennoch vollständig klar zutage liegen.

Auch funktionelle Abweichungen in der Arbeit der Organe können unter dem Gesichtspunkt der Mutationstheorie besser und natürlicher erklärt werden und müssen **dann** jedenfalls fast immer so gedeutet werden, wenn es sich um vererbbare Erscheinungen handelt. Ich zähle in dieses Gebiet ganz besonders auch die Funktionen des Nervensystems, vor allem diejenigen des Gehirns. Ich möchte bestimmt annehmen, daß gewisse geistige Anlagen als Mutationen in den Familien sich vererben, könnte das mit Beispielen belegen, verberge mir aber selbst die Schwierigkeiten einer Beweisführung in solchen Fragen nicht. Gewisse Nervenkrankheiten, wie die von Edinger als Abiotrophien oder Aufbrauchskrankheiten genannten Affektionen gehören bestimmt hierher. Die Unfähigkeit, schon normalen Ansprüchen zu genügen, zeigt eine funktionelle Minderwertigkeit und die Vererbbarkeit in wohlbekannten Familien hebt die Erscheinungen über den bloßen Zufall hinaus und stellt sie auf den Boden naturwissenschaftlicher Probleme. Auch manche Reflexe, wie der Lidreflex, der Kitzelreflex der Fußsohle, variieren bei verschiedenen Menschen so stark, daß hier die Annahme funktioneller Verschiedenheit und Ansprechbarkeit des Nervensystems nicht zu umgehen ist. Dabei möchte ich wiederum in größter Schärfe der Behauptung entgegentreten, daß hier Zeichen einer Minderwertigkeit und Degeneration vorliegen. Diese Stigmata der Charcotschen Schule sind eine der größten Verirrungen der Medizin gewesen, haben unsagbares Unheil angestiftet und die Köpfe selbst sonst sehr klarer Denker verwirrt. Solange der Nervenarzt glaubt, mit solchen Beweisstücken seine Diagnose aufbauen zu müssen, hat er vom Wesen der Neurosen noch nichts erfaßt. In keinem einzigen Gebiete der Wissenschaften ist es sonst Sitte, daß man aus den kleinlichsten und wechselvollsten Funktionsäußerungen Schlüsse zieht. auf das Wichtigste. Überall wird sonst verlangt, daß man direkt an das Wesen der Erscheinungen und an das Wichtigste herantrete, wenn man eine Beweisführung zwingend gestalten will. Jedesmal noch hat sich die Medizin geirrt, wenn sie sich in unwesentlichen Kleinigkeiten verlor.

Ich vertrete also die Auffassung, daß es sich bei allen diesen Stigmata der Hysterie um Mutationen evtl. Neukombinationen, in der Funktion nervöser Organe handelt, um Veränderungen, die in ungeahnter Häufigkeit auch bei psychisch ganz Gesunden vorkommen, und daß es vollkommen verfehlt ist, auf diesem Boden den Beweis einer seelischen Störung erbringen zu wollen.

Zu den Mutationen funktioneller Art gehören auch manche Stoffwechselkrankheiten, deren Vererbbarkeit, wie bei der Gicht, ja bekannt ist. Hier handelt es sich wahrscheinlich um ein Fehlen oder eine Minderwertigkeit chemischer Produkte des Körpers oder von Fermenten.

In klarer Weise ist das bei einigen Stoffwechselkrankheiten, der familiären Cystinurie und der Alkaptonurie der Fall, Erkrankungen, in denen der Körper die Fähigkeit verloren hat, die chemischen Körper des intermediären Stoffwechsels abzubauen.

Auch bei diesen funktionell ausgesprochenen Mutationen möchte ich im allgemeinen die Deutung als Neukombinationen ablehnen, weil wir hier wiederum die einmal aufgetretene Störung in der Familie zu häufig sehen, weil Zwischenformen fehlen, weil die Abweichung die Tendenz des immer früheren und bösartigeren Auftretens zeigt und weil die Analogie mit den Verlustmutationen der Naturwissenschaften so groß ist.

Eine ganz besondere Stellung nehmen die Organe mit innerer Sekretion ein, deren Bedeutung heute in so helles Licht gesetzt worden ist. Wir wissen jetzt, wie sehr die Körpergröße, der Knochenbau, der Fettansatz, die Stoffwechselvorgänge überhaupt, die Behaarung, der Pigmentgehalt, die Blutzusammensetzung, die Magen- und Darmtätigkeit, das Temperament, auch die geistige Regsamkeit und Fähigkeit von der richtigen Tätigkeit kleiner Organe wie der Schilddrüse, der Nebenschilddrüse, des Thymus, der Nebennieren, der Hypophysis und besonders der Keimdrüsen abhängig ist. Diese an sich kleinen Organe hängen durch innere Wechselbeziehungen aufs engste untereinander zusammen und wenn wir mit Recht eine vererbbare Anlage in den Funktionen dieser Organe voraussetzen, so erklären sich die Verhältnisse der großen familiären Ähnlichkeit in körperlicher und geistiger Beziehung in ganz natürlicher Weise.

Gewisse konstante und vererbbare Schwankungen der Körpergröße, der Behaarung, des Fettansatzes oder der Magerkeit usw. lassen sich jetzt leicht als funktionelle Mutationen in der Tätigkeit innersekretorischer Organe erklären. Auch viele Krankheiten des Menschengeschlechtes gehören in dieses Gebiet. Die familiär vererbbare Zuckerkrankheit, die sich schon in früher Jugend zeigt, beruht auf einer organischen oder funktionellen Störung dieser innersekretorischen Organe. Man kann sich vorstellen, ohne den Tatsachen Zwang anzutun, daß plötzlich eine Menschenart aufgetreten ist, die z. B. eine kleine oder schlecht funktionierende Bauchspeicheldrüse besitzt.

Die früher schon erwähnte eigenartige Erkrankung der atrophischen Myotonie mit Muskelveränderungen, Starbildung, Nervenstörungen usw. gehört, wie ich mich an einem ungewöhnlich großen Beobachtungsmaterial überzeugen konnte, in das gleiche Gebiet der Störung innersekretorisch tätiger Organe. Hier sind die Menschen, und zwar ganz bestimmter Familien, nicht imstande, sofort die geballte Hand zu öffnen. Allmählich gehen die abnorm mechanisch und elektrisch erregbaren Muskeln zugrunde, und zwar wie bei familiären Nervenkrankheiten, in bestimmter Reihenfolge. Dann tritt ein hochgradiger, körperlicher und geistiger Verfall der Leute auf und sie sterben in relativ jugendlichen Jahren unter zahlreichen Erscheinungen der Störungen innersekretorischer Organe.

Das bekannteste Beispiel ist aber die Bleichsucht, bei der nach meiner Auffassung eine Störung der Keimdrüsen, eine abnorm niedrige Tätigkeit der inneren Sekretion vorliegt. Das Auftreten dieser Störung in einzelnen Familien und die ausgesprochene Vererbbarkeit sind bekannt. Für bewiesen halte ich nach eigenen Forschungen die Tatsache, daß einzelne der Mädchen in der gleichen Familie bleichsüchtig sind, andere nicht, daß es aber Zwischenformen nicht gibt. Die verspätete Entwicklung der Keimdrüsen bei der Bleichsucht führt zu einer Reihe weiterer Folgeerscheinungen, wie der meist mäßigen Entwicklungshemmung der Sexualorgane, dagegen zu abnorm kräftigem Knochenbau, damit zu breiter und tiefer Brust, gewöhnlich zu erheblichem Längenwachstum, zu geringerer Funktion des lymphatischen Systems, aber zu guter Entwicklung des Herzens und der Gefäße, zu geringer Pigmentierung der Haut und zu auffällig schwacher Sonnenbräunung. Das Gegensätzliche zwischen der bleichsüchtigen und der nicht chlorotischen Schwester in all diesen Fragen ist oft ganz überraschend. Auch die Bleichsucht zählt heute noch bei vielen Forschern zu den degenerativen Erkrankungen. Kommt sie in der Familie vor, so ist nach der Lehre mancher moderner Konstitutionspathologen sofort der Beweis geliefert, daß nicht nur das bleichsüchtige Mädchen, sondern gleich die ganze Familie eine abnorme Körperverfassung besitze und sich daraus nun alle möglichen Leiden, wie Magengeschwür, Nervenkrankheiten funktioneller und körperlicher Art, wie besonders Hysterie, und ungezähltes anderes erklären lassen. Diese Lehre ist an sich schon, wie bereits ausgeführt, naturwissenschaftlich haltlose Spekulation. Ich möchte ihr aber außerdem entgegenhalten, daß eine abnorme Anlage an sich nur nach einer bestimmten vorgeschriebenen Richtung für die Entstehung von Krankheiten verantwortlich zu machen ist und nicht gleich die Minderwertigkeit und Degeneration an sich bedeutet. Die kräftige Entwicklung des Brustkorbes und der fast immer ungewöhnlich starke Fettansatz befähigt z. B. die Bleichsüchtigen in hervorragender Weise, die Lungentuberkulose zu überwinden. Ich habe diese Erfahrung an meinem reichen Beobachtungsmaterial immer und immer wieder gemacht. Selbst bei nicht wenigen gleichzeitig an Lungenleiden Erkrankten habe ich nie ein Fortschreiten der Tuberkulose gesehen und mich über die gute Ausheilung vielfach gewundert. Wenn in bezug auf geringen Kinderreichtum bei Bleichsucht ein Defekt vorliegt, so steht dem ein abnorm kräftiger Körper zur Überwindung von Schwindsucht entgegen. Ich glaube an diesem Beispiel gezeigt zu haben, wie gefährlich die Konstruktion allgemeingültiger Theorien auch auf diesem Boden sein kann, und wie unrichtig die Übertreibung und Verallgemeinerung die Verhältnisse darstellt. Meines Erachtens gibt uns die folgende Darstellung einen viel richtigeren Begriff: Die Bleichsucht ist eine Mutation des menschlichen Geschlechtes. Es sind Menschen mit einer in der Pubertätszeit funktionell weniger entwickelten und erst allmählich vollwertigen Keimdrüse, und diese Störung ist ausgesprochen vererbbar, also konstitutionell. Die verminderte Funktion einer innersekretorischen Drüse beeinflußt sofort das ganze Zusammenarbeiten vieler anderer innersekretorischer Organe, und damit vor allem die Blutbildung und den Stoffwechsel, sie führt aber auch zu einem späten Abschluß des Knochenwachstums, zu erheblicher Größe und zu kräftigem Brustkorb. Wie jede Mutation muß auch diese zunächst jeden degenerativen Charakters entkleidet werden. Außerdem stehen gewissen Nachteilen auch andere, sehr wesentliche Vorteile gegenüber. Es kann daher gar keine Rede davon sein, gleich irgendeine uns vorläufig noch nicht genügend geklärte Krankheit so ohne weiteres auf das Bestehen einer abnormen Anlage zurückzuführen, wenn in der Familie irgendwelche konstitutionelle Krankheiten vorkommen. Besonders unangebracht ist diese Gedankenrichtung bei der Chlorose, wo die Natur selbst die Störung im Laufe der Jahre restlos überwindet.

Kein Mensch und keine Familie ist wahrscheinlich frei von ähnlichen abnormen, d. h. nicht dem Durchschnitt entsprechenden Entwicklungen und Anlagen innerer Organe. Vielfach sind uns solche schwächere Anlagen verborgen, gar viele sind uns schon bekannt und die Zukunft wird uns noch viel weiteres ins Licht setzen. Wohin kämen wir bei der ungeheuren Verbreitung derartiger Zustände, wenn wir sie alle als abwegig degenerativ und als Erklärung für alle Krankheiten heranziehen wollten? Einzig dahin, daß wir uns mit der Beweisführung ständig im Kreis herumbewegen und uns in schwerster Weise täuschen.

Ich glaube, daß die Naturwissenschaften uns andere Wege zeigen, daß sie diese Gedankenrichtung als von vornherein verfehlt bezeichnen, und daß, wie ich hier versucht habe, speziell die de Vriessche Mutationstheorie und die Theorie der Neukombinationen durch Kreuzung uns vieles weit natürlicher, richtiger und überzeugender darstellt als Theorien, die in erster Linie anthropomorphistischen Ideen des Nutzens und Schadens, der Degeneration usw. entstammt sind und aus einer an sich unrichtigen Fragestellung hervorgehen.

Die asthenische Konstitution.

Von
Prof. Dr. **B. Stiller** (Budapest).

(Eingegangen am 4. Mai 1920.)

Auf dem Kongreß für innere Medizin 1911, wo die vorwiegend durch
Hueppe und Martius neubelebte Lehre von den Diathesen zum
erstenmal auf der Tagesordnung stand, äußerte sich His in seiner
Referentenrede folgendermaßen: „Dies macht die Abgrenzung der
einzelnen Formen so ungemein schwierig und ist der Grund, weshalb
noch keine der benannten Diathesen hinreichend scharf charakterisiert
werden konnte. Solange aber die Ätiologie der Diathesen nicht aufgedeckt ist, muß jede Systematik ein Versuch von durchaus provi-
sorischem Charakter bleiben. Vorläufig tappen wir noch im Düstern.
Es liegen Erfahrungen vor, aber sie sind noch nicht vollständig; es liegen
Erklärungsmöglichkeiten vor, aber sie sind noch nicht erwiesen; wir
sehen vor uns ein dankbares Forschungsgebiet, aber es ist kaum beschritten. Nicht ohne Besorgnis habe ich das Referat übernommen
über eine Materie, die noch ungestaltet vor Augen liegt.“

Die asthenische Lehre war damals offenbar noch nicht so weit in
die Geister eingedrungen, um einen Vertreter zu finden, der darlegen
konnte, daß die asthenische Konstitution das direkte Gegenteil von
dem darstellt, was jene Ausführungen enthalten. Sie ist nicht nur
in allen ihren Lineamenten genau klargestellt, sondern die ursächlichen
Beziehungen ihrer anatomischen und physiologischen Anomalien
zu der spezifischen Anlage, der genetische Anschluß der angeborenen
Körperbeschaffenheit an die besondere Krankheit, zu der sie disponiert,
ist fast durchaus aufgeklärt. Dabei ist die Asthenie von allen Diathesen
die häufigste, ja ein fast tägliches Vorkommnis des praktischen Arztes.
Sie umschließt ferner die universellste Anlage, da sie der Nährboden
nicht bloß für eine einzige Krankheit ist, sondern für mehrere höchst
wichtige Erkrankungen. Weiterhin erstrecken sich die angeborenen
Anomalien nicht bloß auf ein einzelnes Organ oder eine einzelne Funktion,
sondern fast auf alle Gewebe und auf viele physiologische Leistungs-
gebiete. Diagnostisch unschätzbar ist endlich der augenfällige Habitus
als Indikator der Konstitution, der es in vielen Fällen ermöglicht,
ihre Agnoszierung selbst am bekleideten Individuum auf den ersten

Blick feststellen zu können. Dieser Habitus aber ist um so wertvoller, als er sich in einzelnen Zügen schon beim Kinde offenbart, wodurch nicht bloß ein Einblick in seine nosologische Zukunft, sondern auch die wirksamste Therapie durch Anwendung der frühesten Prophylaxe ermöglicht wird.

Der Grundcharakter des ganzen Organismus ist die Schlaffheit, die Atonie. Sie offenbart sich schon am Skelett, dessen Gebälke dünn und von femininer Zartheit ist. Das Gesicht ist im Verhältnis zum oblongen Schädel klein, indem die Gesichtsknochen, besonders der Unterkiefer, zart und schmal sind; auch Jochbogen und Nase sind selten voluminös. Der Gaumen ist schmal und steil; der Hals dünn und lang. Besonders charakteristisch ist die Architektonik des Brustkorbes. Er ist seicht, schmal und lang; die Rippen fallen steil ab, ihre Zwischenräume sind weit, der epigastrische und vertebrale Winkel spitz, die obere und untere Brustapertur eng; Schulterblätter und Schlüsselbeine springen von der flachen Thoraxwand stark hervor. Es ist Zug für Zug der Thorax paralyticus. Der konträre Typus ist der sog. Habitus apoplecticus mit seinem kurzen, stramm emporgehobenen, breiten und tiefen Brustkorbe, mit seinen engen Intercostalräumen, fast wagerecht verlaufenden Rippen und sehr weitem Oberbauchwinkel.

An dem längst bekannten paralytischen Thorax hat W. A. Freund vor 50 Jahren ein neues Lineament, die Verkürzung des ersten Rippenknorpels, entdeckt, welche jedoch nur an dem Röntgenschirm oder auf dem Seziertisch nachweisbar ist. Ich habe einen anderen, leicht zugänglichen, oft ganz augenfälligen Zug gefunden, die Costa decima fluctuans. Sie beruht auf einem angeborenen Defekt der Knorpelspange, deren in der Papillarlinie gelegenes spitzes Ende mit dem Grade der Verkürzung immer stumpfer wird, um bei höchster Entwicklung den normalen Costae fluctuantes ganz ähnlich zu werden. Bei stark markiertem Habitus wird auch das Ende der 9. Rippe in geringerem Grade frei tastbar, die 11. und 12. Rippe aber mobiler und stumpfer als am normalen Brustkorb; ja die Lockerung des Rippengürtels kann noch weiter gehen, indem eine 12. Rippe ganz fehlen kann.

Die konstitutionelle Bedeutung der freien 10. Rippe wurde von Martius in seinem grundlegenden Werke: „Pathogenese innerer Krankheiten" lange vor Ausreifung der asthenischen Lehre gewürdigt und anerkannt. Ich hielt das Costalzeichen ursprünglich für das souveräne Stigma der Asthenie, was nur natürlich war, da es mein erster Befund und Ausgangspunkt auf dem Wege zur Asthenie war. Später, auch in meinem Hauptwerke, reduzierte ich seine Bedeutung dahin, daß es nur eines unter den zahlreichen Stigmen sei, welche der Habitus in allen seinen Einzelzügen darbietet. Seinen souveränen Wert behält es jedoch noch immer in denjenigen Fällen, wo die Architektonik des Brustkorbes sich dem Normaltypus nähert. Jedenfalls stempelt es auch allein den Organismus zum asthenischen, und es bleibt ein interessantes Beispiel dafür, wie fruchtbar selbst das geringste pathologische Zeichen werden kann, wenn all seine Beziehungen ausgebeutet werden. Von diesem unscheinbaren Punkte aus ist es gelungen, in einer fortlaufenden Kette von Induktionen den ganzen — weite klinische Gebiete beherrschenden — Bau der Asthenia universalis zu konstruieren.

Außer Kopf und Brustkorb zeigen auch andere Teile des Skeletts charakteristische Abweichungen, besonders das weibliche Becken. Dasselbe ist ebenso wie der Schambogen meist eng, von kindlicher Gestaltung; die Schamfuge springt zuweilen als spitze Leiste vor. Die Lendenlordose ist abgeflacht, das Kreuzbein fast senkrecht nach abwärts gerichtet, die normale Rückwärtsneigung des Beckens ist abhanden gekommen.

In diesen vielfachen Anomalien des Knochengebälkes ist der Grundriß des Habitus gegeben, der ein integrierender Teil und der Indikator der Konstitution ist. Auf diesem Grundriß baut sich die ganze äußere Gestalt zu folgendem Bilde auf. Wir haben vor uns schlechtgenährte, muskelschwache Individuen, meist jünger aussehend, als ihren Jahren entspricht, mit harmonischem und zierlichem Gliederbau; sie sind meist über Mittelgröße; die hochaufgeschossenen bilden nur eine kleine Minderzahl. Die Haut ist blaß und dünn mit dürftigem Panniculus, das feine Kopf- und Barthaar reichlich; am Körper aber eine fast feminine Haarlosigkeit. Sein dünnes Knochengerüste verleiht dem Gesicht einen schwächlichen energielosen Ausdruck. Die Zunge ist dünn, blaß, schlaff, wenig belegt, bei starker Superacidität ganz rein und rot. Der schlanke Hals und der schlaff herabgesunkene lange Brustkorb verrät auch durch die Kleider den Astheniker. Die Herzdämpfung ist klein. Bauch klein und flach, der Rippenbogen des langen Thorax berührt in markanten Fällen fast den Beckenrand; das Hypogastricum bei Frauen etwas vorgewölbt, Hautreflex erhöht. Am Magen ist Plätschergeräusch leicht zu produzieren; bei Frauen häufig Pulsatio epigastrica. Der Hodensack ist schlaff, Testes hängend; zuweilen Kryptorchis. Infolge mangelhafter Beckenneigung ist die Vulva wie beim Kinde nach vorn gestellt; aus derselben Ursache in Verbindung mit der Fettarmut und der dünnen schlaffen Muskulatur die Nates flach. Die kleinen Hände und Füße sind kalt und feucht.

In dem Bisherigen haben wir die äußere Erscheinung der Astheniker gekennzeichnet. Sie weisen aber auch eine Reihe innerer anatomischer Abweichungen auf, von denen ein Teil nur stigmatische Bedeutung hat, während ein anderer schon auf die physiologische Leistung der Organe von Einfluß erscheint. Wir finden mehr weniger häufig: Fehlen des mittleren Lappens an der rechten Lunge, Lappenbildung an Leber, Milz oder Niere, Hufeisenniere, abnorme Kürze des Dünndarmes, abnorme Länge der Mesenterien einzelner Darmteile, des Wurmfortsatzes und der Tuben, infantile Schlängelung und Verlängerung letzterer. Das Zwerchfell steht tiefer als normal; ohne Änderung seiner Niveauverhältnisse zu den Rippen, bloß infolge der Längensteigerung des Brustkorbes. Der Tiefstand des Diaphragmas in Verbindung mit der Kleinheit des hypoplastischen Herzens bewirken die Steilstellung desselben (Tropfenherz), da der Abstand seiner Unterlage, des Zwerchfells, von dem Aufhängeapparat der großen Gefäße vermehrt ist. Die Hypoplasie des Herzens erstreckt sich auch auf die Blutgefäße; zuweilen ist eine angeborene Mitralstenose vorhanden. Die Nieren sind klein und schmächtig; der Uterus oft infantil, mit spitzer Portio und engem Cervicalkanal. Alle die zahlreichen inneren und äußeren morphologischen Abweichungen geben Zeugnis dafür ab, daß der asthenische Organismus das Produkt einer atypischen Entwicklung ist, und drücken demselben den Stempel der Entartung auf.

Wer die Art des Naturgeschehens kennt, wird nicht erwarten, daß alle hier geschilderten äußeren und inneren Züge in jedem Einzelfalle nachweisbar sein werden. Die lebendige Natur schafft ihre Produkte in einer großen Breite und Fülle von Varianten. Daher sehen wir bei dem einzelnen Astheniker manche dieser Attribute fehlen, viele stärker oder schwächer ausgebildet. Der spezifische Körperbau kann in seiner vollkommensten Ausgestaltung erscheinen; in den meisten Fällen sehen wir nur die zahlreichen Abstufungen des höchsten Typus. Ja, es begegnen uns Fälle, wo wir kaum entscheiden können, ob wir es mit einem normalen oder asthenischen Individuum zu tun haben. Wichtig ist es, daß die Ausbildung der äußeren Züge einen Schluß auf den Grad der inneren Organisation und der ihr innewohnenden krankhaften Anlagen gestattet. Für den Praktiker empfiehlt es sich, zunächst die zwei zugänglichsten Attribute des Habitus, das Costalstigma und den epigastrischen Winkel, in Betracht zu ziehen, die schon allein die Diagnose begründen.

Die Konstitution eines Individuums können wir als die Summe seiner angeborenen, fast immer von näher oder ferner her ererbten, anatomischen und physiologischen Eigenschaften bezeichnen. Die ersten als Träger des Habitus haben wir bisher behandelt. Unvergleichlich wichtiger sind die zweiten, welche die funktionellen Anomalien der Organe repräsentieren und zum Teil von den morphologischen abhängen. Sie sind die eigentlichen kardinalen Züge der zur spezifischen Krankheit veranlagten Konstitution. Auch hier ist der Grundcharakter die Schwäche, Schlaffheit und Atonie. Diese offenbart sich nicht nur in der Körpermuskulatur, sondern auch in den glatten Muskeln der inneren Organe, Magen, Darm, Gallenblase und Uterus; ebenso im gesamten Binde- und elastischen Gewebe; also im ganzen Bandapparate der Eingeweide. Die Lunge ist voluminöser als normal, da die Seichtigkeit des Brustkorbes durch seine Länge überkompensiert wird; ihr Gewebe ist schlaff wie die Muskeln der Atmung und der Bronchien. Die Atmung ist oberflächlich, oft auffallend verlangsamt, ja aussetzend, „als wenn vergessen würde zu atmen" (Mackenzie). Das Herz ist hypoplastisch und atonisch, liegt infolge Tiefstandes des Zwerchfells tiefer und senkrecht, die Blutgefäße sind eng, dünn, weich. All dies schwächt den Druck und die Strömung des Blutes. Der kleine schwache Puls ist häufiger als in der Norm, seine Frequenz sehr labil. Die Schwäche der Zirkulation verursacht Plethora abdominalis, Niedrigkeit der Hauttemperatur sowie Neigung zu Frösteln und Ohnmachten. Der Appetit ist mangelhaft; die Astheniker sind von Kindheit an schwache Esser und infolge der Darmatonie immer obstipiert. Die schwache Funktion der blutbildenden Organe zeigt sich in der konstanten Anämie und in der Anlage zur Bleichsucht. Die kleinen schmächtigen Nieren verraten eine funktionelle Schwäche in bezug auf ihre Durchlässigkeit für das Serumalbumin. Es besteht eine angeborene Reizbarkeit und Schwäche des zentralen und vegetativen Nervensystems. In bezug auf die inneren Sekretionen bleibt noch ein großes Forschungsgebiet offen; bisher steht nur das eine fest, daß die Funktion des chromaffinen Systems eine mangelhafte ist, was sich aus der Atonie der Blutgefäße und der Asthenie des Sympathicus ergibt. Ebenso harrt der Stoffwechsel der Astheniker noch auf künftige Bearbeiter.

Die psychische Konstitution der Astheniker zeigt — abgesehen von der depressiven Gemütsverstimmung — im Gegensatz zur somatischen keine Spur von Degeneration. Vielmehr beobachten wir bei ihnen einen lebhaften Geist, Einbildungskraft, oft ein bedeutendes rezeptives, in selteneren Fällen sogar ein schöpferisches Talent; dagegen ist Willensenergie nur selten anzutreffen. Die von den alten Ärzten den Phthisikern zugeschriebene geistige Begabung und erotische Neigung gehört nicht der Phthise, sondern der Asthenie. Wirklich beschränkte, dumme, stumpfsinnige Individuen habe ich bei Asthenikern fast nie gesehen. Wir finden in ihren Reihen Gelehrte, Dichter und Künstler, wenn auch nur selten ersten Ranges; Kraft- und Gewaltmenschen werden wir hier vergebens suchen.

Auf dem Boden des geschilderten, von morphologischen Abweichungen und funktionellen Schwächen so schwer belasteten Organismus erwächst ein spezifisches Krankheitsbild, der Morbus asthenicus, gewöhnlich in der ersten Blütezeit des Lebens. Seine Hauptzüge sind: die Splanchnoptose, die nervöse Dyspepsie, die eigentümliche Neurasthenie und die Ernährungsstörungen.

Es bleibt das hohe Verdienst Glénards, daß er das isolierte klinische Bild der Wanderniere in den höheren Begriffskreis der Splanchnoptose aufgehen ließ, bis dieser in den weit höheren der Asthenie sich einfügen mußte. Die Ätiologie derselben blieb lange ungeklärt; Krehl bezeichnete sie als rätselhafte nosologische Erscheinung. Wolkow und Delitzin sagen in ihrem großen Werke über die Wanderniere: „Alle möglichen Hypothesen auf anatomischer und physiologischer Grundlage wurden aufgestellt. Die Gedankenarbeit zahlreicher Forscher hat nach und nach ein wahres Labyrinth geschaffen von zum Teil außerordentlich vielseitigen, oft auch geistreichen und eigenartigen Überlegungen; aber schließlich steht man dem alten Rätsel gegenüber." Tandler hat aus der Literatur nicht weniger als 36 ätiologische Erklärungen der Splanchnoptose sammeln können. Dieser ungeheuerlichen Verwirrung der Ansichten hat die asthenische Lehre ein für allemal ein Ende gemacht.

Der Schlüssel der ganzen Frage liegt in der konstitutionellen Schlaffheit aller Gewebe. Durch diese nämlich werden alle jene Faktoren geschädigt, welche die Eingeweide in ihrer normalen Lage erhalten. Hierher gehören der reflektorische Tonus der Bauchwand und des Beckenbodens, der den ganzen Inhalt der Abdominalhöhle stützt; die hebende Aspiration der Lunge, die um so stärker ist, je kräftiger die Inspirationsmuskeln funktionieren; der gesamte Bandapparat der Eingeweide; die Überlagerung derselben aufeinander, deren Relaxation die tragende und stützende Wirkung aufhebt. Dazu kommt noch die stigmatische Verlängerung einzelner Mesenterien und die gestreckte enge Form des Brustkorbes. Zu diesen allgemeinen Momenten treten bei Niere und Magen noch besondere hinzu; bei ersterer der Schwund der stützenden Fettkapsel sowie die Seichtigkeit und Steilheit ihrer Nischen, welche ein Attribut des asthenischen Körperbaues ist; beim Magen das allmähliche Herabziehen desselben durch die Last seines Inhalts, welche die Ptose erzeugt. Beim Dünndarm wirkt neben seiner Atonie auch die stigmatische Verlängerung des Mesenteriums mit; ebenso bei der Entstehung des Coecum mobile. Die Coloptose ist meist Folge der Senkung des Magens und des stützenden Dünndarmes. Beim Magen, Dünn- und Querdarm geht die Änderung der Lage mit der der Form einher. Die Hepatoptose habe ich viel seltener gesehen als andere Beobachter, die Senkung der Milz ist mir kaum vorgekommen. Ins Bereich der Ptosen gehören auch die Deviationen des Uterus. Die Prolapse der Gebärmutter, der Vaginalwand und des Mastdarmes, der Tiefstand der Hoden und die bei Asthenikern häufig vorkommenden Hernien könnte man richtig als äußere Ptosen bezeichnen. Gehen wir noch weiter, so wären auch die atonische Skoliose und der atonische Plattfuß hierher zu zählen. Ja sogar die Konfiguration des Brustkorbes ist als eine ptotische zu betrachten,

insofern wir neben dem angeborenen Bau der Wirbelsäule auch die
Schlaffheit der Muskeln und Bänder in Betracht ziehen.

Neben der konstitutionellen Splanchnoptose gibt es auch eine erworbene oder mechanische, die auf stärkster Überdehnung der Bauchwand beruht, und auch bei robusten und fettleibigen Frauen vorkommt
und den eigentlichen Hängebauch hervorbringt. Dieser hat nicht nur
seinen reflektorischen Tonus, sondern auch mehr weniger seine aktive
Kontraktionskraft verloren. Bei Asthenischen äußert er sich weniger
in einem Überhängen des Unterleibes als in der Diastase der geraden
Bauchmuskeln, bei höheren Graden in dem dreilappigen Bauche. Beim
Hängebauch kommen die stärksten Verschiebungen der Eingeweide
vor, so auch erhebliche Ptosen der Leber und Milz, die vermöge ihrer
Schwere gleichsam in einen leeren Raum herabsinken; und all das ohne
die geringsten nervös dyspeptischen Erscheinungen. Es handelt sich offenbar um eine angeborene, individuelle lokale Schwäche der Bauchwand;
denn ich sah Frauen, die schon nach einer Geburt den schlaffen Bauch-
sack aufwiesen, während andere nach 10—12 Geburten intakt bleiben.

Die zweite Gruppe der Krankheitserscheinungen bildet die asthenische Dyspepsie, die nichts anderes ist als diejenige, welche bisher
als nervöse Dyspepsie beschrieben wurde. Diese Affektion, welche
70—80% aller Magenkrankheiten ausmacht, hat somit als Teilerscheinung des Morbus asthenicus, ebenso wie die Splanchnoptose, endlich
ihren natürlichen nosologischen Platz erhalten. Die Erscheinungen
sind zumeist subjektiver Natur. Nebst ausgesprochener Anorexie
handelt es sich dabei um eine Menge wechselnder krankhafter Sensationen
nicht nur am vollen, sondern auch am leeren Magen, die je nach der
Stimmung des Kranken auf und ab wogen. Vom Standpunkte der
Asthenie ersehen wir aber, daß die nervöse Dyspepsie im Gegensatz
zu ihrem ursprünglichen Begriffe nicht bloß subjektive, sondern auch
objektive Erscheinungen mannigfacher Art darbietet, motorische, sekretorische und morphologische. Wir finden am Magen alle Grade der
Atonie, von der einfachen peristolischen bis zur Ektasie, alle mit dem
Syndrom des Plätscherns. Ebenso charakteristisch sind die sekretorischen Verhältnisse. Während nämlich jeder einzelnen organischen
Magenkrankheit eine bestimmte Störung der Säureproduktion zukommt, dem Krebs und der Gastritis die Hypo- und Anacidität, der
Aglandulie die Achylie, dem Ulcus die Superacidität und Supersekretion,
finden wir bei der asthenischen Dyspepsie alle möglichen quantitativen
Unterschiede; doch mit starkem Überwiegen der Übersäuerung. Mit
dieser Mannigfaltigkeit der Werte bei verschiedenen Kranken ist aber
das Sekretionsbild noch nicht erschöpft; wir finden zuweilen bei demselben Patienten einen raschen und schroffen Wechsel der Säuremengen,
eine Heterochylie. Der skizzierte Unterschied zwischen den organischen

und nervösen Magenkrankheiten erklärt sich dadurch, daß bei jenen die lokale Affektion direkt auf die Magendrüsen zerstörend oder reizend einwirkt, während bei der Asthenie variable nervöse Einflüsse ihre Wirkung ausüben.

Außer den motorischen und sekretorischen Anomalien finden wir bei der nervösen Dyspepsie aber auch eine anatomische Veränderung, eine Verlängerung, zuweilen Verschmälerung sowie eine Lageveränderung des Magens; ja als konstante Begleiterscheinung sogar das ganze komplizierte Bild eines spezifischen Körperbaues.

Von seiten des Darmes läßt sich fast bei allen nervösen Dyspeptikern eine habituelle Verstopfung feststellen, die auf der Atonie des Dickdarms beruht.

Zum Schlusse wollen wir noch eine eigentümliche, gleichsam abortive Form der nervösen Dyspepsie erwähnen. Die Patienten sind meist kräftige, gutgenährte Individuen, die weder an Dyspepsie noch an Neurasthenie leiden, keinerlei Ptosen aufweisen und dabei einen nur sporadisch auftretenden, ganz unmotivierten dyspeptischen Makel an sich tragen. Einige Beispiele mögen dies illustrieren: Ein kräftiger jovialer Kollege bekommt heftiges Erbrechen, wenn der Wagen zur Abreise vorfährt. Ein gesunder Knabe erbricht jedesmal, wenn er in der Schule zur Antwort aufgerufen wird. Ein junger Mann vom Lande, guter Esser, bekommt bei großer Hitze heftige Magenschmerzen mit Salivation (Säureerguß?). Ein wohlgebauter junger Mann bekommt Übelkeiten, wenn er frisches Brot riecht, und kann vor keinem Bäckerladen ohne Nausea vorübergehen. In all diesen und ähnlichen Fällen fand ich trotz normalem, ja robustem Körperbau ein stark entwickeltes Costalzeichen, welches die nervös-dyspeptische Belastung enthüllte.

Endlich wäre im schroffen Gegensatz zu dieser abortiven Form der Dyspepsie noch die von mir sogenannte und eingehend gewürdigte A n o - r e x i a n e r v o s a g r a v i s zu erwähnen, die nur bei sehr markant asthenischen jungen Mädchen und Frauen vorkommt und manchmal durch Erschöpfung oder Phthise sogar zu einem letalen Ende führen kann.

Als drittes integrierendes Element der asthenischen Krankheit ist eine eigenartige N e u r a s t h e n i e anzureihen. Sie ist gewissermaßen die psychische Signatur des Asthenikers gegenüber dem Habitus, der seinen somatischen Ausdruck bildet. Sie teilt wohl mit jeder anderen Neurasthenie die zentrale Funktionsstörung, die Überempfindlichkeit, die Depression des Gemütes und die inadäquate Reaktion auf geringe, ja auf normale Reize. Aber wir finden als durchgreifenden Unterschied gegenüber allen anderen — spinalen, kardialen, algiden und sexuellen — Formen das Dominieren der s p l a n c h n i s c h e n Nervenstörung. Diese aber ist den einzelnen übrigen Formen nicht gleichwertig, sondern steht in ihrer Eigenart allen übrigen zusammen selbständig gegenüber.

Wir begegnen in der Praxis zahlreichen Kranken, die von einer Meute aller möglichen Algien und Phobien gehetzt, von Dyspnöe, Herzklopfen, Arythmie und sexuellen Aberrationen heimgesucht werden und dabei blühend aussehen, oft eine Hünengestalt darbieten und trotz all ihrer Leiden, Klagen und Tränen vortreffliche Esser sind. Der Kontrast der moralischen Misere mit der strammen Körperlichkeit ist frappierend. Stellen wir diesem Typus den Astheniker gegenüber mit seiner unwesenhaften Erscheinung, seiner Blässe und Magerkeit, seinen ewigen dyspeptischen Beschwerden und seiner ruhigen Depression, dazu noch der ganze Habitus und die ganze Reihe der funktionellen Störungen. Wir sehen also das weite, formenreiche Gebiet der Neurasthenie in zwei große Klassen geteilt, in die asthenische oder dyspeptische einerseits und die nichtasthenische oder irritative andererseits, welche alle übrigen Formen umfaßt.

Worin liegt nun der Schlüssel dieser durchgreifenden Differenz? Er liegt vorwiegend in der Beteiligung des Sympathicus an der konstitutionellen Nervenschwäche, wodurch ein Überwiegen der splanchnischen Innervationsstörungen und eine eigentümliche Färbung des Gesamtbefindens entsteht. Die lebenserhaltenden vegetativen Funktionen sind gleichsam von einem Schutzwall umgeben, welcher sie von den Zentren des Bewußtseins zum Wohle beider Gebiete abschneidet. Während nun die normalen splanchnischen Reizwellen an dieser Barriere zerschellen, erscheint es merkwürdig, daß pathologische Reize dieselbe mit in den Ganglien aufgespeicherter Kraft durchbrechen, so daß die Schmerzen, die von der vegetativen Enklave ausgehen, heftiger sind als alle anderen und zugleich mit dem Gefühl der Lebensvernichtung einhergehen. Die Asthenie des Sympathicus nun macht jene Schutzwehr zu einer so lückenhaften, daß selbst mäßig erhöhte Reize sie ständig durchbrechen, ja daß schon die normalen Prozesse peinliche Eindrücke auslösen. So spielen unzählige, scheinbar unmotivierte Schmerz-, Unlust- und Erschöpfungsgefühle immerfort auf den Tasten der hyperästhetischen Empfindungszentren. Und das sind eben die Sensationen der asthenischen Dyspeptiker. Aber nicht bloß das subjektive Krankheitsbild, sondern auch die viel wichtigeren motorischen und sekretorischen Störungen fließen aus der Asthenie des Sympathicus. Die bisher allgemein herrschende Ansicht, daß alle diese Anomalien aus der Verlagerung der Eingeweide entspringen, habe ich in meinen Schriften ausführlich widerlegt. Sie sind gleichsam nur der Haken, an den sich die Neurasthenie anhängt.

Die Anomalien der weiblichen Genitalsphäre hat Mathes ausführlich geschildert und dieselben ebenfalls auf die gestörte sympathische Innervation zurückgeführt, wobei jedoch auch die konstitutionellen anatomischen Veränderungen mitwirken. Er konstatiert atypisches

Auftreten und quantitative Unregelmäßigkeiten der Menstruation, fast ständige Dysmenorrhöe, häufige Sterilität und Abortus, beschwerliche Schwangerschaft, besonders Hyperemesis, und längere Dauer des Geburtsaktes. Der Autor betont, daß infolge der anatomischen und funktionellen Abweichungen der Geschlechtsorgane das Liebesleben der Asthenikerinnen in und außer der Ehe meistens ein verfehltes ist.

Die letzte Teilerscheinung der asthenischen Krankheit ist die Dystrophie, welche ebenso wie die Dyspepsie und Neurasthenie eigentlich schon in der Konstitution präformiert ist. Denn schon das asthenische Kind ist schlecht genährt, appetitlos und irretabel; mit der Pubertät steigern sich diese Schwächen zur entwickelten Krankheit. Viel seltener sehen wir wohlgenährte, ja blühende Kinder, die mit Beginn der Geschlechtsreife in kurzer Zeit dahinwelken, wie es van der Hoeven an holländischen Mädchen beschreibt. Die Gemütsdepression, die dyspeptischen Beschwerden, die Labilität der motorischen Magenfunktion, die übermäßige oder verminderte Säure, in beiden Fällen die Störung der Pankreassekretion, gewiß der fehlende Appetitsaft, auch die stigmatische Kürze des Dünndarmes, also der Ausfall unzähliger Drüsenzellen: all diese bilden zusammen eine Kette von Faktoren, welche die Ernährung schädigen. Es kann kaum zweifelhaft sein, daß beim Astheniker nicht nur die Verdauung, sondern die Assimilation der Ersatzstoffe eine mangelhafte ist, eine Ansicht, die auch Glénard und Mathes vertreten. Die schwache Herztätigkeit und Atmung, sowie die konstante Anämie können nicht ohne schädlichen Einfluß auf die Ernährungsprozesse bleiben. Zu all dem kommt noch der ausgesprochene Widerwille der Astheniker gegen jede fette Speise, oft sogar gegen die Milch. Der auffallende Mangel des Durstgefühls trägt ebenfalls zur Abnahme des Turgors und zur Welkheit der Gewebe bei. Fürbringer nimmt sogar eine neurasthenische Kachexie an, die hohe Grade erreichen kann, und gewiß nur bei der asthenischen Form der Nervenschwäche vorkommt.

Neben der stabilen Unterernährung ist es auch charakteristisch, daß das trophische Gleichgewicht ein sehr labiles ist und daß schon geringe Ursachen genügen, um schwere Störungen hervorzurufen. Es ist das ein Korollar der inadäquaten Wirkungen äußerer Einflüsse auf dem Gebiete des Nervensystems und der Verdauung. Ich sah Fälle, wo ganz gesunde kräftige Menschen durch eine interkurrente Störung, einen Magen- oder Darmkatarrh, Gemütsbewegung, geistige oder sexuelle Exzesse, einmal durch eine Taenia, ja ohne manifeste Ursache in eine schwere Dyspepsie und Neurasthenie verfielen und binnen wenigen Wochen Gewichtsverluste von 20—25 Kilo erlitten. Wir stehen vor einem Krankheitsbilde, das uns drängt, nach tiefen organischen Veränderungen zu suchen; der Verdacht eines latenten bösartigen Prozesses ist schwer abzuweisen. Die Patienten erholen sich erst nach langer Zeit; manche erreichen nie mehr ihr altes Niveau. In diesen rätselhaften Fällen bewährt sich das stets vorhandene Costalzeichen in seiner ganzen stigmatischen Bedeutung. Wir haben es mit asthenisch belasteten, zur Dystrophie veranlagten Individuen zu tun, die sich durch die Gunst der Umstände kräftig entwickelt und auf der Höhe der Gesundheit erhalten haben, um plötzlich durch eine inadäquate äußere Ursache ein Opfer ihrer Disposition zu werden.

Aus den bisherigen Ausführungen ist es ersichtlich, wie klar, präzis und lückenlos die genetischen Beziehungen zwischen der asthenischen Konstitution und der spezifischen Anlage und Krankheit nachweisbar sind in einem Grade, wie bei keiner anderen Diathese.

Die Krankheit entwickelt sich gewöhnlich zur Zeit der Pubertät, selten schon früher; sie steht während der Blütezeit des Lebens auf ihrer Höhe, um mit dem Abstieg desselben abzuklingen. Sie zeigt also eine begrenzte Dauer, die mit der der Geschlechtstätigkeit zusammenfällt. Die mit den Jahren eintretende Besserung macht sich vorwiegend darin geltend, daß die Nervenstörungen nach und nach von ihrer Akuität verlieren, wodurch der Appetit gehoben und die dyspeptischen Erscheinungen zum Schwinden gebracht werden. Die dystrophischen Kranken nehmen mit vorrückendem Alter langsam zu und gewinnen ein gewisses Embonpoint, welches sie zeit ihres Lebens vergebens erwünscht und erstrebt hatten. Und all dies wird erreicht, trotzdem die Ptosis persistent geblieben, höchstens durch den Fettansatz in der Bauchhöhle gemildert wurden.

Das neurasthenisch-dyspeptische klinische Bild der Asthenie war lange vor ihrem Aufbau den Ärzten geläufig; begegnete es ihnen doch auf Schritt und Tritt in ihrer Praxis. Nur hat man es früher je nach Hervortreten, Gruppierung und Färbung der einzelnen Symptome in die verschiedensten diagnostischen Rubriken eingestellt. Das Krankheitsbild konnte von jedem Punkte seiner Teilsymptome aus konstruiert werden, und das ist auch reichlich geschehen. Ursprünglich wurde allgemein die Wanderniere als Ausgangspunkt des ganzen Krankheitsbildes angesehen, Glénard ist von der Splanchnoptose ausgegangen; Fleiner hat einen fast vollständigen Umriß des Bildes auf Grund der Gastroptose entworfen. Andere haben die nervöse Dyspepsie, noch andere die Neurasthenie, einzelne sogar die Magenatonie als Quelle aller Erscheinungen angesprochen. Die Frauenärzte leiteten den ganzen formenreichen Symptomenkomplex von den Lageänderungen des Uterus ab. Man könnte noch überdies eine ganze Reihe von diagnostischen Suppositionen anführen. Dies erklärt sich aus der großen Vielgestaltigkeit des klinischen Bildes — nach Martius ein in allen Farben schillernder Proteus — dessen prominente Einzelsymptome als selbständige Krankheiten aufgefaßt wurden. Es fehlte der Faden, welcher die weithin zerstreuten Kettenglieder vereinigt hätte; es fehlte der Begriff, welcher die so unglaublich divergierenden diagnostischen Urteile in einen alle umfassenden Rahmen aufnehmen konnte.

Wir kommen nun zu einem der wichtigsten Kapitel der asthenischen Lehre, da es weite Horizonte der klinischen Medizin erschließt. Es ist dies das Verhältnis der Asthenie zu anderen Krankheiten. Ich habe festgestellt, daß es außer der eigentlichen asthenischen Krankheit noch eine Reihe von Affektionen gibt, die vorwiegend auf dem Nährboden der asthenischen Konstitution gedeihen. Dahin gehören: die Lungentuberkulose, die Bleichsucht, die orthotische Albuminurie und das peptische Geschwür. Doch ist zu bemerken, daß diese nicht in eine Reihe mit dem Morbus asthenicus zu stellen sind, da diese als notwendige und konstante Folge der Organisation auch die übrigen zu begleiten pflegt. Man könnte sagen, daß die asthenische Wurzel zunächst unmittelbar den Stamm emportreibt, der die Attribute sowohl der angeborenen Konstitution als auch der aus ihr erwachsenen Krankheit in sich vereinigt; und erst aus diesem Grundstamme entwickeln sich dann einer oder mehrere der Hauptäste, die daher ebenfalls nicht nur an der Konstitution, sondern auch an der von ihr ausgehenden Krankheit partizipieren.

Die Beziehungen zur Lungentuberkulose bilden einen Kardinalpunkt der asthenischen Lehre. Der Habitus phthisicus ist von jeher als Indicator der ererbten Anlage festgestellt worden. Die Fälle, wo die Krankheit ohne diesen Habitus auftritt — Lymphatismus, Diabetes, erworbene allgemeine Dystrophie — bilden eine kleine Minderzahl. Nun habe ich wiederholt darauf hingewiesen, daß der sogenannte Habitus phthisicus sich vollkommen mit dem asthenischen deckt; daß beide nicht bloß — wie viele glauben — einander ähnlich, sondern in allen ihren großen und kleinen Zügen durchaus identisch sind. Ich fand das Costalzeichen bei Phthisikern ebenso häufig wie bei Asthenikern. Das Bestreben einzelner Autoren, beide voneinander abzutrennen, ist wohl als endgültig gescheitert anzusehen. (Der Thorax phthisicus und die tuberkulöse Disposition. Berliner klin. Wochenschr. 1912, Nr. 3.) Ich bin aber bei der Identität beider nicht stehengeblieben, sondern mußte eine vollständige Umwertung vornehmen. Der paralytische Thorax darf nicht mehr seine traditionelle phthisische Dignität beanspruchen. Seine wahre Bedeutung kulminiert in dem Ausdruck der asthenischen Konstitution, welche zur Phthise disponiert. Der paralytische Habitus ist ursprünglich und seinem Wesen nach der asthenische und war sekundär auch der phthisische; der höhere Begriff ist der der Asthenie. Denn alle durch ihren Körperbau markierten

Phthisiker — also die allermeisten — sind Astheniker, aber nur die wenigsten Astheniker sind zugleich Phthisiker. Das wird noch deutlicher dadurch, daß diese nicht bloß den indikatorischen Habitus und alle Attribute der Konstitution, sondern zumeist auch die der asthenischen Krankheit darbieten. Wir finden bei ihnen die Ptosen der Eingeweide, wir finden die nervöse Dyspepsie, den Plätschermagen, das reizbare Nervensystem und die labile Ernährung.

Aus den dargelegten Verhältnissen fließen wichtige Schlußfolgerungen. Zunächst müssen wir alle Attribute, die von jeher dem phthisischen Habitus und seiner Konstitution zugeschrieben wurden, für die asthenische reklamieren. Ferner gewinnen wir das Verständnis für die bei Phthisikern so häufige Dyspepsie, die von denselben motorischen, sekretorischen und nervösen Erscheinungen begleitet ist wie die asthenische. Ebenso entrollt sich uns die Genese der bisher so dunkeln prätuberkulösen Dyspepsie, die nichts anderes ist als eine hochgradige mit starker Dystrophie einhergehende nervöse Dyspepsie bei sehr markanten Asthenikern, wobei die generelle Anlage zur Phthise die höchste individuelle Steigerung erfährt. Wir lernen weiterhin verstehen, warum Bleichsüchtige, Orthotiker und Ulcuskranke, die alle zumeist Astheniker sind, in ihrer Ascendenz und Descendenz so häufig Tuberkulose aufweisen, und warum sie selbst zu derselben disponieren. Schließlich wird die strittige Frage endgültig entschieden, ob der Habitus phthisicus ein angeborener und somit ein Indicator der Anlage, oder — was einige hervorragende Kliniker glaubten — nur ein Produkt der abzehrenden Lungenkrankheit ist. Die asthenische Lehre bringt den klinischen Beweis für die erstere Annahme in der Tatsache, daß es Tausende von Asthenikern mit paralytischem Habitus gibt, die nie an Tuberkulose gelitten; den anatomischen darin, daß der Defekt des zehnten und ersten Rippenknorpels, der enge Oberbauchwinkel, das enge Becken neben vielen anderen Zügen nicht das Produkt der Abmagerung sein können.

Kürzer können wir uns bei den übrigen Derivaten der Asthenie fassen. Die Chlorose wird von den hervorragendsten Gynäkologen als Produkt einer degenerativen Konstitution angesehen. Kiursch zeichnet ein plastisches Bild derselben, welches Zug um Zug mit der asthenischen übereinstimmt. Virchow führt die Bleichsucht auf die Hypoplasie des Herzens und der Aorta, Meynert auf Atonie und Ptose des Magens zurück; beide sind Teilsymptome der Asthenie. Die beiden Grundbedingungen der Krankheit, die funktionelle Schwäche der blutbildenden Organe und die Funktionsstörung der Ovarien passen ganz in den Rahmen der Asthenie. Bleichsüchtige zeigen nach übereinstimmenden Erfahrungen eine ausgesprochene Anlage zur Phthise und zum Magengeschwür. Nach v. Noorden finden sich

tuberkulöse Eltern und Geschwister in mehr als 20%. Bloß in einem
unbedeutenden Punkte weichen die Chlorotischen ab, daß nämlich
der Fettschwund bei ihnen nicht so markiert und konstant ist wie bei
den übrigen Asthenikern.

Die orthotische Albuminurie ist ein Produkt der asthenischen
Organisation; ich erinnere mich kaum, einen Orthotiker ohne den spezifischen Körperbau gesehen zu haben. Sehr lehrreich ist ein Überblick
über die Ansichten der Autoren. Heubner nimmt Körperschwäche
und Blutarmut als Ursache der Krankheit an, Teissier spricht von
minderwertiger Organisation, Jacobsohn und Albu sehen das Leiden
als Zeichen der Entartung an; Leube hebt die Anämie und Herz-
insuffizienz als kausales Moment hervor, Senator eine abnorme Disposition der Blutgefäße und der vegetativen Nerven, Chvostek die
kardio-vasculäre Schwäche und eine Minderwertigkeit der Nieren,
Martius nimmt eine angeborene protoplasmatische Schwäche der
Nieren an. Pollitzer begündet die Krankheit unter dem Titel
ren juvenum und nimmt ein eigenes Orthostatikerherz an. Noch
andere heben die Häufigkeit der Phthise und der Bleichsucht bei
Orthotikern an. Es ist unverkennbar, daß diese und noch andere Begründungen nach einem Punkt hin konvergieren. Die asthenische
Konstitution verbindet alle diese ätiologischen Faktoren zu einer
nosologischen Einheit. Es ist unzweifelhaft, daß alle diese Beobachter,
ebenso wie bei der Chlorose, Astheniker vor sich hatten. Der einzige,
Iehle ist es, der sich der konstitutionellen Genese entgegenstellt, auf
seiner höchst interessanten Entdeckung fußend, daß bei Orthotikern
beim Gehen sich eine Lendenlordose einstellt, welche die Vena cava
komprimiert und so durch Blutstauung in den Nieren die Albuminurie
erzeugt. Ich habe — selbst die Allgemeingültigkeit seiner Beobachtung
zugegeben — die Unmöglichkeit dieser rein mechanischen Genese nachgewiesen und die Lordose selbst als asthenische Erscheinung und als
auslösenden Faktor erklärt. (Siehe Berliner klin. Wochenschr. 1912,
Nr. 40.) Die Kardinalpunkte bleiben die konstitutionell schwache
Niere und das minderwertige Herz. Ich halte das Orthostatikerherz,
das Cor juvenile, das Cor pendulum und das asthenische im ganzen und
großen für identisch.

Der vierte Ast des asthenischen Stammes ist das Ulcus pepticum.
Während die Bleichsucht und die orthotische Albuminurie wohl aus-
nahmslos Produkte der Asthenie sind, zeigt das Ulcus gleich der Phthise
eine kleine Reihe von Fällen, die einen anderen Ursprung aufweisen.
Doch darf ich behaupten, daß das Magengeschwür bei jugendlichen
Individuen immer auf der asthenischen Konstitution begründet ist.
In dieser finden sich nämlich alle jene Bedingungen zusammen, die aus
einer gegebenen Läsion durch Verhinderung einer primären Heilung

das chronische Geschwür heranzüchten können. Die Grundquelle
all dieser Bedingungen aber ist die funktionelle Schwäche des vegetativen Nervensystems. Diese erzeugt vor allem die Schlaffheit der
Mucosa, ihre Unfähigkeit, sich an den Rändern des Geschwürs zu
kontrahieren; dann die Gastroptose, welche den Magen für äußere
Einwirkungen zugänglicher macht; ferner die Labilität der motorischen
Funktion des Magens, die auf geringste Veranlassungen zur Insuffizienz
und Stauung führt; weiterhin die so häufig vorkommende Superacidität
und die ebenfalls konstitutionelle Supersekretion, welche die Arrosion
der kranken Stelle steigern; endlich die trophische Schädigung, welche
nicht nur die Schleimhaut vulnerabel macht, sondern auch die Heilung
des Ulcus verhindert. All dies aber fließt aus der Störung der vegetativen
Innervation. Die innigen genetischen Beziehungen zwischen dem Ulcus
und diesen Nervenstörungen, ja die direkte Abhängigkeit voneinander,
auf die v. Bergmann und Westphal hingewiesen, habe ich Jahre
vor ihnen in der asthenischen Lehre festgestellt. Indem ich den fast konstanten Befund des spezifischen Habitus bei narbiger Pylorusstenose
hervorhob, sagte ich wörtlich: Wir sehen somit eine auf anatomischer
Verengerung beruhende Ektasie, wenn auch auf Umwegen, durch
ursprünglich rein nervöse Ursachen zustande kommen. Die asthenische
Provenienz des Ulcus wird auch durch seine engen Beziehungen zur
Chlorose und Phthise genugsam bestätigt. Hervorzuheben wäre noch
die nahe Verwandtschaft von Ulcus und nervöser Dyspepsie, die in
vielen Fällen klinisch voneinander kaum differenziert werden können.

Ich muß noch eine kleine Gruppe von Krankheiten erwähnen, die
nicht aus der Gesamtkonstitution erwachsen, sondern nur lokale Folgen
einzelner zuweilen vorkommender innerer Stigmen sind. So kann die
stigmatische Verlängerung und Schlängelung der Tuben zum Zustandekommen von Tubarschwangerschaft disponieren (Mathes, Neusser).
So neigt der Kryptorchis erfahrungsgemäß zu sarkomatöser Entartung.
Eine eigentümliche Stellung nimmt die angeborene stigmatische reine
Mitralstenose ein, weil sie nicht bloß eine Krankheitsanlage involviert,
sondern an sich schon die Krankheit darstellt. Zur vollen Ausbildung
kommt sie erst in der Zeit der Pubertät, wo dann die Kombination
von Klappenfehler, Spitzenaffektion und markantester Asthenie ein
ganz eigenartiges klinisches Bild gibt. Ich habe die Krankheit ausschließlich beim weiblichen Geschlecht beobachtet.

Nach Absolvierung der asthenischen Krankheiten müssen wir eine
Reihe von Affektionen erwähnen, welche in einem gewissen Antagonismus mit der asthenischen Konstitution stehen. Dahin gehören zunächst
die degenerativen Herz- und Gefäßkrankheiten. Nach meiner
Erfahrung sind Astheniker zu diesen wenig veranlagt; ich sah dieselben
an Wassersucht, Herzlähmung oder Gehirnblutung nur sehr selten zu-

grunde gehen. Ein ähnliches konträres Verhältnis zur Asthenie beobachten wir bei der chronischen Nephritis und Nierenschrump-
fung, bei primärem Emphysem, bei den schweren Formen des
chronischen Gelenkrheumatismus, endlich bei Diabetes,
Gicht und Fettsucht, wozu ich auch die chronischen Hautausschläge zählen möchte. Die gewisse Immunität der Astheniker
gegen diese zum Teil schweren Krankheiten, in Verbindung mit der so
häufigen Besserung ihrer spezifischen Leiden beim Abstieg des Lebens
erklärt es, daß Astheniker, wenn sie in der Jugendzeit den übrigen Gefahren ihrer erblichen Belastung glücklich entronnen sind, ein hohes
Alter erreichen und ihre robusten, von Gesundheit strotzenden Alters-
genossen oft überleben können, die kaum am Höhepunkt ihres Daseins
angelangt an Herz- und Nierenkrankheiten oder Diabetes zugrunde
gehen.

Beim Aufbau meiner Lehre war es für mich von hohem Interesse,
eine Menge isolierter Beobachtungen der Autoren auf den verschiedensten
klinischen Gebieten mit dem scharfen Reflex der Asthenie zu beleuchten
und dieselben als zu unserem Thema gehörig zu reklamieren. Wir konnten so eine Fülle scheinbar entlegener Tatsachen unserem Gegenstande
angliedern und ihnen ihren von den Beobachtern nicht geahnten natürlichen nosologischen Platz einräumen. Andererseits war es mir ein
erlesener Genuß, den Keimen des asthenischen Gedankens nachzu-
spüren. Wenn der Altmeister Rokitansky vermutet, daß der kurze
Dünndarm der Phthisiker — lies Astheniker — vielleicht das Vermächt-
nis einer langen Ahnenreihe von schwachen Essern sei, wenn Glénard,
der das ganze klinische Bild der Splanchnoptose auf mechanische Ursachen zurückführt, zu dem Ausspruch gezwungen ist: „Il y a maladie
de rein flottans sans rein flottans", wenn Hagener behauptet: „Se
plaindre de l'estomac, est déjà un signe d'infériorité de la race",
wenn Wolkow und Delitzin die Konfiguration ihrer Nierennischen,
die nach ihnen die Nephroptose bewirkt, als Attribut eines atypischen
Körperbaues bezeichnen, wenn Hort-Torquai das peptische Geschwür als Teilerscheinung einer noch unbekannten konstitutionellen
Krankheit erklärt, wenn unzählige Beobachter die Phthise, viele die
Chlorose, die orthotische Albuminurie, die Splanchnoptose, die Achylie
als Produkte einer eigentümlichen minderwertigen Organisation ansprechen: so sind das alles asthenische Lichter, die uns aus der Ferne
entgegendämmern.

Eine wahre Offenbarung war mir Tuffier, dessen kurzer Zeitungs-
artikel mir bekannt wurde, als ich längst auf meinem Wege war. Er
entwirft in demselben ein höchst treffendes Bild der Krankheit, die er im
Gegensatz zur rein lokalen Nephroptose als komplizierte Wanderniere
bezeichnet, und von der er sagt: „Cette forme depend d'une veritable

affection generale, qui n'est pas encore classée." Er sieht eine Krankheit vor sich, die er als „entite anatomique et clinique" anspricht, die aber noch nicht formuliert ist. Er sieht als Grundzug dieser geahnten Affektion eine „infériorité physiologique des tissus" an, also die allgemeine Atonie. Es fehlt nur noch der indikatorische Habitus und die Züge der inneren Konstitution sowie ihre Beziehungen zu anderen Krankheiten, um die volle asthenische Idee vor uns zu haben. Höchst interessant waren mir auch die Ausführungen eines englischen Autors, der die Asthenie auf einem ganz fremden nosologischen Gebiete entdeckte oder richtiger, beinahe entdeckte. Mackenzie berichtet in seinem berühmten Werke über die Herzkrankheiten über gewisse respiratorische, kardiale und zirkulatorische Abweichungen, welche bei einer Gruppe von sehr häufig vorkommenden Kranken fand, die er eingehend charakterisiert. Er ist überzeugt, daß diese Patienten eine eigentümliche Krankheit repräsentieren, die er als X-Krankheit bezeichnet, weil er ihre Natur nicht kennt. „Viele Ärzte — meint er — nennen Leute dieser Klasse Neurastheniker und begnügen sich damit. So hat man aber der Krankheit nur einen Namen gegeben, der bloß ein Deckmantel für unsere Unwissenheit ist. Wenn der Ausdruck X-Krankheit angewendet wird, so bekennen wir damit offenkundig unsere Unwissenheit an, und das wird zu dem konstanten Bestreben führen, das Geheimnis aufzuklären, welches diese Fälle umgibt." Nach Bekanntnahme dieser Äußerungen übersandte ich dem Autor einen kurzen Abriß der Asthenie aus einem amerikanischen englischen Fachblatte; er verlangte aber mein Originalwerk, welches er sorgfältig zu studieren versprach. Bald nach dessen Absendung brach der Krieg aus.

Merkwürdig ist es, daß auch im Osten ein neuer Entdecker der Asthenie erstand. Der Moskauer Professor Paulinow hat zwei Jahre nach dem Erscheinen meiner Schrift, offenbar ohne sie zu kennen, ein genaues Bild der Asthenie ohne diese Bezeichnung entworfen, und dabei auch einen Teil der aus diesen erwachsenen Krankheiten erörtert. Das einigende Band der von ihm geschilderten Affektionen findet er nicht bloß in dem schwachen Körperbau, sondern auch in gewissen Entwicklungsanomalien, zu denen er irrtümlicherweise auch die Gastroptose rechnet.

Sexualität und Konstitution.

Von

Dr. **Placzek.**

(Eingegangen am 11. Juni 1920.)

Wer in Martius' bewundernswertem Werke „Konstitution und Vererbung" von den jahrelangen hartnäckigen Kämpfen um die Anerkennung der Konstitutionslehre liest, wer wie ich aus persönlichen Beziehungen zu den Hauptvorkämpfern dieser Lehre — Gottstein,
O. Rosenbach — die anfängliche Verständnislosigkeit der Zunftmedizin gegenüber dieser Lehre miterlebte, und wer dann die heute
fast selbstverständliche Unerschütterlichkeit derselben Lehre vergleicht,
muß mit leicht verständlicher, vorwurfsvoller Mahnung fragen, ob
denn immer und immer wieder in der medizinischen Wissenschaft
neuschöpferische Ideen so hart um ihre Anerkennung ringen müssen.
Ähnlich trübselige Erfahrungen, wo bedeutungsschwere Ideen erst
jahrelang kämpfen mußten, ehe sie die verdiente Anerkennung fanden,
und andererseits enthusiastisch aufgenommene Neuerungen nach kurzer
Zeit in nichts zerflatterten, hätten eigentlich, wie man annehmen sollte,
so nachwirken müssen, daß die Zunft auch eine unbefangene Kritik
aufbrächte, doch immer wieder verhindert das die nun einmal bestehende
Scheuklappentaktik.

Jahrelang hörte ich O. Rosenbach — Martius nennt ihn mit
Recht einen feinen Kopf und scharfsinnigen Kliniker, der von den
Ärzten seiner Zeit (von Ausnahmen abgesehen) nicht verstanden und
mit Undank belohnt wurde — über diese Verständnislosigkeit klagen,
und ein nicht geringes Verdienst kann Martius sich auch deshalb
beimessen, daß er zu einer Zeit, wo O. Rosenbach von der offiziellen
Zunftmedizin konsequent totgeschwiegen wurde, immer wieder auf die
überragende Bedeutung dieses genialen Forschers und Denkers hingewiesen hat.

Mehr als bitter klingt es, daß Martius der Bakteriologie auch heute
noch die anfängliche Seelenblindheit zum Vorwurf machen muß, mit
der diese junge Wissenschaft, der die Menschheit so unendlich viel
verdankt, der Dispositionslehre gegenüberstand.

Wenn in irgendeinem Wissensgebiet die Konstitutionslehre Bedeutung gewann und die unerschütterliche Grundlage der Lehren dieses

Wissensgebietes wurde, so sicherlich in der Sexualwissenschaft. Da die Sexualität des Menschen — des Mannes, wie der Frau — aus zahlreichen Quellen gespeist wird, da innersekretorische Vorgänge, nicht allein in den Genitalorganen, sondern in allen endokrinen Drüsen das Werden und Wachsen der Sexualität beeinflussen, müssen naturnotwendig zahlreiche Sexualitätsvarianten entstehen, je nach dem quantitativen und qualitativen Anteil der aufbauenden Sexualitätsquellen, je nach dem gleichzeitigen oder zeitlich verschiedenen Kraftzufluß, endlich je nach der disponierenden Erbmasse des Gesamtorganismus.

Mit dieser Variantenmöglichkeit sexueller Konstitution wird auch die Lehre in ihrer Bedingtheit verständlich, die von körperlichen, wie psychischen Einwirkungen in den Kinderjahren die sexuelle Triebrichtung entscheidend beeinflußt glaubt. Eine Annahme, anschaulich erklärend zweifellos, doch bleibt die Tatsache unerklärt, warum die gleichen Eindrücke auf zahllose Kinder wirkungslos bleiben, jedenfalls keine für das ganze Leben verhängnisvoll werdenden, unaustilgbaren Aberrationen zuwege bringen. Diese Tatsache läßt nur die Erklärung zu, daß zu der richtunggebenden äußeren Einwirkung ein unentbehrlicher Faktor im Organismus, eben die sexuelle Konstitution, hinzukommen muß. Dabei mag es außer Betracht bleiben, ob diese sexuelle Konstitution eine selbständige Anlage oder nur ein unselbständiger Teil der Gesamtkonstitution ist.

Schon Freud spricht von Verschiedenheiten der sexuellen Konstitution, unter welcher er ein Überwiegen dieser oder jener der mannigfachen Quellen der Sexualerregung sich vorstellt. Da Freud aber jede Regung des Säuglings als sexuell lustbetontes Vorkommnis ansieht, da nach seiner Lehre die Lippen, der After, die Harnröhre, insbesondere aber die Körperoberfläche, die beim Erwachsenen ja verschiedengestaltig erogen wirken können, schon dem Säugling eine Überfülle sexueller Lustreize vermitteln, — in solcher Fülle, daß kaum ein Säugling der Onanie entgeht —, muß er auch unzählbare Varianten sexueller Konstitution annehmen.

Löwenfeld[1]) hält die Freudsche Definition für zu eng. Die sexuelle Konstitution ist nicht lediglich eine besondere Seite der allgemeinen Konstitution, sondern umfaßt eine ganze Reihe von Momenten, die mit dieser nicht zusammenhängen. Selbst wo es sich um gleichartige Äußerungen der sexuellen und der allgemeinen Konstitution handelt (Leistungs- und Widerstandsfähigkeit), verhalten sich beide nicht immer proportional, so daß man der sexuellen Konstitution gegenüber der allgemeinen eine weitgehende Selbständigkeit nicht absprechen kann.

---

[1]) Über die sexuelle Konstitution und andere Sexualprobleme. L. T. Bergmann, Wiesbaden 1911.

Löwenfeld schließt deshalb in die sexuelle Konstitution die folgenden Einzelheiten ein:

1. Beginn und Dauer der sexuellen Funktion.
2. Die Quellen der sexuellen Erregung.
3. Die Intensität des Geschlechtstriebes.
4. Die sexuelle Leistungs- und Widerstandsfähigkeit. a) Beim Manne, b) beim Weibe.
5. Spermasekretion und -Exkretion.

Bestände die Freudsche Lehre zu Recht, wonach alle Kinder schon von ihrer Geburt an oder, wie Stekel meint, als „kaum geborene Säuglinge" sich sexuell betätigen, bestände die Annahme zu Recht, daß das Saugen, Ludeln, Kratzen, die Stuhl- und Harnentleerung jedem Kinde sexuelle Lust durch Reizung erogener Zonen bringt, so wäre die sexuelle Konstitution eine einheitliche, von Geburt an gegebene Anlage, jedem Menschen in gleicher Weise eigen, nur gradweise verschieden. In Wirklichkeit sind aber sexuelle Äußerungen im zarten Kindesalter Ausnahmeerscheinungen, nur seltene Varianten konstitutioneller Verhältnisse und an sich noch nicht krankhaft.

Nicht anders ist es mit der Differenzierung des Geschlechtstriebes. Gewiß läßt sich oft die perverse Geschlechtsrichtung bis ins Kindesalter zurückverfolgen. Ist sie damit auch angeboren? Keineswegs sicher. Die Erinnerungen des Homosexuellen, wie weit sie auch zurückreichen mögen, besagen nur, daß die Geschlechtsrichtung auffallend frühzeitig sich geltend machte. Damit wäre aber nur bewiesen, wie der erfahrungsreiche Löwenfeld mit Recht betont, daß gewisse Momente, die für die Entwicklung der Homosexualität von Bedeutung sind — die sexuelle Frühreife und erhöhte psychische Haftbarkeit infantiler Sexualerlebnisse —, ihre Grundlage in der angeborenen Konstitution besitzen. Demzufolge mißt er auch der Annahme angeborener Homosexualität nur eine gewisse Berechtigung bei. Nur in den Fällen, wo frühzeitig auch die körperlichen Merkmale homosexueller Abartung sich zeigen, würde ich die Annahme angeborener homosexueller Veränderung für gegeben halten. Wenigstens kann ich mir diese Veränderungen nicht anders denn als Ausfluß einer naturgegebenen organischen Veränderung vorstellen. Ähnlich glaubt es auch Hirschfeld[1]) in der konstitutionellen Natur der Homosexualität begründet, daß sie mit dem ganzen Wesen der Persönlichkeit auf das innigste verschmilzt. Diesen Zusammenhang der homosexuellen Konstitution sieht er mit einer spezifischen Konstitution der Gesamtpersönlichkeit gegeben, die er, da sie weder vollmännlich, noch vollweiblich ist, als intersexuelle bezeichnet wünscht. „Diese wiederum ist fast stets mit einer neuropathischen Konstitution verknüpft."

---

[1]) Sexualpathologie. II. Teil. Marcus u. Weber, Bonn 1918.

Auch hier also deutlich die Bedeutungsschwere der gegebenen konstitutionellen Anlage, die erst richtunggebend ist für die Wirkungsmöglichkeit jener Einflüsse, die auf die Überzahl der nicht gleichartig konstitutionell veranlagten Individuen wirkungslos bleiben.

Auch die Entwicklung sadistischer, masochistischer, fetischistischer Neigungen ist ohne die Annahme einer variablen sexuellen Konstitution nicht denkbar. Die gleichen, angeblich ursächlich bestimmenden Eindrücke, die gleichen Verführungen, die gleichen psychischen Momente wirken auf unendlich viele Kinder ein, und doch nur ausnahmsweise entwickeln sich sexuelle Aberrationen der genannten Art. Wie viele Kinder erleben Züchtigungen auf das Gesäß, wie viele unter diesen mögen sogar hierbei ein sexuelles Lustgefühl auftauchen fühlen, und doch nur auffallend selten verknüpfen sich die gleichzeitig einwirkenden Reize des Schmerzes und der Lust derart, daß letztere nur von ersterer, Sexuallust nur durch Schmerzreize besonderer Art geweckt oder gar in die perverse Richtung als Dauererscheinung gezwängt wird.[1]

Auch hier wieder allein ausschlaggebend die Grundkonstitution und mit ihr deren Hauptanteil, die Sexualkonstitution.

Wie bedeutungsschwer die zufällige Gleichzeitigkeit eines beliebigen Ereignisses mit dem erwachenden Geschlechtsreiz werden kann, lehrt überzeugend jener unglückliche Offizier aus der Schönebecktragödie. Sein Geschlechtsempfinden war zum ersten Male erwacht, als die Mutter ihn im Scherzspiel auf ihrem Rücken reiten ließ. Er bleibt impotent bis zum 37. Jahr, hält diese Impotenz, die ihm das Leben verdüstert, für unheilbar. Im Traum aber und in der Phantasie wiederholt sich ihm der Vorgang aus der Kindheit und weckt entsprechende Lust. Dieser so geartete Mann gerät in die Hände einer erfahrenen Hysterika, die in feiner Witterung die psychischen Hemmnisse löst. Zum Dank wird er ihr höriger Sklave.[2]

Gewiß ist der Zusammenhang hier, in diesem Ausnahmsfalle, unbezweifelbar, doch es ist nur ein Ausnahmefall, denn sonst bliebe es unerklärlich, warum nicht gleiche sexuelle Abartungen zahlreich vorkommen, wo doch viele Mütter das gleiche Scherzspiel mit Knaben treiben.

Nicht anders ist es mit dem Masochismus des Mannes und dem Sadismus der Frau. Es ist doch höchst beachtenswert, daß Krafft-

---

[1] Stekel, der die neurotische Disposition als eine Störung des sexuellen Chemismus ansieht, betont nachdrücklich. daß „die Kinder unterer Schichten die Traumen in gehäuftem Maße erleben und doch nicht erkranken", auch sog. Normalmenschen Traumen ohne nennenswerten Schaden überwanden. (Geschlechtskälte der Frau 1920.)

[2] Siehe Placzek, Das Geschlechtsleben der Hysterischen. Marcus u. Weber, Bonn 1920.

Ebing und Eulenburg bei dem masochistischen Unterwürfigkeits-
drange des Mannes einen ausgesprochen passiv-femininen Charakter
fanden, in der sadistischen Unterjochungsneigung der Frau eine männ-
lich aktivistische Note, und auch Hirschfeld bekennt, daß der hetero-
sexuelle Metatropist ganz ähnlich, wie der Homosexuelle und Trans-
vestit, häufig einen recht femininen Eindruck mache, nicht nur psychisch,
sondern auch körperlich, in Gesten und Mimik.

Also auch hier wieder die Konstitution, auf deren Boden erst die
sexuelle Abirrung entsteht. Wie stark auch immer die Gleichzeitigkeit
zweier Eindrücke auf ihre enge Verankerung einwirken mag, wie bedeutungsvoll — oft für das ganze Leben — solch Konnex auch nachwirken
mag, es bleibt nur ein ausnahmsweises Vorkommnis, weil eben ein
zweiter Faktor, die Grundkonstitution, erst den geeigneten Boden
liefern muß.

Ob es gerechtfertigt ist, mit Löwenfeld eine sadistische und
masochistische und sadistisch-masochistische Konstitution auf patho-
logischem Gebiete anzunehmen, erscheint mir fraglich. Eine masochistische Konstitution will er noch nicht annehmen, wenn die sexuelle
Erregung durch selbst erduldeten, bzw. zugefügten Schmerz ausgelöst
wird. Erst wenn diese Fähigkeit sich mit dem dem Masochismus eigentümlichen psychischen Verhalten verknüpft, hält Löwenfeld eine
masochistische Konstitution für gegeben.

Die sadistische Konstitution hält er für vorliegend, wenn die Ver-
übung oder Wahrnehmung von Akten, durch welche anderen Menschen
Leid zugefügt wird, sexuelle Erregung auslöst. Ist hiermit auch die
Auslösung sexueller Erregung bei Erduldung von Grausamkeitsakten
verbunden, bzw. derartige Vorstellungen, so spricht er von einer sadi-
stisch-masochistischen Konstitution. Bemerkenswert ist es aber, daß
Löwenfeld das Wesen dieser Perversionen in angeborenen Eigentümlichkeiten der nervösen Organisation oder in erworbenen nervösen
Dispositionen begründet sieht, die aber nicht zu diesen Perversionen,
dem Sadismus oder Masochismus, führen müssen.

Die sexuelle Betätigung auch der so gearteten Menschen kann dadurch
unberührt bleiben.

Gegenüber dieser Auffassung verdient Freuds Ansicht erwähnt
zu werden, daß eine beim Raufen der Kinder ausgelöste sexuelle Erregung sadistische Triebe mitauftauchen lassen kann. Löwenfeld
sieht dagegen in solcher beim Raufen auftretenden sexuellen Erregung
eine erste Äußerung einer sadistischen oder algolagnischen Veranlagung.

Auch hier wieder muß die Frage aufgeworfen werden, warum der
gleiche Vorgang — nehmen wir einmal den Sexualreiz beim Raufen
der Kinder — zumeist folgenlos bleibt, zum mindesten keine sadistische
Eigenart entwickeln läßt. Hierfür gibt es m. E. nur die eine

Erklärung, daß ohne eine disponierende Konstitution solche infantilen Reize wirkungslos bleiben.

Die Konstitution ist also ein gewichtiger Faktor für die Sexualentwicklung des Individuum. Löwenfeld mißt ihr zum Teil die Bedeutung von Krankheitsdispositionen bei, die in ihren höheren Graden ohne scharfe Grenze in krankhafte Zustände übergehen, und stellt eine Anzahl gegensätzlicher Konstitutionstypen auf, die wohl alle Lebensmöglichkeiten umschließen.

Allerdings sieht er die Sexualkonstitutionen nur zum kleineren Teile angeboren veranlagt. Vorwaltend sieht er sie durch Schädlichkeiten entwickelt, die auf das Individuum in den ersten Lebensdezennien einwirkten.

Leider verbietet es der Rahmen dieses Beitrages, zu der Lehre kritisch Stellung zu nehmen. Immerhin zeigt schon diese skizzenhafte Schilderung, wie grundlegend die Konstitution für die gewaltigsten Entwicklungsphasen des Menschen, die sexuellen, in Betracht kommt.

Konstitution und endokrines System.

Von
Carl Hart.

(*Eingegangen am 16. April 1920.*)

Bei aller Einmütigkeit in der Anerkennung der weittragenden Bedeutung, die der Konstitution des Individuums in Biologie und Pathologie zukommt, gehen die Meinungen darin weit auseinander, was man als Konstitution zu verstehen habe. Die einen, zu denen mit namhaften anderen Gelehrten wie beispielsweise Kraus und Lubarsch namentlich Martius gehört, sehen in der Konstitution die jeweilige Verfassung des Organismus, wie sie sich zu irgendeinem Zeitpunkt des Lebens aus der Summe aller ererbten und erworbenen Eigenschaften und Funktionen (Reaktionsweisen) ergibt, also etwas während des Lebens durchaus Veränderliches; die anderen hingegen, zu denen mit Tandler, Bauer, Löhlein auch ich selbst mich zähle, fassen die Konstitution als etwas Ursprüngliches, Unabänderliches auf, mit dem das Schicksal des Individuums, soweit es von endogenen Faktoren abhängig ist, fest bestimmt ist und durch die in den vereinigten Keimzellen der Eltern gegebene Erbmasse bedingt abläuft.

Diese Meinungsverschiedenheit über den Konstitutionsbegriff ist belangreicher, als es vielfach erscheinen mag. Zwar hat Martius wiederholt hervorgehoben und näher begründet, daß Grundpfeiler und Schlußstein zugleich der Konstitutionslehre die Erblichkeitslehre sei, und damit, wie auch sonst aus allen seinen Betrachtungen mit hinreichender Deutlichkeit hervorgeht, die wesentliche Bedeutung der Erbfaktoren für die konstitutionelle Eigenart des Individuums anerkannt, aber es kann nicht scharf genug darauf hingewiesen werden, daß nach seiner und der ihm nahestehenden Forscher Auffassung dem Konstitutionsbegriff immer etwas Schwankendes, Unsicheres anhaften muß, das weder dem streng biologischen Denken voll gerecht wird, noch der Konstitutionsforschung dienlich sein kann. Wie ganz anders ist es doch, wenn wir die Konstitution eines Individuums als eine gegebene feste Größe annehmen, alle Erscheinung und Lebensäußerung (Reaktionsweise) unter physiologischen wie pathologischen Bedingungen nach festem Gesetz aus einem Punkte heraus, eben aus den einzig und unabänderlich mit der Erbmasse dem Indiviuum überkommenen

Fähigkeiten, erklären, äußere Einflüsse nur das verwirklichen lassen, wozu der Organismus gewissermaßen vorbestimmt ist, wenn wir somit die Möglichkeit gegeben sehen, Entwicklung und Funktion des Organismus auf Grund bestimmter Erkenntnis sowohl rückblickend wie auch vorausschauend zu verstehen, als wenn immer wieder unter dem Eindruck der ständigen Veränderungen des Organismus, insbesondere Krankheitsresiduen, die also eine fortschreitende Verschlechterung der Konstitution bedeuten müßten, der Grundzug der individuellen Eigenart zurücktritt oder gar ganz verloren geht. Mit vollem Recht hat nach meiner Auffassung Toenniessen neuerdings alle erworbenen Körperveränderungen (selbstverständlich nebst der von ihnen abhängigen Änderung der Reaktionsweise), die nichts mit der Bestimmung des Organismus durch die Kombination der Erbfaktoren zu tun haben, als Somavariationen von dem Konstitutionsbegriff losgelöst. Es gibt nur eine Möglichkeit, dem Konstitutionsbegriff ein scharfes Gepräge zu geben, die uns die exakte Vererbungsforschung mit der streng durchführbaren Unterscheidung zwischen Ererbtem und Erworbenem bietet. Diese oft freilich schwere Unterscheidung bleibt in jedem Einzelfalle die Hauptaufgabe der Konstitutionsforschung. Konstitution eines Individuums ist demnach das gesamte Erbgut, die durch die jeweilige Kombination der Erbfaktoren bestimmte Entwicklung und Reaktionsweise des Organismus. Die wechselnden Lebensverhältnisse, in die das Individuum vom ersten Augenblick seines Werdens an gestellt ist, beeinflussen zwar nach einem allgemeinen kosmischen Gesetz dieses Werden, vermögen aber niemals etwas aus dem Keime zu machen, was nicht durch die Kombination der Erbfaktoren in ihn hineingelegt ist. Um Ausdrücke Drieschs zu gebrauchen: Jeder Keim, jedes Individuum in jedem gegebenen Augenblicke seiner Entwicklung hat eine „prospektive Potenz", ein mögliches Schicksal, und eine „prospektive Bedeutung", das wirkliche Schicksal. In ersterer verkörpert sich die Konstitution. Wenn mögliches und wirkliches Schicksal niemals zusammenfallen, so liegt das daran, daß niemals alle Möglichkeiten zugleich erfüllt werden, sondern immer nur solche, die sich aus der jeweiligen Lebenslage ergeben.

Die Konstitution eines Individuums setzt sich aus einer großen Summe von Teilkonstitutionen zusammen, wie Martius näher begründet hat und allgemein anerkannt wird. Jedes Organ, jedes Gewebe und auch jede Zelle hat eine besondere Konstitution. Dabei sollte man aber folgendes bedenken. Es ist nicht allein die differenzierte Zelle mit einer ganz bestimmten Arbeitsleistung ins Auge zu fassen, sondern auch an eine ganz allgemeine Eigenschaft der Zellen zu denken, die von der ersten Zelle des werdenden Individuums an alle neu entstehenden Zellen weitergegeben wird. Wir nennen sie Lebenskraft, ohne sie genauer bestimmen und erklären zu können, und nichts steht der Annahme entgegen, daß die Energie, mit der die Zelle Nährstoffe aufnimmt und verarbeitet, weiterhin sich teilt und fortpflanzt, von allem Anfang an eine individuell verschiedene sein kann. In diesem Sinne muß es dann aber auch eine allgemeine Konstitution der Individuen geben, die jedem einzelnen Element des Organismus eignet und damit seine Erscheinung und Funktion beeinflußt. Man wird in solcher Auffassung kaum einen Rückfall in alte humorale Betrachtungsweisen erblicken dürfen. Die vitale Energie der Zelle ist es zunächst allein, die nach bestimmten Gesetzen Wachstum und Entwicklung des Keimes gewährleistet. Dann aber tritt, hervorgegangen aus der Differenzierung und Arbeitsteilung der Zellen, neben sie das endokrine System, das nun in gröberem Maßstabe richtunggebend und formend auf die Gestaltungsvorgänge des Organismus einwirkt. Von welch unermeßlicher Bedeutung dieser Einfluß ist, zeigt sich immer mehr. Es ergibt sich damit aber auch für das endokrine System eine Sonderstellung nicht nur in der Konstitutionspathologie, wie Bauer mit Recht betont, sondern überhaupt in der Biologie — der Konstitutionsbegriff ist ein biologischer — insofern, als die endokrinen Organe nicht nur in ihrer Morphologie und Funktion Teil der Gesamtkonstitution des Organismus sind, sondern ihn auch wie kein anderes Organ oder Organsystem beeinflussen und ihm ein bestimmtes Gepräge geben.

Fassen wir zunächst den ersten Punkt ins Auge, so ist es also selbstverständlich, daß jedes Individuum seine besondere Konstitution des endokrinen Systems oder, wie Stern sich ausgedrückt hat, seine ,,polyglanduläre Formel‘‘ besitzt. Sie bestimmt Wachstum, Entwicklung, Gestaltung des Organismus und seine Lebensäußerungen in weitgehendem Maße. Auch die psychischen Funktionen, die sich nicht von der Organisation des Körpers loslösen lassen. So wenig glücklich ich es halte, wenn Brugsch von einem Temperament der Blutdrüsen spricht, so sehr berechtigt halte ich es, dem endokrinen System einen Einfluß auf das Temperament zuzuschreiben, wie es schon Th. Kocher, der allerdings allein die Schilddrüse im Auge hatte, getan hat. Im übrigen kann ich wohl auf Münzers Aufsatz über die Beziehungen zwischen endokrinen Drüsen und psychischen Funktionen verweisen und daran erinnern, daß Lubarschs Definition des Konstitutionsbegriffes auch der alten Temperamentenlehre gerecht wird.

Wie jede Teilkonstitution ist natürlich auch die des endokrinen Systems abhängig von der Kombination der Erbfaktoren, also erblich bestimmt. Nur bleibt auch hier wieder zu berücksichtigen, daß weniger die Besonderheit des einzelnen Organs als die des ganzen Systems schließlich von Bedeutung ist. Denn der überaus innige Zusammenhang, in dem die Drüsen mit innerer Sekretion stehen und arbeiten, bringt es notwendigerweise mit sich, daß das Fehlen oder Zuviel eines Bausteines in der einzelnen Organanlage, jede primäre Abweichung überhaupt über die Grenzen einer „physiologischen" Variationsbreite hinaus zu einer Störung im ganzen System, zu einer Um- und Neueinstellung führt. Immer mehr müssen wir uns daran gewöhnen, aus der Einstellung des ganzen endokrinen Systems die Konstitution eines jeden Individuums zu verstehen.

Soweit wir die primäre, auf erblicher Anlage beruhende und also nach unserer Definition „konstitutionelle" Konstellation des endokrinen Systems im Auge haben, ist sie natürlich schon dem Embryo und Fötus eigen. Die endokrinen Organe wachsen ihrer (quantitativ und qualitativ) vorausbestimmten Funktion entgegen. Diese Funktion schläft zunächst, wie wir wohl annehmen dürfen, selbst nach Ausbildung der Organe und erwacht erst in dem Augenblicke, da das selbständige Leben des Kindes beginnt. Das neugeborene Kind hat also seine konstitutionelle Blutdrüsenformel, die aber noch nicht zur Geltung gekommen ist und sich erst im nun beginnenden extrauterinen Leben in Ansprechbarkeit und Reaktionsweise erkennbar machen wird. Diese Vorstellung stützt sich im wesentlichen auf die Erfahrungen über den angeborenen Schilddrüsenmangel. Von keinem endokrinen Organe wissen wir bestimmt, daß es bereits während des intrauterinen Lebens fungiert oder, wie ich mich besser auszudrücken glaube, für Wachstum und Entwicklung des Kindes unbedingt notwendig ist. Eine Abhängigkeit der Bildungshemmungen im Bereiche des Hirnschädels und Gehirns von den nicht selten gleichzeitigen Störungen der Nebennierenentwicklung ist noch nicht erwiesen und nach meiner Ansicht auch wenig wahrscheinlich. Nicht einmal die unbedingte Notwendigkeit der Thymusdrüse für das intrauterine Wachstum des Kindes möchte ich annehmen, obwohl sie am ehesten noch bei der Rückbildung der mütterlichen Thymusdrüse in Betracht käme, die wir uns in um so weniger lebhafter Funktion denken dürfen, je vorgeschritteneren Alters die Mutter ist. Das endokrine System des Fötus spielt deshalb keine Rolle, weil das des mütterlichen Organismus alle Ansprüche erfüllt, die etwa an es gestellt werden, und ebenso wie Sauerstoff und Nährstoffe auch die Hormone der Blutdrüsen der Frucht zugeführt und nutzbar gemacht werden.

Es ist diese Feststellung von erheblicher Bedeutung für die Grundregeln der Beurteilung eines Individuums. Die Beeinflussung des Fötus durch die mütterlichen Hormone vermag natürlich dessen durch die Kombination der Erbfaktoren bestimmte Konstitution nicht zu ändern. Sie dient im wesentlichen auch nur allgemeinen Aufgaben der Ontogenese, deren intrauterinen Ablauf wir uns vielleicht nach allem, was namentlich in letzter Zeit über die Bedeutung der endokrinen Drüsen bekannt geworden ist, mehr als bisher vom endokrinen System der Mutter ganz allgemein mitbestimmt denken müssen, das dann gewissermaßen als Statthalter neben der vitalen Energie der Zellen wirksam wäre, bis das endokrine System des Kindes selbst seine Aufgabe voll übernimmt. Wenn man nun einmal die Annahme Fischels für richtig hält, daß schon vor der Ausbildung des Blutkreislaufes durch Diffusion zu den Zellen des Keimes wirksame Hormone gelangen können, andererseits an L. Adlers Versuche denkt, der bei künstlicher Überreife der Froscheier bei den aus ihnen entstehenden Kaulquappen eine Thymusvergrößerung und eine Vergrößerung der Schilddrüse vom Bau der menschlichen Basedowstruma fand, so ist dem Einfluß der mütterlichen endokrinen Organe in gleicher Weise wie der Beeinflussung des kindlichen endokrinen Systems gegen den Urzustand der Keimanlage hin fast kaum eine Grenze zu setzen. Man erkennt daraus ohne weiteres, wie ungeheuer schwer es sein muß, einen angeborenen Zustand als wahre Konstitution im Sinne einer im Anlagebestand des befruchteten Eies gegebenen, ursprünglichen Eigenschaft oder als einen erst sekundären Erwerb mit Sicherheit zu bestimmen. Das macht sich natürlich besonders bei pathologischen Verhältnissen geltend. Wenn beispielsweise Stoeltzners jüngste Hypothese richtig wäre, daß der Mongolismus Folge einer Hypothyreosis der Mutter während der Schwangerschaft ist, so wäre der Mongolismus nicht ein pathologischer Konstitutionstypus (wie ich statt Konstitutionsanomalie zu sagen vorziehe), sondern nichts weiter als das Produkt einer Keimschädigung (Blasto- bzw. Embryophthorie). Die ganze Frage aber nach dem Wesen des Status thymicolymphaticus, des Infantilismus und Eunuchoidismus, auch der Asthenia universalis vielleicht, scheint mir darauf hinauszulaufen, ob wir es mit einer primären konstitutionellen Störung bzw. Abartung im endokrinen System oder aber mit einer rein sekundären Schädigung zu tun haben.

An sich steht der Anerkennung einer Anschauung wie der Wiesels, daß es eine primäre, konstitutionelle Schwäche der endokrinen Drüsen gebe, auf deren Boden sich eine multiple Blutdrüsensklerose entwickele, oder wie der Chvosteks von der Beteiligung des endokrinen Systems an einer „hereditär degenerativen" Anlage nichts im Wege. Im Gegenteil; alle Wahrscheinlichkeit spricht dafür, daß nicht nur im Rahmen einer physiologischen Variationsbreite bei den einzelnen Individuen das endokrine System schwach oder stark in allen Abstufungen und auch qualitativ in seiner Gesamtheit wechselnd eingestellt sei, sondern auch ins Pathologische hinein alle möglichen Abweichungen vorkommen. Vergessen wir aber nicht, daß uns lediglich in solchen Fällen eine primäre Abwegigkeit des endokrinen Systems sicher bewiesen erscheinen darf, in denen zweifellos Vererbung festgestellt ist. Sonst fehlt es uns ganz an exaktem Beweise. So gründet sich Wiesels Annahme auf einen Anologieschluß, während doch die Lehre Bartels von der Hypoplasie

des Lymphdrüsenapparates mit Neigung zu sekundärer Fibrosis noch
des schlüssigen Beweises entbehrt, daß eine primäre, konstitutionelle
Anomalie in Frage kommt. Und Chvostek kommt überhaupt nicht
über eine allgemeine Annahme hinaus, deren Wahrscheinlichkeit ich
allerdings im Hinblick auf unsere übereinstimmende Ansicht über das
Wesen des Morbus Basedowii anerkenne.

Nicht immer muß die Beurteilung einer besonderen individuellen
Konstitution das endokrine System in den Vordergrund der Betrachtungen stellen. Auch jenes andere wichtige Moment, die ererbte vitale
Energie der Zelle, kann mit Vorteil ins Auge gefaßt werden. Der Hypo-
toniker Tandlers, der Astheniker Stillers zeigt uns eine über den
ganzen Organismus gleichsinnig verbreitete Besonderheit. Obwohl
wir die Bedeutung endokriner Drüsen für den Tonus kennen und Stiller
andeutet, daß vielleicht das Verhalten der Nebennieren bzw. des chromaffinen Systems bestimmend für die Eigenart der Konstitution sei,
fehlt bisher jeder Beweis, daß irgendein endokrines Organ für Hypotonie
und Asthenie verantwortlich zu machen sei. Ich habe mir daher die Vorstellung gebildet, daß ihnen eine primäre Schwäche der vitalen Energie
zugrunde liege, daß von allem Anfang an alle Lebensvorgänge weniger lebhaft in den Elementen des Organismus ablaufen, natürlich dann auch in
denen des endokrinen Systems, auf dessen herrschenden Einfluß ich damit wieder zurückkomme. Ihn darf man überhaupt nie außer Acht lassen,
weil immer, wenn eine Schädigung ganz allgemein den Organismus trifft,
das endokrine System auch unter Wahrung der Harmonie seiner Funktion seine überragende Wirkung übt. Darüber später noch einige Worte.

Kommen wir nun näher auf den Einfluß zu sprechen, den das endokrine System auf Wachstum und Entwicklung des Organismus im extrauterinen Leben ausübt, so genügt ein Hinweis auf die Fülle von Beweis-
material, die uns Pathologie und Experiment bisher an die Hand gegeben haben. Wir kennen die Ausfallserscheinungen, die eine Schädigung
oder Zerstörung dieser und jener endokrinen Drüse nach sich zieht, und
können aus ihnen die Funktion der einzelnen Teilorgane des Systems
bestimmen, ja wir haben vielfach sogar Einblicke in das innige Zusammenspiel dieser Teilorgane gewonnen, das wir uns freilich oft genug allzu
schematisch vorgestellt haben. Das eine aber steht fest: das endokrine
System dient bestimmten Aufgaben der Ontogenese und übt einen
beherrschenden Einfluß auf das Wachstum, die Gestaltung und die
Funktionen des Organismus aus. Diese Funktion der endokrinen Organe
im einzelnen wie in ihrer Gesamtheit ist in ihrer Kompliziertheit phylogenetisch entstanden und fixiert worden. Als physiologische ist sie
nicht nur Ausdruck einer charakteristischen Teilkonstitution, sondern
wohl wesentlich der Träger der Konstitution des Individuums, der
Rasse, der Art überhaupt.

Zur Begründung dieses Satzes sei darauf hingewiesen, daß die Aufgabe der endokrinen Organe weit über die erblich fixierte Funktion, die gesetzmäßige Beeinflussung von Wachstum und Entwicklung des einzelnen Individuums hinausgeht. Man denke an die durch Gudernatschs Versuche eingeleiteten und angeregten Untersuchungen über die Beeinflussung des endokrinen Systems bei Kaulquappen. Es konnte gezeigt werden, daß Fütterung mit Thymussubstanz Wachstum und Regeneration, also die Vermehrung der Zelle, gewaltig anregt, hingegen die Metamorphose hemmt, so daß „Riesenkaulquappen" entstehen, daß umgekehrt die Verabreichung von Schilddrüsensubstanz als ausschließliche Nahrung das Wachstum, die Zunahme des Organismus an Masse, hemmt, hingegen die Metamorphose beschleunigt, ja förmlich überstürzt, so daß „Zwergfröschchen" entstehen. Die Schilddrüse erweist sich also als das Organ, das die Metamorphose (wenn auch nicht ganz ausschließlich) beherrscht, während man die Thymusdrüse als Wachstumsdrüse bezeichnen kann, wofür auch meine Versuche an jungen Axolotln sprechen, bei denen das Wachstum durch Ausbrennen der Thymusdrüse stark verzögert werden konnte. Aber nicht die Fütterung der Kaulquappen mit Substanz endokriner Organe allein übt solche charakteristische Wirkungen auf Wachstum und Entwicklung der Tiere aus, sondern auch andere äußere Faktoren wie der Gehalt des Wassers an bestimmten chemischen Substanzen oder die Temperatur beeinflussen, wie L. Adler gezeigt hat, in weitgehendem und überraschendem Maße Wachstum und Entwicklung der Kaulquappen, die bald als „Riesenformen, bald nach überstürzter Metamorphose als Zwergfröschchen, zuweilen mit äußeren Miß- und Hemmungsbildungen, unter den Versuchsbedingungen leben. Aus allen diesen Beobachtungen habe ich den Satz abgeleitet, daß äußere Einflüsse auf den Organismus, wie sie sich aus den Lebensbedingungen (Ernährung, Klima, Milieu) ergeben, im wesentlichen nur wirksam werden durch die Vermittlung des endokrinen Systems. Wenn also, wie das ja auch in freier Natur vorkommt und als partielle Neotenie bezeichnet wird, infolge niedriger Temperatur eine Kaulquappe nicht metamorphosiert, sondern als solche überwintert und erst im nächsten Sommer sich zum Fröschchen wandelt, so kommt darin nicht die unmittelbare Wirkung der niederen Temperatur auf den Ablauf der Lebensvorgänge, obwohl sie natürlich auch eine gewisse Rolle spielt, zur Geltung, vielmehr ist es im wesentlichen der Einfluß auf die Schilddrüse, der zur Hemmung der Metamorphose führt. Die äußere Bewirkung wandelt sich somit in eine innere um, es findet eine Transformation der Kräfte statt, die von großer Bedeutung ist, denn die Bewirkung wird verfeinert und spezialisiert. Noch an ein anderes Beispiel will ich erinnern. Der Winterschlaf gewisser Tiere erklärt sich aus ihrer Konstitution. Soeben hat L. Adler nachgewiesen, daß er die Folge einer Schilddrüsenwirkung auf den Wärmehaushalt, wohl auf das Wärmezentrum im verlängerten Mark, ist. Diese Wirkung stellt sich gesetzmäßig zu einer bestimmten Jahreszeit unter dem Einfluß niederer Temperatur ein, die, wie Adler gezeigt hat, zunächst die Schilddrüse beeinflußt. Hier haben wir also ein Beispiel dafür, wie äußere (klimatische) Bewirkungen gesetzmäßigen Einfluß auf die Konstitution bestimmter Arten oder Familien üben, einen Einfluß, der zweifellos in der Phylogenese entstanden und fixiert worden ist. Hier ist deutlich „physiologische" oder „normale" Konstitution, wie man gesagt hat, das Optimum der Anpassung an gegebene Verhältnisse. Ich werde sogleich auf diesen Punkt noch weiter eingehen.

Der oben angeführte Satz läßt sich ergänzen. Unter äußeren Bewirkungen, zu denen nun auch ausdrücklich traumatische gezählt werden sollen, verändert sich niemals ein endokrines Organ allein. Immer finden sich morphologische Veränderungen an mehreren, die wir wohl mit vollem Rechte als Ausdruck einer Um- und Neueinstellung des ganzen endokrinen Systems auffassen dürfen. Die Erfahrungen der menschlichen Pathologie decken sich vollständig mit denen des Tierexperiments. Bei allen möglichen, auf Schädigung oder Ausfall eines bestimmten endokrinen Organs beruhenden Krankheiten, wie beim Morbus Basedowii und Morbus Addisonii, bei der Akromegalie, begegnen wir gleichzeitig Veränderungen an den allerverschiedensten endokrinen Organen. Am meisten Beachtung haben sie bisher wohl bei der Basedowschen Krankheit gefunden, und diese Krankheit ist es auch, die man unter den endokrin bedingten zuerst nicht auf die erworbene Störung des einzelnen Organs, der Schilddrüse ausschließlich, sondern auf eine primäre Schwäche oder Störung im ganzen endokrinen System zurückgeführt hat. Die Veränderungen der Thymusdrüse, der Nebennieren, der Keimdrüsen bei dieser Krankheit sind also nicht notwendigerweise als Folge einer Schilddrüsenstörung, sondern in sehr vielen Fällen wenigstens als ihr koordinierte aufzufassen, wie ich das wohl zuerst ausgesprochen habe. Man kann dann die Besonderheit des ganzen endokrinen Systems als die Teilerscheinung einer allgemeinen Minderwertigkeit oder, wie Chvostek sich ausdrückt, einer hereditär-degenerativen Anlage auffassen, sollte dabei aber nie vergessen, daß die Gesamtkonstitution des Organismus weitgehend vom endokrinen System beeinflußt wird, und somit gewisse Abhängigkeiten wenigstens denkbar sind.

Betrachtungen über die Pathogenese der Basedowschen Krankheit sind es auch gewesen, die mir zuerst Anlaß zu der Bemerkung gegeben haben, daß keineswegs immer das endokrine Organ, dessen Funktionsstörung im Vordergrunde der Erscheinungen steht, das primär veränderte zu sein braucht. Viel mehr als bisher — es ist noch so gut wie gar nicht Gebrauch gewesen — sollten wir uns daran gewöhnen, eine allgemeine Erschütterung und Gleichgewichtsstörung im endokrinen System anzunehmen, wobei dann der Versuch des Organismus, einen Ausgleich zu schaffen, bald mehr die Funktion des einen, bald mehr die des anderen endokrinen Organes in den Vordergrund rückt. Wenn man harmonisch nicht nur die physiologische Zusammenarbeit im endokrinen System nennt, so gibt es in ihm wohl keine Disharmonie, weil es sich wahrscheinlich bei jeder Störung und Schädigung eines seiner Teilorgane neu einstellt und ein Optimum der Anpassung anstrebt. Bei schwerer akuter Störung kann das mißlingen. So erkläre ich mir den postoperativen Herztod bei schwerem Morbus Basedowii nach Strumektomie aus der plötzlichen Gleichgewichtsstörung (Disturbatio) im ohnehin labilen, erschütterten endokrinen System.

Die Richtigkeit meines Hinweises habe ich, wie ich glaube, durch das Experiment überzeugend beweisen können. Mit Thymussubstanz gefütterte Kaulquappen quellen oft durch Wasseranreicherung im Gewebe unförmlich auf, sie erscheinen „myxödematös". Auch sind die Tiere von auffallender Trägheit. Was man bisher ausschließlich für Massenzunahme infolge Thymuswirkung hielt, ist großenteils Schilddrüsenwirkung. Die Schilddrüse zeigt mikroskopisch Atrophie und Kolloidschwund, also deutliche Herabsetzung der Funktion, so daß in der Tat der Ausdruck „myxödematös" nicht unberechtigt erscheint.

Ich komme nun noch einmal auf die kurz berührte Frage der phylogenetischen Beeinflussung endokriner Organe zurück. Die Hemmung der Metamorphose der Kaulquappen durch ausschließliche Fütterung mit Thymussubstanz ist nicht nur beachtenswert als Störung der individuellen Entwicklung, sondern läßt uns auch daran denken, daß die Umwandlung einer kiemenatmenden und wasserlebenden Tierform in eine mit Lungen atmende, auf dem Lande lebende eine wichtige Phase in der Phylogenese darstellt. Welche Kräfte haben den bedeutsamen phylogenetischen Fortschritt bewirkt und wie haben sie gewirkt? Wir kennen in dem Axolotl unserer Aquarien (Siredon pisciformis) die an der Metamorphose aus irgendwelchen Ursachen gehinderte und so gewissermaßen artfest gewordene Jugendform eines landlebenden Molches. Angeregt durch Gudernatschs Versuche haben Babák und Laufberger zuerst Fütterungsversuche am Axolotl angestellt und gezeigt, daß sich durch Verabreichung nur weniger Stückchen von Schilddrüsensubstanz die Metamorphose ganz regelmäßig einleiten und erzwingen läßt, doch haben sie kein abschließendes Resultat erzielt. Nun ist es mir selbst im Verlauf von Versuchen an Hunderten von jungen Axolotln gelungen, eine vollständige Metamorphose in einen landlebenden, etwa einem Feuersalamander ähnlichen Molch zu erzielen und damit einen Ausspruch Babáks wahr zu machen, daß es vielleicht durch Versuche mit endokrinen Organen gelingen könnte, vom menschlichen Auge nie gesehene Tierformen hervorzubringen, die in der Phylogenese verloren gegangen sind. Wie man durch Herabsetzung der Schilddrüsenfunktion die Metamorphose der Kaulquappe hemmen kann, so kann man sie also umgekehrt durch Steigerung der Schilddrüsenfunktion auslösen und fördern und wie dort die partielle so führen wir hier die totale und phylogenetisch fixierte Neotenie zurück auf eine äußere Beeinflussung der Schilddrüsenfunktion, die sich auswirkt in der Entwicklung des Organismus. Diese ektogene in eine endogene transformierte Wirkung greift bei der Kaulquappe nicht über das Individuum hinaus, im Axolotl aber hat sie eine neue Art geschaffen.

Die vorstehenden Betrachtungen sind nach zwei Richtungen der Konstitutionslehre hin wichtig, und zwar für das Verständnis der „normalen", physiologischen Konstitution wie auch für das pathologischer Konstitutionstypen.

Was zunächst die erstere anbelangt, so ist die Konstitution eines jeden Individuums wesentlich zugleich eine solche der Art, Rasse und Familie. In jeder Hinsicht aber muß sie einmal entstanden, in ihrer Eigenart festgelegt, also erworben worden sein. Wenn Ribbert ausführt, daß die ganze Menschheit von Konstitutionsanomalien durchsetzt sei als von Eigenschaften, die zu ihrem Wesen, ihrer Konstitution gerade so gut gehören wie jede normale Eigentümlichkeit, die man sich ganz allmählich entstanden denken muß, so verlegt er nur den Erwerb der einzelnen Eigenschaften, deren Summe die Konstitution ausmacht, mehr oder weniger weit in die Phylogenese zurück. Aber selbst wenn man etwa die verschiedenen Rassen des Menschen aus seiner plurizentrischen Entwicklung in der Phylogenese erklären will, so bleiben nach meiner Überzeugung noch genug konstitutionelle Merkmale übrig, die man sich erst nach der Menschwerdung in der Menschheit entstanden und fixiert denken darf. Mit einem Wort: die gesamte Konstitution des Individuums beruht auf der Vererbung erworbener Eigenschaften, einem Vorgang, den wir nicht willkürlich zeitlich begrenzen können. Die ganze Phylogenese beruht auf der Vererbung erworbener Eigenschaften und ist ohne ihre Annahme einfach nicht zu verstehen. Den historischen Menschen dürfen wir aber nur insofern artfest nennen, als wir nur eine ganz winzig kurze Strecke der Phylogenese dabei zu überblicken vermögen und bei der hohen Differenzierung des menschlichen Organismus und seiner damit verbundenen zweifellos quantitativ wie qualitativ äußerst geringfügigen Neigung zur Mutation (der m. E. ohne ektogene Einflüsse undenkbaren primären Keimvariation) nennenswerte und exakt bestimmbare Veränderungen kaum erwarten dürfen. Aber die gestaltenden Kräfte der Phylogenese wirken fort und fort nach ewigem Gesetz und nichts gibt uns das Recht, dieses Gesetz vor dem historischen Menschen Halt machen zu lassen, der doch in Wahrheit, wenn freilich auch unbewußt, mitten drin in der Phylogenese steht.

Wir haben gesehen, daß die Schilddrüse in enger Beziehung zur Metamorphose der Amphibien steht, die als solche einmal oder öfters in der Phylogenese der Weiterentwicklung und Neubildung von Arten gedient hat. Wir haben auch überzeugend nachweisen können, daß diese Schilddrüsenwirkung auf die Entwicklung des Organismus unter dem Einfluß äußerer Faktoren steht und wohl auch entstanden ist. Äußere Bewirkungen haben so überhaupt, wie wir annehmen dürfen, wesentlich durch Vermittlung des endokrinen Systems dem phylogenetischen Fortschritt gedient und haben vor allem auch zur Entstehung der Rassen unter den Menschen beigetragen. Wissen wir darüber auch nichts Bestimmtes, so fehlt es uns doch auch nicht an manchen Anhaltspunkten, seit wir über den Einfluß der endokrinen Drüsen auf Wachstum und Entwicklung unseres Organismus näher unterrichtet sind und uns nun nach den obigen Betrachtungen vorstellen können, wie etwa die Schilddrüse oder andere endokrine Organe z. B. des Eskimo unter den äußeren Lebensbedingungen zur Entstehung der Rasse beigetragen haben. Vor nicht allzu langer Zeit hat der englische Arzt Keith den Versuch gemacht, die menschlichen Rassenmerkmale in Beziehung zu den Leistungen der endokrinen Drüsen zu bringen, wobei sich naturgemäß mancherlei Parallelen zu pathologischen Konstitutionstypen ergeben. So glaubt Keith, den Typus des Europäers besonders auf ein relatives Überwiegen der Hypophysenfunktion gegenüber dem Neger und Mongolen beziehen zu dürfen. Die Schilddrüse wirke bestimmend auf die Schädelform, die interstitielle Drüse der Keimorgane auf Statur und Entwicklung der männlichen sekundären Geschlechtsmerkmale. Die Funktion der Nebennieren wird zur Erklärung der Pigmentverhältnisse herangezogen, die der Zirbeldrüse in Beziehung zur Körpergröße gebracht. Alles in allem meint Keith, der im wesentlichen eine Menschenrasse von hypophysärem und eine solche von thyreoidem Typus unterscheidet, daß die Rassenmerkmale ebenso unter dem Einfluß der endokrinen Drüsen zustande gekommen seien, wie das für die Entwicklung der sekundären Geschlechtsmerkmale, die nach Tandler und Groß ja ursprüngliche Artcharaktere sind, und der individuellen Konstitution überhaupt wahrscheinlich sei. Hier tut sich der Forschung ein weites Feld auf, auf dem noch so ziemlich alles zu leisten ist. Da ich wegen Beschränkung des Raumes auf viele beachtenswerte Einzelheiten nicht näher eingehen kann, so mag es genügen, wenn ich hier, soweit es sich wenigstens um die Entstehung der höher organisierten Arten und insbesondere des Menschen handelt, den Satz aufstelle, daß alle Konstitution geworden ist unter dem

wesentlichen Einfluß des ständig unter äußeren Bewirkungen stehenden endokrinen Systems.

Die eigenartige Stellung des endokrinen Systems vermag vielleicht
auch zur Lösung des Problemes der Vererbung erworbener Eigenschaften
beizutragen, deren Annahme nach meiner Überzeugung unerläßlich für
das Verständnis der Phylogenese ist und, wie aus den vorstehenden
Erörterungen hervorgeht, auch in der Konstitutionslehre nicht entbehrt
werden kann. Bekanntlich hat Tandler behauptet, daß ein konstitutionelles Merkmal auf dem Wege der somatischen Induktion der Keimzellen erworben werden könne, wobei er von der Bedeutung des endokrinen Systems für die individuelle Konstitution ausgeht. Anpassung
an die Umwelt erfolge durch Beeinflussung der Funktion der endokrinen
Drüsen, die dann ihrerseits auf das Soma wirken. Über die innersekretorischen Elemente der Keimdrüsen finde die somatische Induktion
der Keimzellen statt, so daß auf dem Wege der äußeren Beeinflussung
erworbene Eigenschaften in konstitutionelle, vererbbare übergeführt
werden. Eine im Erbgang erfolgende Verallgemeinerung solcher Eigenschaften müsse dann aus ihnen konstitutionelle Rasseneigenschaften
machen. Der Fehler dieser Anschauung, der übrigens die Schieffer-
deckers ganz nahe steht und mit der sich auch Kraus zu befreunden
vermocht hat, besteht in der Anwendung des Wortes „somatische
Induktion". Sie dürfte im wesentlichen den lebhaften Widerspruch
Martius', dem sich auch Brugsch angeschlossen hat, gegen Tandlers
Anschauung erklären. Man verbindet eben mit dem Begriff der somatischen Induktion die Vorstellung der direkten gleichsinnigen Beeinflussung der Keimanlage durch eine bestimmte Abänderung des Somas.

Wenn man aber weniger eine bestimmte körperliche Veränderung
als vielmehr den allgemeinen Stand der Entwicklungshöhe ins Auge
faßt, so läßt sich sehr wohl der Standpunkt vertreten, daß durch die
Vermittlung des endokrinen Systems ein erworbener Zustand des
Organismus vererbt werden kann. So läßt auch v. Hansemann die
Möglichkeit offen, daß rein somatische Veränderungen durch Vermittlung
der Körpersäfte die Konstitution der Keimzellen sowohl allgemein wie
vielleicht auch nach bestimmter Richtung hin beeinflussen können,
und schon vor vielen Jahren vertrat Orth die Ansicht, es könnten die
Keimzellen von irgendeinem Körperteile aus dadurch beeinflußt werden,
daß von ihm aus chemische Stoffe besonderer Art ins Blut gelangen
und die Erbanlagen des Keimplasmas verändern. Wenn wir nun bedenken, daß alle endokrinen Organe ihr spezifisches Hormon an das
Blut abgeben und damit Einfluß auf die Keimzellen haben, zu deren
Ernährung die interstitiellen endokrinen Elemente der Keimdrüsen
noch in besonderem Verhältnis stehen, so kann man sich auch vorstellen,
daß eine dauernde Umstimmung des endokrinen Systems von nach-

haltiger Wirkung auf die Keimzellen ist und ihren Anlagebestand allgemein oder auch in bestimmter Richtung beeinflußt. Einen solchen Einfluß, den wir uns sonst schwer von einem abgeänderten Somateil aus wirksam denken können, verstehen wir bei der Eigenart und Sonderstellung des endokrinen Systems, wie das auch Schiefferdecker ausführt. Die Betonung der Vermittlerrolle dieses im Organismus eine beherrschende Stellung einnehmenden Systems paßt sehr gut zu der Ansicht O. Hertwigs, daß zwischen die Reizursache und den Reizerfolg sich die ganze Maschinerie des Organismus mit ihrem unendlich verwickelten Kräftespiel einschiebt und daß demgemäß bei der Vererbung neu erworbener Eigenschaften die bewirkenden äußeren Faktoren nicht direkt zu einer lokalen Veränderung führen, sondern den ganzen Lebensprozeß, den Stoffwechsel, die ganze Konstitution des Individuums beeinflussen und erst durch die allgemeine Veränderung des Organismus auf das Idioplasma verändernd einwirken. Eine solche allgemeine Veränderung können wir uns aber kaum anders als durch Vermittlung des endokrinen Systems denken, und sie liegt so sehr im Bereich nicht nur des Möglichen, sondern sogar des tatsächlich Vorkommenden, daß von einem Schlagwort, wie Siemens meint, nicht gut die Rede sein kann.

Kommen wir nun zum Schluß noch kurz auf die Bedeutung des endokrinen Systems für die pathologischen Konstitutionstypen zu sprechen, als welche ich hier besonders den Status thymico-lymphaticus, den Infantilismus, Eunuchoidismus und Mongolismus ins Auge fasse, so sind die früheren Betrachtungen namentlich in zweierlei Hinsicht wichtig. Der erste Punkt ist folgender. Da sowohl für den Status thymico-lymphaticus wie auch den Infantilismus der Nachweis der Heredität erbracht worden ist, so ist es sicher, daß beide echte Konstitutionstypen im Sinne der eingangs von uns aufgestellten Definition sein können. Wie häufig sie es aber in Wirklichkeit sind, muß ganz dahingestellt bleiben, denn jener exakte Beweis ist für den Status thymico-lymphaticus bisher nur in ganz wenigen Fällen, z. B. von Schridde, geführt worden und um den Infantilismus steht es auch nicht viel besser. Es spricht viel dafür, daß wenigstens in vielen, vielleicht in der Mehrzahl der Fälle, eine erst während des intra- oder extrauterinen Lebens erworbene Schädigung des Individuums oder auch schon des Keimes, aus dem es hervorgegangen ist, das Bild der in Rede stehenden Typen erklärt, die damit natürlich nicht mehr als konstitutionelle aufzufassen und zu bezeichnen wären. Wenn wir bedenken, wie außerordentlich frühzeitig äußere Bewirkungen durch Vermittlung des endokrinen Systems der Mutter oder des Kindes selbst in Wachstum und Entwicklung eingreifen können, so ergibt sich, daß wir gar nicht vorsichtig genug in der Annahme echter Konstitutionstypen sein können. Allerdings wird die Entscheidung, was ererbt und was erworben ist, selten leicht, meist wohl kaum eine sichere sein, zumal wenn man der vielen Hinweise der Pathologie gedenkt, daß wahre Konstitutionsanomalie und gleichsinnige erworbene Störungen zu vollständig übereinstimmenden Bildern führen können. Damit ist die Sache nicht einfach abgetan, daß man etwa beim Beginn der infantilistischen Entwicklungshemmung zu einem bestimmten Zeitpunkt und nach einer bestimmten Schädigung nun diese verantwortlich macht und ein erworbenes „Kümmertum" annimmt, sondern man wird sich immer fragen müssen, warum denn gerade bei diesem Individuum die Schädlichkeit so und nicht wie sonst bei anderen Menschen wirkte, wobei man schließlich doch wieder auf die Konstitution, die besondere Reaktionsart des Individuums zurückkommt.

Zweitens sollten wir uns davor hüten, immer wieder eine einzelne, bestimmte endokrine Drüse für die krankhafte Erscheinung und Lebensäußerung verantwortlich zu machen. Nach dem, was wir gesagt haben, ist der Versuch Brissauds, Meiges, Hertoghes und anderer, den Infantilismus auf eine mangel- oder fehlerhafte Funktion der Schilddrüse ausschließlich zurückzuführen und gewissermaßen als forme fruste des Myxödems aufzufassen, geradezu als ein Fehler zu bezeichnen, ebenso wie es falsch ist, den Infantilismus in dem Begriff des Dysgenitalismus aufgehen zu lassen. Mag noch so sehr die Funktionsstörung eines bestimmten endokrinen Organs im Vordergrunde der Erscheinungen stehen und das Bild einer monoglandulären Affektion mehr oder weniger stark ausgeprägt sein, so darf doch nie vergessen werden, daß es eine wirklich monoglanduläre Störung des endokrinen Systems gar nicht gibt, es vielmehr stets in seiner Gesamtheit beteiligt ist.

In der Störung des ganzen endokrinen Systems, wo immer auch sie primär angegriffen haben möge, müssen wir nach meiner Überzeugung das Wesen des Status thymico-lymphaticus, des Infantilismus, Eunuchoidismus und Mongolismus (vielleicht auch der Asthenia universalis) erblicken. Ihr besonderer Charakter ergibt sich aus der Einstellung des endokrinen Systems, die bald diese, bald jene Drüse oder Drüsengruppe in den Vordergrund rückt, ohne daß sie notwendigerweise auch primär verändert zu sein braucht. Selbst in solchen Fällen, wo wie äußerst selten beim Infantilismus universalis eine allgemeine rein quantitative Hemmung besteht und in denen man mit Brissaud auf den Typ Lorain des Infantilismus den Ausspruch „alte Kinder" (ein Unding, wie Koch mit Recht betont hat) anwenden könnte, bleibt die Bedeutung des endokrinen Systems gewahrt, sofern man sich die physiologische Harmonie gewahrt denkt. Ohne Bezugnahme auf das endokrine System sind eben Gestaltungsvorgänge, welcher Art sie auch seien, überhaupt nicht zu erklären. Wie die physiologische so wird auch die pathologische Konstitution vom endokrinen System beherrscht.

(Aus der Universitäts-Kinderklinik in Rostock.)

Zur Frage des Konstitutionsproblems in der Kinderheilkunde.

Von

Prof. Dr. med. **Hermann Brüning,**
Direktor.

(Eingegangen am 14. Mai 1920.)

In dem bekannten Prozeß gegen den Direktor der Universitäts-Frauenklinik in Jena wurde gegen den Angeklagten u. a. wegen der relativ hohen Sterbeziffern auf seiner Neugeborenenabteilung der Vorwurf mangelhafter Säuglingsfürsorge erhoben. Die Sachverständigen, unter ihnen Czerny, teilten jedoch diese Anschauung nicht, sondern sprachen sich in ihrem Gutachten dahin aus, daß das in der Anklage behauptete gehäufte Auftreten von Wundsein und Soor nicht allein auf Mangel an Sauberkeit zurückzuführen sei, daß vielmehr ein gesundes Kind im Schmutz liegen und das Unglaublichste vertragen könne, ohne zu erkranken oder gar davon zugrunde zu gehen.

Diese Meinungsverschiedenheit beider Parteien läßt sich nur erklären im Hinblick auf vornehmlich von Martius betonte konstitutionelle Unterschiede der Kinder, deren weittragender Bedeutung sich die einzelnen medizinischen Sonderfächer nicht mehr verschließen können, wenn es gilt, bis dahin vielfach unklare Krankheitsbilder richtig zu deuten.

Und gerade die Kinderheilkunde bietet eine wahre Fundgrube für einschlägige Beobachtungen.

Macht doch der Pädiater immer wieder die Erfahrung, daß unter völlig gleichartigen äußeren Bedingungen manche Kinder sich körperlich und geistig geradezu ideal entwickeln, während andere in kurzer Zeit erkranken und dahinsiechen, ohne daß bei der Obduktion die Todesursache festgestellt werden kann. Tadellos gepflegte, bis dahin stets gesunde Brustkinder werden rachitisch; andere leiden schwer unter Ekzemen, und auch bei durchaus rationell genährten Flaschenkindern bestehen oft hartnäckige Digestionsstörungen, während bei anderen Krämpfe und sonstige nervöse Beschwerden sich bemerkbar machen. Wie oft sieht man in der Praxis, daß beim Auftreten von Infektionskrankheiten das eine oder andere Kind aus einer größeren Geschwister-

zahl verschont bleibt, während Bruder und Schwester erkranken oder
gar daran zugrunde gehen, daß einzelne Kinder immer und immer wieder an Halsentzündungen oder Katarrhen der Atmungsorgane leiden,
während ihre Schulgenossen derartige Störungen kaum jemals kennen-
lernen; wie oft hört man von den Müttern, daß Rheumatismus, Lungenentzündung u. dgl. ihre Kinder auf Schritt und Tritt verfolgen, während
in befreundeten Familien diese Affektionen unbekannt sind, und wie
oft macht man die betrübende Erfahrung, daß in dieser oder jener Familie ein oder mehrere Kinder eines sog. „plötzlichen Todes" sterben,
während andere bei gewissen Erkrankungen, z. B. bei Herzfehlern,
sich wochenlang quälen müssen, bis der Tod sie von ihrem entsetzlichen
Leiden erlöst.

Den hier schlummernden konstitutionellen Problemen nachzu-
forschen, ist der Kinderarzt wie kein anderer berufen, da er die oft nur
kurze Spanne Zeit der extrauterinen Entwicklung bis zum Eintreten
der ersten Krankheitserscheinungen eher zu überblicken vermag, die
Einwirkung bereits durchgemachter Krankheiten mit Sicherheit ausschließen kann, den kindlichen Körper demnach oft gewissermaßen als
ein noch unbeschriebenes Blatt vor sich hat und das Naturexperiment
der spontanen Entwicklung der Erkrankung unter den reinsten Bedingungen ablaufen sieht.

Es soll deshalb in den nachstehenden Ausführungen der Versuch gemacht werden, den heutigen Stand der Konstitutionspathologie in der
Kinderheilkunde kurz darzulegen, soweit dies auf Grund der neueren
Literatur, und zwar namentlich im Hinblick auf die verdienstvollen Ver-
öffentlichungen von Martius über dieses Thema bei der auch heute
noch keineswegs einheitlichen Auffassung der hierhergehörigen Probleme möglich ist.

Nach Martius haben wir unter Konstitution die Körperverfassung
und unter Konstitutionsanomalie einen angeborenen oder erworbenen
Fehler in der körperlichen Verfassung, eine körperliche Abwegigkeit
zu verstehen, welche das betreffende Individuum zu Krankheiten der
verschiedensten Art veranlagt und von diesem Gesichtspunkte aus
von Pfaundler veranlaßt haben dürfte, den alten Begriff der „Diathesen" in einem neuen, von alten Anschauungen geläuterten Sinne
wiederaufleben zu lassen, als er auf dem 28. Kongreß für innere Medizin
in Wiesbaden im Jahre 1911 in seinem ausgezeichneten Referate über
Wesen und Behandlung der Diathesen im Kindesalter von „Krankheitsbereitschaften" sprach. Es deckt sich demnach der Martiussche
Konstitutionsbegriff mit von Pfaundlers Krankheitsbereitschaft
in sofern, als es sich bei beiden um Vorbedingungen handelt, unter
denen die eigentliche Erkrankung zustande kommt, manifest werden
kann.

Die konstitutionellen Krankheitsvorbedingungen sind nun im wesentlichen zweierlei Art. Entweder umfaßt das zu Krankheiten veranlagende Moment den ganzen Organismus, sodaß gewissermaßen Allgemeinstörungen das klinische Bild beherrschen, oder aber es tritt die Minderwertigkeit eines bestimmten Organes oder Organsystemes derart in die Erscheinung, daß gegenüber der plurizentrischen Abwegigkeit mit ihren häufigen einander koordinierten Sonderbereitschaften die letzteren im Vordergrunde stehen, und zwar durchaus in Übereinstimmung mit der von Martius nachdrücklich vertretenen Anschauung, „daß die Gesamtkonstitution eines Organismus die Summe seiner Teilkonstitutionen ausmacht.‟

Die hier angedeutete Gruppierung der außerordentlich vielseitigen Manifestationen konstitutioneller Verschiedenheiten stößt jedoch auch bei den kindlichen Diathesen auf erhebliche Schwierigkeiten, und zwar vornehmlich deshalb, weil, wie schon Martius betont und Bauer neuerdings nochmals wieder hervorgehoben hat, die jeweilige Art der Einteilung es mit sich bringen muß, daß die erhaltenen Gruppenkreise sich zum Teil überlagern. Und dies ist in der Tat kaum zu vermeiden, sei es, daß man die Krankheitsbereitschaften im Kindesalter mit Beneke nach gewissen typischen anatomischen Beziehungen im Körperbau, mit Eppinger und Hess je nach dem Tonus des vegetativen Nervensystems, mit Kraus nach der funktionellen Leistungsfähigkeit oder mit Czerny und Keller je nach dem Ernährungsresultat zusammenzufassen versucht.

So spricht schon Martius von zwei großen Hauptgruppen, den eigentlichen Plus- oder Minusvarianten (Hyperdactylie, Daltonismus) und den durch qualitative Abweichung der Determinanten bedingten konstitutionellen Störungen und rechnet zu den letzteren außer den in Anlage und Manifestationen vollausgebildet zur Welt gebrachten (z. B. Hämophilie) und den erst in einer bestimmten Phase des extrauterinen Lebens in die Erscheinung tretenden (z. B. Chlorose in der Pubertät) alle diejenigen, bei welchen die Symptome zeitlebens bedingt bleiben und nur durch gewisse außergewöhnliche bzw. auch schon physiologische Reize ausgelöst werden können. Hier handelt es sich dann eben darum, daß bestimmte Gewebe im gesamten Organismus oder in einzelnen Organen mit einem Minus an Lebensenergie begabt sind, derart, daß sie äußeren Krankheitsursachen nicht genügenden Widerstand entgegenzusetzen vermögen.

Von Pfaundler hält die Martiussche Einteilung nicht für sehr glücklich, ohne eine wesentlich andere oder bessere an ihre Stelle setzen zu können. Er unterscheidet zunächst drei sich einander sehr nahestehende Diathesen, und zwar die lymphatisch-exsudative, die arthritische und den Status thymico-lymphaticus, indem er ausdrücklich her-

vorhebt, daß, wenn jemand behaupten wollte, die drei genannten
Krankheitsbereitschaften seien im Grunde ein und dasselbe — eine derartige Annahme würde sich der von Comby vertretenen Auffassung
nähern —, man ihn kaum werde widerlegen können. Von Pfaundler
rechnet außerdem zu den im Kindesalter häufiger vorkommenden
Diathesen noch die Anlage zu Rachitis, die Spasmofilie und die von
ihm als Heterodystrophie bezeichnete Störung, eine Form ungünstiger
Veranlagung der Verdauungsfunktionen, welche bei Zufuhr artfremder
Nahrung in die Erscheinung tritt und in der pädiatrischen Literatur
auch als Kuhmilchdyspepsie oder Milchnährschaden bezeichnet wird,
endlich noch als mehr lokalisierte Störungen den Pylorospasmus und
die orthotische Albuminurie.

Nach von Pfaundler müssen alle die genannten Diathesen der
3. und 4. Untergruppe des Martiusschen Schemas zugerechnet werden,
während der Mongolismus und ein Teil der Fälle von Status thymico-
lymphaticus der 2. Untergruppe angehören und es vielleicht sogar
möglich wäre, die exsudative Diathese Czernys in die 1. Hauptgruppe
einzureihen, und zwar dann, wenn man sich auf den Standpunkt stellt,
daß hier tatsächlich ein angeborener Defekt im Chemismus des Körpers
besteht und somit eine richtige Minusvariante im Sinne von Martius
und eine „chemische Mißbildung" nach der Definition von Garrod
vorliegt.

Die im vorigen zum Ausdruck kommende Schwierigkeit der Gruppierung und Abgrenzung der kindlichen Krankheitsbereitschaften tritt
bei jedem Einteilungsversuch immer wieder hervor.

Wenn Czerny und Keller von Konstitutionsanomalien und Diathesen in gleichem Sinne sprechen, die Ernährungsstörungen e con-
stitutione den alimentär und infektiös entstandenen gegenüberstellen
und zu den erstgenannten außer der exsudativen und Uratdiathese
die Rachitis, die Neuro- und Psychopathie, die Anämie und die hydro-
pische Konstitution hinzurechnen wollen, so ist auch diese Auffassung
nicht ohne Widerspruch geblieben, so daß z. B. Langstein und
L. Meyer den Vorschlag machen, die Säuglinge hinsichtlich ihrer konstitutionell bedingten guten oder schlechten Reaktion auf die zuge-
führte Nahrung einfach als „trophostabil" oder „tropholabil" zu
bezeichnen, zumal über die Grundlagen dieser konstitutionellen Verschiedenheiten noch nichts Sicheres bekannt sei. Demgegenüber unterscheidet von Jaschke 4 Formen oder Grade von Ernährungsstörungen
auf konstitutioneller Basis, und zwar die einfache Hypotrophie, welche
lediglich durch gestörte und verlangsamte Gewichtszunahme gekennzeichnet ist, die Dystrophie, bei welcher noch Manifestationen dys-
peptischer Art vorhanden sind, die exsudative Diathese und die Neuropathie, deren charakteristische Erscheinungen in hartnäckigen Ek-

zemen, Soorbildung, Paronychien u. dergl. bzw. in Unruhe, ober-
flächlichem Schlaf, Trinkunlust und rascher Ermüdbarkeit bei großer
Gier im Beginn des Trinkens hervortreten oder gar in seltenen Fällen
in äußerst bedrohlichen, bereits von Budin und Finkelstein genauer
beschriebenen ohnmachtähnlichen Zuständen beim jedesmaligen An-
legen an die Brust sich dokumentieren.

Aus den vorstehenden Erörterungen geht klar hervor, welche Bedeutung von den verschiedensten Seiten gerade der Ernährung für die
Entwicklung kindlicher Diathesen beigemessen wird, und das ist auch
wohl allgemein verständlich, zumal wir bei der Behandlung insbesondere
der exsudativen Diathese gelernt haben, die Manifestationen dieses
Leidens allein durch verändertes Ernährungsregime zu bessern und evtl.
auch zum Verschwinden zu bringen.

Aber die Ernährung ist nur einer der hier in Betracht kommenden
Faktoren, sodaß es nicht an Versuchen gefehlt hat, die kindlichen
Diathesen nach anderen Gesichtspunkten zu gruppieren. Bauer will
3 große Gruppen der Krankheitsbereitschaften im Kindesalter unterscheiden, und zwar die exsudativ-katarrhalisch-eosinophile mit normalem, erethischem oder pastösem Habitus, die lymphatisch-hypo-
plastische mit normalem oder pastösem Äußeren und die neuroarthri-
tische Diathese mit normalem, erethischem, pastös-torpidem oder
plethorisch-obesem Habitus mit typischem Alternieren zwischen Haut-
symptomen und inneren Krisen. Diese Bauersche Einteilung hat das
eine für sich, daß wohl sämtliche Manifestationen konstitutionell verschiedener Körperbeschaffenheit von ihr erfaßt werden und daß auf
diese Weise statt zahlreicher eng umgrenzter Teilbereitschaften nur
einige wenige sog. kombinierte Diathesen auch für das Kindesalter zu
berücksichtigen sind.

Gleichwohl erscheint es mir ebenso zweckmäßig, sich nicht auf die
Bauersche Einteilung festzulegen, zumal sich, wie neuerdings wiederum
Niemann gezeigt hat, sehr wohl den kombinierten Krankheitsbereitschaften mehr weniger ausgeprägte Sonderbereitschaften im Sinne der
Adlerschen Minderwertigkeit gewisser Organe gegenüberstellen lassen.
Niemann unterscheidet nämlich außer den Ernährungskrankheiten
und solchen durch Infektion eine große Gruppe, welche er als „angeborene und konstitutionelle Erkrankungen" bezeichnet. Zu den letzteren rechnet er 1. die Entwicklungsstörungen, und zwar nicht nur diejenigen des Gesamtorganismus (Frühgeburt, Hypotrophie, Infantilismus), sondern auch die Entwicklungsstörungen einzelner Organe und
2. die Konstitutionsanomalien. Er führt dann unter den Entwicklungsstörungen einzelner Organe nicht nur diejenigen gewisser Drüsen
(Myxödem, Dysgenitalismus, Akromegalie), sondern auch solche des
Herzens (angeborene Vitien), des Verdauungstraktus (Hirschsprung-

sche Krankheit), des Zentralnervensystems (Idiotie), und solche anderer
Art an (Lageanomalien des Hodens, Stridor congenitus), während in
dem Kapitel der eigentlichen Konstitutionsanomalien die exsudative
Diathese, die Rachitis, die konstitutionelle Überregbarkeit und die Krankheiten des Blutes und der blutbildenden Organe abgehandelt werden.

Auch die Niemannsche Einteilung, der gegenüber Salge unter
Konstitutionskrankheiten nur von exsudativer Diathese und Rachitis
spricht, dürfte kaum auf allseitige Zustimmung rechnen können. Wenn
auch nicht geleugnet werden soll, daß für viele der von ihm als Entwicklungsstörungen bezeichneten Anomalien „Defekte der Keimanlage"
die primäre Ursache abgeben (z. B. bei manchen Fällen von Hypotrophie), so ist doch für einzelne der hier erwähnten Affektionen (z. B.
angeborene Herzfehler) eine andere Entstehungsursache (Infektion)
nicht von der Hand zu weisen, und dadurch ihre Zugehörigkeit zur
Gruppe der in unserem Sinne konstitutionellen Abwegigkeit ausgeschlossen. Was jedoch die auch von Niemann als Konstitutionsanomalien aufgeführten Störungen anlangt, so haben wir die exsudative
Diathese und die Rachitis schon früher als solche gekennzeichnet. Die
von von Pfaundler zu den kindlichen Diathesen gerechnete Spasmofilie führt Niemann jedoch unter dem Begriff der konstitutionellen
Übererregbarkeit, welche an sich noch nicht als Krankheit in die Erscheinung zu treten braucht, meist aber vom Stoffwechsel und der
Ernährung sowie allerlei sonstigen Hilfsursachen abhängig ist und dadurch den Charakter einer Krankheitsbereitschaft annehmen kann.
Demgemäß rechnet Niemann zu dieser Diathese sowohl die Neuropathie, die sog. allgemeine Nervosität, als auch die Spasmofilie, welche
in einer Übererregbarkeit des motorischen Nervensystems bestehen soll.
Daß die Erkrankungen des Blutes in den Rahmen der Konstitutionsanomalien hineinbezogen werden, ist für die Chlorose schon von Martius mit Recht hervorgehoben worden und hat auch für das Kindesalter zweifellos Berechtigung, da Schädlichkeiten, von denen uns eine
schädigende Wirkung auf das Blut bekannt ist, „keineswegs bei allen,
sondern immer nur bei einzelnen Kindern wirksam werden", und zwar
bei solchen, bei denen eine konstitutionell bedingte Bereitschaft angenommen werden muß. Den Niemannschen Ausführungen schließt
sich übrigens auch Birk in der soeben erschienen Neuauflage seines
Leitfadens an; nur spricht er nicht von „konstitutioneller Übererregbarkeit", sondern von „neuropathischer Diathese" und rechnet zu derselben außer der Neuropathie im engeren Sinne die Spasmofilie, den
Pylorospasmus und das gewohnheitsmäßige Erbrechen bei Säuglingen.

Weiter sollen die vorstehenden Ausführungen an dieser Stelle nicht
fortgesetzt werden. Ich bin mir wohl bewußt, daß auch die Niemannsche Gruppierung, wie ich schon andeutete, nicht strenge durchgeführt

werden kann. Aber es ist, wie aus dem Gesagten hervorgeht, die ganze in
Rede stehende Frage noch so wenig geklärt und spruchreif, daß weitere
Untersuchungen dringend erwünscht sind, bis es gelingt, auf diesem
schwierigen und komplizierten Gebiete zu einer einheitlichen Auffassung
zu gelangen. Jedenfalls möchte auch ich mir die von Czerny, und
Keller geäußerte Anschauung zu eigen machen, daß es nicht zweckmäßig ist, häufig vorkommende Kombinationen zu einem Krankheitsbilde zusammenzufassen und hierdurch ·für die Lehre von den Konstitutionsanomalien die Vorstellung eines uferlosen Gebietes zu erwecken,
auf welchem ganz heterogene Dinge zusammengetragen werden, sondern daß es nur darauf ankommen kann, alle hierhergehörigen konstitutionellen Abwegigkeiten in ihrer Symptomatologie zu begrenzen, um
sie einer erfolgreichen Therapie zuzuführen.

Literaturverzeichnis.

Adler, A., Studie über Minderwertigkeit von Organen. Berlin 1907. —
Bauer, J., Der jetzige Stand der Lehre von der Konstitution. Deutsch. med.
Wochenschr. 1920, 402—404. 1920. — Beneke, Konstitution und konstitutionelles Kranksein des Menschen. Marburg 1881. — Birk, W., Leitfaden der Kinderheilkunde. Bonn 1920. — Comby, L'arthritisme chez les enfants. Arch. de
méd. d. enf. 5. 1902. — Czerny, A., Die Bedeutung der Konstitution für die
Klinik der Infektionskrankheiten. Zeitschr. f. ärztl. Fortbild. 10, 737—741.
1913. — Czerny, A. und Keller, A., Des Kindes Ernährung, Ernährungsstörungen und Ernährungstherapie. Leipzig 1917, II. Bd. — Von Pfaundler, M.,
Über Wesen und Behandlung der Diathesen im Kindesalter. Verh. des 28. Kongr.
f. inn. Med. Wiesbaden 1911, S. 36—85. — Langstein, L., und Meyer, L.,
Säuglingsernährung und Säuglingsstoffwechsel. Berlin 1910. — Finkelstein, H.,
Lehrbuch der Säuglingskrankheiten. Berlin 1905. — Von Jaschke, Th., Physiologie, Pflege und Ernährung des Neugeborenen. Wiesbaden 1917. — Martius,
Fr., Krankheitsanlage und Vererbung. Leipzig 1905. Pathogenese innerer Krank-
heiten. Leipzig 1909. Konstitution und Vererbung. Berlin 1914. — Niemann, A.,
Kompendium der Kinderheilkunde. Berlin 1920. — Salge, B., Einführung in
die Kinderheilkunde. Berlin 1920.

Beiträge zur klinischen Konstitutionspathologie VII.

Habitus und Lungentuberkulose.

Von
Julius Bauer (Wien).

(*Eingegangen am 28. Juni 1920.*)

Kaum jemand dürfte heute die Richtigkeit der Worte von Martius[1]) bestreiten, „daß es tatsächlich eine individuelle, in weitem Maße schwankende Verschiedenheit der Reaktion auf den Tuberkelbacillus und sein Gift gibt und daß diese konstitutionell variabeln Faktoren ebenso der exakten Forschung zugängig sind, wie die in den Eigenschaften der Erreger gegebenen auslösenden Momente des Krankheitsprozesses. In diesem Sinne sprechen wir von Disposition, dürfen aber dabei nicht vergessen, daß das kein einheitliches ‚Merkmal‘ im Sinne der mendelnden Biologen ist, dem eine bestimmte spezifische Determinante entspricht, sondern müssen uns immer gegenwärtig halten, daß es sich um einen Komplex wirksamer konstitutioneller Faktoren handelt, dessen wechselnde Kombination und Wertigkeit das Schicksal des einzelnen gegenüber der tuberkulösen Infektion besiegelt.‘‘

Wenn wir uns die ungeheueren Verschiedenheiten im Verlauf einer tuberkulösen Erkrankung vor Augen halten, wenn wir die gewissermaßen auf den ersten Anhieb vom Organismus erledigte Infektion in Gestalt eines minimalen verkreideten primären Lungenherdes oder einiger verkalkter Lymphdrüsen den verschiedenartigen Fällen progredienter Lungentuberkulose, generalisierter Lymphdrüsen- oder Knochentuberkulose, isolierter Tuberkulose beider Nebennieren, der nahezu isolierten Tuberkulose der Meningen gegenüberstellen, oder wenn wir uns erinnern, daß die Ausschwemmung Kochscher Bacillen in die Blutbahn das eine Mal von dem gewöhnlichen Bilde der miliaren Knötchenbildung gefolgt wird, ein anderes Mal aber das Bild der schweren Septikämie ohne jede spezifische Gewebsreaktion mit eventuell günstiger Prognose hervorrufen kann, so wird uns die ganze Bedeutung zum Bewußtsein kommen, welche dem jeweiligen Nährboden der Kochschen Bacillen offenbar zukommt. Verschiedenheiten der Erreger, ihrer Virulenz, des Infektionsmodus allein zur Erklärung heranzuziehen,

---

[1]) F. Martius, Disposition und individuelle Prophylaxe. Im Handbuch der Tuberkulose von L. Brauer, G. Schröder und F. Blumenfeld **1**, 395. 1914.

erscheint völlig unmöglich, es muß auch die dem Individuum selbst eigene verschiedene Reaktionsweise sein, welche hier im Spiele ist. In den letzten Jahren hat man diese Reaktionsweise vielfach ganz ausschließlich in den immunbiologischen Vorgängen erblicken wollen, welche im infizierten Organismus durch die Kochschen Bacillen ausgelöst werden, und die Verschiedenheit im klinischen Verlauf der Tuberkulose ausschließlich durch individuelle Verschiedenheiten der Abwehrmaßnahmen, des Immunisierungsprozesses in seiner Interferenz mit der wechselnden Vitalität der Mikroorganismen zu erklären gesucht. Und doch bleibt uns angesichts der oben angeführten Differenzen im klinischen Bilde der Tuberkulose die Immunbiologie manche Antwort schuldig. Nicht alle diese Tatsachen lassen sich durch bloße quantitative Differenzen der Abwehrkräfte des erkrankten Organismus erklären, es müssen noch andere konstitutionelle und konditionelle Besonderheiten der individuellen Körperverfassung, vor allem der jeweiligen Organverfassung im Spiele sein, die neben dem Grade der Immunisierungsfähigkeit und dem Maße der allgemeinen Schutzkräfte, neben der Eintrittspforte, Qualität, Virulenz und Masse der infizierenden Bakterien die spezielle Erkrankungs- und Verlaufsform der Tuberkulose mitbestimmen. Die Immunbiologie gewährt uns Einblick in den Verlauf des Kampfes zwischen Organismus und Kochschem Bacillus, sie gibt uns im gegebenen Falle die Möglichkeit, in diesen spontanen Kampf zugunsten des Organismus therapeutisch einzugreifen, sie klärt uns aber gar nicht darüber auf, warum sich dieser Kampf bei verschiedenen Menschen in verschiedener Weise abspielt, warum sich die Abwehrkräfte bei dem einen rasch erschöpfen, während sie bei dem anderen den höchsten Grad von Leistungsfähigkeit erkennen lassen. Das sind Fragen, welche die Dispositionslehre und zum Teil die Konstitutionspathologie zu lösen hat.

Nun ist die praktisch wichtigste Frage auf diesem Gebiete, ob Menschen mit einem bestimmten, charakteristischen Körperbau, mit einem bestimmten Habitus der Tuberkulose gegenüber mehr gefährdet sind als andere; praktisch natürlich deshalb am wichtigsten, weil die Feststellung des Habitus ohne weitere komplizierte Untersuchungen jedem Arzt sofort möglich ist und damit eine prognostische Schlußfolgerung auf kürzestem Wege gestatten würde. Diese Frage läuft naturgemäß darauf hinaus, was die Ärzte seit altersher als erwiesen angenommen hatten, was aber durch Untersuchungen und Feststellungen der letzten Jahre nicht unwesentlich erschüttert worden ist, ob tatsächlich der Habitus asthenicus Stillers, der sich ja mit dem Habitus phthisicus der alten Autoren vollkommen deckt, eine Prädisposition zur Tuberkulose schafft oder nicht. Die vorliegenden Arbeiten über den Habitus phthisicus (asthenicus) leiden nun, wie Martius hervorhebt, an dem Fehler, ,,daß sie die gesuchte Disposition ... in einem allgemeinen Konstitutionstypus suchen", weswegen sie an Bedeutung durch die Freund-Hartsche Lehre weit übertroffen würden. Nun ist heute auch die Freund-Hartsche Lehre von der zur Lungenphthise prädisponierenden Rolle der Stenose der oberen Thoraxapertur in ihren Grundfesten erschüttert, so daß der jetzige Stand unseres Wissens in dieser Richtung heute mehr denn je einer kritischen Überprüfung bedarf.

Unsere Fragestellung geht zunächst dahin, festzustellen, ob tatsächlich der charakteristische Stillersche Habitus asthenicus bei Lungentuberkulösen häufiger angetroffen wird als bei Lungengesunden; wenn dies der Fall sein sollte, ob der Stillersche Habitus als präexistentes, also offenbar disponierendes Moment aufzufassen ist und ob er nicht etwa, wie dies einzelne Autoren in letzter Zeit anzunehmen geneigt sind, sekundär durch die tuberkulöse Infektion entstanden ist; sollte es sich herausstellen, daß der asthenische Habitus tatsächlich als disponierender Faktor in Betracht kommt, dann wäre zu untersuchen, welche Momente diese seine disponierende Bedeutung ausmachen, ob es der Habitus als solcher ist oder ob es gewisse, bei diesem Habitus besonders häufig vorkommende Besonderheiten der inneren Organisation des Körpers sind, welche die Disposition mit sich bringen.

Wenckebach[1]) hat vor zwei Jahren darauf hingewiesen, daß unter der friesischen Bevölkerung Hollands der ausgesprochene Habitus asthenicus so häufig vorkommt, daß man fast gar nicht in die Lage kommt, ihn bei Phthisikern zu vermissen. Unter den Elsässern dagegen, welche einen kleinen Menschentypus von gedrungenem Körperbau mit gut gebautem und gut gewölbtem Brustkorb repräsentieren, ist der asthenische Habitus so selten, daß es schwer fällt, einen charakteristischen derartigen Habitus den Studierenden zu demonstrieren. Dabei wies die Elsässer Bevölkerung im ganzen Deutschen Reich die größte Tuberkulosemortalität auf. Wenckebachs Schlußfolgerung, daß demnach asthenischer Habitus und Lungentuberkulose keine inneren Zusammenhänge haben können, möchte ich allerdings nicht ohne weiteres gelten lassen. Im Begriff des ,,disponierenden Momentes" ist ja schon gesagt, daß es sich nicht um eine unmittelbare und absolute kausale Beziehung handeln kann, daß vielmehr eine derartige kausale Beziehung nur ceteris paribus, unter sonst vollkommen gleichen Bedingungen zur Geltung kommen kann. Nur unter sonst gleichen Umständen, innerhalb der gleichen Population könnte die eventuelle

---

[1]) K. F. Wenckebach, Spitzentuberkulose und phthisischer Thorax. Wien. klin. Wochenschr. 1918, Nr. 14, S. 379.

besondere Gefährdung des Asthenikers zum Vorschein kommen. Der asthenische Habitus als eventuell disponierendes Moment kann ja bestenfalls in der Interferenz mit einer ganzen großen Reihe weiterer disponierender und immunisierender Momente — ich nenne bloß die soziale Lage, die Beschäftigung, die Wohnungsverhältnisse, die Lebensgewohnheiten usw. — zur Geltung gelangen. Die interessante Beobachtung Wenckebachs kann also m. E. den Zusammenhang zwischen asthenischem Habitus und Lungentuberkulose nach keiner Richtung hin beleuchten, weil hier nicht die Voraussetzung des ceteris paribus gegeben ist. Dagegen können wir aus Wenckebachs Feststellung ohne weiteres zwei andere Schlußfolgerungen ziehen, die für unsere späteren Erörterungen von maßgebender Bedeutung sein werden: 1. Der asthenische Habitus kann ein Rassenmerkmal darstellen, was ja auch Wenckebach ausdrücklich hervorhebt. Was aber rassenmäßig vorkommt, das ist selbstverständlich eine fixierte Eigentümlichkeit der Konstitution. Der asthenische Habitus kann also eine echte Konstitutionsanomalie oder, um mit dem Ausdruck Anomalie nicht irrezuführen, ein konstitutionelles Merkmal darstellen. 2. Die Erkrankung an Tuberkulose kann nicht ganz allgemein als ursächlicher Faktor eines asthenischen (phthisischen) Habitus in Betracht kommen, da die phthisischen Elsässer keinen asthenischen (phthisischen) Habitus bekommen.

Daß der Habitus asthenicus bei Phthisikern tatsächlich häufiger angetroffen wird als bei Nicht-Lungenkranken, geht, ganz abgesehen von der auf dieser uralten Erfahrung beruhenden Benennung des Habitus „phthisicus" zunächst aus dem großen statistischen Material der Lebensversicherungsgesellschaften hervor. Diese Erfahrungen sind deshalb von besonderer Wichtigkeit, weil sie nicht bloß aus theoretischem und medizinischem, sondern vor allem auch aus geschäftlichem Interesse gesammelt wurden, und ihre in unserem Sinne positiven Ergebnisse heute allgemein als Richtschnur bei der Auswahl der zu Versichernden gelten. Eine Versicherungsgesellschaft, die sich diesen Tatsachen heute verschließen wollte, wäre einfach nicht konkurrenzfähig. Umfassende Statistiken (Florschütz, Gottstein, Mollwo u. a.)[1]) ergaben übereinstimmend, daß unter den später an Lungentuberkulose Verstorbenen bezüglich der Brustmaße etwa zwei Drittel, bezüglich des Bauchumfanges und Körpergewichtes etwa drei Viertel der Versicherten als subnormal gelten können. Diese Maße sind für den Versicherungsarzt gewissermaßen der Indikator der Konstitution, und die subnormalen Werte des Brust- und Bauchumfanges sowie des Körpergewichtes bei gleicher Körpergröße sind Zeichen der asthenischen Körperverfassung. Daß es sich bei diesen Befunden nicht etwa um die Folge einer schon be-

---

[1]) G. Florschütz, Allgem. Versicherungsmedizin. Berlin, E. S. Mittler. 1914.

stehenden Tuberkulose handeln kann, wie das von einzelnen Autoren
auch in letzter Zeit ohne jede zureichende Begründung angenommen
zu werden pflegt, ergibt sich aus dem Umstand, daß das Mindermaß
ganz unabhängig von der Dauer der Versicherung und schon vorhanden
ist, gleichviel ob zwischen der Aufnahme in die Versicherung und der
späteren tödlichen Erkrankung ein, fünf, zehn oder zwanzig Jahre liegen.
So unzweifelhaft die zur Lungentuberkulose disponierende Rolle des
asthenischen Habitus durch die Erfahrungen der Versicherungsmedizin
erwiesen ist, so wenig Argumente liefert sie zugunsten der Freundschen
Lehre von der disponierenden Bedeutung der Anomalien der oberen
Brustapertur (Florschütz).

Ganz auffallend ist nun die zahlenmäßige Übereinstimmung dieser
Versicherungsstatistik mit den von Brugsch[1]) erhobenen Befunden.
Brugsch fand nämlich, daß rund zwei Drittel der Tuberkulösen den
engbrüstigen Typus repräsentieren, eine Beziehung, die nur für die
Lungentuberkulosen, nicht aber für irgendwelche anderen Erkrankungen
Geltung hat. Und ebenso wie die Versicherungsstatistik findet auch
Brugsch, daß die Engbrüstigkeit den klinischen Erscheinungen der
Lungentuberkulose vorangeht, daß sie also keineswegs eine Folge der
Erkrankung darstellen kann. Die Übereinstimmung zwischen Brugsch
und den Statistiken der Versicherungsanstalten wird um so bemerkenswerter, als auch Brugsch keine Beziehung zwischen Aperturanomalien
und Lungentuberkulose im Sinne der Freundschen Lehre festzustellen
in der Lage ist, und sie wird um so wertvoller und gewichtiger, als
Brugsch die Ergebnisse der Versicherungsstatistik anscheinend gar
nicht bekannt waren.

Meine eigenen systematischen Untersuchungen über die Beziehungen
zwischen den vier Sigaudschen Typen und ihrer Morbidität[2]) ergaben,
wie die nebenstehende Tabelle zeigt, daß unter den Lungentuberkulösen
der respiratorische Habitus erheblich häufiger ist als unter der Gesamtzahl von 2010 verschiedenartigen Krankheitsfällen einschließlich der
Tuberkulösen. Auch der cerebrale Typus findet sich unter den Lungentuberkulösen etwas öfter als bei der Gesamtzahl der Kranken. Demgegenüber begegnen wir dem muskulären und ganz besonders dem
digestiven Habitus unvergleichlich seltener, während die Zahl der
unbestimmten Typen annähernd die gleiche ist. Sehr klar zeigt die
Tabelle ferner, daß, je schwerer und vorgeschrittener der Lungenprozeß ist, desto deutlicher und ausgeprägter die eben angegebene
Verschiebung des Häufigkeitsverhältnisses zum Vorschein kommt.

---

[1]) Th. Brugsch, Allgem. Prognostik. Berlin u. Wien, Urban u. Schwarzenberg. 1918.

[2]) J. Bauer, Beitr. z. klin. Konstitutionspathol. I. Habitus und Morbidität I. Deutsch. Arch. f. klin. Med. 126, 196. 1918.

Je schwerer die Phthise, desto mehr überwiegt die Zahl der respiratorischen Typen, desto geringer ist jene des muskulären und digestiven. Ist unter sämtlichen 2010 Fällen fast jeder fünfte ein rein respiratorischer Habitus, so finden wir einen solchen unter den 568 Lungentuberkulösen öfter als bei jedem vierten und unter den 111 schweren Phthisen fast bei jedem zweiten Individuum. Dagegen ist der Prozentsatz der muskulären und vor allem der digestiven Individuen bei der Lungentuberkulose verschwindend klein, um so kleiner, je schwerer der Krankheitsprozeß. Diesé Korrelation zwischen respiratorischem Habitus und Lungentuberkulose gilt auch bei Berücksichtigung der durch das Lebensalter [vgl. H. Zweig[1])] gegebenen Verschiebung der Häufigkeitsskala der einzelnen Habitusformen. Es sind also Menschen mit langem Thorax, mit langen Lungen, bei welchen wir besonders häufig eine Lungentuberkulose antreffen. Der asthenische Habitus gehört ja wohl durchwegs zum respiratorischen Typus in seiner reinen oder einer seiner gemischten, kombinierten Formen.

	568 Fälle von Lungentuberkulose aller Stadien		111 Fälle schwerer, vorgeschrittener Lungenphthise		Prozentzahlen von 2010 Fällen verschiedenster Erkrankungen bei Männern einschließlich der Lungentuberkulose
	Zahl der Fälle	in Proz.	Zahl der Fälle	in Proz.	
Typus respiratorius, rein	155	27,3	52	46,8	18,2
einschließlich der Mischformen	322	56,7	74	66,7	43,1
Typus cerebralis, rein . .	24	4,2	7	6,3	3,9
einschließlich der Mischformen	146	25,7	23	20,7	18,0
Typus muscularis, rein .	15	2,6	1	0,9	8,9
einschließlich der Mischformen	49	8,6	4	3,6	23,8
Typus digestivus, rein . .	1	0,2	0	0	3,8
einschließlich der Mischformen	8	1,4	1	0,9	6,6
Unbestimmbarer Typus	43	7,6	9	8,1	8,5

Die Korrelation zwischen einer bestimmten Habitusform, die durch Engbrüstigkeit, unternormalen Bauchumfang, Untergewicht und besondere Thoraxlänge gekennzeichnet ist, also im großen und ganzen wohl dem asthenischen Habitus Stillers entspricht, und der Tuberkulose der Lungen scheint mir durch diese angeführten Untersuchungen erwiesen und namentlich die Statistik der Versicherungsgesellschaften, welche sich auf die an Lungentuberkulose Verstorbenen bezieht, widerlegt ohne weiteres den naheliegenden Einwand, daß bei einem charakteristisch ausgeprägten asthenischen Habitus nicht selten zu Unrecht eine Lungentuberkulose diagnostiziert und damit vielleicht das Er-

---

[1]) H. Zweig, Beitr. z. klin. Konstitutionspathol. III. Habitus und Lebensalter. Zeitschr. f. angew. Anat. u. Konstit. 4, 254. 1919.

gebnis der statistischen Feststellung einer Korrelation zwischen asthenischem Habitus und Lungentuberkulose gefälscht wird.

Tatsächlich wird ja die Fehldiagnose Spitzenkatarrh bei asthenischem Habitus besonders häufig gestellt. Einerseits deshalb, weil meinen Beobachtungen zufolge von den sorgfältig untersuchenden praktischen Ärzten bei der Entscheidung, ob eine beginnende Spitzentuberkulose vorliegt oder nicht, überhaupt erheblich öfters nach der Richtung gefehlt zu werden pflegt, daß ein Prozeß angenommen wird, wo er nicht besteht, als umgekehrt. Andererseits deshalb, weil das rein psychologische Moment, der Anblick eines charakteristischen Habitus asthenicus (phthisicus) zur Fehldiagnose einer Lungentuberkulose in besonderem Maße verleitet und schließlich deshalb, weil bei einem mageren, eng- und flachbrüstigen Individuum mit wenig voluminösen, dünnen und „spitzigen" — sit venia verbo — Lungenspitzen der Auskultationsbefund leicht irreführen kann. Unter solchen Umständen kann man infolge der Nähe der größeren Bronchien an der Brustwand bei vollkommen gesunden Lungen sehr verschärftes, pueriles Atmen mit verlängertem Exspirium beobachten, das dann häufig zur Fehldiagnose einer Spitzentuberkulose Veranlassung gibt.

Daß man gerade in den letzten Jahren von verschiedenen Seiten darauf hingewiesen hat, daß sich unter den Lungentuberkulösen durchaus häufig kräftige, muskulöse, breitwüchsige Individuen finden, ist angesichts der erschreckenden Zunahme der Tuberkulosemorbidität und -mortalität infolge des Krieges nicht verwunderlich. Was diese Zunahme bedingt, ist einerseits die Schwächung der individuellen Körperverfassung durch Unterernährung, Krankheiten und unzweckmäßige Lebensweise, andererseits aber die unter den Kriegsteilnehmern enorm gesteigerte Expositionsgefahr und damit auch die Expositionsgefahr für die Angehörigen der heimkehrenden Kranken. Und da scheint mir nun der persönliche Immunitätsgrad von Wichtigkeit zu sein. Die vorher schon mehr oder minder immunisierten, also schon vorher infiziert und mehr oder minder erkrankt gewesenen Individuen können dann ceteris paribus einen nicht unbedeutenden Vorteil vor jenen voraushaben, welche trotz ihres kräftigen Körperbaus bei konditionell herabgesetzter Resistenz der massigen Infektion zum Opfer fallen. Die gleichen Verhältnisse sehen wir ja auch bei den rassenmäßigen Differenzen in der Morbidität und im Verlauf der Lungentuberkulose. Ich habe immer wieder die Beobachtung machen können, daß sich bei einem breitbrüstigen, kräftig gebauten Menschen mit einer Tuberkulose der Lungen fast stets die Gelegenheit zu einer besonders massigen Infektion mit Kochschen Bacillen feststellen läßt, ein Nachweis, auf welchen wir bei asthenisch gebauten Phthisikern nicht selten zu verzichten genötigt sind.

Was aber aus dem häufigeren Vorkommen der Lungentuberkulose bei breitbrüstigen, kräftigen Individuen in Kriegszeiten hervorgeht, ist wiederum genau das gleiche, was wir oben schon aus den Beobachtungen Wenckebachs an der elsässischen Bevölkerung geschlossen haben, daß nämlich die Erkrankung an Lungentuberkulose allein nicht ausreicht, einen asthenischen Habitus zu schaffen. Der Habitus asthenicus der Lungentuberkulösen ist präexistent, er ist nicht durch die Lungenerkrankung entstanden. Wie wäre sonst, ganz abgesehen von den oben angeführten Statistiken der Versicherungsgesellschaften und den Beobachtungen von Brugsch, sein familiär-hereditäres Vorkommen z. B. in gewissen Adelsfamilien, wie wären die zahlreichen sicher tuberkulosefreien, magersüchtigen, thyreotoxisch eingestellten Astheniker zu erklären, wie wäre der zum asthenischen Habitus gehörige, allgemein zarte Knochenbau, das enge Becken, die von Beneke festgestellten Größen- und Maßverhältnisse der einzelnen Organe und die vielfachen anderen Besonderheiten der Astheniker zu deuten? Wenn also auch ein mit Schrumpfung der Lungenspitzen und mit Kachexie einhergehender Prozeß unter Umständen aus rein mechanischen Gründen eine Umformung des Brustkorbes mit sich zu bringen vermag, so daß er einem asthenischen ähnlich wird, ein Mechanismus, den in klarer Weise besonders Wenckebach[1]) dargelegt hat (vgl. auch Oestreich und de la Camp), so kann doch dieser Vorgang an der Tatsache nichts ändern, daß die Korrelation zwischen Habitus asthenicus und Lungentuberkulose in der weitaus überwiegenden Mehrzahl der Fälle in dem Sinne aufzufassen ist, daß der Habitus das präexistente, das somit offenbar disponierende Moment für die Lungentuberkulose darstellt.

Interessant sind nach dieser Richtung auch die Messungen von P. Reichert[2]); er fand bei den hereditär belasteten Tuberkulösen in einem wesentlich höheren Prozentsatz Engbrüstigkeit und einen größeren Pignetschen Index als bei den nicht hereditär belasteten. Das heißt m. E., daß die Bedeutung der hereditären Belastung eben in der Mitgift eines asthenischen Habitus besteht, der offenbar, wie das auch von Reichert angenommen wird, durch Keimschädigung zustande kommt oder aber direkt vererbt wird.

Es wird vielfach behauptet, daß eine in früher Kindheit erworbene Tuberkulose die Entwicklung des Brustkorbes nach der Richtung beeinflussen kann, daß ein asthenischer Brustkorb resultiert. Frühinfantile Tuberkulose kann wie jede schwere Erkrankung und Schädigung

---

[1]) K. F. Wenckebach, Über pathol. Thorax- und Atmungsformen. Wien. Arch. f. inn. Med. **1**, 1. 1920.

[2]) P. Reichert, Über Thorax- und Körpermaße bei Lungentuberkulösen und ihre Beziehungen zur Lehre von der Disposition. Beitr. z. Klinik d. Tuberkulose **39**. 1918.

in diesem Alter die Entwicklung des Organismus behindern, verzögern,
sie kann einen Infantilismus vom Charakter des dystrophischen Infantilismus (Type Lorain), sie kann Kümmerformen verschiedener Art,
also vielleicht auch eine asthenische Gestaltung des Brustkorbes zur
Folge haben, wohl aber nur dann, wenn es sich wirklich um eine schwere
Erkrankung, um eine hochgradige Beeinträchtigung des Gesamtorganismus handelt. Es wäre ganz abgesehen von allgemeinen Überlegungen
sonst unverständlich, warum nicht jede frühinfantile Tuberkulose
einen asthenischen Habitus erzeugt. Die Mehrzahl der Fälle von Lungentuberkulose, für welche die Korrelation zum asthenischen Habitus
nach unserer obigen Darlegung Geltung hat, läßt aber eine derartig
schwere tuberkulöse Erkrankung in der Kindheit vermissen. Die Asthenie
ist eben in der überwiegenden Mehrzahl der Fälle ein konstitutionelles
Merkmal, das beweist ja in eklatanter Weise die Wenckebachsche
Beobachtung. Die Elsässer Kinder, die unter sämtlichen deutschen
Kindern am häufigsten an einer Tuberkulose erkranken, bekommen
dadurch keinen asthenischen Habitus.

Welche Umstände erklären nun, warum asthenisch gebaute Individuen häufiger an Lungentuberkulose erkranken und zugrunde gehen
als andere ? Eines ist von vornherein sicher, daß der asthenische Habitus
als solcher nicht „die“ Disposition zur Lungenphthise bedeuten kann,
daß er vielmehr irgendwelche Faktoren enthalten muß, welche die Entstehung einer Lungentuberkulose begünstigen. Die Hypoplasie des
Herzens und der Gefäße, die funktionelle Minderwertigkeit des Zirku-
lationsapparates, die Hypotonie der Muskulatur, die Eingeweidesenkung,
die allgemeine Minderwertigkeit der Gewebe, die Insufficienz der immuni-
satorischen Schutzkräfte u. v. a., was gewiß dem Gedeihen des Tuberkelbacillus förderlich ist, sind Faktoren, welche sich bei der asthenischen
Konstitutionsanomalie Stillers besonders häufig zusammenfinden
und welche ja auch von Stiller selbst sowie von Sorgo[2]) dafür verantwortlich gemacht werden, daß die Astheniker besonders häufig an
Lungenphthise erkranken. Es wäre also nicht der Habitus als solcher,
sondern nur besonders häufige Begleiterscheinungen desselben an den
inneren Organen, welche die Disposition zur Phthise schaffen. Der
Habitus wäre nur ein sehr wertvoller Indikator dieser allgemeinen
Minderwertigkeit und Resistenzschwäche des Organismus. Dabei ist
aber im Auge zu behalten, daß nicht immer der asthenische Habitus
mit dieser Minderwertigkeit der inneren Organisation zusammentreffen
muß und daß andererseits das kennzeichnende, obligate Kriterium
der asthenischen Körperverfassung der charakteristische Habitus darstellt. Sobald man sich von diesem letzteren Standpunkte entfernt,

---

[2]) J. Sorgo, Über die Disposition zur Lungenphthise. Wien. med. Wochenschr. 1920, Nr. 10 u. 12.

läuft man Gefahr, den Begriff der Stillerschen Asthenie zu verwässern und ihn als gleichbedeutend mit dem allgemeinen Status degenerativus seines speziellen Wertes zu berauben.

Nun ist aber, wie ich glaube, auch im asthenischen Habitus als solchem ein Faktor gelegen, der im Sinne der Disposition zur Lungentuberkulose zur Geltung kommen kann. Ich meine allerdings nicht die beim asthenischen Habitus nicht selten anzutreffende Stenose der oberen Thoraxapertur, welche ja als zur Lungenphthise disponierendes Moment lange Jahre volle Anerkennung gefunden hat. Dieser Freund-Hartschen Lehre scheint heute der Boden entzogen zu sein. Es sei hier ihrer Bedeutung entsprechend kurz der heutige Stand dieser Lehre dargelegt.

Statistische Untersuchungen mußten zunächst erweisen, ob und wieweit der für die umschlossenen Lungenspitzen anscheinend so ungünstigen Gestaltung der oberen Thoraxapertur wirklich die ihr von Freund und Hart zugesprochene deletäre Bedeutung als disponierendes Moment bei der Entwicklung der Spitzentuberkulose zukommt. Die ersten derartigen Untersuchungen von Hart und von Jungmann, später auch jene von F. Kaiser legten einen derartigen Zusammenhang tatsächlich nahe. Indessen fanden diese Ergebnisse durch eine Reihe pathologisch-anatomischer und radiologischer Nachprüfungen keine Bestätigung [Sumita, Schultze, Davies, Sato, Ulrici, Wenckebach, W. Neumann[1])]. Diese Untersuchungen ergaben vielmehr, daß ein Zusammenhang zwischen abnormer Kürze oder frühzeitiger Verknöcherung des ersten Rippenknorpels und einer tuberkulösen Erkrankung der Lungenspitze nicht festzustellen ist, daß abnorme Kürze des ersten Rippenknorpels·nicht zur Stenosierung der oberen Brustraumöffnung zu führen braucht (W. Neumann), daß ein Zusammenhang zwischen Stenose der oberen Brustapertur und Lungenspitzentuberkulose nicht nachweisbar ist (Wenckebach, Neumann) und daß schließlich auch die von Freund beschriebene Pseudarthrose am ersten Rippenknorpel in keiner Beziehung zur Kürze des ersten Rippenknorpels, zur Erkrankungsfähigkeit der Lungenspitze und zur Heilungstendenz einer Spitzentuberkulose steht (Neumann).

Und selbst die bekannten sinnreichen systematischen Tierversuche Bacmeisters, welcher die Stenose der oberen Brustapertur am Kaninchen künstlich zu erzeugen suchte, um die besondere lokale Disposition solcher Lungenspitzen zur tuberkulösen Erkrankung prüfen zu können, haben der Kritik und der sorgfältigen umfassenden Nachprüfung durch Iwasaki (unter E. Kaufmanns Leitung)[2]) nicht standhalten

---

[1]) W. Neumann, Über die mechan. Ursachen der Disposition der Lungenspitzen zur tuberkulösen Phthise. Beitr. z. Klinik der Tuberkulose **40**. 1918.

[2]) Iwasaki, Deutsche Zeitschr. f. Chir. **130**, 504, 1919.

können. Iwasaki konnte zeigen, daß einerseits mit dem Bacmeisterschen Verfahren keine isolierte Stenose der oberen Brustapertur zu
erzielen ist und daß andererseits eine weit zuverlässigere und exaktere
Methode, eine Aperturstenose künstlich zu erzeugen, nämlich die Re-
sektion im Bereich des ersten Rippenringes, keine Beziehung zwischen
einer derartigen Aperturstenose und einer besonderen Disposition der
Lungenspitze zur tuberkulösen Erkrankung erkennen läßt. Die Arbeit
Iwasakis scheint vielfach übersehen worden zu sein und, wie mir in
der ersten Auflage meines Buches über „die konstitutionelle Disposition
zu inneren Krankheiten", ist es offenbar auch Brugsch und Kraus
ergangen, die noch auf dem Boden der Bacmeisterschen Untersuchungen stehen und von Iwasaki keine Notiz nehmen.

Wir haben oben schon erwähnt, daß weder die Statistik der Versicherungsgesellschaften noch die Beobachtungen von Brugsch die
Freundsche Lehre zu stützen vermögen. Um so unverständlicher
ist es, wenn Brugsch in letzter Zeit eine strenge Scheidung zwischen
Thorax paralyticus und Thorax phthisicus durchzuführen und auf-
rechtzuerhalten sich bemüht, wobei er unter Thorax paralyticus den
asthenischen Brustkorb versteht, während der Thorax phthisicus
überdies durch eine Stenose der oberen Brustapertur gekennzeichnet
wäre. Eine solche Trennung stützt sich auf ein, wie wir heute wissen,
nicht wesentliches Merkmal, ist terminologisch unrichtig, kann keinerlei
Wert beanspruchen und ist nur schwer, d. h. nur durch eine entsprechende
Röntgenuntersuchung klinisch zu ermöglichen.

Es scheint mir, daß ein ganz anderes Moment, welches im Habitus
des Asthenikers gelegen ist, als zur Lungentuberkulose disponierender
Faktor mit in Betracht zu ziehen ist. Bekanntlich haben wir einen
Hauptfaktor, der für die generelle Disposition der Spitzenteile der
Lunge maßgebend ist, im Verlauf des apikalen Bronchus zu erblicken.
Sein der Trachea paralleler Verlauf hat eine Erschwerung der Luft-
bewegung bei der Atmung zur Folge. Die Atemexkursionen der apikalen
Lungenteile sind ohnedies am geringsten, daher auch die respiratorischen
Druckschwankungen und damit die Förderung der Blut- und Lymph-
zirkulation in den Lungenspitzen am mangelhaftesten. Die Sedimen-
tierungsbedingungen für eingeatmete Fremdkörper und Bakterien
sind infolgedessen im Bereiche des apikalen Bronchus am günstigsten.
Es ist einleuchtend, daß alle diese die apikalen Lungenteile benach-
teiligenden Momente ceteris paribus um so mehr zum Ausdruck kommen
werden, je länger der apikale Bronchus, je größer also der Abstand
zwischen Lungenspitze und Hilus ist. Tatsächlich ist nun die lange
Asthenikerlunge durch einen relativ besonders großen Abstand zwischen
Lungenspitze und Hilus charakterisiert, ein Umstand, der also sehr wohl
die generelle Spitzendisposition beim Astheniker noch zu steigern

vermag. Dies wird in besonders hohem Maße der Fall sein bei den hochwüchsigen Asthenikern, wo die Länge des apikalen Bronchus nicht nur relativ, sondern auch absolut ganz erheblich vergrößert sein kann. Tatsächlich sehen wir gerade die hochwüchsigen Astheniker in besonderem Maße durch die Lungenphthise gefährdet. Es würde also auch der Habitus als solcher, der durch ein „Volumen pulmonum magnum", durch die große, lange Lunge charakterisiert ist — eine Feststellung, die wir ja schon den exakten Messungen Benekes verdanken — einen zur Lungentuberkulose disponierenden Faktor enthalten, der in seiner Wechselwirkung mit einer ganzen Reihe weiterer disponierender und immunisierender Momente die Erkrankungswahrscheinlichkeit und den Verlauf der Krankheit bei gegebener Exposition mitbestimmt.

So zeigt denn auch diese kurze Betrachtung eines Teilgebietes der Frage der Tuberkulosedisposition, wie zutreffend unser verehrter Meister Martius die Verhältnisse erfaßt, wie klar er sie in den eingangs angeführten Worten gekennzeichnet hat. Die Disposition ist eben kein einheitliches Merkmal, sondern ist ein Komplex verschiedenster konstitutioneller und konditioneller Faktoren, deren wechselnde Kombination und Wertigkeit das Schicksal des einzelnen gegenüber der tuberkulösen Infektion besiegelt. Will jemand den Begriff der individuellen Disposition zur Tuberkulose einfach aus dem Wortschatz eliminieren, wie dies Hayek in letzter Zeit zu tun versuchte, dann hat er den Begriff der Disposition nicht erfaßt und sei auf die Lektüre von Martius verwiesen. Er wird das Unhaltbare seines Beginnens einsehen lernen. Immunitätsbiologie und Konstitutions- bzw. Dispositionsforschung sind keine Gegensätze, sondern einander ergänzende, gleichwichtige Forschungsgebiete.

Experimentelle Grundlagen der Disposition zur Tuberkulose.

Von
Prof. Dr. **J. Meinertz** (Worms).

(*Eingegangen am 6. Juni 1920*).

Die großen Entdeckungen der modernen Bakteriologie hatten eine
Gegenbewegung zur Folge, bei welcher der von den strengen Bakteriologen vernachlässigte Faktor, der befallene Organismus, in seiner
ätiologischen Bedeutung für das Zustandekommen der Infektionskrankheit wieder mehr in den Vordergrund trat. Es kann kein Zweifel sein,
daß auch heute noch, ja mehr als je, die Teilnahme an Fragestellungen
dieser Art lebendig ist und daß die Klärung der Begriffe „Disposition"
und „Konstitution" die Lebensarbeit hervorragender Forscher bildet.
Der Dispositionsbegriff hat gewissermaßen zwei Quellen, aus denen
ihm unverwüstliches Leben gespendet wird. Die eine Quelle ist eine
gedankliche, ein logisches Postulat, gegründet auf die Tatsache,
daß der Organismus nach dem Eindringen der Krankheitserreger die
spezifischen krankhaften Produkte aus seinem Bestande schafft. In
der Tat drängt sich hier die Vermutung unmittelbar auf, daß der
lebendige, reaktionsfähige Organismus lebhaften Anteil nehmen wird
an der Entstehung wie an der Überwindung der Krankheit. Die andere Quelle ist die Erfahrung; es sind die Ergebnisse der klinischen
und anatomischen Beobachtung. Allerdings gehen die Ansichten über
den Wert der einzelnen Beobachtungsergebnisse weit auseinander.
Nehmen wir den uns hier besonders interessierenden Fall der Tuberkulose, so leugnen auch manche extreme Kontagionisten wie Cornet
die Disposition nicht grundsätzlich, weder die erbliche noch die durch
äußere Einflüsse erworbene; Cornet will ihr nur für den speziellen
Fall der Tuberkulose keine praktische Bedeutung beimessen, indem
er die Beweiskraft aller angeführten Tatsachen bezweifelt und auf
dem Standpunkt von Sée steht: Die Disposition ist ein Wort zur
Maskierung unserer Unwissenheit[1]). Und mit der Konstitution ist es
nach Lubarsch[2]) vielfach so, daß da, wo zur Erklärung eines Ereignisses die bekannten Bedingungen nicht auszureichen scheinen,
der Faktor „Konstitution" eingesetzt wird.

---

[1]) Vgl. Cornet, Die Tuberkulose (Nothnagel Bd. 14, II, 2), S. 283 ff.
[2]) Lubarsch, Dtsch. med. Wochenschr. 1919, Nr. 2.

Ich werde mich hüten, hier in eine Erörterung des Kausalitätsbegriffs einzutreten. Aus den interessanten Auseinandersetzungen zwischen Martius, Löhlein, Lubarsch usw. ergibt sich doch soviel, daß man über das Tatsächliche kaum mehr uneins ist, daß nur logische Meinungsverschiedenheiten bestehen, die im wesentlichen auf verschiedener Definition der Begriffe Ursache, Bedingung, Kraft usw. beruhen. Ich will keineswegs leugnen, daß grundsätzliche Erörterungen über diese Grundbegriffe von hohem Werte sein können, und ich kann Lubarsch nicht beipflichten, wenn er sagt, daß die Fortschritte der Wissenschaft unabhängig seien von derartigen Begriffsbestimmungen: scharfe Herausarbeitung der Grundbegriffe kann maßgebend für eine richtige Fragestellung und zielsetzend für ganze Forschungsrichtungen sein, kann der Wissenschaft Umwege ersparen und indirekt zur Herbeischaffung von Tatsachenmaterial führen. Diese Begriffe sind aber nun genügend erörtert. Wenn Lubarsch von einer Weiterspinnung derartiger Diskussionen nicht mehr viel erwartet, so hat er recht. Will man uns gar eine rein begriffliche Konstruktion wie den uralten Konditionalismus als neue „Weltanschauung" aufreden, so ist man allerdings geneigt, nach Tatsachen zu rufen. Auch die Begriffe Disposition und Konstitution bedürfen keiner theoretischen Erörterung mehr. Sie sind als vollberechtigte Glieder in den Kreis der biologischen und pathologischen Grundbegriffe aufgenommen. Aber sie sind noch etwas bleiche, hohlwangige Schemen; es gilt, sie mit dem blühenden Leben neuer Tatsachen zu füllen.

Wir wollen uns also nicht darum kümmern, in welches logische Schema man die schlichte Wahrheit bringen will, daß die Anwesenheit des Tuberkelbacillus allein nicht genügt zur Entstehung und zum weiteren Verlauf des tuberkulösen Prozesses, daß der Organismus hierbei vielmehr ein gewichtiges Wort mitzureden hat; sondern wir wollen prüfen, worin diese Mitwirkung des Organismus bestehen kann.

Wenn wir uns so bemühen, den Dispositionsbegriff seines „mystischen" Charakters zu entkleiden, so geht sofort aus allen Erörterungen hervor, daß das klinische Tatsachenmaterial oft recht vieldeutig ist. Dennoch aber gibt es eine Reihe von klinischen Erfahrungen, die zu bestimmten Fragestellungen auffordern und den Gedanken experimenteller Prüfung besonders nahelegen. Allbekannt sind in dieser Beziehung die eigentümlichen Verhältnisse der Lokalisation des tuberkulösen Prozesses. Die Bevorzugung der Lunge, klinisch bekannt, ist durch die experimentelle Forschung bestätigt, aber gleichzeitig in ein neues Licht gerückt. Ich selbst[1]) habe in zahlreichen Versuchen bei intraarterieller Infektion mit reichlichen Mengen von Rinder-

---

[1]) Tuberkulose und Blutströmung, Habilitationsschrift 1908 (S. A. aus Virchows Archiv).

tuberkelbacillen bei Kaninchen gefunden, daß neben den Nieren die Lungen die am häufigsten und stärksten befallenen Organe waren. Liebermeister[1]) hat bei Wahl des gleichen Infektionsweges, aber Verwendung von kleinen Mengen menschlicher Tuberkelbacillen festgestellt, daß die Lungen am häufigsten und schwersten befallen werden, und er hat ferner die wichtige Tatsache gefunden, daß es gleichgültig ist, aus welchem Organ die zur Infektion verwandten Bacillen stammen, daß also eine besondere Organaffinität nicht besteht. Daraus geht mit einem Schlage hervor, daß das Problem der Lokalisation in diesem Falle zunächst ein Problem der Zirkulation ist; denn vom Blutstrom aus gelangt hier der Bacillus in dem betreffenden Organ zum Haften und zur Weiterentwicklung. Das legt aber wieder den Gedanken nahe, daß auch bei der menschlichen Tuberkulose die Bevorzugung der Lunge ein Problem der Zirkulation sein könnte. Ich will hier keineswegs auf die Frage der Infektionswege bei der menschlichen Lungentuberkulose eingehen. Über diese Frage geben uns ausgezeichnete Referate [Lubarsch[2]), Beitzke[3])] eine erschöpfende Übersicht; sie lehren uns aber, wie weit die Meinungen hervorragender Pathologen über diesen Gegenstand auseinandergehen und wie die gleichen Tatsachen zu den abweichendsten Schlüssen Anlaß gegeben haben. Soviel kann aber heute gesagt werden, daß die reine Inhalationstheorie trotz aller Bemühungen nur sehr schwache experimentelle Stützen gefunden hat. Diese Theorie ist für den naiven Betrachter gewiß zunächst die einleuchtendste. Aber das Plausibelste kommt nicht immer der Wahrheit am nächsten. Mit Recht lehnt es Baumgarten[4]) ab, aus der Häufigkeit der Lungentuberkulose auf die Entstehung auf dem Atmungswege zu schließen. „Denn wo immer der Bacillus in den Körper eingetreten sein möge und eine Tendenz zur Weiterverbreitung hat, setzt er sie gewöhnlich in der Lunge allein oder in ihr vorwiegend von allen Organen des Körpers fort." Den Beweis für die Entstehung der menschlichen Lungentuberkulose auf dem Atmungswege aus dem histologischen Bilde der tuberkulösen Veränderungen zu erbringen, ist unmöglich. Alle dahingehenden Versuche, von denen der von Birch-Hirschfeld[5]) der bekannteste und beachtenswerteste ist, sind als unzulänglich anzusehen. Insbesondere aber müssen alle Bestrebungen, den bronchialen Ursprung der Lungenspitzentuberkulose durch geringere respiratorische Leistungsfähigkeit

---

[1]) Zieglers Beiträge z. allg. Path. u. pathol. Anat. **50**, 398. 1911.

[2]) Lubarsch, Infektionswege und Krankheitsdisposition (Lubarsch-Ostertag **1**, 217. 1896).

[3]) Beitzke, Infektionswege der Tuberkulose (Lubarsch-Ostertag **14**, 284. 1910).

[4]) Dtsch. med. Wochenschr. 1909, Nr. 40.

[5]) Dtsch. Arch. f. klin. Med. **64**, 58. 1899.

bestimmter Lungenabschnitte (nach Birch-Hirschfeld wäre es das Gebiet des Bronchus apicalis posterior) zu erweisen, auf Grund einfacher physikalischer Überlegungen als sehr fragwürdig erscheinen. So sind auch die zahlreichen Versuche, im Tierexperiment auf dem Atmungswege Lungentuberkulose hervorzubringen, für die Verhältnisse beim Menschen wenig beweisend. Baumgarten hat recht, wenn er auf die „grelle Differenz" zwischen den Bedingungen aller dieser Versuche und den wirklichen Verhältnissen des menschlichen Verkehrslebens hinweist.

So messen denn viele hervorragende Pathologen der Entstehung der Lungentuberkulose auf dem Blutwege besondere Bedeutung bei, und ganz im Gegensatz zu Birch-Hirschfeld sieht Baumgarten selbst den häufigsten Ursprung des Lungentuberkels in einer interalveolären auf dem Blutwege zustande gekommenen Bacillenablagerung. Freilich vermögen wir Baumgarten nicht zu folgen, wenn ihm alle Tatsachen schließlich nur zur Stütze seiner Lieblingsidee dienen, der germinativen Übertragung der Tuberkulose. Sein Hinweis auf die Entstehung der Lungentuberkulose auf dem Blutwege bleibt aber von Wert.

Wie weit wir allerdings von einer vollständigen Lösung des Problems entfernt sind, ergibt sich sofort, wenn wir die Frage aufwerfen, auf welchem Wege die Bacillen ins Blut gelangen. Hierauf einzugehen, würde den Rahmen unseres Themas überschreiten; hier kann man fast sagen: soviel Köpfe, soviel Sinne [Näheres s. bei Beitzke[1]), auch bei Bacmeister[2])]. Alle überhaupt denkbaren Wege sind hier erörtert worden und finden ihre Vertreter (Baumgarten, Ribbert, Orth, Aufrecht, Beitzke, Weleminsky u. a.).

Ohne zu behaupten, daß alle diese Anschauungen gleichwertig seien, sieht man doch, daß die Entstehung der Tuberkulose auf dem Blutwege immer mehr in den Vordergrund tritt. Diese Tatsache erhält eine besondere Beleuchtung durch den Nachweis der Bacillen im Blut bei der Lungentuberkulose des Menschen. Man erinnert sich des Aufsehens, das vor einigen Jahren die gehäuften Mitteilungen über Anwesenheit von Tuberkelbacillen im Blut in fast allen Fällen von Lungentuberkulose aller Stadien machten. Man mag diesen Befunden so kritisch wie möglich gegenüberstehen, man mag mit Bacmeister [was ich nicht für ganz berechtigt halte[3])] dem rein färberischen Nachweise der Bacillen keine Bedeutung beimessen und nur das Tierexperi-

---

[1]) a. a. O.

[2]) Bacmeister, Die Entstehung der menschlichen Lungenphthise. Springer, Berlin 1914.

[3]) Ich halte es doch für wenig wahrscheinlich, daß Fibrin, Erythrocytenhüllen, Leukocytengranula (Kahn) in entscheidendem Maße zu Täuschungen Anlaß gegeben haben (s. Bacmeister, a. a. O. S. 26).

ment gelten lassen: man sieht sich in jedem Falle der durch das Tierexperiment (Liebermeister u. a.) erwiesenen und von pathologisch-anatomischer Seite (Lubarsch) bestätigten (auch von Bacmeister anerkannten) Tatsache gegenübergestellt, daß bei der Lungentuberkulose in einem bis dahin nicht bekannten, jedenfalls aber nicht genügend gewürdigten Maße Tuberkelbacillen im Blute kreisen, und zwar nicht nur bei fortgeschrittener Lungenerkrankung, sondern auch bei kleinen, klinisch nicht nachweisbaren, ja ausgeheilten und verkalkten Herden [1]).

Andererseits kann kein Zweifel sein, daß die kreisenden Tuberkelbacillen sehr rasch aus dem strömenden Blute wieder verschwinden. Ich habe darüber eine Reihe systematischer Untersuchungen angestellt.

Es wurde bei Kaninchen durch die rechte Carotis eine „milchglastrübe" sehr reichliche Mengen von Rindertuberkelbacillen enthaltende Aufschwemmung in das linke Herz gebracht, später 10 ccm Blut aus der Femoralarterie oder der linken Carotis entnommen, mit der doppelten Menge 3% Essigsäure versetzt, zentrifugiert und das Sediment auf Bacillen gefärbt, z. T. nach Anreicherung mit Antiformin. Wenn auch bei dieser Methode gewisse Bedenken gegenüber spärlichen positiven Befunden eingeräumt werden sollen, ist sie doch für den vorliegenden Zweck völlig ausreichend, und ich glaube nicht, daß nennenswerte Mengen von Bacillen im Blut einem gewissenhaften Beobachter auf diese Weise entgehen.

Tier 7. $^1/_2$ Minute nach der Injektion 10 ccm Blut aus der rechten Femoralis: größere Mengen Bacillen nachweisbar.

17 Minuten später: 10 ccm Blut aus der linken Femoralis: keine Bacillen.

24 Stunden später: 10 ccm Blut aus der linken Carotis: keine Bacillen.

Tier 10. 25 Sekunden nach der Injektion 10 ccm Blut aus der rechten Femoralis: Bacillen in größerer Zahl.

12 Minuten später plötzlicher Tod. Sofort 10 ccm Blut durch die linke Carotis aus dem Herzen: nach längerem Durchsuchen mehrerer Präparate ein Häufchen Bacillen gefunden.

Tier 11. 15 Sekunden nach der Injektion 10 ccm Blut aus der rechten Femoralis: Bacillen in größerer Zahl.

20 Minuten später 10 ccm Blut aus der linken Carotis: keine Bacillen.

Tier 12. 15 Sekunden nach der Injektion 10 ccm Blut aus der rechten Femoralis: Bacillen in größerer Zahl.

20 Minuten später 10 ccm Blut aus der linken Femoralis: keine Bacillen.

24 Stunden später 10 ccm Blut aus der linken Carotis: reichlich Bacillen.

Tier 3. $1^1/_2$ Stunde nach der Injektion 10 ccm Blut aus der rechten Femoralis: ganz vereinzelte Bacillen.

9 Tage nachher 10 ccm Blut aus der linken Carotis: keine Bacillen.

---

[1]) Lubarsch, Virchows Archiv 213, 224ff. 1913. Lubarsch bemerkt ausdrücklich, daß mit den klinischen, durch anatomische Befunde unterstützten Beobachtungen am besten die Annahme vereinbar sei, daß die Verschleppung der Tuberkelbacillen auf dem Blutwege nicht in Schüben stattfindet, sondern daß sie zum mindesten in vereinzelten Exemplaren fortwährend im Blute kreisen.

Tier 5. $^1/_2$ Stunde nach der Injektion 10 ccm Blut aus der linken Carotis: keine Bacillen.

Tier 6. 6 Minuten nach der Injektion 10 ccm Blut aus der rechten Femoralis: keine Bacillen.

1 Stunde später: 10 ccm Blut aus der linken Femoralis: keine Bacillen.

24 Stunden später: 10 ccm Blut aus der linken Carotis: keine Bacillen.

Tier 13. 24 Stunden nach der Injektion 10 ccm Blut aus der rechten Femoralis: in jedem Präparat eine größere Zahl von Bacillenhäufchen.

3 Tage später 10 ccm Blut aus der linken Femoralis: keine Bacillen.

6 Tage nach der Injektion 10 ccm Blut aus der linken Carotis: nur im Antiforminpräparat einige unsichere Bacillen.

Tier 14. 24 Stunden nach der Injektion 10 ccm Blut aus der linken Femoralis: in jedem Präparat mehrere Bacillenhäufchen.

3 Tage nach der Injektion 10 ccm Blut aus der rechten Femoralis: keine Bacillen.

Aus diesen Versuchen geht hervor, daß die in die Blutbahn gebrachten Tuberkelbacillen in ihrer überwiegenden Menge rasch, z. T. schon nach Minuten, aus dem Blute verschwinden[1]). Es liegt der Gedanke nahe, daß auch beim Menschen die in die Blutbahn eingetretenen Tuberkelbacillen rasch wieder aus ihr verschwinden; wahrscheinlich ist es darauf zurückzuführen, daß auch bei der menschlichen Tuberkulose Bacillen im Blute zwar sehr konstant, aber doch offenbar meist nur in spärlicher Anzahl kreisen.

Was geschieht nun mit den dem Blutstrom fortwährend sich beimischenden Tuberkelbacillen? Nur zweierlei ist möglich: entweder sie werden durch die Abwehrkräfte des Organismus vernichtet, aufgelöst, oder sie bleiben an irgendeiner Stelle der Blutbahn haften: dies können nur die Capillaren sein, nicht zum wenigsten die Capillaren der Lunge: hier entsteht die „interalveoläre" Bacillenablagerung, nach Baumgarten der häufigste Ursprung des tuberkulösen Prozesses in der menschlichen Lunge.

Wenn man so, ohne einseitig die hämatogene Infektion allein anzuerkennen, doch diesem Wege der Tuberkuloseentstehung eine besondere Bedeutung beizumessen berechtigt ist, so drängt sich der Gedanke unmittelbar auf, die Beziehungen des tuberkulösen Prozesses zur Blutströmung experimentell zu prüfen. Dies ist bei den meisten experimentellen Untersuchungen über die pathologische Anatomie der Tuberkulose mehr oder minder bewußt geschehen. Es fällt aber auf, daß gerade die intracapillären Vorgänge vielfach nicht die verdiente Würdigung gefunden haben, obgleich gerade sie es sind, die uns die Entstehung des Tuberkels und seine Beziehungen zur Blutströmung am klarsten vor Augen führen. Am eingehendsten sind diese Verhältnisse von mir[2]) behandelt worden. In größeren Versuchsreihen wurde

---

[1]) Auch andere eigene Erfahrungen lehren, daß die in die Blutbahn gebrachten Tuberkelbacillen rasch seßhaft werden. A. a. O. S. 39 u. S. 51 des S. A.

[2]) In der obenerwähnten unter Rickers Leitung entstandenen Habilitationsschrift: Tuberkulose und Blutströmung.

der tuberkulöse Prozeß in der Niere des Kaninchens nach intraarterieller
Infektion mit Rindertuberkelbacillen unter veränderten Zirkulationsbedingungen untersucht. Die Zirkulationsänderung wurde herbeigeführt
durch Unterbindung des linken Ureters; hierdurch wird, wie Fabian[1])
gezeigt hat, eine dauernde venöse Hyperämie der Niere bewirkt, während sich die andere Niere nach einseitiger Ureterunterbindung im Zustande der arteriellen Hyperämie befindet. Als Folge dieses Unterschiedes ergaben sich bestimmte charakteristische Eigentümlichkeiten
der tuberkulösen Veränderungen. Zunächst war die Niere, deren Ureter
unterbunden worden war, in weit ausgedehnterem Maße von dem tuberkulösen Prozeß betroffen als die andere, und zwar waren vorwiegend
die „postglomerulären" Tuberkel, bei denen die Bacillen das Capillargebiet des Glomerulus passiert und in einem zweiten, hinter jenem
gelegenen Capillargebiet, dem der Harnkanälchen, in Wirksamkeit
traten, vermehrt. Die Möglichkeit, daß die Bevorzugung der linken
Niere auf der behinderten Harnausscheidung beruhe, gelang es mit
Sicherheit auszuschließen. Es kann vielmehr kein Zweifel daran sein,
daß die Verlangsamung der Capillarblutströmung es ist, die durch
die Unterbindung des Ureters in ihrer Einwirkung auf die Vena renalis
erzielt wird und in dem hinter die Glomeruli geschalteten zweiten
Capillargebiet in besonderem Maße zum Ausdruck kommt. Diese
Verlangsamung des Capillarstromes begünstigt den Vorgang, der als
der ursprüngliche bei der Entstehung des Tuberkels festgestellt werden
konnte: die capilläre Thrombose, die aus der Konglutination von
Bacillen und Blutzellen hervorgeht[2]) und weiterhin Zellansammlung in
den Capillaren zur Folge hat. An dem weiteren Wachstum des Tuberkels
aber hat Zellneubildung einen bestimmten scharf begrenzten und durch
die verschiedenen Blutströmungsverhältnisse in den beiden Nieren bedingten Anteil. Er vergrößert sich nur da, wo es die Raumverhält-
nisse gestatten, im allseitig kommunizierenden postglomerulären Capillargebiet, und zwar zunächst nur so, daß sich ihm die am Orte der Entstehung vorhandenen Gewebszellen, deren örtliche Beziehungen gestört
werden, beimischen. Erst später setzt eine Vermehrung der Epithelzellen der Nierenkanälchen ein (charakterisiert durch die an ihnen
sichtbaren Mitosen), aber nur in der sich im Zustande arterieller
Hyperämie befindenden rechten Niere. Diese nunmehr zu
Tuberkelzellen werdenden Epithelzellen verdanken ihre vermehrte
Neubildung einer Steigerung des im Gange befindlichen Wachstums-
prozesses dieser Niere. Man kann sich das so vorstellen, daß die Existenz

---

[1]) Fabian, Bibliotheca medica Abt. C, H. 18. 1904.

[2]) Vielleicht unter der Einwirkung eines Fermentes, das aus den ihrer regel-
rechten Beziehungen zur Blutflüssigkeit beraubten und infolgedessen rasch zerfallenden mehrkernigen Blutzellen ensteht.

des Tuberkels als eines die Capillarbahn verkleinernden thrombischen Zellhäufchens erhöhend auf den Blutdruck wirkt und die Zufuhr von Bildungsmaterial steigert. In der linken hydronephrotischen Niere dagegen besteht als Folge der venösen Hyperämie Bindegewebshyperplasie und Parenchymabnahme: Mitosen fehlen hier, und die Vergrößerung des Tuberkels erfolgt hier nicht durch Verstärkung des Wachstums des Epithels, sondern durch eine Steigerung des Bindegewebswachstums. Daß auch chemische Einflüsse (Tuberkulin!) bei der zu verstärkter Hyperplasie an der Peripherie des Tuberkels führenden Hyperämie Anteil haben können, soll hier noch besonders betont werden.

Aus dieser kurzen Skizzierung unserer Befunde tritt der wesentliche Anteil, den das Verhalten der Blutströmung sowohl an der Entstehung wie am weiteren Wachstum des Tuberkels besitzt, scharf hervor. Es kann kein Zweifel sein, daß unter bestimmten experimentell herbeizuführenden Bedingungen sowohl die erste Ansiedlung der Bacillen als auch die Weiterausbreitung des tuberkulösen Prozesses vom Charakter der Blutströmung in maßgebender Weise beeinflußt wird.

Wenn wir die Verhältnisse der Blutströmung als „disponierendes" Moment so in den Vordergrund stellen, so drängt sich die Frage auf, ob nicht eine Vertiefung unserer Kenntnisse über diese Vorgänge zu erhoffen ist von einer Prüfung der Beziehungen der Blutströmung zum Nervensystem. Wie wichtig diese Beziehungen sind und wie sehr sie oft noch unterschätzt werden, das tritt in neuerer Zeit immer mehr hervor. Daß diese Beziehungen auch für den Verlauf von Infektionen wichtig sein können, hat man schon früher vermutet, als noch kein einwandfreies Tatsachenmaterial zur Verfügung stand. Charrin und Ruffer[1]) schreiben anläßlich ihrer Untersuchungen über Pyocyaneusinfektion, wobei sie den N. ischiadicus bzw. N. vagus durchschnitten: „Par son pouvoir trophique, par ses propriétés vasomotrices, ce système nerveux commande aux humeurs, aux plasmes; il leur imprime une série de modifications." Und Lubarsch bemerkt zu diesem Ausspruch: „Wenn auch ein derartiger allgemeiner Einfluß des Nervensystems nicht nachgewiesen ist, so ist es doch wahrscheinlich, daß durch die Gefäßnerven ein nicht unbedeutender Einfluß auf den Verlauf lokaler Infektionen ausgeübt werden kann, weil durch Änderung in der Blutströmung der Gewebe auch das Nährmaterial für die Mikroben verändert werden kann." Insbesondere liegt es nahe, da wir den intracapillären Vorgängen eine so wichtige Rolle beimessen, der Beziehungen der Capillaren zum Nervensystem zu gedenken. Solche Beziehungen sind bekannt, wenn auch kaum immer in genügendem Maße gewürdigt. Steinach und Kahn[2]) haben das

---

[1]) S. Lubarsch, a. a. O.
[2]) Arch. f. d. ges. Physiol. 97, 105. 1903.

Verdienst (nachdem das Phänomen der Verengerung der Capillaren
auf Reizung schon vorher festgestellt, aber unrichtig gedeutet worden
war), den Nachweis einer echten Contractilität der Capillarwand sowohl bei direkter Reizung als bei Reizung vom Nerven aus erbracht
zu haben. Sie ziehen daraus den Schluß, daß die durch nervöse Einflüsse bestimmbaren Kontraktionszustände der Capillaren in hohem
Grade geeignet sind, bei Regulierung der Blutzufuhr nach den verschiedenen Organen oder Organteilen wesentlich mitzuwirken.

Wird hierdurch die Wirksamkeit lokaler Einflüsse für die Capillarströmung bestimmter Gebiete beleuchtet, so mehren sich die Stimmen,
die eine gewisse Selbständigkeit der peripherischen Zirkulation gegenüber dem zentralen Motor, dem Herzen, betonen. Hierbei würden also
die Gefäße nicht nur die allgemein bekannte mehr passive Rolle spielen,
daß sie sich unter dem Einfluß ihrer Nerven in gewissen Bezirken
erweitern und verengern, sondern die Gefäßwand würde an der Vor-
wärtsbewegung des Blutes aktiv beteiligt sein. Daß eine Reihe von
physiologischen und klinischen Erfahrungen in diesem Sinne sprechen,
daran kann kein Zweifel sein. Wenn Hasebroek[1]) das gesamte in
dieser Beziehung vorliegende Material im Sinne von Pflügers „teleo-
logischer Mechanik" deutet, so hat er nicht allgemeinen Beifall gefunden, und insbesondere von physiologischer[2]) Seite wird seine Anschauung von der aktiven Beteiligung der Arterien an der Blutströmung
nicht für erwiesen betrachtet. Es kann nicht meine Aufgabe sein,
auf diese Streitfrage hier ausführlich einzugehen. Doch liegen sicher
beachtenswerte von Hasebroek und auch von anderen Beobachtern
festgestellte Tatsachen vor, die im Sinne einer aktiven Beteiligung
sowohl der Arterien als auch der Venen und der Capillaren sprechen.
Ich erinnere nur an die Versuche Hasebroeks über den Einfluß der
Muskelarbeit auf das Verhalten der Pulskurve. Ich selbst habe in
meinen Untersuchungen über das Venenphänomen klinische Beobachtungen gemacht, die für eine selbständige Tätigkeit der Venen-
wand sprechen[3]). Es ist unmöglich, hier auf die interessante Geschichte
des Themas von der selbständigen Tätigkeit der peripherischen Gefäße
einzugehen (schon Sénac[4]) nannte die Arterien im Jahre 1774 „des
vrais coeurs sous une autre forme"); was an experimentellen Tatsachen hierüber bekannt ist, finden wir bei Grützner[5]), der vom
physiologischen Standpunkt aus die Gefäße, insonderheit die Arterien,

---

[1]) Hasebroek, Über den extrakardialen Kreislauf des Blutes usw. Fischer,
Jena 1914.

[2]) S. Hürthle, Arch. f. d. ges. Physiol. **147**.

[3]) Verhandl. d. Kongr. f. inn. Med. **26**. 1909 u. Zeitschr. f. experim. Pathol.
u. Ther. **5**. 908.

[4]) Zit. nach Hasebroek, a. a. O.

[5]) Dtsch. Arch. f. klin. Med. **89**, 132. 1907.

aber auch die Capillaren und die Venen als accessorische Herzen anspricht.

Doch ist bei allen diesen Untersuchungen für die uns hier in erster Linie interessierenden Capillaren nur wenig Tatsächliches zutage getreten. Erst die Arbeiten der Rickerschen Schule haben uns in dieser Beziehung neue Tatsachen gebracht und neue Ausblicke eröffnet, die grade auch für unser Thema, die Beziehungen zur Tuberkulose, von besonderer Bedeutung sind. So hat Natus[1]) bei seinen mikroskopischen Untersuchungen des Pankreas beim lebenden Kaninchen, wobei der Einfluß der Reizung durch Kochsalzlösungen von verschiedener Temperatur und Konzentration sowie von verschiedenen anderen chemischen Körpern auf die Blutströmung studiert wurde, wichtige Feststellungen gemacht. Die angewandten Reize wirkten je nach Stärke und Zeitdauer ihrer Einwirkung nicht nur reizend, sondern auch die Reizbarkeit herabsetzend, und die Strömung verlangsamt sich und erlischt schließlich, sobald die vom Nervensystem abhängige Arbeitsleistung der Gefäß- und Capillarwand verloren geht. Besonders wichtig aber ist die Feststellung, daß Verlangsamung und Stillstand bei sehr verschieden weiter Strombahn eintritt, daß es nicht die Weite der Strombahn ist, von der die Geschwindigkeit der Strömung abhängt, sondern die gehemmte oder geförderte Arbeit der Gefäßwand. Ist diese Arbeit auf den Nullpunkt gesunken, „so haben wir die Stase — jenen merkwürdigen Zustand, bei dem nichts Sichtbares den Lauf des Blutes hemmt, und dieses doch unbeweglich verharrt"[2]). Besonders aber erhalten wir auch einen Einblick in die Kompliziertheit dieser Verhältnisse, wenn uns Natus darauf aufmerksam macht, wie häufig ein verschiedenes Verhalten der drei Abschnitte der Strombahn, Arterien, Venen, Capillaren in bezug auf Stärke und Art der Reaktion unter dem Einflusse desselben Reizes ist. Daß es nur die Gefäßnerven, die constrictorischen und die dilatatorischen sein können, an denen der die Gefäßarbeit beeinflussende Reiz angreift, das legt der Autor überzeugend dar. Daß ein derartiger Einfluß auch auf reflektorischem Wege zustande kommen kann, lehren seine Versuche mit Unterbindung des Pankreasganges des Kaninchens, bei denen die charakteristischen Veränderungen der Blutströmung sich nur aus einer reflektorischen Beeinflussung der Gefäßnerven von den Nerven des Pankreasganges aus erklären ließen. In dieser Beziehung sind auch wichtig die (vom Autor freilich anders gedeuteten) Versuche Lapinskys, die auch von Natus in diesem Sinne herangezogen werden und von Hasebroek als besonders beweisend angesehen werden. Nach Durch-

---

[1]) Virchows Archiv **199**. 1909 u. **202**. 1910. S. auch Ricker, Relationspathologie und die daselbst angeführten Arbeiten seiner Schüler.

[2]) Siehe Natus, a. a. O. **199**, 79.

schneidung des N. ischiadicus beim Frosch fand Lapinsky[1]) die Strombahn in der mikroskopisch beobachteten Schwimmhaut erweitert, aber trotz des (mit besonderem Apparat gemessenen) erhöhten Blutdrucks verlangsamte sich die Strömung und stand schließlich still. Durch reflektorische Beeinflussung von der Peripherie des Körpers trat wieder eine „Belebung" der Strömung ein. Diese führt Natus auf die noch erhaltene, wenn auch herabgesetzte Erregbarkeit der Constrictoren zurück. Daß diese reflektorische „Belebung" zustande kommen konnte, nachdem vorher trotz erhöhten Blutdrucks die Strömung zum Stillstand gekommen war, darin sieht Hasebroek den besten Beweis für die Selbständigkeit der Peripherie ohne Rücksicht auf Weite der Gefäße und unabhängig von einer unmittelbar stromaufwärts befindlichen vis a tergo.

An diesen Feststellungen möchte ich als besonders wichtig die Tatsache hervorheben, daß Blutströmungsgeschwindigkeit und Weite der Capillarbahn in keiner notwendigen Abhängigkeit stehen. Es entspricht also nicht einer bestimmten Weite der Capillaren eine bestimmte Geschwindigkeit des Blutstroms, etwa im Sinne des Poiseuilleschen Gesetzes[2]), sondern diese ist abhängig von der unter Nerveneinfluß stehenden Arbeit der Gefäßwände, wobei das Wechselspiel der verengernden und erweiternden Nerven, deren Erregbarkeit und damit deren Wirkung den verschiedensten Einflüssen unterliegt, zwar sowohl Stromgeschwindigkeit als Weite der Gefäßbahn bestimmt, aber nicht in gleichem Sinne: die gleiche Gefäßweite kann bei sehr verschiedenem Reizungszustande der Constrictoren und Dilatatoren und bei sehr verschiedenen Graden der Erregbarkeit bis zur völligen Lähmung bestehen, während gerade von diesen Verschiedenheiten die Gefäßarbeit und damit die Geschwindigkeit der Blutströmung in ausschlaggebender Weise beeinflußt wird.

Haben wir der verlangsamten Blutströmung in den Capillaren eine besondere mechanische Bedeutung für das Haftenbleiben der Bacillen und damit für die Entstehung des „Primordialtuberkels" zuzuschreiben, so gehen auf der anderen Seite von den Tuberkelbacillen chemische Einflüsse aus, die nun ihrerseits wieder in gesetzmäßiger Weise auf die Strömung in den Capillaren einwirken. Auch hier verdanken wir wieder Ricker und seiner Schule grundlegende Feststellungen. Ricker und Goerdeler haben in ihren Versuchen am Bauchfell lebender Kaninchen charakteristische Beziehungen sowohl der lebenden Tuberkelbacillen als auch ihrer Stoffwechselprodukte zur Blutströmung gefunden. Wurden

---

[1]) Arch. f. Anat. u. Physiol. Physiol. Abt., Supplement 1899, S. 477.

[2]) Nach Hasebroek (a. a. O. S. 22) sagt Hürthles Schüler Schäfer: „Das Poiseuillesche Gesetz gilt nicht für den Tierkörper." Leider ist nicht zu ersehen, wo das steht; das Zitat bei Hasebroek ist unrichtig.

Tuberkelbacillen auf die denkbar schonendste Weise (Injektion ins Peritoneum) in den Peritonealraum gebracht, so bewirkten sie da, wo sie hafteten, sowie da, wo sie nicht nachweisbar waren, eine Alteration der Strombahnweite (Erweiterung) und der Strömungsgeschwindigkeit (Verlangsamung). Diese Erweiterung ist auf einen Reizungszustand der Dilatatoren zurückzuführen und unterscheidet sich von einer physiologischen Erweiterung dadurch, daß gleichzeitig eine Verlangsamung des Blutstroms und ein Verlust der Erregbarkeit der Constrictoren eingetreten ist: die so beeinflußten Gefäße werden durch physikalische und chemische Reize, die physiologischerweise Verengerung herbeiführen, erweitert. Da es nicht der Grad der Weite ist, aus dem die Verlangsamung verständlich würde (physiologischerweise verhält es sich gerade umgekehrt), so kann nur der Verlust der Erregbarkeit der Constrictoren die Verlangsamung herbeigeführt haben, und dieser Zusammenhang kann nur so aufgefaßt werden, daß die Gefäßnerven nicht nur die Weite eines Stromgebietes bestimmen, sondern auch die Arbeitsleistung seiner Wand beeinflussen[1]).

Wichtig erscheint es auch, in diesem Zusammenhang auf die Mächtigkeit der Capillarneubildung im infizierten Gebiete bei diesem Typus der Hyperämie (Dilatation mit Verlust der Constrictorenerregbarkeit) hinzuweisen: sie wird durch die dauernde und innige Beziehung der Endothelzellen zur Blutflüssigkeit in der verlangsamt durchströmten Blutbahn erklärt, und diese Art der Hyperämie ist die Grundlage der mit dem tuberkulösen Prozeß in so wichtigem Zusammenhange stehenden Bindegewebsbildung.

Wir wissen, welche große Rolle die Stoffwechselprodukte der Tuberkelbacillen in klinischer Beziehung spielen. Da erscheint die experimentelle Feststellung der genannten Autoren bedeutungsvoll, daß Tuberkulin und Tuberkulol[2]), die am gesunden Kaninchenmesenterium lokal angewandt die Gefäße zur Verengerung bringen, im tuberkulösen Gewebe und im tuberkulösen Organismus überhaupt die Gefäßnerven in bestimmter Weise, und zwar stärker als im normalen beeinflussen. Am (tuberkulosefreien) Mesenterium eines (durch Impfung am Unterschenkel) mit Tuberkelbacillen infizierten Tieres bringt Berieselung des Mesenteriums mit diesen Präparaten umgekehrt wie beim normalen Tiere Erweiterung der Strombahn und Verlangsamung des Blutstroms hervor, und die Suprareninwirkung bleibt bei solchen Tieren am Mesen-

---

[1]) a. a. O. S. 29—30.

[2]) „Tuberkulol B (Präparat von Landmann) stellt die wässerigen Extrakte dar, welche durch fraktionierte Extraktion der Bakterienleiber bei schrittweise steigender Temperatur gewonnen werden und welche also die bei niederer Temperatur gewinnbaren Extrakte in völlig unveränderter Form enthalten, daneben aber auch die nur bei höherer Temperatur darstellbaren Endotoxine" (Ricker und Goerdeler, a. a. O. S. 38).

terium aus. Hier haben wir einen außerordentlich schönen experimentellen Beweis für die Allgemeinwirkung der Stoffwechselprodukte der Tuberkelbacillen auf die Zirkulationsverhältnisse des Organismus. Und besonders ins Auge fallend ist die Wirkung des (subcutan injizierten) Tuberkulins auf die tuberkulösen Stellen des Mesenteriums: hier zeigt sich zu einem Zeitpunkt, wo sonst an Weite und Geschwindigkeit nichts Auffälliges zu bemerken war, die Strombahn aufs stärkste erweitert, die Blutströmung aufs stärkste verlangsamt.

Alle diese Erscheinungen sind wieder nur zu- deuten durch die Annahme, daß die Stoffwechselprodukte der Tuberkelbacillen in bestimmter Weise auf die Gefäßnerven einwirken. Hier die zwingende Deutung der erwähnten Tatsachen durch Ricker und Goerdeler[1]): Tuberkulol und Tuberkulin sind am gesunden Kaninchenmesenterium lokal angewandt ein Constrictorenreiz. Subcutan angewandt setzen sie am Mesenterium gesunder Tiere die Erregbarkeit der Constrictoren herab (Ausbleiben der normalen Suprareninwirkung) und führen sowohl im tuberkulösen Mesenterium als auch im tuberkulosefreien Mesenterium von Tieren, die irgendwie mit Tuberkulose infiziert sind, außerdem zu einer Herabsetzung der Erregbarkeit der Dilatatoren, so daß sich die Strömung in der erweiterten Blutbahn verlangsamt. Da die mit Verlangsamung verbundene Erweiterung eine stärkere Reizung darstellt als die Constriction, beeinflußt also Tuberkulol und Tuberkulin die Gefäßnerven im tuberkulösen Gewebe stärker als im normalen.

Wenn die genannten Autoren diese Ergebnisse zu einer Erläuterung der Tuberkulinwirkung verwenden, so zeigt sich, daß die von Robert Koch bei tuberkulösen Tieren, die durch Tuberkulin getötet waren, anatomisch festgestellte Tuberkulinreaktion der Ausdruck der erhöhten Empfänglichkeit der Gefäßnerven im tuberkulösen Gewebe ist, übereinstimmend mit den oben geschilderten Befunden. Und genau so verhält es sich bei der Einwirkung des Tuberkulins auf den Lupus. Die von Koch festgestellte enorme Erweiterung der Capillaren mit Verlangsamung der Blutströmung bis zur Stase, wie sie sich in der unmittelbaren Umgebung des Tuberkels beim tuberkulingetöteten Tiere findet, der blasse und schließlich der lebhaft rote Hof um diese Zone stellen eine Abstufung der Reizwirkung des Tuberkulins dar, die genau den von Ricker und seinen Schülern festgestellten Gesetzen über die Reizung der Gefäßnerven entspricht: in der unmittelbaren Umgebung des Tuberkels stärkste Form der Reizung, d. h. Dilatatorenreizung mit Verlust der Erregbarkeit der Constrictoren, mit Verlangsamung und Stase, in der weiteren Umgebung die nächst geringe Form der Reizung, d. h. Constrictorenerregung (blasse Zone),

---

[1]) a. a. O. S. 47.

und schließlich in noch weiterer Umgebung (lebhaft roter Hof) die schwächste Form der Reizung, d. h. Dilatatorenreizung bei Erhaltensein der Erregbarkeit der Constrictoren ohne deren Erregung durch den zu schwachen nur die Dilatatoren ansprechenden Reiz, während deren das Blut in der erweiterten Strombahn beschleunigt, also lebhaft gerötet fließt (Ricker und Goerdeler, S. 49 d. S. A.).

Aus dem Gesagten dürfte die Wichtigkeit der Beziehungen des Tuberkelbacillus und seiner Stoffwechselprodukte zur Capillarströmung genügend hervorgehen. Es wird aber gleichzeitig die Kompliziertheit dieser Verhältnisse in helles Licht gerückt: der Bacillus, für dessen Ansiedelung im Organismus wir der Art der Blutströmung ein so bedeutendes Gewicht beimessen müssen, hat nun seinerseits wieder einen ganz bestimmten und charakteristischen, aber doch sehr vielfältigen und im einzelnen Falle außerhalb strenger experimenteller Fragestellung unübersehbaren Einfluß auf den Charakter der Blutströmung. Wir haben endlich klar erkannt, daß die Geschwindigkeit des Blutstroms keine einfache Funktion der Weite der Strombahn ist, daß sie vielmehr ein Ausdruck aktiver unter Nerveneinfluß vor sich gehender Arbeit der Gefäßwand ist, daß der gleiche Weitegrad je nach dem Erregungszustande der wirkenden Triebkräfte ganz verschieden bewertet werden muß. Daraus geht auch hervor, daß der Begriff „Hyperämie", der ja schon so vielfach zum tuberkulösen Prozeß in Beziehung gebracht worden ist, keineswegs eindeutig ist: nach dem Gesagten ist es ohne weiteres verständlich, daß sowohl Blutfülle als auch Blutströmungsgeschwindigkeit wesentliche Faktoren bei der Entstehung des tuberkulösen Prozesses sein können, daß aber beide unabhängig in Wirksamkeit treten, einander in ihrer Wirkung aufheben oder verstärken können.

Die bisherige Darstellung könnte einseitig erscheinen, wenn sie den Anspruch machte, die Probleme der Disposition und ihres Gegenstückes, der Immunität, erschöpfend zu umfassen, sei es auch nur, soweit es sich um die Beziehungen der tuberkulösen Vorgänge zu Blutströmung handelt. Davon kann selbstverständlich keine Rede sein. Gewiß werden die mechanischen Verhältnisse: Geschwindigkeit des Blutstroms und Weite der Blutbahn für die Frage des Haftenbleibens der Bacillen eine wichtige Rolle spielen, doch sind selbstverständlich bei der Entwicklung oder Vernichtung der eingedrungenen Keime auch chemische Einflüsse am Werk, auch abgesehen von solchen, die indirekt durch Beeinflussung der Blutbahn wirken. Hierfür gibt uns die gesamte moderne Immunitätswissenschaft Beweise. Es ist keineswegs meine Absicht, auf diese allgemein bekannten Verhältnisse einzugehen. Ich möchte nur betonen, daß auch hier die Beziehung der Tuberkulose zu den Gefäßnerven immer mehr in den Vordergrund tritt. Ich erinnere an die höchst merkwürdige von Moro[1]) festgestellte Tatsache, daß eine lokale Reaktion auf Tuberkulin zuweilen auf der andern Körperseite an einer zum Applikationsorte symmetrischen Hautstelle auftreten kann. So faßt denn auch Moro die Tuberkulinreaktion als ein Vasomotorenphänomen auf, entstanden durch starke Erregung vasodilatatorischer Bahnen auf dem Wege durch das Rückenmark; und er nimmt bei tuberkuloseinfizierten Individuen eine spezifische (der Tuberkulose eigentümliche) Reizbarkeit des Nervensystems gegenüber dem Tuberkulin, sozusagen eine spezifische nervöse „Allergie" (veränderte Reaktionsfähigkeit) an. Und noch eindrucksvoller werden uns diese Verhältnisse vor Augen geführt, wenn wir uns des gesamten Komplexes der Beziehungen der Tuberkulose zu den exsudativen Erscheinungen erinnern, wie sie besonders von Wolff-Eisner[2]) ins rechte Licht gesetzt worden sind. Dieser führt bekanntlich die exsudativen Prozesse bei der Tuberkulose darauf zurück, daß dauernd körperfremdes Tuberkelbacilleneiweiß zur Resorption gelangt und dadurch Überempfindlichkeit bedingt wird. Wie umfangreich und mannigfaltig diese vasomotorischen Phänomene sind, sieht man, wenn man sich vergegenwärtigt, daß ein großer Teil der Eigentümlichkeiten des Verlaufs und der Komplikationen der Tuberkulose in die Reihe der vasomotorischen Erscheinungen gehört. Ja selbst die psychische Labilität vieler Tuberkulösen hat man in dieser Beziehung herangezogen und könnte mit Wolff-Eisner nur halb scherzhaft von einer exsudativen Diathese des Gehirns sprechen. Am anderen Ende dieser Reihe stehen die interessanten Feststellungen Liebermeisters über entzündliche, nicht spezifische Veränderungen in den Organen Tuberkulöser, die dieser Autor auf die Wirkung von Toxinen zurückführt, und zwar wahrscheinlich von solchen, die von den Bacillen selbst an den Ort der Einwirkung getragen werden[3]). Bei dem Poncetschen Rheumatismus tuberculosus, der auch in diesem Zusammenhang zu nennen wäre, scheint die Frage, wieweit nicht doch eine echte bacilläre Tuberkulose vorliegt bzw. wieweit überhaupt ein ätiologischer Zusammenhang mit der Tuberkulose besteht, noch nicht völlig geklärt zu sein.

Im übrigen zeigen gerade diese vasomotorischen und entzündlichen Veränderungen bei der Tuberkulose und die hierbei zutage tretenden Beziehungen zum Gefäßnervensystem, wie vielgestaltig und schwer zu deuten der Begriff der Immunität bei dieser Krankheit ist. Denn gerade diese Erscheinungen werden von manchen Autoren als Zeichen einer gewissen Immunität aufgefaßt, nämlich einer besonderen Art

---

[1]) Münch. med. Wochenschr. 1908, S. 2022.
[2]) Münch. med. Wochenschr. 1920, Nr. 4.
[3]) Virchows Archiv **197**, 332. 1909.

von Immunität (nach Spengler der lytischen im Gegensatz zur anti-
toxischen), bei der die Intoxikationssymptome der genannten Art
durch die aus den zerfallenden Bacillen frei werdenden Endotoxine
hervorgerufen werden, während der tuberkulöse Prozeß nur langsam
oder gar nicht fortschreite. Ohne in dieser Frage eine sichere Entscheidung zu treffen, muß man doch als feststehend zugeben, daß
ein Unterschied zwischen Bacillenimmunität und Toxinimmunität besteht. Bedenkt man, daß sich beide in den verschiedensten Graden
kombinieren können, daß ihre Produkte an verschiedenen Stellen
angreifen können, teils an den Bacillenleibern selbst, teils an der Blutflüssigkeit (s. o. das über die intracapillären Vorgänge beim Primordial-
tuberkel Gesagte), teils an den Gefäßnerven, und daß diese verschiedenen
Vorgänge nun wieder ihrerseits ineinandergreifen, so begreift man die
außerordentliche Kompliziertheit der Aufgabe, Licht in diese Verhältnisse zu bringen, und man sieht, daß „Immunität" und „Disposition" doch noch recht unbestimmte Begriffe sind, daß wir uns ihrer
nur als eines Rahmens bedienen können, der noch weit davon entfernt ist, mit Tatsachen ausgefüllt zu sein.

Auf diese klinischen Verhältnisse kurz hinzuweisen, erschien an-
gebracht, da sie die kurz vorher erwähnten experimentellen Ergebnisse
zu ergänzen, besonders geeignet sind. Es bleibt aber noch übrig, eine
Reihe von weiteren experimentell festgestellten Tatsachen zu erörtern,
da sie durch die oben dargelegte Auffassung in ein besonderes Licht
gerückt werden. Ich selbst habe vor längerer Zeit, wieder unter der
Ägide Rickers, begonnen, den Einfluß veränderter Blutströmung,
dessen Prüfung bei der experimentellen Nierentuberkulose zu bemerkenswerten Resultaten geführt hatte, auch bei der Lunge zu studieren.
Durch Verstopfung eines Bronchus von der Trachea aus wurde beim
Kaninchen Atelektase der einen Lunge zu erzielen versucht und die
Infektion mit Rindertuberkelbacillen wieder von der Carotis aus vorgenommen. Auf diese Weise wurde zwar ein großes Material gewonnen,
die endgültig gewonnenen Resultate aber sind noch verhältnismäßig
gering, da diese Untersuchungen aus äußeren Gründen nicht zum
Abschluß gebracht werden konnten. Immerhin sind beachtenswerte
Tatsachen festgestellt worden[1]). In dem atelektatischen Gebiete trat
eine außerordentliche Erweiterung der Capillaren ein. Die Ursache
dieser Erweiterung ist freilich nicht mit aller Exaktheit anzugeben.
Die Lichtheimschen Versuche über Atelektase[2]) lehren, daß nach
der Aufhebung des Luftzutritts die Alveolarwandungen das Bestreben
haben, ihrem elastischen Kontraktionsvermögen soweit zu folgen, bis

---

[1]) Über die bereits auf der Naturforscherversammlung in Könisberg 1910 von
mir kurz berichtet worden ist.

[2]) Arch. f. experim. Pathol. u. Pharmakol. **10**, 54. 1879.

sie sich aneinandergelegt haben. Daß dabei aber ein Zug auf die Capillarwandungen im Sinne einer Erweiterung ausgeübt wird, was ich damals als mitwirkende Ursache für möglich hielt, möchte ich heute nicht mehr zugeben. Schon damals hob ich hervor, daß beide Erscheinungen, Erweiterung der Capillaren und Luftresorption, nicht parallel gehen. Tatsächlich ist die Hyperämie sehr früh da, vielleicht gleich nach dem Verschluß des Bronchus, während die Verkleinerung der Lufträume durch Resorption immerhin eine gewisse Zeit braucht. Ferner setzen die elastischen Fasern in der Lunge nicht an den Capillaren an, so daß eine Zerrung nicht gut möglich ist. Auch der veränderte Einfluß der Atembewegungen kann nicht ausschlaggebend sein; denn der Einfluß der Atembewegungen auf die Blutströmung fällt im atelektatischen Gebiete nicht fort: die Ansaugung in den sich bei der Inspiration erweiternden intrathoracalen Venen wirkt ungehindert auch auf die Venen dieses Gebietes. Ich möchte deshalb im Sinne Rickers als ausschlaggebend für die Capillarerweiterung eine reflektorische Einwirkung von der Bronchialschleimhaut auf die Nerven der Lungenstrombahn annehmen. Daß solche Einwirkungen möglich sind, ist auch von anderer Seite festgestellt[1]). Es liegt nahe anzunehmen, daß auch in unseren Versuchen die Hyperämie reflektorischen Ursprungs ist.

Besonders wichtig erscheint nun in diesem Zusammenhange das von mir bei diesen Versuchen festgestellte typische Abweichen im Verhalten des tuberkulösen Prozesses unter dem Einfluß der geänderten Zirkulationsbedingungen: die atelektatischen Gebiete zeigten sich in auffälliger Weise von dem tuberkulösen Prozeß verschont, die Zahl der Tuberkel wie auch oft ihre Größe war in diesen Bezirken durchweg geringer als in den übrigen. Auch hier kann es wie in der Niere nur eine größere Langsamkeit des Blutstroms in den Capillaren sein, die in den nicht atelektatischen Gebieten das Haften der Bacillen begünstigt und vor allem den Vorgang fördert, den wir auch in der Lunge als die Grundlage für die Entstehung des „Primordialtuberkels" erkannt haben, die capilläre Thrombose. Daß mit dem Begriff der „Hyperämie" allein nichts anzufangen ist, zeigt das auf den ersten Blick gegensätzlich erscheinende Verhalten der Niere und der Lunge in unseren Versuchen: bei der Niere war es das venös-hyperämische Organ, das in besonderem Maße von dem tuberkulösen Prozeß begünstigt wurde, in der Lunge aber sind es gerade die hyperämischen Bezirke, die einen relativen Schutz genießen. Indessen war bei den Nierenversuchen die Hyperämie durch ein Stromhindernis herbeigeführt, in der Lunge dagegen war die Strömung vollkommen frei, und die Er

---

[1]) Vgl. Jores, Dtsch. Arch. f. klin. Med. **87**. 1906. Durch mechanische Bronchialschleimhautreizung gelang es J. circumscriptes Lungenödem hervorzurufen, was Hyperämie in dem betreffenden Bezirk voraussetzt.

weiterung der Capillarbahnen haben wir auf reflektorische Beeinflussung
zurückgeführt. Daß wir in Analogie mit den Verhältnissen der Niere
eine Beschleunigung des Blutstroms in den relativ verschonten Gebieten annehmen müssen, dafür möchte ich freilich entsprechend den
oben entwickelten Grundsätzen die Erweiterung der Capillarbahn als
solche nicht in Anspruch nehmen, wie ich es im Jahre 1911 getan habe[1]).
Damals waren die oben gewürdigten Untersuchungen von Natus
und besonders von Ricker und Goerdeler noch nicht bekannt, die
die weitgehende Unabhängigkeit der Blutstromgeschwindigkeit von
der Weite der Capillarbahn so eindrucksvoll vor Augen führen und den
Anteil der unter Nerveneinfluß erfolgenden Arbeit der Gefäßwand
bei der Förderung des Blutstroms ins rechte Licht setzen. Ein solcher
Einfluß muß auch hier angenommen werden. Freilich ist die Lunge
kein geeignetes Objekt, um die Stromgeschwindigkeit direkt zu beobachten, wie es am Mesenterium in den erwähnten Versuchen so aus-
gezeichnet gelungen ist. Man ist also auf indirekte Schlüsse ange-
wiesen. Es ist nicht meine Absicht, auf die schwierige Frage der Beziehungen von Luftgehalt und Zirkulation der Lunge und die zahlreichen hierüber angestellten Versuche einzugehen. Ich kann vorweg
nehmen, daß Entscheidendes für die Beantwortung unserer Frage sich
hieraus nicht ergibt. Im besten Falle erhalten wir Aufschluß über
die Frage, ob die kollabierte Lunge oder die inspiratorisch gedehnte
besser durchblutet wird. Aber selbst hierüber gehen die Ansichten
auseinander[2]). Zum Teil ist das wohl zurückzuführen auf die große
Verschiedenheit der experimentellen Bedingungen, unter denen die
Versuche angestellt sind. Durch plethysmographische Versuche an der
kollabierten und an der geblähten Lunge kommt Cloetta[3]) zu dem
Schlusse, daß die kollabierte Lunge besser durchblutet ist als die
geblähte. Wenn seine Versuchsanordnung als einwandfrei zu betrachten
ist, kann das nur heißen, daß die Gefäße und besonders die erweiterten
und strotzend gefüllten Capillaren der kollabierten Lunge rascher durch-
strömt werden. Hess[4]), der es sich zur Aufgabe machte, den Einfluß
der Absperrung eines Bronchus auf die Durchblutung der Lunge zu
studieren, fand einen derartigen Gegensatz zwischen der atmenden
und der nichtatmenden Lunge nicht. Aber einmal handelt es sich hier
gar nicht um eine kollabierte Lunge, und dann ist es mir fraglich, ob
man wirklich aus der Abnahme des O-Gehaltes des Carotisblutes und

---

[1]) Siehe Verhandl. d. Gesellsch. deutscher Naturf. u. Ärzte. II. Teil, 2. Hälfte.
S. 83—84.
[2]) Siehe darüber Cloetta, Arch. f. experim. Pathol. u. Pharmakol. **66**, 409.
1911.
[3]) Cloetta, a. a. O.
[4]) Hess, Dtsch. Arch. f. klin. Med. **106**, 478. 1912.

aus der Zusammensetzung des venösen Blutes den Prozentsatz des durch die nichtatmende Lunge fließenden Blutes berechnen kann[1]), wie es Hess tut.

Auch aus dem Blutgehalt der Lunge kann man keinen Schluß auf die Strömungsgeschwindigkeit in den Capillaren ziehen. Bruns[2]) fand den Blutgehalt der kollabierten Lunge geringer als den der normal atmenden. Cloetta hält die Technik der Brunsschen Versuche nicht für einwandfrei; aber selbst wenn das Ergebnis stimmte, ist es, wie Cloetta mit Recht bemerkt, nicht richtig, daß ein höherer Blutgehalt ein Beweis für eine bessere Zirkulation in der Lunge ist. Bruns fand im übrigen die Capillaren der lufthaltigen Lunge voll roter Blutkörperchen, die der atelektatischen dagegen leer (!). Vergleicht man damit die Abbildungen der strotzend mit roten Blutkörperchen gefüllten Capillaren der Exspirationslunge bei Cloetta und meine eigene obenerwähnte Feststellung der regelmäßig auftretenden außerordentlichen Erweiterung der Capillaren im atelektatischen Gebiet, so muß man doch annehmen, daß die Versuchsbedingungen bei diesen und bei den Brunsschen Versuchen zu sehr voneinander abweichen, als daß sie eine direkte Vergleichung zuließen. Sollte dagegen wirklich die Blutmenge in einer nichtatmenden Lunge geringer sein, so würde eher der Schluß Berechtigung haben, daß dieser geringeren Blutmenge in den erweiterten Capillaren eine größere Stromgeschwindigkeit entspricht.

Auch aus den sonstigen Ergebnissen der experimentellen Forschung auf dem vielfach bearbeiteten Gebiete der Beziehungen zwischen Luftgehalt der Lungen und Zirkulation[3]) läßt sich kein direkter Schluß auf die Blutströmungsgeschwindigkeit ziehen. Der „Fundamentalsatz‟ Hégers: „Plus le poumon contient d'air, plus il contient de sang‟ — ist keineswegs, wie Kuhn[4]) meint, physiologisches Allgemeingut geworden; das lehrt die Auseinandersetzung Cloettas mit den Anhängern dieser Anschauung (Tigerstedt u. a.). Sie ist nach meiner Überzeugung auf Grund unserer bisherigen Kenntnisse nicht mit voller Sicherheit zu entscheiden. Aber auch wenn sie zutreffen sollte, können wir daraus bezüglich der Blutströmungsgeschwindigkeit in den Capillaren

---

[1]) Nach brieflicher Mitteilung von Herrn Prof. H. Winterstein in Rostock ist eine solche Berechnung ohne direkte Bestimmung der Größe der O-Aufnahme überhaupt nicht durchführbar (wegen der Möglichkeit einer Änderung der O-Ausnutzung und des davon abhängigen Druckgefälles).

[2]) Zit. nach Cloetta und Naturforscherversamml. 1911, ferner Med. Klin. 1912, Nr. 51, S. 2088.

[3]) Siehe darüber Cloetta, a. a. O., ferner Romanoff, Experimente über die Beziehungen zwischen Atmung und Kreislauf. Arch. f. experim. Pathol. u. Pharmakol. **64**, 183. 1911 und die daselbst angegebene Literatur.

[4]) Beitr. z. Klin. d. Tuberkul. **27**, 322. H. 3.

keinen direkten Schluß ziehen. Denn einer unserer „Fundamentalsätze" war gerade der, daß diese Stromgeschwindigkeit nicht in einfacher notwendiger Abhängigkeit von der Weite der Gefäßbahn steht, sondern eine Funktion der unter Nerveneinfluß stehenden Arbeit der Gefäßwand ist. Wir wissen, daß sich die Lungengefäße in vasomotorischer Beziehung anders verhalten als die Gefäße des großen Kreislaufs; so besitzen sie nach D. Gerhardt[1]) Immunität gegen alle gewöhnlichen gefäßverengernden Agenzien. Die stärkste Form der Gefäßnervenreizung ist, wie wir oben gesehen haben, die Dilatatorenreizung mit Verlust der Erregbarkeit der Constrictoren, und diese geht mit Verlangsamung und Stase einher. Eine schwache Form der Reizung ist dagegen die Dilatatorenreizung bei Erhaltensein der Erregbarkeit der Constrictoren ohne deren Erregung durch den zu schwachen nur die Dilatatoren ansprechenden Reiz: hierbei tritt eine Beschleunigung des Blutstroms in der erweiterten Blutbahn ein. Falls wir berechtigt sind, diese experimentellen Ergebnisse als allgemeingültig zu betrachten, so liegt es in dem uns hier beschäftigenden Falle der Atelektase mit erweiterter Capillarbahn jedenfalls näher, an diese letzterwähnte Form der Reizung zu denken und infolgedessen eine Beschleunigung des Blutstroms in den Capillaren anzunehmen als an jene stärkste Form mit Verlangsamung und Stase, bei der die (doch schwer ansprechbaren) Constrictoren bis zum Verlust ihrer Erregbarkeit gereizt sein müßten.

Auch aus diesen Feststellungen geht die außerordentliche Bedeutung der Blutströmung für die Entstehung des tuberkulösen Prozesses hervor, gleichzeitig aber die Schwierigkeit, im einzelnen Falle ihren Anteil an dem Zustandekommen der krankhaften Veränderungen zu bemessen. Auch bei anderen Versuchen, zur Lösung des Problems der ersten Ansiedelung der Bacillen experimentell erzeugte lokale Gewebsveränderungen heranzuziehen, ergibt sich diese Schwierigkeit. Das gilt auch von den bekannten Bacmeisterschen Versuchen, die zu so bedeutungsvollen Ergebnissen geführt haben. Die Lehre von Freund und Hart, daß die Verengerung und Fixierung der oberen Brustapertur in Beziehung steht zur Entstehung des tuberkulösen Prozesses in der Lungenspitze, findet durch diese Versuche eine experimentelle Bestätigung. Bacmeister ist es gelungen zu zeigen, daß auf hämatogenem Wege bei bestehender lokaler Disposition eine lokale tuberkulöse Erkrankung der Lungenspitze hervorgerufen werden kann.[2]) Die Wirkung des einschnürenden Ringes sieht Bacmeister im wesent-

---

[1]) Siehe Hasebroek, a. a. O. S. 226.
[2]) Bacmeister, Mitt. a. d. Grenzgeb. d. Med. u. Chir. **23**, 583. 1911 u. **26**, 630. 1913; ferner Die Entstehung der menschlichen Lungenphthise. Springer, Berlin 1914. Daselbst die gesamte Literatur.

lichen in einer Erschwerung des Lymphabflusses aus den betroffenen
Gebieten, wodurch es den Spitzenteilen unmöglich wird, sich von
den eingedrungenen Bacillen zu reinigen. Es kann kein Zweifel sein,
daß eine derartige Stockung der Lymphströmung eine wichtige Rolle
bei der Ausbreitung des tuberkulösen Prozesses spielen kann. Nur
erscheint es mir fraglich, ob dies wirklich das Primäre und das entscheidende Moment für die Ansiedelung der Bacillen ist. Bacmeister
legt den Hauptwert auf die perivasculären (d. h. in den Lymphscheiden
der Gefäße entstehenden) und peribronchialen Prozesse. „Man sieht
hier an verschiedenen Stellen sehr schön, wie der Prozeß zunächst
perivasculär beginnt und von da aus erst das Lumen befallen wird[1]).“
Er macht sich offenbar die Orthsche Auffassung zu eigen, daß die Bacillen an der Gefäßwand hier und da haften bleiben, durch sie hindurch-
dringen und so in das Gewebe hineingelangen. „Sie finden auf diese
Weise ihren Weg in das perivasculäre Lymphgewebe, und von dort
aus nimmt die Erkrankung ihren Anfang.“ Nun, ihren Anfang nimmt
sie von hier aus wohl nicht. Das ist man aus diesen Versuchen auch
nicht berechtigt zu schließen. Bacmeister sagt selbst, daß man
nur in den ersten Anfangsstadien den Eintrittsweg der Bacillen (in
das peribronchiale und perivasculäre Bindegewebe) erkennen kann.
Das Anfangsstadium hat er ja aber gar nicht zu Gesicht bekommen,
sondern stets ein sehr viel späteres Stadium, in dem bereits eine bedeutende Weiterverbreitung des Prozesses vorhanden war; denn zwischen
der Infektion und der histologischen Untersuchung lag immer ein
Zeitraum von vielen Wochen.

In meinen eigenen Versuchen war in den ersten Tagen nach der
Infektion in der Lunge (genau so wie in der Niere, s. o.) die Lagerung
in Capillarthromben deutlich. Es kann kein Zweifel sein, daß die
Weiterentwicklung des tuberkulösen Prozesses zunächst grundsätzlich
die gleiche ist wie sie oben bei der Niere erwähnt wurde[2]), nämlich
von den Capillaren aus. Der Eintritt in die Lymphräume dagegen
dürfte einem späteren Stadium angehören. Es soll selbstverständlich
damit der Lymphweg für die Weiterverbreitung der Tuberkulose
im Lungengewebe nicht unterschätzt werden, obgleich ich glaube,
daß auch hierbei der Blutweg eine größere Rolle spielt als man ihm
im allgemeinen zuerkennt.

Mit dem Gesagten möchte ich keineswegs die Bedeutung der Bacmeisterschen Versuche irgendwie einschränken. Ich möchte nur
die Bedeutung der Blutströmung in den Capillaren für den Beginn
der tuberkulösen Veränderungen auch an dieser Stelle ins rechte Licht
setzen. Diese tritt nach meiner Überzeugung in den sonst so verdienst-

---

[1]) a. a. O. **26**, 650.
[2]) In meiner oben zitierten experimentellen Arbeit ausführlich dargestellt.

lichen Bacmeisterschen Versuchen nicht so hervor wie sie es verdiente. Ganz außer acht gelassen hat sie Bacmeister übrigens nicht. Denn an einer Stelle stellt er, gewissermaßen nebenbei, auch den Gedanken zur Erwägung anheim, „daß die Capillaren des komprimierten Spitzengebietes um die starren Gefäßrohre und Bronchien am stärksten zusammengedrückt sind, und daher die Bacillen am leichtesten in ihnen steckenbleiben"[1]). Nun, in meinen eigenen Versuchen handelt es sich nicht um ein Steckenbleiben in zusammengedrückten Capillaren, sondern um eine Wirkung der Bacillen auf das in den (sogar erweiterten) Capillaren infolge Nerveneinflusses verlangsamt fließende Blut. Aber mag es aus diesem oder aus jenem Grunde geschehen, das Primäre ist dies Steckenbleiben in den Capillaren bei der hämatogenen Infektion zweifellos. Daß außerdem Bacillen in die Lymphbahnen eintreten, kann nicht bezweifelt werden. In welchem Stadium dies aber geschieht (immer die hämatogene Infektion vorausgesetzt), ist nicht ohne weiteres zu sagen. Für die Verhältnisse in der Lunge fehlt uns hier ein unmittelbarer Beweis. Bei der Niere kommt ein derartiger Übertritt der Bacillen vor, aber doch im allgemeinen nur ausnahmsweise. Ich habe[2]) hier zuweilen in der Adventitia von Vasa arcuata und noch größerer Gefäße der Marksubstanz, also an einem Orte, wo keine Gefäße und Capillaren vorhanden sind, aber die Lymphbahnen verlaufen, Tuberkel gefunden. Es ist aber zu bedenken, daß ich in meinen Versuchen sehr große Mengen von Bacillen in die Blutbahn gebracht habe, während es ein wichtiger Punkt bei den Bacmeisterschen Untersuchungen ist, daß er nur wenige Bacillen zur Infektion verwandt hat. Wenn also schon bei so reichlich kreisenden Bacillen ein Übertritt in die Lymphbahnen (im Frühstadium) nur ausnahmsweise vorkommt, so dürfte es beim Kreisen spärlicher Bacillen, wie es den Verhältnissen beim Menschen entspricht, in diesem Stadium erst recht nicht zur Regel gehören; ich glaube, daß die Verhältnisse hier doch anders liegen als bei der Überschwemmung des Kreislaufs mit staubförmigen Farbkörnchen, daß ein Vergleich in dieser Beziehung nicht zulässig ist.

Gewiß ist von diesen experimentellen Feststellungen zur Übertragung auf die Verhältnisse bei der menschlichen Lungentuberkulose immer noch ein nicht ganz kleiner Schritt. Immerhin dürften diese Ergebnisse bei der Ähnlichkeit der tuberkulösen Veränderungen in der menschlichen und in der Kaninchenlunge, wie sie gerade in den Bacmeisterschen Versuchen hervortritt, auch für das Verständnis des Verlaufs des tuberkulösen Prozesses in der menschlichen Lunge weitgehende Berücksichtigung beanspruchen.

---

[1]) a. a. O. **23**, 631.
[2]) Siehe Tuberkulose und Blutströmung, Habilitationsschrift. S. 68.

Daß diese experimentellen Ergebnisse auch für klinische Verhältnisse große Bedeutung besitzen, ist ohne weiteres klar. Die Beziehungen der „Hyperämie" zur Tuberkulose sind oft genug hervorgehoben worden. Ich brauche nur die Namen Rokitansky und Bier zu nennen, ohne auf diese allgemein bekannten Tatsachen näher einzugehen[1]). Wie wenig man sich aber oft über das Wesen der „Hyperämie" bei der Würdigung dieser Beziehungen im klaren ist, dafür gibt es charakteristische Beispiele. Bei der Diskussion über die bekannten therapeutischen Bestrebungen Kuhns, durch die mittels seiner Saugmaske in der Lunge hervorgerufene Hyperämie heilend auf den tuberkulösen Prozeß zu wirken, wurden die verschiedensten Dinge, die Hyperämie hervorrufen können (Stauung bei Herzfehlern, Einatmungserschwerung, Lagerung, Tuberkulinbehandlung, Einatmung von Formalin), teils als Bestätigung, teils als Einwand aufgeführt[2]). Es kann aber kein Zweifel sein, daß hiermit nichts Stichhaltiges gesagt ist; denn die Hyperämie als solche ist ein Begriff, mit dem sich nichts anfangen läßt: daß der spezielle Charakter der Blutströmung in jedem Falle berücksichtigt werden muß, ist oben genügend betont worden.

In diesen Fehler verfällt Kuhn nicht; er sucht in das Wesen der von ihm zu therapeutischen Zwecken erzeugten Hyperämie vom allgemein-pathologischen Standpunkt aus einzudringen, freilich ohne daß man ihm dabei immer folgen könnte[3]).

[1]) Näheres bei Schlüter, Die Anlage zur Tuberkulose. Leipzig u. Wien 1905.

[2]) Siehe Dtsch. med. Wochenschr. 1906, Nr. 29 u. 30; Ver. f. inn. Med., Berlin.

[3]) Da diese Dinge in einem gewissen Zusammenhange mit unserem Thema stehen, sei kurz hierauf eingegangen. Kuhn legt den Hauptnachdruck auf die Beeinflussung der Lymphströmung, da die Blutströmung als solche für das Haften bzw. die Weiterverbreitung der Krankheitserreger nach seiner Ansicht nur eine untergeordnete Bedeutung hat. Ich halte im Gegensatz dazu, wie aus meinen oben gemachten Ausführungen hervorgeht, den Charakter der Blutströmung besonders für das Haften, aber auch für die Weiterverbreitung der Krankheitserreger, für sehr bedeutungsvoll. — Wenn Kuhn ferner meint, daß in den erweiterten Capillaren sowohl in atelektatischen Gebieten als auch in solchen, die unter Saugwirkung stehen, das Blut langsamer strömen muß, so bringt er dafür keinen Beweis. Verstopfte er einen Bronchus, so sah auch er Hyperämie eintreten (Münch. med. Wochenschr. 1907, Nr. 16). Sollte für diese die Saugwirkung der Atmungsmuskulatur tatsächlich die Hauptursache sein, was zweifelhaft ist, so kann man diese Hyperämie doch auf keinen Fall eine Stauungshyperämie nennen, wie Kuhn es tut. Wodurch sollte die Stauung zustande kommen? Es ist ja gar kein Stromhindernis da. Daß aber die Weite der Capillaren an sich keinen sicheren Maßstab für die in ihnen herrschende Stromgeschwindigkeit gibt, weder in dem einen noch in dem anderen Sinne, das glaube ich, oben genügend hervorgehoben zu haben. (Vgl. Kuhn, a. a. O., ferner Beitr. z. Klin. d. Tuberkul. 17, H. 3, ferner Therap. Monatshefte 1910, H. 8 u. 9 und „Die Lungensaugmaske in Theorie und Praxis", Springer, Berlin 1911.)

Wenn so die Beziehungen der Blutströmung zum tuberkulösen Prozeß außer dem allgemein-pathologischen auch klinische und besonders therapeutische Bedeutung haben, so wäre es selbstverständlich grundfalsch, diese Beziehungen einseitig in den Vordergrund zu stellen. Der Tuberkelbacillus dringt in den Körper weder allein auf dem Blutwege ein noch verbreitet er sich allein auf diesem. Wer wollte verkennen, daß auch der Lymphweg zumal bei der Verbreitung des tuberkulösen Prozesses in der menschlichen Lunge eine bedeutende Rolle spielt? Diese Tatsache ist von vielen Autoren (Tendeloo, Bacmeister, Kuhn usw.) genügend hervorgehoben.

Es erscheint mir aber notwendig, mich noch mit einer ganz anderen Betrachtungsweise dieser Probleme kurz auseinanderzusetzen. H. von Hayek, der neueste Wortführer dieser Richtung, steht dem Begriffe der Disposition, soweit man ihm irgendwelche anatomische Grundlage zuerkennen will, sehr skeptisch gegenüber, genau wie die Kontagionisten älterer Schule. Während diese aber gewissermaßen den Organismus ganz übersahen und nur dem Infektionserreger ihr Interesse zuwandten, ist H. v. Hayek durchaus geneigt, dem Organismus einen wichtigen Anteil beim Zustandekommen wie bei der Abwehr des tuberkulösen Prozesses zuzuerkennen, aber nicht in irgendeinem anatomisch faßbaren Sinne, sondern lediglich im Sinne immunbiologischer, also chemischer Reaktionen. Jede Infektionskrankheit ist nach Hayek in erster und letzter Linie ein immunbiologisches Problem[1]). So auch die Tuberkulose. „Die Fähigkeit der Tuberkelbacillen, ihre gewebsschädigende Wirkung zu entfalten, wird davon abhängen, ob die Tuberkelbacillen sich als die Stärkeren erweisen oder der Durchseuchungswiderstand des Körpergewebes. Sie wird abhängen einerseits von der Virulenz und Menge der eingedrungenen Tuberkelbacillen, andererseits von der Abwehrleistungsfähigkeit der Gewebszellen. Also eine rein immunbiologische Frage, in der die erste Entscheidung über den weiteren Verlauf der Tuberkulose liegt, bevor überhaupt noch pathologisch-anatomische Veränderungen nur begonnen haben[2]).“ Das ist der Kernpunkt dieser ganzen Lehre. Das Interesse am tuberkulösen Prozeß beginnt nicht etwa mit dem Auftreten der ersten anatomischen Veränderungen in den Lungen. Diese Veränderungen nennt Hayek bereits „tertiäre“ Tuberkulose; das primäre Stadium sind ihm mit Petruschky anatomische Veränderungen regionärer Drüsen, das sekundäre Weiterverbreitung der Tuberkulose (doch wohl der Bacillen) über die regio-

---

[1]) Nur so ist auch der etwas anspruchsvolle Titel seines Buches „Das Tuberkuloseproblem" (Springer, Berlin 1920) zu verstehen, worunter man sich zunächst bei der Fülle der Tuberkuloseprobleme, die es gibt, nichts Rechtes vorstellen kann.

[2]) a. a. O. S. 29.

nären Drüsen hinaus, ja „im immunbiologischen Sinne ist jeder virulente Tuberkelbacillus im Körper ein ‚tuberkulöser Herd‘, selbst wenn überhaupt noch gar keine anatomischen Gewebsveränderungen vorliegen[1]).“ Dementsprechend gibt es auch keine „inaktive“ Tuberkulose im immunbiologischen Sinne. „Es gibt nur eine Tuberkulose, die durch die Abwehrkräfte des Körpers erfolgreich in Schach gehalten wird und daher zu keinen sinnfälligen Krankheitserscheinungen führt. Die ‚inaktive‘ Tuberkulose ist ein rein klinischer Begriff; gewachsen auf der anatomisch-pathologischen Forderung, daß die Tuberkulose ihre Aktivität durch klinisch nachweisbare Gewebsveränderungen in lebenswichtigen Organen beweisen muß, bevor man sie anerkennt[2]).“

Weit entfernt, mit diesen wenigen Sätzen eine Vorstellung von dem wesentlichen Inhalte des ganzen ungemein anregenden Hayekschen Werkes geben zu wollen, glaube ich doch, daß in ihnen das Wesen einer ganzen Forschungsrichtung besonders klar zum Ausdruck kommt. Gewiß verkennt auch v. Hayek nicht, daß mit dieser „immunbiologischen“, d. h. rein chemischen Auffassung das Lokalisationsproblem nicht gelöst ist. Nehmen wir den Fall der Bacmeisterschen Kaninchen. Spärliche Tuberkelbacillen kreisen im Blut und bleiben an einer bestimmten Stelle des Körpers, an der sich bestimmte anatomisch definierbare Veränderungen finden, haften und führen zu einer fortschreitenden Tuberkulose. Nur dieser Locus minoris resistentiae ist betroffen, hier haben die immunbiologischen Abwehrkräfte versagt, während sie an allen Körperstellen offenbar in Aktion getreten sind, denn sonst findet sich eben nirgends etwas von Tuberkulose. Wir werden also ohne weiteres zugeben können, daß der Grad der Disposition des Organismus zur Tuberkulose mitbestimmt wird von dem Maße immunbiologischer Abwehrkräfte, das ihm zur Verfügung steht, wir können aber nicht zugeben, daß dadurch die Bedeutung örtlicher anatomisch bestimmbarer Einflüsse irgendwie beeinträchtigt wird: diese Einflüsse sind es eben, infolge deren die immunbiologischen Abwehrvorrichtungen an genau lokal bestimmbaren Stellen versagen. Das ist eigentlich so klar, daß es offenbar auch Hayek nicht entgangen ist. Er hilft sich aber durch die erwähnte Idee, daß „die Tuberkulose“ gar nicht der durch die bekannten pathologisch-anatomischen Veränderungen charakterisierte Krankheitsprozeß ist, sondern ein Vorgang, der einzig und allein charakterisiert ist durch den Kampf der Abwehrvorrichtungen des Organismus gegen den eingedrungenen Erreger. Wir hätten hier eine Reaktion gegen den zu einseitig lokalistischen Standpunkt Virchows. Ich bin gewiß nicht geneigt, in dieser Frage einseitig einen pathologisch-anatomischen Standpunkt zu be-

---

[1]) a. a. O. S. 121.
[2]) a. a. O. S. 84.

tonen. Aber bei der Auffassung v. Hayeks kommen wir doch ins Uferlose. Wir wissen aus den Befunden von Naegeli u. a.[1]), daß die überwiegende Zahl der Menschen tuberkulöse Herde beherbergt, d. h. also durch den Tuberkelbacillus hervorgerufene pathologisch-anatomische Veränderungen. Gewiß kann es wichtig sein, „die Tuberkulose" im menschlichen Körper durch immunbiologische Reaktionen festzustellen, bevor sie irgendwelche klinisch nachweisbaren anatomischen Veränderungen macht [bevor „die hohe Wissenschaft mit Röntgenbildern und Dämpfungen über der Lunge um einige Jahre zu spät die Diagnose ‚Tuberkulose' vom Stapel läßt"[2])]. Aber wenn wir konsequent sein wollen, müßten wir dann doch so ziemlich die ganze Menschheit dauernd unter immunbiologischer Kontrolle halten. Denn irgendeinen Maßstab dafür, wann wir eine solche Kontrolle eintreten lassen sollen, haben wir nicht. Auch Hayek kann uns einen solchen nicht geben. Es wäre ein schreiendes Unrecht gegen alle übrigen „Tuberkulösen", wenn wir nur denen die Wohltat der immunbiologischen Kontrolle zukommen ließen, die durch subjektive Beschwerden verdächtig erscheinen. Hierbei ist die Frage, wieweit wir mit unseren immunbiologischen Methoden tatsächlich imstande sind, eine derartige Kontrolle einwandfrei auszuüben, noch gar nicht einmal in Rechnung gezogen.

Aber auch abgesehen von diesen praktischen Konsequenzen wird doch immer der tuberkulöse „Herd" im Mittelpunkt des allgemeinpathologischen wie des klinischen Interesses stehen. Dieser Herd heilt in der Mehrzahl der Fälle, mit oder ohne Behandlung aus; denn sonst müßte nicht $1/_7$, sondern $5/_7$ oder $6/_7$ der Menschen an Tuberkulose sterben. Wodurch heilt er aus? Gewiß durch immunbiologische Vorgänge. Hayek sagt selbst: Die letzte Ursache dieser Heilungsvorgänge kann es doch nur wieder sein, daß die Abwehrleistung der lokalen zellulären Immunität über die Tuberkelbacillen und deren Gifte die Oberhand gewinnt[3]). Daß aber diese lokalen Leistungen der Zellen durch bestimmte lokale anatomisch definierbare Verhältnisse, wie z. B. der Blutströmung unterstützt, ja vielleicht erst möglich gemacht werden, daran kann kein Zweifel sein. Denn man braucht sich nur klarzumachen, daß z. B. an den Reparationsvorgängen beim tuberkulösen Prozeß, also an der Bindegewebsbildung, der Charakter der lokalen Blutströmungsverhältnisse einen ausschlaggebenden Anteil hat.

Es besteht also gar kein wirklicher Gegensatz zwischen der „immunbiologischen" und der „lokalistischen" oder „anatomischen" Auffassung. Beide ergänzen einander und sind ohne einander nicht möglich. Es

---

[1]) Deren Bedeutung schon früher extreme Kontagionisten wie Cornet vergeblich herabzusetzen suchten.

[2]) Siehe v. Hayek, a. a. O. S. 59.

[3]) a. a. O. S. 149.

wäre für die Lösung der Probleme, die uns die Tuberkulose bietet, verhängnisvoll, wenn sich etwa hier zwei „Schulen" gegeneinander entwickeln würden. Aus diesem Grunde bin ich kurz auf diesen scheinbaren Gegensatz der Auffassungen eingegangen, ohne damit den Wert des Hayekschen Buches, daß eine Fülle von Anregungen und praktisch wichtigen Feststellungen bietet, irgendwie zu unterschätzen.

So glaube ich auch vor dem Vorwurf einer einseitigen Auffassung des Dispositionsproblems geschützt zu sein. Eine irgendwie erschöpfende Darstellung war nicht meine Absicht. Es lag mir nur daran, einige nach meiner Überzeugung vielfach nicht genügend gewürdigte Gesichtspunkte mehr in den Vordergrund zu stellen und so einen bescheidenen Beitrag zur Lösung der Aufgabe zu bringen, die ich oben bezeichnet habe: den Rahmen des Dispositionsbegriffs mit Tatsachen zu füllen.

(Aus der Hamburgischen Heilstätte Edmundsthal-Siemerswalde [Chefarzt: Dr. J. Ritter].)

Über erbliche Tuberkulosedisposition.

Von
Dr. W. Schultz,
Abteilungsarzt der Heilstätte.

Mit 6 Textabbildungen.

(*Eingegangen am 16. April 1920.*)

In der bakteriologischen Ära in der Medizin war den Ärzten der konstitutionelle Gedanke nahezu völlig fremd geworden. Unter dem Einfluß der großartigen Laboratoriumserfolge war man zu sehr geneigt, die äußere Komponente in der Pathogenese, bei den Infektionskrankheiten also den Erreger, in ihrer Bedeutung für Entstehung und Verlauf der Krankheit zu überschätzen. „Alles kommt auf die Eigentümlichkeit des Virus und seine Wirkung hinaus. Tuberkulös wird jeder, in dessen Körper sich das tuberkulöse Virus etabliert", sagte Cohnheim[5]) im Jahre 1880. Inzwischen haben sich die Anschauungen der Ärzte von Grund aus geändert. Der Fortschritt der exakten Naturwissenschaften konnte nicht ohne Einfluß auf das Denken in der Medizin bleiben. Das Gesetz von der Erhaltung der Energie (Robert Mayer) brachte die Lösung des Kausalproblems, welche auch für die Biologie und Medizin maßgebend wurde. Ursache und Wirkung sind danach proportional. Die Mikroorganismen sind nicht mehr die „Ursache" der Infektionskrankheiten. Sie sind nur der äußere auslösende Faktor, der zusammen mit dem inneren Moment, der im Organismus bereitliegenden potentiellen Energie, der Disposition, die notwendige und ausreichende Ursache bildet. Damit ist aber die Bedeutung der konstitutionellen Komponente in der Pathogenese begründet. Die Krankheit ist in ihrer Entstehung und ihrem Verlauf nicht nur eine Funktion der Zahl und Virulenz des äußeren Erregers bzw. der Stärke der äußeren pathogenen Schädlichkeit, sondern sie ist ebensosehr abhängig von der im Organismus gegebenen Anlage und den Außenbedingungen, unter denen sich der Krankheitsprozeß abspielt. Alle diese Faktoren sind von äußerst variabler Natur. Der Konstitutionsbegriff besagt nach Martius[12]) lediglich, „daß außer der äußeren Krankheitsursache, dem pathogenen Reize, dem auslösenden Moment, oder wie man es nennen will, stets noch ein besonders geartetes, organisches Wesen vorhanden sein muß, dessen spezifische Reaktion auf den abnormen Reiz erst den Vorgang darstellt, den wir als Krankheit bezeichnen. Und daß diese spezifische Veranlagung sowohl generell variabel, d. h. artverschieden sein als auch innerhalb derselben Art individuell stark variieren kann . . .‟

„Sie (die Konstitutionspathologie) will nur das zum Verständnis der Artempfänglichkeit und noch mehr der individuellen Pathogenese notwendige innere Moment, die erworbene oder — häufiger — angeborene Krankheitsanlage nicht vernachlässigt, sondern ebenfalls mit in die pathogenetische Rechnung eingesetzt sehen.‟

Die Disposition zu einer Krankheit ist naturgemäß zum Teil ererbt, zum Teil erworben. Jeder Arzt, mag er sich nun zum Konstitutionsproblem stellen wie er will, rechnet de facto durchaus mit die Disposition erhöhenden Faktoren. Es ist allgemein bekannt, daß Gravidität und Laktation die Anlage zur Tuberkulose steigern, jeder weiß, in welch verhängnisvoller Weise der chronische Alkoholmißbrauch die Prognose bei der Pneumonie beeinflußt. Auch die angeborenen und vererbten Konstitutionsverschiedenheiten drängen sich tagtäglich dem ärztlichen Beobachter auf. Da ist besonders der Kinderarzt im Vorteil, er sieht seine Patienten oft schon gleich nach der Geburt, kann äußere Schädlichkeiten zuweilen mit Sicherheit ausschließen, er sieht, wie das eine Kind gedeiht, das andere bei genau derselben Ernährung und Pflege rachitisch oder spasmophil wird, er sieht, wie der eine Säugling trotz sorgfältiger Behandlung rasch zugrunde geht, während ein anderer, obwohl qualitativ und quantitativ falsch ernährt, gesund bleibt und sich gut entwickelt. Diese Tatsache der individuellen Verschiedenheiten in der Konstitution hat durchaus nichts Auffälliges für denjenigen, der sich mit der modernen Vererbungslehre beschäftigt und sich die zahlreichen Möglichkeiten bei der Chromosomenmischung der Ascendenz eines Menschen klargemacht hat. Ein Volk, etwa das deutsche, ist eine bunte Population, in welcher — abgesehen von eineiigen Zwillingen — nicht einmal zwei Individuen erbbildlich einander völlig gleichen. Martius[12]) sagt sehr treffend: „Wie weit die Gattungsverschiedenheit in der Organisation der Lebewesen giftigen Einwirkungen gegenüber geht, das lehrte von jeher die Toxikologie, das beweisen noch viel eindringlicher die zahllosen Infektionsversuche der Bakteriologie. Aber — und das ist für die menschliche Pathologie der springende Punkt — spezifische Verschiedenheiten in der Reaktion auf gleiche Reize finden sich in großer Zahl auch bei den einzelnen Individuen derselben Gattung. Und zwar herrscht das allgemeine Gesetz, daß, je höher organisiert die Gattung ist, um so variabler die individuellen Verhältnisse der Einzelwesen werden. Der Sprung, den die Differenzierung der Gehirnorganisation vom höchst entwickelten Tiere, etwa dem Affen, zum Menschen macht, ist so ungeheuer, daß wir uns nicht wundern dürfen, in der menschlichen Pathologie nervösen Reaktionen zu begegnen, über die uns das Tierexperiment niemals Aufklärung verschaffen kann." Und an anderer Stelle: „Die individuelle Variabilität in allen nicht lebens- oder gattungsnotwendigen Einzelheiten ist genetisches Grundgesetz jeder höheren Organisation. Nicht, daß es Idiosynkrasien, d. h. individuell abweichende Reaktionen auf Gifte gibt, ist biologisch unverständlich oder ein Rätsel. Viel rätselhafter ist die Tatsache, daß die individuellen Abweichungen relativ selten sind, jedenfalls derart als Ausnahme erscheinen, daß sie immer wieder Erstaunen erregen. Das größere Rätsel der Biologie ist die Entstehung einer so weitgehenden gattungsmäßigen Übereinstimmung der Organisation, daß man imstande ist, einen Typus zu konstruieren."

Daß der Konstitutionsbegriff — nach der pathologisch-anatomischen und bakteriologischen Ära in der Medizin — sich so verhältnismäßig rasch wieder einbürgern konnte, verdankt er in hohem Maße aber auch der Tatsache, daß er in zahlreichen Arbeiten einer ganzen Reihe von namhaften Forschern von allen dunklen und mystischen Eigenschaften, die ihm von früher her anhafteten, befreit wurde durch den Nachweis von anatomisch-physiologischen Faktoren, welche unseren exakten Untersuchungsmethoden zugänglich sind. Rokitansky[21]), Beneke[4]), Bartel[1]) u. [2]), Freund, Hart, Stiller, Mathes, um nur einige der vielen Namen zu nennen, versuchten anatomisch feststellbare konstitutionelle Eigentümlichkeiten im Bau der Organe und des ganzen Körpers nachzuweisen, durch die sich einzelne Individuen von der großen Mehrzahl ihrer Artgenossen unterscheiden. Die einseitigen anatomischen Ergebnisse der Konstitutionsforschung bedurften jedoch dringend der Ergänzung durch die physiologische Funktionsprüfung und klinische Beobachtung. Es ist das Verdienst von Rosenbach, immer und immer wieder auf die Bedeutung der funktionellen Diagnostik hingewiesen zu haben. Kraus fand — ob mit Recht oder nicht, kann hier nicht erörtert werden — in der Ermüdung ein allgemeines Maß der konstitutionellen Kraft. Martius[10—14]) ging einen Schritt über Rosenbach hinaus, indem er als erster den Nachweis der konstitutionellen Organschwäche forderte, noch ehe sie zur Krankheit Veranlassung geworden ist, und dadurch der praktisch-ärztlichen Prophylaxe ein ganz neues Feld der Tätigkeit eröffnete. Von den hierauf bezüglichen Forschungsgegenständen von Martius seien die konstitutionelle Albuminurie, die dilatative Herzschwäche, die alimentäre Glykosurie e saccharo, die Achylia gastrica simplex genannt.

Hat so die Konstitutionslehre im Laufe der Jahre immer mehr

Anerkennung gefunden, so ist die Tatsache doch höchst befremdend, daß die Frage nach der erblichen Disposition zur Tuberkulose in weiten Kreisen der Ärzteschaft auch heute noch großem Mißtrauen begegnet. Das liegt an den äußerst verwickelten pathogenetischen Verhältnissen bei der Tuberkulose als einer Krankheit auf konstitutionellem Boden mit obligater exogener Auslösung. Die Rolle, welche die Disposition in der Krankheitsentstehung spielt, ist im Einzelfall kaum von der der Exposition abzugrenzen; und während der Konstitutionalist bescheiden die Mitbeteiligung der erblichen Anlage an der Pathogenese fordert, erklärt der orthodoxe Bakteriologe die Tatsache, daß Kinder aus tuberkulösen Familien ebenfalls sehr oft tuberkulös werden, lediglich aus der für solche Kinder erhöhten Infektionsgefahr. Sehr richtig erklärt Ribbert[20]) es für einseitig, die Verschiedenheit des Verlaufes der Tuberkulose auf die wechselnde Virulenz der Bacillen allein zu beziehen. Ist denn der Organismus eine konstante Größe und sind nur die Bacillen variabel? Nehmen wir einmal an, so führt Ribbert aus, bei allen Fällen von leichter Tuberkulose würden in ihrer Virulenz abgeschwächte, bei allen schweren Fällen hochvirulente Tuberkelbacillen nachgewiesen, so würde das keineswegs beweisen, daß beide Kategorien von Kranken ursprünglich mit Bacillen entsprechender Virulenz infiziert worden seien. Die Bacillen könnten während der Symbiose im menschlichen Körper ihre Virulenz geändert haben, ähnlich, wie wir es im Experiment täglich dartun können, daß die Beschaffenheit des Nährbodens imstande ist, die Virulenz von Mikroorganismen herabzusetzen oder sogar ganz aufzuheben. „Die Frage, ob eine gleichviel wie geartete Anlage zur Tuberkulose vererblich ist", sagt Martius, „stieß deswegen auf so große Schwierigkeiten, weil dieser Beweis per exclusionem bei der ungeheuren Kompliziertheit der Verhältnisse, um die es sich handelt, besonders schwer zu erbringen ist. Sehr viel einfacher liegt die Sache, wenn es sich um Merkmale handelt, die ihrer Natur nach weder intra noch extrauterin individuell erworben sein können. Das gilt . . . mit Sicherheit z. B. von der Hämophilie, die als angeborene Eigentümlichkeit in einem bestimmten Verwandtenkreise herrscht, der sich dadurch von zahllosen anderen Sippschaften prägnant unterscheidet."

„Beide Momente, der positive statistische Nachweis des gehäuften Vorkommens in einem abgrenzbaren Verwandtenkreise und der negative klinische Nachweis, daß jede exogene Erklärungsmöglichkeit fehlt, genügen schlechthin, um ein derartiges Merkmal als vererbt und weiter vererblich erscheinen zu lassen. Es gilt dabei die allgemeine Regel, daß der Nachweis der Erblichkeit um so leichter gelingt und um so überzeugender wirkt, je einheitlicher und einfacher in morphologischer und funktioneller Beziehung die fragliche Abartung ist. Ich habe bereits erwähnt, daß um die Frage einer vererbbaren Disposition zur Tuberkulose ein äußerst schwieriger und langdauernder Streit besteht, der begreiflich wird, wenn man bedenkt, daß es sich hier um eine äußerst komplexe und dazu noch an Intensität sehr variable Größe handelt, für die ein einzelnes mendelndes Gen, eine, wie ich es genannt habe, ‚spezifische‘ Determinante es gar nicht geben kann, während die entsprechende Vorstellung für Daltonismus, Hämophilie, Sechsfingrigkeit und viele andere ähnliche Mißbildungen gar keinen Schwierigkeiten begegnet."

So ist es erklärlich, daß über das Problem der erblichen Tuberkulosedisposition immer noch keine volle Einigung herrscht. Wie weit die Meinungen über diese Frage auch heute noch auseinandergehen, das zeigt uns C. Kraemer[7]) in seiner erst im Jahre 1914 in Stuttgart erschienenen „Ätiologie und spezifische Therapie der Tuberkulose". Dieser Autor steht der Konstitutionslehre völlig verständnislos gegenüber und erklärt alles das, was wir für die erbliche Anlage halten, als — Produkt der fötalen Infektion! Er schreibt: „Schlüter, aus der Schule von Martius, hat es noch einmal unternommen, die selbständige Stellung der Disposition zu retten, indem er ihr ein eigenes Buch widmete mit allem dafür beizubringenden Material. Und was ist dabei herausgekommen? Blutwenig, nichts als lauter Verklausulierungen und Wenn und Aber, ‚Variabilität‘ und immer wieder ‚Variabilität‘, nirgends ein festes Wort — das ehrt zwar den Ernst und die Wahrheitsliebe des Verfassers in hohem Maße, läßt aber andererseits keinen anderen Schluß zu, als daß alle Sachkenntnis und aller Fleiß hier nicht helfen konnten, daß Schlüter einem Phantom nachgejagt ist, das niemals zu erreichen war. Des einen bin ich sicher: alles, um dessen man sich für die Disposition, speziell die hereditäre Disposition, bemüht hat, ist Material für die kongenitale Tuberkulose. Es ist nunmehr geradezu absurd, von hereditärer Disposition zu Tuberkulose zu sprechen ..." — Nun, eine Kritik dieser gänzlich unbewiesenen und unbeweisbaren Hypothese erübrigt sich wohl. Von dieser Seite droht jedenfalls der Schule von Martius keine Gefahr! Es sieht ja fast so aus, als wären die mühevollen bahnbrechenden Arbeiten von Hueppe, Gottstein, Martius vergeblich gewesen! Wer sich die weitgehende Bedeutung des mechanischen Wärmeäquivalentes einmal klargemacht hat, wer auf dem Boden des Gesetzes von der spezifischen Energie der Sinne von Johannes Müller (1826) und des Gesetzes von der Erhaltung der Energie von Robert Mayer (1844) steht, für den kann es überhaupt kein Krankheitsgeschehen mehr geben ohne die Mitwirkung einer konstitutionellen Komponente. Ihm muß es bei der außerordentlichen Variabilität, mit der die menschliche Konstitution auf alle Gifte, Mikroorganismen und sonstige Schädlichkeiten zu reagieren pflegt, höchst gekünstelt erscheinen, daß diese konstitutionelle Anlage des Genus humanum gerade dem Tuberkelbacillus gegenüber generell gleich stark, ohne irgendwelche individuellen Abweichungen, sein soll.

So scheint uns die Frage, ob überhaupt eine im Organismus begründete erbliche Anlage zur Tuberkulose bei der Pathogenese dieser Krankheit eine Rolle spielt, nicht mehr Gegenstand wissenschaftlichen Streites zu sein. Dagegen erkennen wir gern an, daß man über die Frage, worin nun diese erbliche Anlage besteht, und ob diejenigen Eigenschaften, Merkmale und Reaktionsfähigkeiten des Organismus, die von den Anhängern der Konstitutionslehre bisher für die erbliche Anlage in Anspruch genommen wurden, in der Tat erblich sind, sehr wohl verschiedener Meinung sein kann. Es handelt sich hier in der Hauptsache um den Habitus phthisicus der älteren Autoren mit dem flachen Thorax, dem kleinen Herzen und dem verhältnismäßig zu großen Lungenvolumen, um die Birch-Hirschfeldsche Verkümmerung des Bronchus apicalis posterior, die Freundsche frühzeitige Verknöcherung des ersten Rippenknorpels, die Rothschildschen Anomalien des Sternalwinkels, die Schmorlsche Furche, ferner um die abnorme Reaktionsweise der exsudativen Diathese, um die individuellen Schwankungen in der Ausbildung und Widerstandsfähigkeit des elastischen Fasernetzes, um chemische Eigentümlichkeiten des Blutes und der Gewebe. Über all diese Dinge hat bekanntlich eine rege Diskussion in der medizinischen Literatur stattgefunden. Es würde den Rahmen dieser Arbeit weit übersteigen, wenn ich auf die umfangreiche Literatur über alle diese Streitpunkte näher eingehen wollte. Eine ausgezeichnete Einführung in diese Fragen sowie gute Literaturangaben finden sich in dem vortrefflichen Werke Robert Schlüters[22]), des leider viel zu früh verstorbenen Schülers von Martius: „Die Anlage zur Tuberkulose", Leipzig 1905. Ich möchte hier nur an der Hand einiger weniger Arbeiten aus der neuesten Zeit zeigen, daß auch heute noch die Ansichten über den konstitutionellen Faktor bei der Tuberkulose sich schroff gegenüberstehen. Im Jahre 1918 veröffentlichte Reichert[19]) einen Aufsatz über Thorax- und Körpermessungen, die an 1180 Heilstättenpatienten vorgenommen waren. Er unterschied hereditär Belastete, in deren direkter Ascendenz bei den Eltern und Großeltern Tuberkulose nachweisbar war, und hereditär nicht Belastete. Er fand nun einen auffallenden Zahlenunterschied zwischen den erblich Belasteten und nicht belasteten Patienten und nimmt an, daß es sich bei den hereditär belasteten Kranken um ein verändertes Wachstum infolge vererbter konstitutioneller Schwäche und Minderwertigkeit handelt. Leider schwächt Reichert die sicher bedeutungsvollen Ergebnisse seiner dankenswerten Arbeit selber dadurch ab, daß er — unseres Erachtens ganz unnötigerweise — den Versuch macht, die konstitutionelle Minderwertigkeit der Belasteten durch eine von der Tuberkulose der Ascendenz bewirkte Keimschädigung zu erklären. Für eine solche Annahme liegt doch gar kein zwingender Grund vor. Die individuellen Unterschiede in den Körper- und Thoraxmassen sind dem genannten Autor offenbar etwas Auffallendes, für das er eine Erklärung benötigt. Uns würde vielmehr die absolute individuelle Gleichheit im Körperbau des Genus humanum wie ein Wunder erscheinen, das wir uns nicht zu deuten vermöchten. Überdies wissen wir über Keimesvariation beim Menschen noch herzlich wenig. Warum soll denn die Tuberkulose der Ascendenz die Keimzellen gerade in dem Sinne verändern, daß die tuberkulöse Anlage in der Descendenz noch eine Verstärkung erfährt? Wenn die Verhältnisse wirklich so lägen, dann müßte in Zukunft ein Teil der Tuberkuloseprophylaxe in der staatlichen Einschränkung oder gänzlichen Aufhebung der Fortpflanzung tuberkulöser und tuberkulös belasteter Individuen bestehen. Wir haben aber berechtigten Grund zu der Annahme, daß eine Keimschädigung in diesem Sinne nicht vorliegt. Der chronische Alkoholismus ist sehr wahrscheinlich imstande, einen schädlichen Einfluß auf das Keimplasma des Menschen auszuüben. Er löst eine Reihe von Krankheitssymptomen und Organschädigungen aus, die uns als Rausch, Delirium tremens, chronische Nephritis, typische Herzveränderungen, Lebercirrhose usw. bekannt sind. Diese Veränderungen sind natürlich nur durch die Wirkung des Giftes auf die hochdifferenzierten Körperzellen entstanden und sind als solche, nämlich als Paravariationen, nicht erblich. Der idiokinetische Einfluß des Alkohols, d. h. die Giftwirkung auf die undifferenzierten Zellen des Keimplasma, muß selbstverständlich ganz andere Folgen haben. Untersuchen wir also die Kinder eines Trinkers, so finden wir durchaus nicht die genannten parakinetischen Veränderungen, wohl aber recht oft körperliche und psychische Minderwertigkeiten, die nun als Idiovariationen oder Mutationen weiter vererbt werden. Ebenso ist es äußerst unwahrscheinlich, daß das gehäufte Vorkommen der Tuberkulose unter den Vorfahren eines Individuums durch Keimesänderung gerade eine Erhöhung der spezifischen Disposition bewirken soll, zumal wir gar nichts darüber wissen, ob überhaupt dem tuberkulösen Virus ein idiokinetischer Einfluß zukommt.

In demselben Jahre wie der Aufsatz von Reichert erschien eine Arbeit von Kretz[8]) über „Spitzentuberkulose und Thorax phthisicus", in welcher der Verfasser eine Erklärung für die Tatsache der so häufigen Lokalisation der Tuberkulose in den Lungenspitzen abgibt und daher die Bedeutung erblicher Thoraxanomalien für die Tuberkulosedisposition ablehnt. Das infektiöse Material, welches bei der Infektion in der frühen Kindheit in den Lymphdrüsen abgefangen worden ist, gelangt von dort via Ductus thoracicus und Vena cava superior in die Lungenarterien, und da „kleine Emboli aus der oberen Hohlvene typisch in die oberen Pulmonaläste einschießen, so muß immer Spitzentuberkulose nachfolgen".

„Die hier entwickelte Hypothese erklärt die bisher angeführten und scheinbar so paradox nebeneinander stehenden Befunde über Lungentuberkulose ganz ungezwungen: da die Blutzirkulation aus der Körpervene in die Lungenarterie bei enger und starrer Thoraxapertur wie beim Spalt im Sternum die gleiche bleibt, ist die gleiche Lokalisation verständlich, trotzdem in dem Atmungstypus recht verschiedene Verhältnisse herrschen. Da die frühe Allgemeininfektion das Eintreten der späteren Lungenerkrankung vom Blute bestimmt, ist es gleichgültig, von wo die Bacillen zur ersten Invasion in das Blut führten: Flügges Inhalation der Tuberkulosetröpfchen und v. Baumgartens Bacilleninjektion in die Harnblase führen, so unwahrscheinlich das im ersten Moment klingt, zur gleichen Art der Lungenerkrankung!" Und zum Schluß: „Was die anatomische Betrachtung an der Tuberkulose nicht enträtseln konnte, hat die Analyse der experimentellen Erfahrungen auf einfache Vorgänge zurückzuführen vermocht!"

Zur gleichen Zeit kam auch K. F. Wenckebach[25]) in einer Veröffentlichung über „Spitzentuberkulose und phthisischer Thorax" an der Hand rein klinischer Argumente gegen die anatomische Disposition der Lungenspitze infolge Thoraxanomalien zu dem Schluß, daß weder die Anomalien der oberen Thoraxapertur, noch die Verknöcherung des ersten Rippenknorpels, noch ein Habitus phthisicus eine wesentliche Bedeutung für die überwiegend häufige Lokalisation der Tuberkulose in den Lungenspitzen haben.

Als letzter Autor, der in neuester Zeit zu unserem Thema der erblichen Tuberkulosedisposition Stellung nimmt, sei noch Neumann[16]) genannt, der auf Grund umfangreicher Untersuchungen unter Zuhilfenahme der Röntgenphotographie ebenfalls zu der Überzeugung kommt, daß der Habitus phthisicus mitsamt dem phthisischen Brustkorbe als eine Folge der tuberkulösen Erkrankung anzusprechen ist. „Vielleicht hängt die Ausbildung dieser pathologischen Thoraxform mit einer nicht zur Ruhe kommenden Toxizität der ersten Infektion, vielleicht mit einer besonderen Giftwirkung. auf die das Knochenwachstum regelnden Drüsen zusammen. Unter solchen Gesichtspunkten betrachtet, können uns die großen Zahlen der Versicherungsgesellschaften in ihrer statistischen Bearbeitung auch nicht weiterbringen. Sind doch die Versicherten mit Habitus phthisicus, wie die Beobachtungen so vieler vertrauenswürdiger Forscher zeigen, bereits der In-

fektion anheimgefallen, vielleicht sogar schwerer Infektion (Römer!),
so daß sie in höherem Prozentsatze an Phthise sterben, als die Versicherten ohne Habitus phthisicus." Hierzu ist aber zu bemerken,
daß eine ganze Reihe nicht minder vertrauenswürdiger Forscher die
Überzeugung vertritt, daß der phthisische Habitus tatsächlich mit
auffallender Häufigkeit der Erkrankung vorangeht. Es seien hier nur
einige wenige Namen genannt wie Sahli, A. Fraenkel, Volland,
Jacob und Pannwitz, Eichhorst, Korányi, Martius.

Man sieht also, daß der alte Streit um die Erblichkeit der Tuber-
kuloseanlage und speziell um die Genese des Habitus phthisicus immer
noch unentschieden hin und her wogt. Und wenn Neumann schreibt:
„Der Nachweis der Erblichkeit dieser abnormen Form des Brustkorbes kann ebensowenig erbracht werden wie der der Erblichkeit
der Lungenschwindsucht" — Neumann meint jedenfalls „Erblichkeit der Anlage zur Lungenschwindsucht", denn die Erblichkeit der
Schwindsucht selbst ist von den modernen Konstitutionalisten niemals
behauptet worden —, so hat Neumann dabei die Schwierigkeiten
im Auge, die, wie weiter oben zur Genüge erörtert worden ist, sich der
Erforschung der Pathogenese der Tuberkulose als einer typischen
„Krankheit auf konstitutionellem Boden mit obligater exogener Auslösung" entgegenstellen. Es klingt ja ganz plausibel, daß der Thorax
paralyticus durch eine Schwäche der Atmungsmuskulatur entstehen
soll, die ihrerseits wieder durch die Toxinwirkung einer frühen tuberkulösen Infektion bedingt sein soll — beweisen läßt sich diese Hypothese aber nicht, ebensowenig wie die Lehre von der Erblichkeit dieser
Thoraxform. So bleiben die Ansichten über dieses Problem leider
mehr oder weniger — Glaubenssache! Einen Schritt vorwärts auf dem
Wege zur Anerkennung der Erblichkeit würden wir tun, wenn es uns
gelänge, den erblichen Charakter irgendeiner anderen Thoraxanomalie,
die an und für sich mit dem phthisischen Habitus gar nichts zu tun zu
haben braucht, überzeugend darzutun. Wenn erst einmal grundsätzlich anerkannt ist, daß eine Thoraxanomalie auf dem Erbwege von einer
Generation zur anderen weitergegeben werden kann, daß also im
Keimplasma gewisse Determinanten vorhanden sind, welche die Entwicklung und Form des Brustkorbes beeinflussen, dann liegt doch der
Analogieschluß sehr nahe, daß auch bei der Entwicklung des phthisischen Thorax eine gewisse idioplasmatische Komponente zumindest
mitbestimmend sein muß. Wir denken da an die durch Verbiegungen
der Wirbelsäule bedingten Anomalien des Brustkorbes. Die
Erblichkeitsfrage bei der Kyphoskoliose ist aus einem leicht verständ-
lichen Grunde erheblich einfacher zu lösen als die beim Thorax phthisicus. Denn wenn es nach mühevollen Untersuchungen gelungen ist,
das erbliche Auftreten des phthisischen Thorax durch mehrere Gene-

rationen hindurch nachzuweisen, dann erklären die Gegner der konstitutionellen Denkweise, daß die mit dem typischen Habitus ausgezeichneten Glieder des Verwandtenkreises die Opfer einer frühen familiären Infektion geworden sind und die Form des Brustkorbes nur eine Folge der mehr oder weniger latenten Infektion ist. Ich kann hier nicht näher darauf eingehen, daß das eine ganz unbewiesene Behauptung ist, und daß die Beweislast natürlich den extremen Bakteriologen zuzuschieben ist. Bei der Kyphoskoliose liegen die Verhältnisse viel klarer und eindeutiger. Das tuberkulöse Virus ist im allgemeinen — vom tuberkulösen Gibbus abgesehen — nicht imstande, eine Verbiegung der Wirbelsäule zu bewirken. Nur schwerere Erkrankungen, die mit Schrumpfungsprozessen und ausgedehnter Schwartenbildung einhergehen, können zur Ausbildung von Verbiegungen der Wirbelsäule führen. In diesen Fällen kommt es infolge der Annäherung der Rippen bei einseitiger Schrumpfung und durch Zug schrumpfender Pleuraschwarten infolge Hebelwirkung der Rippen zu Skoliosen, deren Konvexität nach der gesunden Seite zeigt. Unter unserem Material finden sich solche durch Gibbusbildung oder Schrumpfungsprozesse bedingte Verbiegungen der Wirbelsäule nicht.

Nun erhebt sich die Frage, welche Beziehungen hat denn die Kyphoskoliose zur Tuberkulosedisposition? Ein Blick in die Literatur zeigt uns, wie grundverschieden die Meinungen hierüber sind. Auf Rokitansky[21]) geht die alte Anschauung zurück, daß mit venöser Hyperämie in den Lungen einhergehende Herzklappenfehler, namentlich der Mitral- und Aortenklappen, einen gewissen Schutz gegen die Tuberkulose bieten. Das gleiche gilt nach ihm für die Kyphoskoliose, er sagt, „daß die Dichtigkeitszunahme der Lungen, wie sie durch die Beengung der Thoraxräume bei den höheren Graden seitlicher Abweichung des Rückgrats gegeben wird, wie sie beim Rachitismus des Brustkorbes (bei der rachitischen Hühnerbrust) vorkommt, die Tuberkulose ausschließe". Auch Weismayr[24]) u. a. sprechen den Zuständen, die eine Hyperämie in den Lungen bewirken, wie die Kyphose, das Emphysem und die Gravidität, eine schützende Wirkung gegen die Schwindsucht zu. Levy[9]) sagt dagegen: „Nun wissen wir aber, daß bei solchen Individuen — falls sie in ein höheres Alter oder in unglückliche Verhältnisse kommen — früher oder später eine Myodegeneratio cordis eintritt, und dann ist natürlich die Immunität vorbei... Es ist wichtig, daß man die Verhältnisse des Herzens stets im Auge behält." Ganz in demselben Sinne erklärt Otto[17]), daß die Immunität gegen Tuberkulose bei den Herzklappenfehlern vom Stadium und von der Eigenart des betreffenden Vitium abhängig sei. „In der Tat leuchtet ein," fügt Fraenkel[6]) hinzu, „daß, wenn es sich z. B. nur um eine geringfügige Stenosierung des Mitralostiums handelt und die konsekutive Hypertrophie des rechten Ventrikels eine mäßige ist, damit von vornherein die Bedingungen, an die nach Traube das Ausbleiben einer phthisischen Lungenerkrankung geknüpft ist, nämlich die Blutüberfüllung im Pulmonalgefäßgebiet, nicht in wirksamer Weise zur Geltung kommen können." Also sind Faktoren, welche eine Stauungshyperämie im Lungenkreislauf bedingen, z. B. auch die Kyphoskoliose, je nach dem Zustand des Herzens auch als zur Tuberkulose disponierend zu betrachten. Moeller[15]) sieht Skoliosen und Kyphosen ohne weiteres als disponierend zur Tuberkulose an. Paulsen[18]) hat „Rundrücken" und Tuberkulose oft vergesellschaftet gefunden. Auch wir haben unter unserem Material von Lungenkranken eine große Zahl von Wirbelsäulenanomalien beobachtet und glauben denselben eine in gewissem Grade disponierende Rolle zuschreiben zu dürfen. Mindestens begünstigt, wie doch allgemein anerkannt wird, die Kyphoskoliose das Auftreten von chronischen Katarrhen, die ihrerseits wieder einen geeigneten Nährboden für den Tuberkelbacillus abgeben. „Man begegnet kaum einem mit hochgradiger Verkrümmung und Verbiegung der Brustwirbelsäule, behafteten Individuum, dessen Respirationsorgane mit den fortschreitenden Jahren gänzlich frei von krankhaften Symptomen bleiben. Als Ursache ist die mangelhafte Wachstums- und Entwicklungsfähigkeit der Lungen, welche in einzelnen Abschnitten geradezu verkümmerte Größen- und Formverhältnisse aufweisen, anzusehen. In diesen nicht ordentlich respirierenden, zuweilen mehr oder weniger atelektatischen Teilen muß naturgemäß auch die Zirkulation behindert sein, und so kommt es genau wie bei den allgemeinen Stauungen im Lungenkreislauf zur Entwicklung von Stauungskatarrhen. Anfänglich auf die hauptsächlich benachteiligten Partien der Lunge beschränkt, greifen dieselben später in diffuser Weise auch auf die übrigen über, wozu die im weiteren Verlaufe sich hinzugesellenden Störungen der Herztätigkeit das ihrige beitragen" (Fraenkel). Und an anderer Stelle: „Auch die in manchen Fällen von Bronchostenose, wie z. B. im Verlaufe eines Aortenaneurysmas, sich entwickelnde lokalisierte Tuberkulose entsteht meiner Meinung nach auf dem prädisponierenden Boden der Sekretstauung. Ähnlich verhält es sich vielleicht mit der Kyphoskoliose, welche so häufig eine Quelle langwieriger chronischer Katarrhe bildet. Bei einer Anzahl von Patienten beschränken sich die Symptome auf einen Katarrh, bei anderen entwickelt sich nebenher Tuberkulose, und zwar scheinbar begünstigt durch die infolge der Difformität des Brustkorbes bedingte verminderte Exkursionsfähigkeit einzelner Lungenabschnitte. Möglicherweise leistet diese schon an sich, d. h. unabhängig von Sekretstauung, der Ansiedlung des Bacillus Vorschub."

Wir haben nun für unseren Zweck nur solche Fälle von Kyphose, bzw. Skoliose ausgesucht, für deren Entstehung wir irgendeinen exogenen Faktor nicht nachweisen konnten. Wir haben daher auch mit rachitischen Symptomen behaftete Individuen von unserer Beobachtung ausgeschlossen, mit einer Ausnahme allerdings, wo wir bei einem Geschwisterpaar (Tafel 3, I, 2. u. 3) rachitische Stirnhöcker fanden. Die Ergebnisse unserer Untersuchungen haben wir in Ahnentafeln zusammengestellt, auf welchen in der Regel nur die direkte Ascendenz bzw. Descendenz eingetragen ist. Seitenverwandte sind nur dann vermerkt, wenn die Tafeln dadurch nicht an Übersichtlichkeit verloren. Einen positiven Befund habe ich in der Regel nur nach eigener Untersuchung oder auf Befunde in älteren Krankengeschichten hin angenommen, in einigen wenigen Fällen, namentlich wenn es sich um ältere der Untersuchung nicht zugängliche Generationen handelte, auch auf

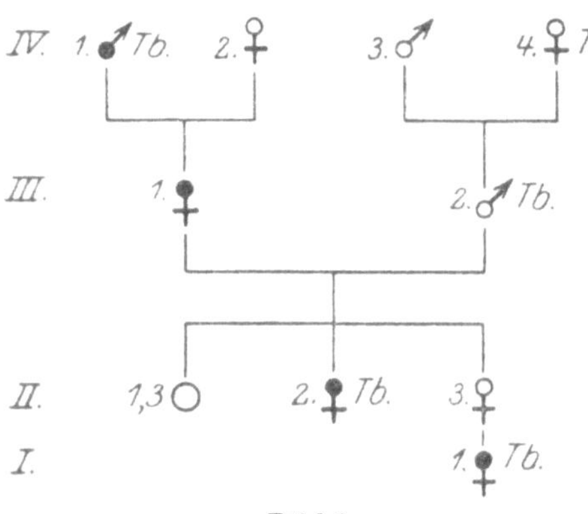

Tafel 1.

Grund von mir zuverlässig erscheinenden Angaben der Probanden. Ich brauche wohl nicht erst zu bemerken, daß solche „Familienuntersuchungen" ziemlich schwierig sind, zumal wenn es sich um gesunde Personen handelt. Es ist daher ganz unmöglich, in den einzelnen Verwandtschaftskreisen alle oder nahezu alle Mitglieder zu untersuchen. Auch ist es gänzlich ausgeschlossen, solche Ahnentafeln in großer Zahl zusammenzustellen, wie es für unsere Zwecke am wünschenswertesten wäre. Wir müssen uns notgedrungen bescheiden. Diese Arbeit hat ihren Zweck erfüllt, wenn sie andere Autoren zur Sammlung und Veröffentlichung ähnlichen Materials anregen würde.

Die Probanda II, 2 der ersten Tafel ist 40 Jahre alt, 1,73 cm groß, hat eine außerordentlich stark ausgeprägte Kyphose der Brustwirbelsäule, dabei eine leichte Skoliose nach links, sowie eine mäßige Lordose der Lendenwirbelsäule. Tiefstand der rechten Schulter und Lungenspitze. Infiltration beider Spitzen mit spärlichem feuchten Katarrh, rechts mehr als links. II, 1 sind drei Brüder, von denen zwei mit 6 und 9 Jahren an Diphtherie gestorben sind, einer ist 40 Jahre alt, gesund. II, 3 hatte angeblich keinen Rundrücken, ist mit 39 Jahren an akuter Blinddarm- und Bauchfellentzündung gestorben. Ihr einziges Kind I, 1 ist 14 Jahre alt, sehr blaß, Strabismus convergens, mäßig starke Kieferdrüsenschwellung beiderseits, leichte, aber deutliche Kyphose der oberen Brustwirbelsäule, flacher Thorax, Tiefstand der rechten

Schulter und Lungenspitze, leichte Infiltration der rechten Spitze ohne
Katarrh, R. H. U. leichte Schallabschwächung, abgeschwächtes, unreines Atmen. R. Hilus sehr rauhes Atmen. III, 1 ist 73 Jahre alt,
gesund, sehr groß, hat angeblich einen stark gekrümmten Rücken.
III, 2 war groß, völlig gerade gewachsen, mit 47 Jahren an Darm-
tuberkulose gestorben. Ein Bruder von ihm ist mit 24 Jahren an
„chronischem Darmkatarrh "(Tb?) gestorben. IV, 1 ist mit 47 Jahren
an Lungenleiden gestorben, ging angeblich sehr krumm; IV, 2 ist sehr
alt geworden, am Schlag gestorben. IV, 4 mit 32 Jahren an „chronischem Darmkatarrh" (Tb. ?) gestorben.

Die Probanda II, 2 auf der nächsten Tafel ist 35 Jahre alt, hat eine
starke Kyphose der Brustwirbelsäule, Lordose der Lendenwirbelsäule,
dabei eine leichte Skoliose der Brustwirbelsäule nach links. Tiefstand
der rechten Schulter und
Lungenspitze. Infiltra-
tion beider Spitzen,
rechts ausgesprochener
als links, rechts einige
kleinblasige feuchte Ras-
selgeräusche. II, 3 ist
38 Jahre alt, leidet an
Asthma, von der Lungen-
fürsorge untersucht und
als nichttuberkulös be-
zeichnet. III, 3 mit
38 Jahren an Typhus
gestorben. III, 4 ist

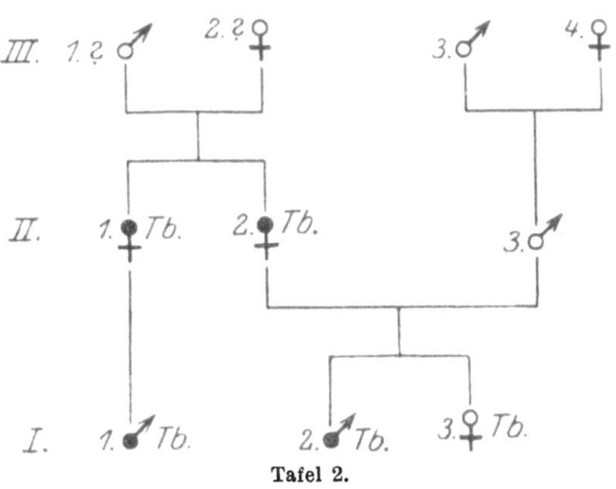

Tafel 2.

72 Jahre alt, gesund. Die Probanda hat zwei Kinder, I,2 ist 10 Jahre alt,
ein äußerst schmächtiger und blasser Knabe, Muskulatur und Knochenbau sind schmächtig und dürftig entwickelt, leidet viel an skrofulösen
Hautausschlägen, Nachtschweißen. Er zeigt bereits eine ausgeprägte
Kyphose der Brustwirbelsäule mit leichter Skoliose nach links, sowie eine
leichte Lordose der Lendenwirbelsäule. Tiefstand der rechten Schulter
und Lungenspitze, die rechte Seite bleibt bei der Atmung etwas zurück.
Über der rechten Spitze Infiltration ohne Katarrh, R. H. U. Schallabschwächung, rauhes Atmen, verlängertes Exspirium. I, 3 ist 3 Jahre alt,
skrofulös, eitrige Hautausschläge, Drüsenschwellungen, rachitisch. — Die
Schwester der Probanda II, 1 ist mit 29 Jahren in unserer Anstalt an
Lungentuberkulose gestorben. In der Krankengeschichte ist u. a. notiert:
Kyphose der Brustwirbelsäule, Tiefstand der linken Spitze; über der
rechten Spitze Schallverkürzung, bronchovesiculäres Atmen, ver-
streut zähfeuchte, kleinblasige Rasselgeräusche. Über dem linken
Oberlappen bis zur 4. Rippe und $^2/_3$ Scapula Dämpfung, broncho-

vesiculäres Atmen, über der Spitze bronchial, reichlich kleinblasige und
mittelblasige feuchte Rasselgeräusche, in der Spitze halbklingend.
L. H. U. dicht kleinblasiges Rasseln. Tuberkelbacillen im Sputum vorhanden. Der Ehemann von II, 1 ist gesund, 39 Jahre alt, seine Familie
frei von Tuberkulose. Das einzige Kind I, 1 ist 13 Jahre alt, lungenkrank, hat angeblich deutlichen „Rundrücken". III, 1 war gesund,
III, 2 ist früh gestorben, nähere Angaben fehlen.

Auf Tafel 3 ist die Probanda II, 2 41 Jahre alt, hat eine mittelgradige Skoliose des unteren Teils der Brustwirbelsäule und des oberen
Teils der Lendenwirbelsäule nach links, eine leichte Skoliose der oberen
Brustwirbelsäule nach rechts. Thorax flach, die rechte Seite bleibt
bei der Atmung zurück. Tiefstand der rechten Spitze. Über beiden
Oberlappen Infiltration, mit ziemlich trocknem Katarrh, rechts ausgesprochener als links,
R. H. U. Schallabschwä-
chung, abgeschwächtes, unreines Atmen. Von den
sieben Kindern der Pro-
banda sind (I, 1) fünf tot,
davon eines totgeboren, vier
(Frühgeburten) bald nach
der Geburt gestorben. Zwei
leben. I, 2 ist 10 Jahre alt,
hat eine deutliche Skoliose
der unteren Brust- und

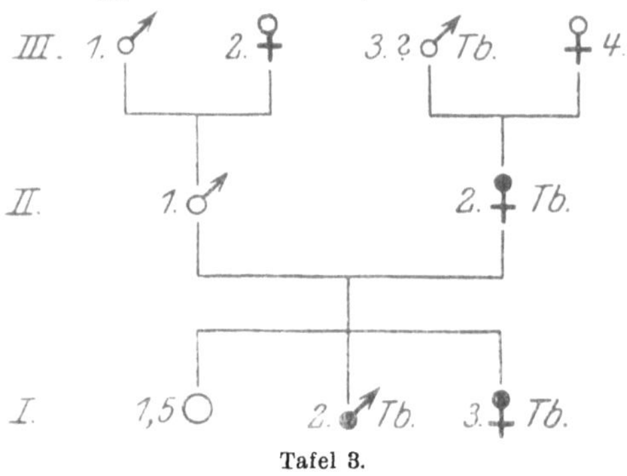

Tafel 3.

oberen Lendenwirbelsäule nach links, leichte Skoliose der oberen Brust-
wirbelsäule nach rechts. Seit längerer Zeit Fieber bis 38°, viel Husten.
Thorax flach, Tiefstand der rechten Spitze, deutliche Infiltration beider
Spitzen ohne Katarrh, rechts mehr als links, rechter Hilus abgeschwächtes
unreines Atmen, R. H. U. geringe Schallabschwächung, unreines Atmen.
I, 3 ist 9 Jahre alt, hat viel an Bindehautkatarrhen gelitten, gelegentlich
Husten. Seit längerer Zeit Fieber bis 38°. Deutliche Skoliose der unteren
Brust- und oberen Lendenwirbelsäule nach links, leichte Skoliose der
oberen bis mittleren Brustwirbelsäule nach rechts. Mäßige Kyphose der
Brustwirbelsäule, entsprechende leichte Lordose der Lendenwirbelsäule.
Flacher Thorax, graziler Körperbau, schlaffe, dürftig entwickelte
Muskulatur. Über beiden Spitzen, rechts mehr als links, Infiltration
ohne Katarrh. R. Hilus sehr rauhes, unreines Atmen, R. H. U. Schall-
abschwächung, abgeschwächtes, unreines Atmen. — Der Vater der
Probanda III, 3 ist schon in jungen Jahren wegen Lungentuberkulose
ärztlich behandelt worden, starb mit 74 Jahren an Blutsturz. Die
Mutter III, 4 starb mit 69 Jahren an Lungenentzündung. Ein Bruder
der Probanda ist lungenkrank. II, 1 ist mit 40 Jahren an Rippenfell-

und Lungenentzündung im Lazarett gestorben. Seine Familie ist frei von Tuberkulose. III, 1 ist mit 54 Jahren an den Folgen von Arteriosklerose gestorben. III, 2 ist gesund, 78 Jahre alt.

Auf Tafel 4 ist die Probanda II, 2 31 Jahre alt, hat eine mittelgradige Skoliose der oberen Brustwirbelsäule nach links, der unteren Brust- und Lendenwirbelsäule nach rechts, ferner eine mittelgradige Kyphose der oberen Brustwirbelsäule. Thorax flach, Tiefstand der rechten Schulter und Lungenspitze. Infiltration des rechten Oberlappens mit spärlichem Katarrh, der linken Spitze ohne Katarrh, R. U. H. Schallverkürzung, abgeschwächtes, unreines Atmen. Das einzige Kind I, 1 ist $4^3/_4$ Jahre alt, schwächlich, nervös, blaß, schlaffe

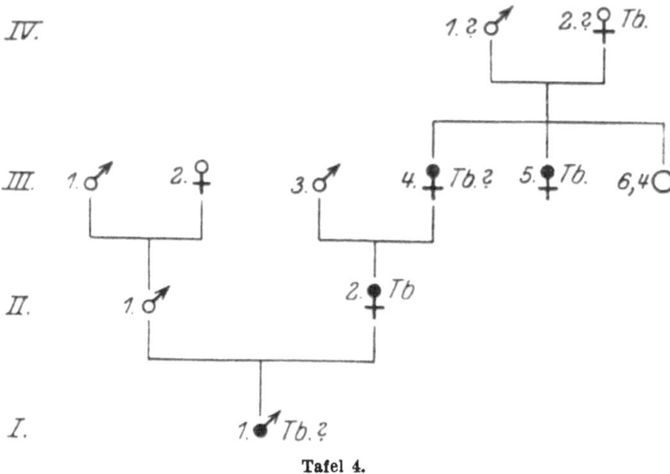

Tafel 4.

Muskulatur, Thorax flach, in der Hilusgegend beiderseits unreines, rechts abgeschwächtes Atmen, keine deutlichen Klopfschallverkürzungen. Leichte Skoliose der oberen Brustwirbelsäule nach links, deutliche Kyphose der oberen Brustwirbelsäule. Der Ehemann der Probanda II, 1 ist 35 Jahre alt, klein, untersetzt, von kräftig entwickelter Muskulatur. Die Wirbelsäule ist völlig gerade, der Thorax gut gewölbt. R. H.O. bis zur Spina geringe Schallverkürzung gegen links (Muskulatur R. H. O. stärker ausgebildet als L. H. O.!), über beiden Spitzen vesikuläres Atmen. II, 1 hat drei gesunde Geschwister. III, 1 und 2 sind 64 und 62 Jahre alt, völlig gesund. Über den Vater der (unehelich geborenen) Probanda und dessen Familie fehlen sämtliche Angaben. III, 4 ist mit 46 Jahren an Magen- und Leberkrebs gestorben, hatte angeblich einen sehr krummen Rücken, litt viel an Kurzluftigkeit, Brustschmerzen, Nachtschweißen (Tb. ?). III, 5 ist lungenleidend, hat angeblich krummen Rücken, III, 6 sind vier Geschwister, über die nähere Angaben fehlen. IV, 1 war gesund, an Unfall gestorben, IV, 2 ist 72 Jahre alt, jetzt angeblich gesund, war in jungen Jahren lungenleidend, hat im Alter von 18—20 Jahren oft Blut gespuckt.

Auf der fünften Tafel ist die Probanda II, 2 35 Jahre alt, hat eine mittelgradige Skoliose der Brustwirbelsäule nach links. Knochenbau und Muskulatur kräftig entwickelt, Haut und Schleimhäute gut durchblutet, Ernährungszustand gut, Brustkorb kurz, breit, mäßig gut gewölbt. Tiefstand der linken Schulter und Lungenspitze. Infiltration beider Oberlappen, links ausgedehnter als rechts, links auch ausgesprochene Einschmelzungsprozesse. L. U. Schallverkürzung, abgeschwächtes, unreines Atmen, spärlich Katarrh. Das einzige Kind I, 1 ist 12 Jahre alt, sieht der Mutter nach Gesichtsbildung und Körperbau auffallend ähnlich, guter Ernährungszustand, gesunde Hautfarbe, gut-

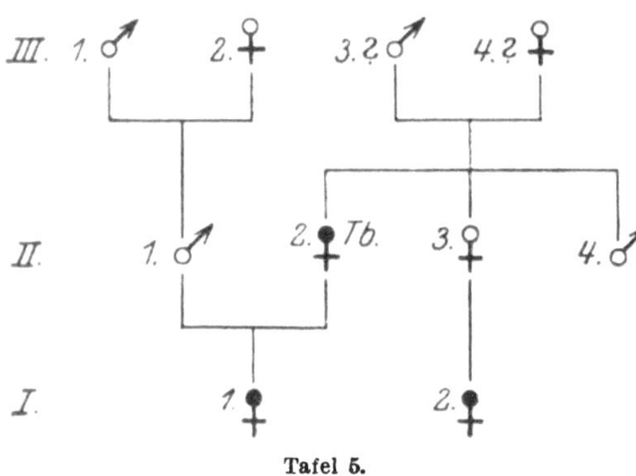

Tafel 5.

entwickelte Muskulatur. Thorax gut gewölbt; leichte aber deutliche Skoliose der Brustwirbelsäule nach links. Am linken Hilus sehr rauhes Atmen, L. H. U. abgeschwächtes, unreines Atmen, Spitzen ohne Befund. Nirgends deutliche Schallunterschiede. — II, 1 war völlig gesund, ist gefallen. Seine vier Geschwister ebenfalls gesund. III, 1 ist mit 50 Jahren an Magenkrebs gestorben. III, 2 ist 71 Jahre alt, gesund. Die Probanda hat zwei gesunde Geschwister II, 3 und 4; die Nichte I, 2 der Probanda ist das dritte Kind von vier Geschwistern, davon ist eines klein an „Zahnkrämpfen" gestorben, zwei leben und sind gesund. I, 2 zeigt wieder eine auffallende Familienähnlichkeit mit I, 1 und II, 2. Guter Ernährungszustand, gut entwickelte Muskulatur, gesunde Hautfarbe, gut gewölbter Thorax. Deutliche mittelgradige Skoliose der Brustwirbelsäule nach links. Über den Lungenspitzen geringe Schallverkürzung, L. H. O. etwas intensiver als R. H. O. Das Atemgeräusch über den Spitzen ist abgeschwächt, links etwas rauh, ebenso am linken Hilus. III, 3 ist mit 65 Jahren an Magenkrebs gestorben, III, 4 mit 30 Jahren an unbekannter Ursache gestorben.

Die Probanda der letzten Tafel II, 2 ist 33 Jahre alt, hat eine leichte Skoliose der Brustwirbelsäule nach links, flachen Thorax, Tiefstand der rechten Schulter und Spitze. Infiltration beider Oberlappen, rechts mehr als links, mit mäßig dicht kleinblasigem Katarrh. L. U. ist der Schall gegen R. U. verkürzt, L. U. rauhes, unreines Atmen, mäßig dicht kleinblasiger Katarrh. Der Prozeß ist rechts älter, zeigt aber links mehr Progredienz. II, 1 ist 32 Jahre alt, gesund, von kräftigem Körperbau, Thorax gut gewölbt, Wirbelsäule völlig gerade, über den Lungen nirgends Schallunterschiede, über den Spitzen Vesiculäratmen, links etwas abgeschwächt, H. U. bds. unreines Atmen; von sieben Geschwistern ist ein Bruder im Kriege gefallen, eine Schwester an unbekannter Ursache gestorben, die übrigen fünf leben, sind gesund. III, 1 ist mit 52 Jahren an Schlaganfall gestorben, III, 2 ist 70 Jahre alt, gesund. I, 1 ist 6 Jahre alt, ziemlich gut und kräftig entwickeltes Kind; leichte aber deutliche Skoliose der Brustwirbelsäule nach links. Thorax mäßig gut gewölbt, Lungenspitzen ohne Befund. Am rechten Hilus deutlich abgeschwächtes unreines Atmen, nirgends Katarrh, nirgends Schallveränderungen. III, 3 ist 73 Jahre alt, gesund, III, 4 ist 72 Jahre alt, ebenfalls gesund.

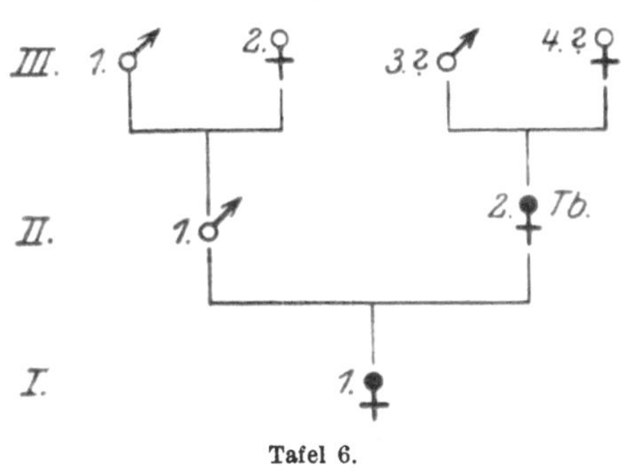

Tafel 6.

Was die Lokalisation des Lungenbefundes angeht, so sei nur kurz darauf hingewiesen, daß sie der Lehre Turbans[23] von der Vererbbarkeit des Locus minoris resistentiae nicht widerspricht. In allen Fällen, in denen überhaupt ein Lungenbefund erhoben werden konnte, stimmen die Glieder der einzelnen Verwandtschaftskreise in der Lokalisation des Befundes miteinander überein, mit einer einzigen Ausnahme (Tafel 2, II, 1).

Es ist ferner auffallend, daß die Anomalie der Wirbelsäule innerhalb der einzelnen Verwandtschaftskreise überraschenderweise immer genau dieselbe Region der Wirbelsäule betrifft. Was den Erbgang der Kyphoskoliose angeht, so kann man wohl annehmen, daß es sich um eine dominante Anomalie handelt. Mehr möchten wir nicht sagen. Wenn Paulsen von den Thoraxanomalien sagt: „Nur wenn sich ergibt, daß diese nach bestimmten Regeln sich vererben, etwa mendeln, so ist damit der Beweis geliefert, daß sie endogener Natur sind und damit ist die ganze Frage endgültig im konstitutionellen Sinne entschieden", so möchten wir doch ernsthaft widersprechen. Würde die Anerkennung des erblichen Charakters abhängig gemacht werden von dem Nachweis, daß die betreffende Anomalie in ihrem Erbgang den Mendelschen Regeln folgt, so würde — wenigstens beim Menschen — der Nachweis erblicher Anlagen sehr selten gelingen. Die Mendelschen Regeln sind durch Versuche an Erbsen gewonnen. Die unerläßlichen Vorbedingungen zu diesen Pflanzenexperimenten sind bei Kreuzungen zwischen Menschen nicht gegeben. Erstens müßten die Menschen in bezug auf das zu vererbende Merkmal reinerbig oder homozygot sein. Zweitens müßte zur Erzeugung der zweiten Filialgeneration Inzucht, d. h. Geschwisterehen, erlaubt sein. Außerdem ist die Kinderzahl eines menschlichen Elternpaares viel zu gering, um irgendwelche Schlüsse aus dem Zahlenverhältnis zu ziehen, in welchem das Kreuzungsmerkmal auf die Individuen verteilt ist. Handelt es sich gar um eine Anomalie, die nicht durch eine, sondern durch mehrere Erbeinheiten im Erbplasma bestimmt ist, so werden die Verhältnisse beim Menschen völlig unübersehbar. Die Prüfung einer Anomalie darauf, ob sie in ihrem Erbgang den Mendelschen Regeln folgt, ist für die menschliche Pathogenese ein aussichtsloses Unterfangen. Der erbliche Charakter einer Krankheitsanlage ist eo ipso dann erwiesen, wenn sich bei sorgfältiger Untersuchung jede exogene Entstehung derselben ausschließen läßt.

Literaturverzeichnis.

[1]) Bartel, J., Über Morbidität und Mortalität des Menschen, zugleich ein Beitrag zur Frage der Konstitution. Leipzig 1911. — [2]) Bartel, J., Status thymico-lymphaticus und Status hypoplasticus. Ein Beitrag zur Konstitutionslehre. Leipzig 1912. — [3]) Baur, E., Einführung in die experimentelle Vererbungslehre. Berlin 1919. — [4]) Beneke, Konstitution und konstitutionelles Kranksein des Menschen. Marburg 1881. — [5]) Cohnheim, Die Tuberkulose vom Standpunkt der Infektionslehre. Leipzig 1880. Zit. nach Martius, Konst. u. Vererbung. — [6]) Fraenkel, A., Spezielle Pathologie und Therapie der Lungenkrankheiten. Berlin 1904. — [7]) Kraemer, C., Ätiologie und spezifische Therapie der Tuberkulose. Stuttgart 1914. — [8]) Kretz, R., Spitzentuberkulose und Thorax phthisicus. Wien. klin. Wochenschr. 1918, Nr. 14. — [9]) Levy, Die tuberkulöse Disposition. Ludwigshafen 1902. Zit. nach Schlüter, Die Anl. z. Tub. — [10]) Martius, F., Das Kausalproblem in der Medizin. Beihefte zur Med. Klin. 1914, Heft 5. — [11]) Martius, F., Pathogenese innerer Krankheiten. Leipzig 1899/1909. — [12]) Martius, F., Konstitution und Vererbung in ihren Beziehungen zur Pathologie. Berlin 1914. — [13]) Martius, F., Das Vererbungsproblem in der Pathologie. Berl. klin. Wochenschr. 1901, Nr. 30 u. 31. — [14]) Martius, F., Die Vererbbarkeit des konstitutionellen Faktors der Tuberkulose. Berl. klin. Wochenschr. 1901, Nr. 45. — [15]) Moeller, A., Lehrbuch der Lungentuberkulose. Wiesbaden 1910. — [16]) Neumann, W., Über die mechanischen Ursachen der Disposition der Lungenspitzen zur tuberkulösen Phthise. Beitr. z. Klin. d. Tuberkul. 40, H. 1 u. 2. 1918. — [17]) Otto, J., Das Ausschließungsverhältnis zwischen Herzklappenfehler und Lungenschwindsucht. Virchows Archiv 144. Zit. nach Fraenkel, Spez. Path. u. Ther. d. Lungenkrankh. — [18]) Paulsen, J., Über die Erblichkeit von Thoraxanomalien mit besonderer Berücksichtigung der Tuberkulose. Arch. f. Rassen- u. Gesellsch.-Biologie 3, H. 1. 1918. — [19]) Reichert, P., Über Thorax- und Körpermaße bei Lungentuberkulösen und ihre Beziehungen zur Lehre von der Disposition. Beitr. z. Klin. u. Tuberkul. 39. H. 1. 1918. — [20]) Ribbert, Über die Verbreitung der

Tuberkulose im Körper. Marburg 1900. Zit. nach Schlüter, Die Anl. z. Tub. — [21] Rokitansky, Handbuch der allgemeinen pathologischen Anatomie. Wien 1846. Zit. nach Schlüter, Die Anl. z. Tub. — [22] Schlüter, R., Die Anlage zur Tuberkulose. Leipzig 1905. — [23] Turban, K., Die Vererbung des Locus minoris resistentiae bei der Lungentuberkulose. Zeitschr. f. Tub. u. Heilst. 1. 1900. — [24] Weismayr, Herz und Lunge in ihren pathologischen Wechselbeziehungen. Klin. Vortr. Nr. 230. Zit. nach Schlüter, Die Anlage zur Tuberkulose. — [25] Wenckebach, K, F., Spitzentuberkulose und phthisischer Thorax. Wien. klin. Wochenschr. 1918, Nr. 14.

(Aus der medizinischen Universitätspoliklinik zu Rostock [Direktor: Prof. Dr.
Hans Curschmann].)

Konstitution und Kriegstuberkulose.[1]

Von
Dr. Gustav Deusch.

(Eingegangen am 11. Juni 1920.)

Der Krieg, der als biologisches Experiment im größten Maßstabe
es uns ermöglicht hat, auf mancherlei Gebieten der Pathologie neue
Erfahrungen zu sammeln, hat auch unsere Kenntnisse von der Entstehung und dem Verlauf der Tuberkulose in mancher Richtung bestätigt, ergänzt und erweitert. Die Kriegstuberkulose ist Gegenstand
einer Reihe sowohl klinischer (Leschke, Moritz, H. Schlesinger,
v. Hayek, Jacob, Zadek u. a.) als auch pathologisch-anatomischer
(Mönckeberg, Oberndorffer, Rössle, C. Hart) Mitteilungen gewesen. Unsere Erfahrungen über die Tuberkulose der Kriegsteilnehmer,
die wir im Bereiche der Rostocker Fürsorgestelle für Lungenkranke
sammeln konnten, sind in der Dissertation von J. Finsterwalder
niedergelegt, der ein Teil des mir vorliegenden Materials zugrunde liegt.
Sie decken sich im wesentlichen mit den Ergebnissen der Mehrzahl
der oben genannten klinischen Autoren und lassen sich in folgenden
Sätzen ausdrücken:

1. Die Kriegstuberkulose ist gekennzeichnet durch eine ungewöhnlich große Zahl rasch fortschreitender, prognostisch sehr ungünstiger
Fälle, die zum Teil schon nach kurzer Zeit tödlich enden.

2. Die bösartige, rasch verlaufende Form der Lungenphthise findet
sich auffallend häufig bei körperlich kräftigen Feldzugsteilnehmern,
die bis zum Ausbruch der Tuberkulose völlig gesund und familiär nicht
mit Tuberkulose belastet waren. Umgekehrt zeigt bei bereits früher an
Tuberkulose Erkrankten und bei familiär oder konstitutionell Belasteten der Verlauf der im Felde aufgetretenen Tuberkulose häufig
überraschend milde und prognostisch günstigere Formen.

Diese Ergebnisse stehen, worauf auch Zadek[2]) und v. Hayek[3])

---

[1]) Ich gebrauche die allgemein übliche Bezeichnung „Kriegstuberkulose‟
der Kürze halber, bemerke aber, daß es sinngemäßer und sprachlich richtiger
wäre, von einer „Kriegsteilnehmertuberkulose‟ zu sprechen.
[2]) Münch. med. Wochenschr. 1917, Nr. 51 und 1919, Nr. 42.
[3]) Münch. med. Wochenschr. 1919, Nr. 46.

hinweisen, in einem bemerkenswerten Gegensatz zu der in Ärztekreisen vor dem Kriege fast allgemein verbreiteten Anschauung, daß der gesunde, kräftige, konstitutionell nicht belastete Organismus im Kampfe mit der Tuberkulose sich als widerstandsfähiger erweise und sie leichter überwinde als der schon von früher her mit Tuberkulose behaftete oder konstitutionell minderwertige. Die Frage nach der Ursache dieses anscheinend paradoxen Verhaltens des konstitutionellen Faktors ist zugleich die Frage nach dem Entstehungsmodus der Kriegstuberkulose überhaupt.

Für die Entstehung wie für den Verlauf jeder Krankheit gilt die Gottstein-Martiussche Formel $k = \dfrac{p}{c}$ oder nach v. Strümpell $k = \dfrac{S \text{ (Schädlichkeit)}}{W \text{ (Widerstand)}}$, d. h. jede Krankheit ist der Quotient, aus der Kraft des schädlichen Agens und der Widerstandskraft des Organismus. Da das infektiöse Agens, der Tuberkelbacillus, sich unter dem Einfluß des Krieges nicht anders verhalten dürfte als im Frieden, so haben wir die Ursache des auffallenden Krankheitsverlaufes in Veränderungen des anderen Faktors, der Widerstandskraft des Organismus zu suchen. Diese Widerstandskraft ist ihrerseits wieder das Produkt aus 2 Faktoren, dem exogenen Faktor der äußeren Schädlichkeiten und dem endogenen Faktor der Konstitution. Die exogenen Schädlichkeiten sind mancherlei Art: Erkältungen, Infekte, Überanstrengung, unzureichende Ernährung. Wir können sie, da es sich bei unserem Material in der überwiegenden Mehrzahl um Frontsoldaten handelt, als gleichbleibenden Faktor in Rechnung setzen. Ihre Wirksamkeit besteht darin, daß sie allgemein die Widerstandsfähigkeit des Körpers gegen die Tuberkulose herabsetzen, klinisch latente Tuberkulosen aktivieren und die Neuerkrankung begünstigen, wobei man a priori anzunehmen geneigt ist, daß die Wirkung derselben exogenen Schädlichkeit auf einen kräftigen Menschen nicht dieselbe sein wird wie auf einen schwächlichen. Dieser Umstand führt uns unmittelbar zu der Erörterung der Bedeutung des endogenen Faktors der Konstitution für die Entstehung und den Verlauf der Kriegstuberkulose. Über die Verhältnisse der Konstitution, die Tuberkulose der Eltern, und eigene frühere Erkrankung gibt die folgende Tabelle Auskunft:

		Habitus astheni-cus	Status lym-phaticus	Rachi-tischer Thorax	Tuberku-lose der Eltern	Frühere Tuber-kulose	Nicht belastet
Zahl der Fälle	93	25 (26,8%)	2 (2,2%)	2 (2,2%)	12 (13%)	8 (8,6%)	44 (47,3%)
Todesfälle	23 (24,7%)	6 (26,0%)	—	1	2 (9%)	2 (9%)	12 (52,2%)

Darnach bestand bei 52,7% der Fälle eine Disposition zur Tuberkulose, teils in Gestalt einer allgemeinen konstitutionellen Belastung (Habitus asthenicus, Status lymphaticus), teils in Gestalt einer spezifisch tuberkulösen Belastung. 47,3% waren vor dem Kriege völlig gesund und familiär nicht belastet und wiesen keinerlei Zeichen einer konstitutionellen Minderwertigkeit auf. Diese letzte Zahl erscheint uns im Vergleich zu Friedenserfahrungen ungewöhnlich hoch. Zadek[1]) fand jedoch bei einem größeren Material noch höhere Zahlen (55,7%), während v. Hayek[2]) nur 25,3% praktisch Tuberkulosefreie angibt. Auffallend klein ist die Zahl derer, die bereits früher an Tuberkulose litten (8,6%), während Zadek in seiner ersten Untersuchungsreihe 22,3%, in der zweiten 14%, v. Hayek dagegen 43,8% angibt. Von Zeichen einer allgemeinen konstitutionellen Minderwertigkeit fand sich der Habitus asthenicus in 26,8%, während der Status lymphaticus eine ganz unbedeutende Rolle spielt (2,2%). Unsere niedrigen Zahlen sowohl der konstitutionell wie familiär Belasteten als auch der früher Tuberkulosekranken dürften ihre Erklärung wohl in dem Umstande finden, daß ein verhältnismäßig großer Teil unseres Beobachtungsmaterials der mit Tuberkulose weniger durchseuchten, kräftigen Landbevölkerung Mecklenburgs entstammt, wie ja überhaupt das den Kriegstuberkulosestatistiken zugrunde liegende Material schon eine erhebliche Aussiebung durch die Musterung erfahren hat.

Verhältnismäßig groß erscheint die Zahl der Todesfälle (24,7%), die an sich schon für einen rasch fortschreitenden Verlauf bei einer großen Zahl der Erkrankten spricht. Die Dauer der Krankheit schwankte zwischen $1/_2$—3 Jahren. Die Disponierten sind an den Todesfällen mit einem geringeren Prozentsatz beteiligt, was uns auch schon beweist, daß die Prognose der Belasteten nicht ungünstiger, sondern in vielen Fällen sogar günstiger ist als die der früher Gesunden. Dasselbe Resultat ergab die Beobachtung des Krankheitsverlaufes bei dem übrigen Material. Ich habe oben bereits die Ergebnisse J. Finsterwalders angeführt und beschränke mich daher hier auf die Feststellung, daß ich an dem meinen Beobachtungen zugrunde liegenden größeren Material die oben angeführten Sätze vollauf bestätigt fand.

Es besteht also auch nach unseren Beobachtungen anscheinend ein Widerspruch zwischen dem Verlauf der Kriegstuberkulose und den allgemein herrschenden Anschauungen von der Bedeutung der Disposition für die Entstehung und den Verlauf der Krankheit. Exogene Schädlichkeiten können die Ursache des besonders ungünstigen Krankheitsverlaufes bei den früher Gesunden nicht sein, da sie ja, wie oben bereits erwähnt, gleichmäßig alle treffen und den kräftigen Organismus eher

---

[1]) l. c.
[2]) l. c.

weniger schädigen. Es muß demnach doch ein endogener Faktor die Ursache sein. Aufklärung schaffen uns hier die Ergebnisse der Immunitätsforschung.

Wie v. Hayek [1]) sehr richtig betont, ist die Tuberkulose immunbiologisch betrachtet, wie jede andere Infektionskrankheit, ein Kampf zwischen dem Tuberkuloseangriff und den spezifischen Abwehrkräften des Körpers. Nach dem Verlauf dieses Kampfes richtet sich auch der Verlauf der Tuberkulose. Die Arbeiten Römers und Muchs lehren uns, daß vorausgegangene, überstandene Tuberkuloseinfektionen einen relativen Schutz gegen nachfolgende hinterlassen. Je stärker diese relative Immunität, desto gutartiger und milder ist der Verlauf späterer Infektionen. Durch Hamburger und Montis Untersuchungen vermittels der Pirquetschen Cutanprobe wissen wir, daß nahezu 100% aller Menschen bis zu ihrem 12. Lebensjahre tuberkulösen Ansteckungsstoff in sich aufnehmen. Das Verhalten des kindlichen Organismus gegenüber der Erstinfektion ist nun ein durchaus verschiedenes. In einem Falle kommt es zu einer manifesten Erkrankung, in anderen Fällen überwindet der Körper die Infektion, es kommt nur zu histologischen Drüsenveränderungen oder die Erreger werden gar aufgelöst und vernichtet, ohne daß nachweisbare Veränderungen zurückbleiben. Dieser verschiedenartige Ausgang des ersten Kampfes zwischen den eingedrungenen Erregern und den natürlichen, unspezifischen Schutzkräften des Körpers hängt naturgemäß ab einmal von der Menge und Virulenz des Ansteckungsstoffes, dann aber auch sicher ganz wesentlich von der Stärke dieser Schutzkräfte. Je heftiger und länger dauernd dieser Kampf mit dem Tuberkulosegift, desto höher ist, falls er für den Körper siegreich endigt, der Grad der relativen Immunität gegenüber späteren Infektionen.

So erklärt es sich, daß auch der tuberkulösen Erkrankung im Kriege der einzelne Organismus ganz verschieden gerüstet entgegentritt. Der bereits vor dem Kriege an manifester Tuberkulose Erkrankte verfügte zweifellos über ein gewisses Maß von spezifischen Abwehrkräften, das genügte, um die Tuberkulose im Schach zu halten und sie sogar zu zeitweiser Latenz zu zwingen. Die dann unter dem Einflusse der Kriegsschädlichkeiten wieder manifest gewordene Tuberkulose findet bereits einen wirksamen Widerstand in den vorhandenen spezifischen Abwehrkräften. Die Folge ist ein verhältnismäßig milder, chronischer, nicht zur Progredienz neigender Verlauf. Ganz ähnlich verhält es sich mit den familiär Belasteten und konstitutionellen Schwächlingen. Ihnen war, wenn auch eine manifeste Erkrankung vor dem Kriege nicht nachweisbar war, doch teils infolge der tuberkulösen Umgebung, teils infolge ihrer geringeren natürlichen Widerstandsfähigkeit häufige Gelegenheit

---

[1]) Das Tuberkuloseproblem. Springer, Berlin 1920

zur Infektion und damit zur Bildung spezifischer Schutzkräfte gegeben,
die auch bei ihnen im Falle einer Neuerkrankung im Kriege den Verlauf
der Tuberkulose günstig beeinflußten. Anders dagegen liegen die Verhältnisse bei den vor dem Kriege völlig gesunden, vollkräftigen und
unbelasteten Individuen. Ihnen fehlte die durch das „tuberkulöse
Milieu" in der Kindheit gegebene Gelegenheit zu häufiger Aufnahme
von Ansteckungsstoff. Ein wesentlicher Teil von ihnen hat gewiß auch,
wie wir auf Grund der Ergebnisse der Statistiken über den Ausfall der
Cutanprobe annehmen müssen, eine Infektion in der Kindheit durchgemacht. Aber die Beziehung, in die der Organismus zur Tuberkulose
trat, war nur eine flüchtige und seltene, führte also auch nur zur Ausbildung geringer oder gar keiner spezifischen Abwehrkräfte. Denn nur
länger dauernder und wiederholter Kampf mit der Infektion führt nach
Römers Untersuchungen zur Ausbildung relativer Immunität.

Damit verliert auch die Frage, ob es sich bei dieser Kriegstuberkulose
im engeren Sinne um eine massive Neuinfektion oder um eine endogene
Reinfektion handelt, wesentlich an Bedeutung für ihre Pathogenese.
Zadek glaubt den malignen Charakter der Kriegstuberkulose bei früher
Gesunden nur durch die Annahme einer exogenen Neuinfektion erklären
zu können. Diese Annahme erscheint uns nach den obigen Ausführungen
nicht mehr notwendig und der Unterschied zwischen der exogenen
Neuinfektion und der endogenen Reinfektion bei einem nur gering-
gradig oder gar nicht immunisierten Organismus in der Wirkung nur
mehr als ein gradueller, womit natürlich nicht gesagt sein soll, daß
nicht in dem einen oder anderen Falle doch eine Neuinfektion stattgefunden hat, wenngleich auch die Gelegenheit dazu im Felde recht
selten war.

Auch die im Vergleich zu den Friedenszahlen (Nägeli) relativ seltenen Befunde tuberkulöser Herde bei Obduktionen von Feldzugsteilnehmern [Rössle[1]) 33%, Oberndorffer[2]) 10%, C. Hart[3])
34,2%) bilden keine Stütze für die Annahme einer exogenen Neuinfektion in größerem Umfange. J. Orth hat einen Unterschied gemacht
zwischen der bloßen Bacilleninvasion und der Infektion. Bei
ersterer gelangen Tuberkelbacillen in den Körper, ohne die Bildung
einer spezifischen Gewebsreaktion zu veranlassen. In solchen Fällen
wird zwar die Cutanprobe positiv, aber Gewebsveränderungen sind nicht
nachweisbar. Daher auch der Zahlenunterschied zwischen den Ergebnissen dieser Probe und denen der pathologischen Anatomen. Daß in
Fällen einer solchen Bacilleninvasion die immunbiologische Beziehung
zu dem Organismus nur eine flüchtige und geringe ist und dement-

---

[1]) Jahreskurse f. ärztl. Fortbild. 1919 H. 1.
[2]) Münch. med. Wochenschr. 1918, S. 1154.
[3]) Zeitschr. f. Tuberkulose **31** 129. 1919.

sprechend sich auch die Bildung von Immunkörpern verhält, liegt auf der Hand. Trotzdem kann selbst in solchen Fällen eine endogene Reinfektion erfolgen, denn eine Reihe von Autoren (Weichselbaum, Bartel, Baginsky u. a.) konnten bei Fehlen jeglicher tuberkulöser Veränderungen in anatomisch völlig intakten Drüsen sich im Tierversuch als durchaus infektionstüchtig erweisende Tuberkelbacillen nachweisen.

Es erscheint uns der Verlauf der „Kriegstuberkulose" auch gar nicht mehr so überraschend, wenn wir an den akuten, oft blitzartigen Verlauf der Tuberkulose bei Angehörigen noch nicht tuberkulosedurchseuchter Naturvölker denken, wie ihn z. B. Deycke bei den Türken aus dem Inneren Kleinasiens, Römer in Argentinien, Wolff-Eisner bei nach Europa verbrachten Negern u. a. mehr beobachteten. Hier stehen allerdings die exogenen Erstinfektionen im Vordergrund, die infolge der fehlenden Durchseuchungsresistenz so verhängnisvoll werden. Eine weitere sehr bemerkenswerte Analogie zur Bösartigkeit der Kriegstuberkulose stellt auch die der Matrosenphthise dar, die Heinr. Curschmann vor Jahren beschrieb. Auch hier haben wir ein ausgesucht kräftiges Menschenmaterial mit geringer Gelegenheit zur Infektion in der Jugend und zur Erwerbung einer relativen Immunität gegen die spätere Infektion, zu der sich in den Hafenstädten dann ja reichlich Gelegenheit bietet. Hier sei auch auf das epidemische Auftreten der malignen Syphilis[1]) in Europa gegen Ende des 15. Jahrhunderts verwiesen, die mit der zunehmenden Durchseuchung im Verlaufe von wenigen Generationen die milderen Formen annahm, die wir heute kennen. Als Gegenstück dazu sehen wir die erhöhte Resistenz gegenüber der Tuberkulose z. B. bei den Juden (Kreinermann u. a.), die infolge einer hochgradigen Tuberkulosedurchseuchung in den mittelalterlichen Ghettos eine hohe Immunität erworben haben, wobei jedoch nicht zu übersehen ist, daß hierbei auch die heutige durchweg gehobene soziale Lage der Juden eine nicht zu unterschätzende Rolle spielt. Nach Petruschky wird die Fähigkeit, einen solchen Schutz gegenüber der Tuberkulose zu erwerben, gesteigert durch den Kampf der Voreltern mit der Seuche und es erscheint nicht so unbedingt ausgeschlossen, wie es F. Müller[2]) erst jüngst wieder hinstellte, daß eine derartige Fähigkeit doch vererbbar ist als eine bereits in der Keimanlage potentiell gegebene individuelle Reaktionsfähigkeit der Zelle.

Damit hätten uns diese immunbiologischen Überlegungen die Antwort auf die Frage nach der Ursache des eigenartigen Verlaufes der Kriegstuberkulose gegeben. Dieser erscheint uns nun nicht mehr als eine Ungesetzmäßigkeit, sondern er vollzieht sich, worauf auch

---

[1]) Neumann in Nothnagels Handbuch **23**.
[2]) Konstitution und Individualität (Rektorat-Antrittsrede). München 1920.

v. Hayek mit Nachdruck hinweist, streng nach den Gesetzen der Immunbiologie.

Auf Grund dieser Ergebnisse zieht nun v. Hayek [1]) aus dem malignen Verlauf der Tuberkulose bei den früher gesunden, konstitutionell hochwertigen Individuen den Schluß, daß die Lehre von der konstitutionellen Disposition zur Tuberkulose sich als falsch erweise, und leugnet die Existenz einer „tuberkulösen Disposition": „Die Tuberkulose ist nicht eine Krankheit der körperlich Minderwertigen, sondern die Folgezustände jahrelang latent verlaufender chronischer Tuberkulose schaffen körperliche Minderwertigkeit." Eine Disposition zur Tuberkulose läßt er nur gelten im Sinne des Fehlens einer natürlichen Immunität, und in diesem Sinne ist selbstverständlich jeder Mensch zur Tuberkulose disponiert. Gewiß, eine „tuberkulöse Disposition" als festumrissenen Komplex bestimmter morphologischer oder funktioneller Eigenschaften gibt es nicht, wie ja auch Martius [2]) auf Grund der ausgedehnten Untersuchungen Schlüters [3]) ausdrücklich feststellt: „Es gibt also, soviel wir sehen, keine ‚spezifische' Disposition zur Tuberkulose, keine ererbte oder erworbene einheitlich zu definierende, in einer bestimmten anatomischen oder physiologischen Qualität sich erschöpfende Eigenschaft des Körpers, der man eine absolut disponierende Bedeutung zuschreiben könnte ... Sie ist kein einheitliches Merkmal, eine spezifische Determinante, sondern ein Komplex konstitutioneller Faktoren, dessen wechselnde Kombination und Wertigkeit das Schicksal des einzelnen im Kampf mit der Tuberkulose besiegelt." v. Hayek schießt in einer einseitig immunbiologisch gerichteten Auffassung des Tuberkuloseproblems entschieden über das Ziel hinaus. Es gibt mehr als eine Frage in der Pathogenese der Tuberkulose, die mit den Mitteln immunbiologischen Forschens und Denkens allein nicht zu lösen ist, ich verweise nur als Beispiel auf die typische Lokalisation der Lungenspitzentuberkulose der Erwachsenen, deren Ursache wir durch die hervorragenden Untersuchungen W. A. Freunds, C. Harts und Bacmeisters genau kennen und die, konstitutionell bedingt, eine Disposition zur Lokalisation des Prozesses schafft.

Aber auch das oben beschriebene verschiedenartige Verhalten des Organismus gegenüber der Kindheitsinfektion läßt sich m. E. gar nicht anders erklären wie als Folge der verschiedenen Konstitution der einzelnen Individuen. Gewiß spielt auch die Menge des Ansteckungsstoffes und die Virulenz des Erregers eine nicht zu unterschätzende Rolle, aber es wäre doch absurd, annehmen zu wollen,

---

[1]) Das Tuberkuloseproblem. Springer, Berlin 1920.

[2]) Disposition und individuelle Prophylaxe (Brauer-Schröders Handb. d. Tuberkulose).

[3]) Die Anlage zur Tuberkulose. Deuticke, Leipzig u. Wien 1905.

daß gerade immer die kräftigen Kinder geringere Mengen Ansteckungsstoff aufnehmen sollten und deshalb die Infektion besser überstehen als die schwächeren. Wir müssen vielmehr daran festhalten, worauf auch J. Bauer[1]) hinweist, daß das Verhalten des Körpers gegenüber der Erstinfektion ganz wesentlich mitbedingt ist durch die Widerstandsfähigkeit des Organismus. Auch die Untersuchungen Altstaedts,[2]) der bei einer Reihe von Familien mit Hilfe der Intracutanreaktion nach dem Deycke-Muchschen Partigenverfahren eine qualitative Übereinstimmung des Immunitätsbildes innerhalb der Familie fand, sprechen, auch nach Ansicht dieses Autors, mit größter Wahrscheinlichkeit dafür, daß die Fähigkeit der Körperzelle, auf den Angriff der Tuberkelbacillen in einer bestimmten Weise zu reagieren, angeboren und familiär, also konstitutionell im engeren Tandlerschen Sinne ist. Und damit kommen wir wieder auf die Rolle der Konstitution bei der Kriegstuberkulose. Eben infolge ihrer höheren konstitutionellen Widerstandsfähigkeit haben die kräftigen Individuen die Kindheitsinfektion leicht und rasch überwunden und haben infolge der nur geringen, kurz dauernden Wechselwirkung zwischen tuberkulösem Virus und Abwehrkraft der Körperzelle eine nur geringe Immunität erworben, was ihnen dann später bei der Erkrankung im Kriege zum Verhängnis wurde.

Noch viel zwingender springt uns jedoch die Wirksamkeit des konstitutionellen Faktors nicht bei dem Verlauf, sondern bei der Entstehung der Tuberkulose der Kriegsteilnehmer in die Augen, wenn wir uns die Frage vorlegen: Wie ist denn zahlenmäßig das Verhältnis der bereits früher manifest Erkrankten und der konstitutionell Minderwertigen, die im Kriege an Tuberkulose erkrankten, zu der Gesamtzahl der Kriegsteilnehmer dieser Kategorie, und wie ist andererseits das entsprechende Verhältnis bei den früher Gesunden und konstitutionell Hochwertigen? Bestimmte Zahlen dürften sich da allerdings kaum ermitteln lassen, aber dessen bedarf es m. E. auch gar nicht zum Beweis. Wir können ohne weiteres als feststehend annehmen, daß die proportionelle Erkrankungsziffer der ersten Kategorie eine ganz wesentlich höhere ist als die der zweiten, oder mit anderen Worten: Die früher schon manifest erkrankten oder konstitutionell minderwertigen Kriegsteilnehmer wurden durch die äußeren Schädlichkeiten des Kriegsdienstes in viel höherem Maße und weiterem Umfang in ihrer allgemeinen Widerstandsfähigkeit beeinträchtigt als die gesunden und konstitutionell hochwertigen, so daß sie verhältnismäßig in viel größerer Zahl an Lungentuberkulose erkrankten als die letzteren.

Gerade diese letzten Erwägungen, die uns neben der Bedeutung des

---

[1]) Die konstitutionelle Disposition zu inneren Krankheiten. Berlin 1917.
[2]) Beitr. z. Klin. d. Tuberkul. **39**. 1918.

konstitutionellen Faktors auch die beachtenswerte Mitwirkung allgemeiner äußerer Schädlichkeiten bei der Entstehung der Tuberkulose
vor Augen führen, vor allem aber auch die Bedeutung des sozialen Momentes und anderer mehr zeigen uns, daß wir uns davor hüten müssen,
einen so komplizierten und wechselvollen biologischen Vorgang, wie
ihn gerade die Tuberkulose darstellt, von dem engen Standpunkt einseitiger, wenn auch gewollt einseitiger Orientierung aus analysieren zu
wollen. Die Gesetze der Konstitutionslehre behalten auch
für die Pathogenese und den Verlauf der Kriegstuberkulose auf Grund unserer Erfahrungen ebensolche Gültigkeit
wie die der Immunbiologie, die vom Standpunkte eines aus
schließlichen Konstitutionalismus zu vernachlässigen natürlich ebenfalls
ein großer Fehler wäre.

(Aus dem pathologisch-anatomischen Institut Basel.)

Zur Lehre des Wirkungsmechanismus des künstlichen Pneumothorax.

(Aussparung von Lungenteilen bei allgemeiner Miliartuberkulose der Lunge durch circumscripte Pleuritis exsudativa.)

Von

Prof. Dr. E. Hedinger.

(Eingegangen am 14. Mai 1920.)

Es ist wohl für jeden Phthisiotherapeuten eine bewiesene Tatsache, daß durch die Einführung des artifiziellen Pneumothorax durch Forlanini eine außerordentlich wirksame Maßnahme in der Behandlung der Lungentuberkulose gewonnen wurde. Die klinisch nachweisbare Besserung und autoptische Befunde sprechen unbedingt für den therapeutischen Wert der Verfahrens von Forlanini. Ich hatte vor drei Jahren Gelegenheit eine eigentümliche Beobachtung zu machen, die beweist, daß selbst bei einer allgemeinen Miliartuberkulose unter der Einwirkung eines bestimmten Druckes gewisse Lungenpartien vom tuberkulösen miliaren Prozeß ausgespart werden. Diese Beobachtung ist auch dazu angetan, ein gewisses Licht auf die Wirkungsweise des artifiziellen Pneumothorax zu werfen. Es handelt sich in meiner Beobachtung um einen 57jährigen Patienten, der uns mit der Diagnose Pleuritis und wahrscheinlich Miliartuberkulose zugeführt wurde. Die Autopsie (Sekt. Nr. 498/1917. W. S., 57 J. gestorben 28. August 1917 morgens 2 Uhr, Sektion 28. August morgens 10 Uhr) ergab in kurzem Auszug mitgeteilt, folgendes:

Mittelgroßer männlicher Körper von ziemlich kräftigem Körperbau und etwas herabgesetztem Ernährungszustand. Bauchsitus zeigt keine nennenswerten Besonderheiten. Thorax etwas schmal; Rippenknorpel stark bräunlich, vielfach verkalkt. Sternum ohne Besonderheiten. Im Mediastinum anticum sehr spärlich dunkelgelbes Fettgewebe. Linke Lunge kaum retrahiert, wenig kollabiert, in den seitlichen Partien des Oberlappens leicht circumscript mit der Pleura costalis verklebt. Im Unterlappen sind einige circumscripte fibröse Adhäsionen, linke Pleurahöhle leer. Rechte Lunge wenig retrahiert und kollabiert. Der Unterlappen ist etwas nach oben und gegen die Wirbelsäule verdrängt. Mittel- und Oberlappen sind durch derbe Adhäsionen flächenhaft mit der Pleura costalis verwachsen. Zwischen Unterlappen, Pleura costalis und Zwerchfell findet sich eine ziemlich große, nach allen Seiten abgeschlossene Höhle, die mit dicken, festhaftenden Fibrinmembranen ausgekleidet ist und ca. 500 ccm einer leicht getrübten, serösen gelblichen, mit spärlichen Fibrinflocken durchsetzten Flüssigkeit enthält. Der Ductus thoracicus ganz in Adhäsionen eingebettet, nicht präparierbar. Die linke Lunge voluminös, mäßig lufthaltig. Pleura mit Ausnahme der circumscripten, fibrösen und fibrinösen Auflagerungen glatt und glänzend. Auf Schnitt im Oberlappen sehr reichlich dicht gestellte, diffus zerstreute, fast durchwegs zentral verkäste miliare Tuberkel; das dazwischen liegende Gewebe dunkelgraurot, glatt und glänzend, leicht ödematös. Nahe der Spitze findet sich ein ca. $^1/_2-1$ cm messender, bindegewebig abgekapselter Käseherd. Im Unterlappen ebenfalls diffus zerstreute, sehr dichtstehende miliare Knötchen, die fast durchwegs etwas kleiner und weniger stark verkäst sind als die Knötchen im Oberlappen. Rechte Lunge von kleinerem Volumen. Pleura in Ober- und Mittellappen mit ausgedehnten fibrösen Auflagerungen, im Unterlappen mit ziemlich dicken, meist festhaftenden fibrinösen und fibrösen Auflagerungen. Im Oberlappen und ebenso im Mittellappen findet man, betreffend miliare Tuberkel genau das gleiche Bild wie im linken Oberlappen. An der Spitze kann man eine kleine, schiefrig indurierte Narbe mit einem 2—3 mm messenden Kalkherd nachweisen. Im Unterlappen ist das Gewebe hellgraurot, mäßig lufthaltig, mit äußerst seltenen miliaren grauen Tuberkeln. Direkt subpleural ist ein schmaler Saum stärker atelektatischen Gewebes nachweisbar. In den feinen Verästelungen der Bronchien etwas schleimiger Eiter, die Schleimhaut hyperämisch, injiziert. Die Lungenarterien zart. Die Bronchial- und die unteren Cervicallymphdrüsen mittelgroß, anthrakotisch. Die Sektion des Herzens und der Halsorgane ergab keine nennenswerten Besonderheiten. Die Milz leicht vergrößert, 180 g; die Pulpa von mittlerer Konsistenz und von zahllosen feinsten miliaren, grauen Knötchen durchsetzt. Follikel klein, Trabekel undeutlich. In den Nieren und in der Leber findet man in mittlerer Zahl teils graue, teils zentral getrübte miliare Tuberkel. Hirn und Augenhintergrund zeigten außer einer mäßig ausgesprochenen Leptomeningitis chronica fibrosa keine Besonderheiten. Auf die übrigen Befunde der Autopsie gehe ich nicht weiter ein, da sie für diese Mitteilung ohne Bedeutung sind.

Die mikroskopische Untersuchung bestätigte den makroskopischen Befund. Mit Ausnahme des rechten Unterlappens findet man in allen Lungenteilen sehr reichlich miliare gefäßlose Knötchen mit epitheloiden Zellen, Langhansschen Riesenzellen, Lymphocyten und oft zentraler Nekrose. Um manche Knötchen kann man in den benachbarten Alveolen geringe desquamative und käsige Pneumonie feststellen. Im Lumen der feineren Bronchien sieht man oft Schleim, multinucleäre Leukocyten und etwas desquamierte Epithelien. Im blutreichen rechten Unterlappen kann man unmittelbar unter der fibrinös-fibrös entzündeten Pleura geringradige Atelektase nachweisen. Sonst ist das Gewebe des rechten Unterlappens auch mikroskopisch ordentlich lufthaltig; in diesem Gewebe zerstreut liegen ganz vereinzelte, in ihrer Gesamtheit fast zählbare miliare Tuberkel mit Langhansschen Riesenzellen, Lymphocyten und epitheloiden Zellen. Zentrale Nekrose fehlt meistens. Eine bindegewebige Induration des Lungengewebes ist nicht nachweisbar. Die verdickte Pleura über dem rechten Unterlappen besteht aus dickbalkigem Fibrin und kernarmem Bindegewebe, in welchem stellenweise kleine konfluierte, z. T. verkäste, z. T. ausgedehnt bindegewebig indurierte, miliare gefäßlose Knötchen liegen.

In einem Falle allgemeiner Miliartuberkulose, besonders im Bereich des kleinen Kreislaufes, kommt es zu einer ganz eigentümlichen Aussparung des rechten Unterlappens, der durch ein circumscriptes pleuritisches Exsudat mäßig komprimiert wird. Der Ausgangspunkt der Miliartuberkulose konnte in diesem Falle nicht eruiert werden. Wir werden aber wohl nicht fehlgehen, wenn wir den Ausgang im Ductus thoracicus suchen, der in den dicken bindegewebigen Schwarten der rechten Pleurahöhle nicht isoliert werden konnte. Eine mikroskopische Untersuchung dieser ganzen Pleurapartie fand nicht statt. Für den Fall ist der mangelnde Nachweis der Einbruchspforte des chronisch tuberkulösen Herdes ohne Belang. Außer der miliaren Tuberkulose der Lunge konnten noch miliare Knötchen in Milz, Leber und Nieren nachgewiesen werden. In beiden Spitzen fanden sich Residuen eines alten chronischen tuberkulösen Prozesses.

Wie ist nun diese eigentümliche, fast totale Aussparung des rechten Unterlappens zu erklären? Es ist wohl ohne weiteres klar, daß bei der allgemeinen Überschwemmung des Lungenkreislaufes mit Tuberkelbacillen auch eine gewisse Menge von Bacillen in den Unterlappen gelangt ist. Diese Bacillen fanden im Gewebe des Unterlappens keine Entwicklungsmöglichkeit. Als zunächst wahrscheinlichste Erklärung für diese Entwicklungshemmung der Tuberkelbacillen läßt sich die Beeinflussung des Lungengewebes durch das pleuritische Exsudat heranziehen. Wir haben hier Verhältnisse vor uns, wie wir sie durch Einblasen von Sauerstoff oder Stickstoff beim artifiziellen Pneumothorax nach Forlanini hervorrufen. Forlanini hat vor einigen Jahren in den Ergebnissen der inneren Medizin und Kinderheilkunde B. IX, 1912 ein zusammenfassendes Referat über die Behandlung der Lungenschwindsucht mit dem künstlichen Pneumothorax publiziert und in demselben auch die verschiedenen Theorien des Wirkungsmechanismus besprochen. Wie Forlanini selbst hervorhebt, hat ihn zunächst eine ganz besondere Auffassung der Natur des phthisiogenen Prozesses in der Lunge zur Einführung seines Verfahrens geführt. Nach ihm ist die kaseöse Nekrose der primären pathologischanatomischen Produkte (pneumonisches Material, primäre tuberkulöse Knoten) und des Lungengewebes nicht verknüpft mit der Natur des Erregers, sondern, wenn nicht ausschließlich, so doch wenigstens größtenteils, eine Erscheinung rein mechanischer Natur, welche mit besonderen anatomischen und funktionellen Verhältnissen der Lunge zusammenhängt. Während in anderen Organen der primäre tuberkulöse Knoten mit kaseöser Entartung seiner ganzen Masse endigt, so wird die Verkäsung in der Lunge und die für die Schwindsucht charakteristische Zerstörung des Lungengewebes dadurch wesentlich anders, daß der Hauptteil des käsig zerfallenden Materials pneumonisches Material ist. Nach Forlanini besteht der Entstehungsmechanismus der Nekrose darin, daß in diesen Lungenherden, sofern sie aus Lungenparenchym und aus Alveolen, die mit festem Material ausgefüllt sind, gebildet sind, die respiratorischen Bewegungen eine allmählich zunehmende Verarmung an Nährmaterial aller (Blut- und Lymph-) Nährwege bis zur völligen Ischämie bewirken mit der Folge einer Nekrose des Gewebes und des Materiales, das in demselben lokalisiert ist. Forlanini schließt die Wirkung von Bakterienprodukten nicht ganz aus, räumt ihnen aber eine geringe Bedeutung ein. Nach dieser Auffassung Forlaninis muß ein Pleuraerguß oder eine Gasansammlung in der Pleura der durch die Atmung bedingten Ischämie vorbeugen und das Eintreten der Nekrose verzögern oder verunmöglichen. Der Druck auf die Lunge hat keinen Einfluß auf den pathologisch-anatomischen Grundprozeß, dieser wird aber nicht zur Phthise führen, sondern wahrscheinlich mit der Resolution endigen, während bereits vorhandene Gewebszerstörungen durch das Kollabieren des Organes in die geeignete Lage gebracht werden, um in der gewöhnlichen Art und Weise, d. h. durch Bindegewebsneubildung zu vernarben resp. zu verheilen. Nach der Auffassung von Forlanini wirkt der Pneumothorax weder auf die Erreger der Schwindsucht, noch auf die pathologisch-anatomischen Prozesse, welche sie direkt hervorrufen, er übt eine einfache hemmende Wirkung auf den destruktiven Prozeß aus. Ich will hier auf eine Kritik der Ansicht von Forlanini nicht eingehen, aber doch nicht mein großes Bedenken an der Richtigkeit dieser Theorie verschweigen. Forlanini gibt im Anschluß an seine Theorie noch eine kurze Übersicht über die Auffassung des Wirkungsmechanismus anderer Autoren. Ich will dieselben hier nur kursorisch erwähnen. Eine Reihe von Autoren sieht unter der Ägide von Murphy die Hauptwirkung in der Ruhestellung der Lunge und vergleicht dabei die gewonnenen Resultate mit denjenigen der Gelenktuberkulose. Andere Autoren erblicken das hauptsächlichste Moment in einer quantitativen Veränderung der Blutzirkulation, wobei bald anämisierende, bald hyperämisierende Prozesse zur Erklärung herangezogen werden. Wieder andere legen ein besonderes Gewicht auf eine Änderung der Lymphzirkulation. Die Immobilisierung der Lunge bedingt Verlangsamung und Stauung der Lymphzirkulation. Wenn auch die Auffassung des Wirkungsmechanismus different ist, so sind alle Autoren darin einig, daß das Resultat der Lungenkompression hauptsächlich in einer Bindegewebsneubildung besteht, die zur Abkapselung und Heilung des tuberkulösen Lungenprozesses führt. Daneben kommt noch die indirekte Wirkung in Betracht, indem durch die Kompression der Lunge eine Verminderung der Resorption der Toxine, eine Verminderung der Expektoration und ein Sinken des Fiebers bedingt werden, wodurch das Allgemeinbefinden vielfach gebessert und auch so die anatomische Heilung in der Lunge günstig beeinflußt wird. Einige Autoren weisen auch darauf hin, daß durch eine arterielle Anämie beim artifiziellen Pneumothorax die Sauerstoffzufuhr vermindert wird und dadurch die Lebensverhältnisse der Tuberkelbacillen ungünstig beeinflußt werden.

Daß ein Druck durch ein pleuritisches Exsudat einen tuberkulösen Lungenprozeß günstig beeinflussen kann, ist eine wohl jedem Kliniker bekannte Tatsache und auch schon mehrere Male literarisch festgelegt worden. So hat z. B., um nur einen Autor zu nennen, Konzelmann[1]) vor einigen Jahren an einem großen Material der Zürcher Heilstätte in Wald in einer Reihe von Fällen aus allen Stadien der Lungentuberkulose günstigen und selbst bleibenden Erfolg beim Auftreten einer Pleuritis exsudativa feststellen können.

Die Beobachtung, daß bei der akuten miliaren Tuberkulose gewisse Lungenteile vom Prozeß verschont werden, wenn diese Lungenteile einem gewissen Druck ausgesetzt werden, ist ebenfalls in der Literatur erwähnt. Eine besonders instruktive Beobachtung verdanken wir Späth[2]). Bei einem 46jährigen Manne entwickelte sich ungefähr $^1/_2$ Jahr vor seinem Tode ein rechtsseitiges pleuritisches Exsudat. Nach einigen Wochen Spitalaufenthalt wurde er mit bestehender Dämpfung, aber in leidlichem Ernährungszustand und ohne Fieber entlassen. Ende November starb er unter den klinischen Erscheinungen einer allgemeinen Miliartuberkulose des Gehirns und der Lungen. Außer miliaren Eruptionen in den weichen Gehirnhäuten und dem Plexus fand man bei der Autopsie sämtliche Lungenlappen mit Ausnahme des rechten unteren gleichförmig von miliaren Knötchen durchsetzt. Der rechte Unterlappen zeigte hochgradige Schwartenkompression mit Verlegung der Bronchien, derbes graupigmentiertes, vollständig luft- und sehr blutleeres Gewebe, welches in Wasser untersank und makroskopisch nirgends eine Spur einer miliaren Eruption erkennen ließ. Späth faßt diese Beobachtung als Beweis dafür auf, daß eine embolische Einwanderung von Tuberkelbacillen auf dem Wege des Blutkreislaufes in der Kompressionsinduration eines Lungenlappens ein Hindernis findet, weil komprimiertes luft- und blutleeres Lungengewebe für die Entwicklung der Tuberkelbacillen ein ungünstiges Terrain darstellt. Ähnliche Beobachtungen wie Späth publiziert Schmorl[3]) in seinem Artikel über die Genese der Lungentuberkulose. Er nimmt in dieser

---

[1]) Konzelmann, R. Über den Einfluß pleuritischer Exsudate auf den Verlauf der Lungentuberkulose. Beiträge zur Klinik der Tuberkulose. **10.** 1908.

[2]) Späth: Über die Beziehungen der Lungenkompression zur Lungentuberkulose. Med. Korrespondenzblatt des württembergischen ärztl. Landesvereins. **58.** 1888.

[3]) Schmorl: Zur Frage der Genese der Lungentuberkulose. Münch. med. Wochenschr. 1902. Nr. 33/34.

Publikation gegen verschiedene Ansichten Ribberts über Pathogenese und Pathologie der chronischen und miliaren Lungentuberkulose Stellung. Schmorl sucht namentlich auch eine Erklärung für die immer wieder feststellbare Tatsache, daß man bei der allgemeinen Miliartuberkulose der Lunge eine allmählich von oben und nach unten abnehmende Größe der miliaren Knötchen nachweisen kann. Ribbert hat ja bekanntlich diese Größendifferenz der Tuberkel in einem größeren Alter der Knötchen des Oberlappens gesucht. Schmorl weist für die Erklärung dieser Größendifferenz der miliaren Knötchen auf lokale resp. individuelle anatomisch nachweisbare Verhältnisse hin. In erster Linie hebt er die Bedeutung der häufigen Verwachsungen im Bereich der oberen Lungenteile hervor, die nach ihm das stärkere und schnellere Wachstum der in den oberen Lungenschnitten lokalisierten Tuberkel dadurch günstig beeinflussen, daß einerseits diese Lungenabschnitte ruhiggestellt werden und dadurch die von den respiratorischen Bewegungen wesentlich abhängige Blutzufuhr vermindert wird. In zweiter Linie macht er evtl. bestehende Hypostasen für die Größendifferenz der Tuberkel verantwortlich, indem ja venöse Hyperämie für die Entwicklung der tuberkulösen Veränderungen ein bekanntes Hindernis darstellt. Dann bespricht er die Bedeutung des Druckes tuberkulöser Lymphdrüsen auf die zum Oberlappen führenden Blutgefäße.

Überhaupt sind nach Schmorl örtliche Verhältnisse für die Entwicklung und das stärkere oder langsamere Wachstum der bei der allgemeinen Miliartuberkulose auftretenden Eruptionen maßgebend.

„So habe ich (ich zitiere hier Schmorl wörtlich) bei Miliartuberkulose und doppelseitiger adhäsiver, auf die Unterlappen beschränkter Pleuritis in den Oberlappen nur miliare, in den Unterlappen aber stecknadelkopf- bis pfefferkorngroße Tuberkel gesehen, ebenso bei einseitigen, den Unterlappen betreffenden Verwachsungen die größten Tuberkel in diesem Unterlappen. Von besonderer Bedeutung erscheint mir, daß rein lokale Verhältnisse es bedingen können, daß bei einer allgemeinen akuten Miliartuberkulose einer oder beide Unterlappen frei oder nahezu frei von miliaren Tuberkeln bleiben können, während die Oberlappen entweder eine gleichmäßige Entwicklung miliarer Knötchen oder die von Ribbert betonte Anordnung der Tuberkel zeigen. Ein einseitiges, nahezu völliges Freisein des linken Unterlappens habe ich in einem Falle von akuter Miliartuberkulose beobachtet, bei dem vor Ausbruch der letzteren eine exsudative, fibrinöse, linksseitige Pleuritis bestanden hatte. Der linke Unterlappen war hier in seinen unteren Partien stark durchfeuchtet, völlig atelektatisch, in den obern Abschnitten, wo sich vereinzelte submiliare Tuberkel fanden, bestand etwas Luftgehalt, aber auch hier war das Lungengewebe stark durchfeuchtet und venös hyperämisch. Im linken Oberlappen waren die Tuberkel in den vorderen und oberen Partien, ebenso wie in der ganzen rechten Lunge, stecknadelkopfgroß, nach den unteren und hinteren Partien des Oberlappens zu, welche ebenfalls geringe Kompressionserscheinungen zeigten, wurden sie allmählich kleiner und zugleich spärlicher. In einem anderen Falle, bei dem die allgemeine akute Miliartuberkulose zu einer Lebercirrhose hinzugetreten war, bestand doppelseitiger Hydrothorax mit mäßiger Kompression der Unterlappen; hier waren die letzteren in ihren untern Abschnitten völlig frei von Tuberkeln, während sich in den oberen nur spärliche, submiliare Knötchen fanden, die in ihrer Größe beträchtlich hinter den in den Oberlappen befindlichen Tuberkeln zurückblieben."

Schmorl geht nicht näher darauf ein, ob in diesen Fällen die bei Atelektase stets vorhandene venöse Hyperämie oder der Umstand, daß in den komprimierten Partien nur wenig Blut und damit auch weniger Bacillen einströmten, für das Fehlen oder die geringe Entwicklung der miliaren Tuberkel verantwortlich gemacht werden knnen.

In der Société médicale des hôpitaux de Lyon 26. Jan. 1909 demonstrierte Pallasse[1]) unter dem Titel „Rôle protecteur de l'épanchement pleural au cours de la granulie" die Lungen eines 61 jährigen Mannes, der klinisch kurz vor dem Tode die Symptome einer linksseitigen kavernösen Lungentuberkulose mit Dämpfung in den abhängigen Partien dargeboten hatte. Bei der Autopsie fand man im Bereich des linken Unterlappens die Pleura stark verdickt und die Pleurahöhle angefüllt mit Detritusmassen, die altem Fibrin entsprachen. Im Oberlappen der linken Lunge fand man die Zeichen einer alten kavernös indurierenden Tuberkulose; miliare Knötchen ließen sich gar nicht oder nur in sehr geringer Zahl in der linken Lunge nachweisen. Die rechte Lunge, die völlig frei war, war von miliaren Tuberkeln durchsetzt. Nach Palasse beweist diese Beobachtung, daß die Pleuraaffektion durch Immobilisierung die Lunge vor Miliartuberkulose schützen kann.

Die zitierten Literaturangaben beweisen, daß bei allgemeiner Miliartuberkulose der Lunge große Lungenabschnitte different erkranken können ganz abgesehen von der immer wieder an einschlägigem Material nachweisbaren Verschiedenheit der Knötchengröße im Oberlappen und in den Unterlappen. Pleuritische Prozesse scheinen besonders eine Beeinflussung des Lungengewebes zu ermöglichen. Diese Beeinflussung kann sowohl im begünstigenden wie im hemmenden Sinn geschehen. Wie die Beobachtungen von Schmorl ergeben — ich kann mich selbst auch an solche Fälle erinnern — kann man eventuell gerade in solchen Lungenteilen besonders große und reichliche Knötchen nachweisen, in denen die Pleura schwartig verdickt ist. Schmorl will ja damit zum Teil wenigstens die größeren Dimensionen der Knötchen in den Oberlappen erklären. Für eine solche Beeinflussungsmöglichkeit spricht auch die Beobachtung von Westenhoeffer[2]); bei einem 39 jährigen Manne mit allgemeiner Miliartuberkulose waren gerade in dem stark verwachsenen rechten Unterlappen die miliaren Knötchen besonders

---

[1]) Pallasse: Rôle protecteur de l'épanchement pleural au cours de la granulie. Soc méd. de Lyon 1909. Presse méd. 1909, Nr. 18.

[2]) Westenhoeffer: Zur Frage der Disposition bei der Lungentuberkulose. Therapie der Gegenwart 1906. Nr. 12.

reichlich. Solche Beobachtungen wird wohl jeder Pathologe, der über ein größeres Sektionsmaterial verfügt, kennen.

Die Fälle von Späth und Schmorl und meine Beobachtung weisen darauf hin, daß unter bestimmten Bedingungen bei allgemeiner Überschwemmung des Lungenkreislaufes mit Tuberkelbacillen bestimmte Lungenabschnitte vom tuberkulösen Prozesse frei bleiben. In den Fällen von Späth und Schmorl handelt es sich meistens um eine sehr weitgehende Kompression des Lungengewebes, wodurch der Lungenabschnitt fast immobilisiert wurde. Meine Beobachtung und ein Fall Schmorls zeigen, daß die Kompression und die Ruhigstellung der Lunge nicht so weit zu gehen brauchen, damit eine tuberkulöse Infektion eines Lungenteiles ganz oder fast ganz vermieden werden kann. Mit Ausnahme eines schmalen, subpleural gelegenen Saumes war das Lungengewebe im rechten Unterlappen meines Falles ziemlich gut lufthaltig und bluthaltig. Es ist wohl nicht besonders zu diskutieren, daß bei der ausgebreiteten Miliartuberkulose der Lunge meines Falles auch in den Blutgefäßen des rechten Unterlappens reichlich Tuberkelbacillen zirkulierten. Durch die Beeinflussung der Lunge durch das pleuritische Exsudat waren aber Verhältnisse geschaffen, die ihnen eine Entwicklung, abgesehen von ganz vereinzelten Stellen, verunmöglichten. Wir haben hier in selten klarer Weise einen Beweis für die Richtigkeit der Ansicht, wie sie ja erfolgreich namentlich von Martius vertreten wurde, daß bei einer Infektion allgemeine und lokale Verhältnisse des Organismus mindestens ebenso bedeutungsvoll sind wie die Infektionserreger selbst. Welches Moment die Ansiedelung der Bakterien verhindert, läßt sich theoretisch wohl diskutieren, aber nicht mit Sicherheit bestimmen. Daß Zirkulationsverhältnisse mit ihren Folgen für die Blut- und Lymphwege besonders in Betracht kommen, ist sicher. Unter allen Umständen beweist die Beobachtung, daß im Gegensatz zur Ansicht Forlaninis ein artifizieller Pneumothorax auch direkt die Tuberkelbacillen beeinflussen muß. Wenn man berücksichtigt, wie häufig man auf dem Sektionstisch bei Phthisikern circumscripte miliare hämatogene Aussaat findet, so muß man nach diesen Beobachtungen unbedingt zugeben, daß als weiteres Indikationsmoment für die Anlegung eines künstlichen Pneumothorax nach Forlanini die Möglichkeit einer Verhinderung einer lokalisierten Miliartuberkulose berücksichtigt werden muß. Die Hauptschwierigkeit wird ja stets die Beurteilung des Druckes sein, der zu einer Aussparung eines Lungenteiles bei evtl. miliarer Aussaat notwendig ist. Es handelt sich dabei nicht einfach darum, eine maximale Kompression eines Lungenabschnittes herbeizuführen, da eventuell gerade maximal komprimierte Lungenteile weniger die eindringenden Tuberkelbacillen beeinflussen können. Es ist eben Sache der ärztlichen Beobachtung, die beim artifiziellen Pneumothorax nach Forlanini besonders genau und kritisch sein muß, diejenigen Bedingungen zu schaffen, die einen Lungenteil gleichsam auch prophylaktisch vor eingeschwemmten Tuberkelbacillen bewahren. Ob es eventuell nach den hier mitgeteilten Beobachtungen berechtigt ist, bei einer sehr frühzeitig erkannten Miliartuberkulose der Lungen durch Kompression einer Lunge zu versuchen, eine weitere Vermehrung der Tuberkelbacillen zu verhindern und eine eventuelle Rückbildung der bereits gebildeten Tuberkel zu veranlassen, läßt sich bei der Trostlosigkeit der Prognose bei allgemeiner Miliartuberkulose wohl sicher diskutieren.

Über Mesaortitis und Körperkonstitution.

Von
I. Bartel (Wien).

(Eingegangen am 3. Juli 1920.)

Bei Zusammenstellung verschiedener Gruppenbilder zur Ermittelung der Bedeutung konstitutioneller Verhältnisse für die verschiedenen Krankheitsprozesse wurde neben der Atherosklerose auch der Mesaortitis (Zeller) ein Augenmerk zugewendet, nachdem ich hier außer einigen flüchtigen Hinweisen keinen irgendwie gefestigteren Anschauungen begegnen konnte. Bauer erwähnt in seiner verdienstvollen die Arbeiten zahlreicher Autoren über das Konstitutionsgebiet zusammenfassenden Abhandlung gar keine diese Frage betreffenden Äußerungen, da er darüber offenbar keine Orientierung finden konnte. Neusser seinerseits bemerkt in seiner demonstrativen Schrift über die klinische Diagnose des Status thymicolymphaticus unter seinen Fällen auch solche von Mesaortitis und meint hierzu: „Es wäre interessant zu studieren, ob hypoplastische Individuen zur Lokalisation der Lues in der Aorta besonders disponieren und ob der Verlauf nicht besondere Eigentümlichkeiten zeigt." Dabei bemerkt er hinsichtlich eines Falles: „Es erscheint naheliegend, den ganz auffallend malignen Verlauf der Erkrankung und insbesondere die ausgebreitete Atherosklerose, für die sonst jede Ätiologie, wie z. B. Potus und Nikotin fehlt, mit dem Status thymicolymphaticus in Verbindung zu bringen." Nun hinsichtlich der Atherosklerose liegen ja bereits positive Äußerungen älterer Autoren vor, und ich erinnere nur an Beneke, welcher die häufige Koinzidenz von atheromatöser Entartung und Cholelithiasis bei Neigung zur Fettsucht betont hat. Es liegt sehr nahe, auch für die Mesaortitis ähnliche Beziehungen zu vermuten, wie sie die Atherosklerose nach Morbidität und Mortalität in Kombination mit anderweitigen krankhaften Prozessen so auch hinsichtlich der Tuberkulose erkennen läßt. Ich habe unter anderem auch darüber kurz berichtet. Wenn bislang der Mesaortitis in dieser Hinsicht kein Augenmerk zugewendet war, so ist wohl der Umstand daran schuldtragend, daß wir erst seit einiger Zeit Atherosklerose und Mesaortitis schärfer zu trennen gelernt haben. So glaube ich aus den angeführten Umständen die Berechtigung der Wiedergabe einer wenn auch vorderhand nur kleinen Beobachtungsreihe von Mesaortitisfällen ableiten zu können; dieselben seien nunmehr kurz wiedergegeben:

Fall 1 (16. VI. 1916). 37 jähr. Mann. Mesaortitis, Coronarsklerose, Aorteninsuffizienz, myomalacische Herzschwielen, allgemeine chronische Stauung, tuberkulosefrei.

Außerordentlich mächtige Hyperplasie des lymphatischen Rachenringes, hochgradige Hyperplasie der Oesophagus-, Magen- und Darmfollikel, Aorta über den Klappen 6 cm weit.

(Die Hyperplasie des lymphatischen Gewebes im Rachen, namentlich der Zungengrundfollikel, war von einer derartigen Mächtigkeit, wie ich sie, außer wenn es sich um mächtige Schwellungen bei Leukämie handelte, nie vorher und nachher wahrgenommen habe.)

Fall 2 (22. I. 1916). 39 jähr. Mann. Mesaortitis, Coronarsklerose, Aneurysma cord. chron. partiale mit wandständiger Thrombose, Milz- und Niereninfarkte, chronische allgemeine Stauung, Spitzenschwiele rechts, Anwachsung der Lungenoberlappen.

Hochgradige Hyperplasie der Zungengrund- und Darmfollikel, seitlich im Rachen große Follikel, Magenschleimhautinseln im Oesophagus kurzer Ductus thyreoglossus.

(Lues des Vaters anamnestisch erwiesen.)

Fall 3 (1. I. 1916). 40 jähr. Mann. Mesaortitis, Aorteninsuffizienz, allgemeine chronische Stauung, tuberkulosefrei.

Fall 4 (2. II. 1916). 40 jähr. Frau. Mesaortitis, Aorteninsuffizienz, Erweiterung des arcus aortae, allgemeine chronische Stauung, Infarkt im rechten Lungenunterlappen, Verwachsungen im Bereich des Uterus und der Adnexe, tuberkulosefrei. Chondrom der Lunge.

Fall 5 (13. IV. 1915). 41 jähr. Mann. Mesaortitis, Coronarsklerose, myomalacische Herzschwielen, Aorteninsuffizienz, Atherosklerose, Spitzenschwielen beiderseits.

Fall 6 (9. VIII. 1916). 41 jähr. Mann. Mesaortitis, Coronarsklerose, myomalacische Herzschwielen, tuberkulosefrei.

Mächtige Hyperplasie des lymphatischen Rachenringes, Milz- und Darmfollikelhyperplasie, Etat mam. des Magens, Adipositas.

Fall 7 (9. I. 1915). 43 jähr. Mann. Mesaortitis, Aorteninsuffizienz, partielle Concretio cordis, allgemeine chronische Stauung.

Fall 8 (22. I. 1916). 43 jähr. Mann. Mesaortitis (ausgedehnte Narbenbildung), glattwandige Cavernen beider Lungenspitzen, schwielige Konglomerattuberkulose der übrigen Lunge mit Adhäsionen über beiden Lungen nach pleuritis tuberculosa, frische pleuritis tuberculosa mit reichlichem fibrinösen Exsudat an den freien Pleurastellen, frische tuberkulöse Ulcera des Darmes, Hyperplasie der Zungengrund- und Darmfollikel, offenes Foramen ovale (weit), embryonale Nierenlappung, große Milz, linker Herzventrikel 11 mm dick, 5 cm hoch.

Fall 9 (29. XI. 1915). 44 jähr. Mann. Mesaortitis, Aneurysma im aufsteigenden Teil der Aorta, eitrige Bronchitis, Indurativpneumonie, tuberkulosefrei. Deutlich entwickelte Zungengrund- und Darmfollikel.

Fall 10 (12. IX. 1915). 44 jähr. Mann. Mesaortitis, Aorteninuffizienz, allgemeine chronische Stauung, tuberkulosefrei.

Fall 11 (14. I. 1916). 45 jähr. Mann. Mesaortitis, Aorteninsuffizienz, allgemeine chronische Stauung, Lymphdrüsentuberkulose mit Bildung verkäster Lymphome narm. retroperitoneal, Pleuritis tuberkulosa, Konglomerattuberkulose der Lungen, subakute Miliartuberkulose der Nieren.

Fall 12 (4. IV. 1916). 45jähr. Mann. Coronarsklerose, myomalacische Herzschwielen, Aorteninsuffizienz, Herzhypertrophie, allgemeine chronische Stauung, Atherosklerose, chronisches Emphysem, Phlegmone, tuberkulosefrei.

Fall 13 (6. VI. 1916). 46jähr. Mann. Mesaortitis, Aneurysma der Aorta thoracica, Herzhypertrophie, Lobulärpneumonie, tuberkulosefrei; Hyperplasie der Zungengrund-, Milz- und Darmfollikel, Cavernom der Leber.

Fall 14 (5. X. 1915). 47jähr. Mann. Mesaortitis, Aorta asc. und desc., Rupturaneurysma, Verblutung, allgemeine chronische Stauung, cylindrische Bronchiektasien des linken Unterlappens, Indurativpneumonie, tuberkulosefrei. Darmfollikelhyperplasie.

Fall 15 (7. I. 1915). 48jähr. Mann. Mesaortitis, Aneurysma aortae, allgemeine chronische Stauung, tuberkulöse Lymphome retroperitoneal und periportal, Hyperplasie des lymphatischen Rachenringes, Etat mam. des Magens.

Fall 16 (5. VI. 1916). 48jähr. Frau. Mesaortitis, Coronarsklerose, myomalacische Herzschwielen, Aorteninsuffizienz, allgemeine chronische Stauung, Tubenhydrops, perimetritische Adhäsionen, tuberkulosefrei. Embryonale Nierenlappung, kleine Thyreoideaadenome.

Fall 17 (19. II. 1916). 49jähr. Mann. Mesaortitis, Aorteninsuffizienz, allgemeine chronische Stauung, tuberkulosefrei. Sehr hochgradige lymphatische Hyperplasie im Rachen und der Milzfollikel, embryonale Nierenlappung.

Fall 18 (3. VI. 1916). 49jähr. Frau. Mesaortitis, Aorteninsuffizienz, allgemeine chronische Stauung, Verdickung der Leptomeningen, chronischer innerer Hydrocephalus mit Ependymgranulationen (progressive Paralyse?), chronische parenchymatöse Nephritis mit Schrumpfung, tuberkulosefrei (anamnestisch 5 mal partus).

Fall 19 (5. VII. 1916). 49jähr. Frau. Mesaortitis, Coronarsklerose, myomalacische Herzschwielen, Aorteninsuffizienz, Herzhypertrophie, allgemeine chronische Stauung, tuberkulosefrei. Ochronose und Arthritis deformans, haselnußgroßer Cholesterinschalenstein in anscheinend unveränderter Gallenblase, Hyperplasie der Zungengrund- und Milzfollikel, Adenome der Thyreoidea.

Fall 20 (7. X. 1916). 50jähr. Frau. Mesaortitis, Coronarsklerose, Aneurysma cord. part. chron., allgemeine chronische Stauung, parametrale Verwachsungen, Spitzenschwiele nach Tuberkulose links.

Fall 21 (5. V. 1916). 51jähr. Mann. Mesaortitis, Herzhypertrophie, allgemeine chronische Stauung, tuberkulosefrei.

Fall 22 (31. I. 1916). 51jähr. Mann. Mesaortitis, Aneurysma der Aorta, mäßige allgemeine chronische Stauung, Bronchiektasie basal im linken Unterlappen, Kalkherd im rechten Unterlappen. Hyperplastische Zungengrundfollikel, offenes Foramen ovale, Thyreoideaadenome.

Fall 23 (22. I. 1916). 51jähr. Mann. Mesaortitis (stark narbigen Charakters), Scirrhus des Magens mit Metastasen, Marasmus, tuberkulosefrei.

Fall 24 (20. II. 1915). 52jähr. Mann. Mesaortitis, Aorteninsuffizienz, Endokarditis, Mitralinsuffizienz, allgemeine chronische Stauung, tuberkulosefrei.

Fall 25 (27. X. 1915). 52jähr. Frau. Mesaortitis, Aorteninsuffizienz, Aortenaneurysma, allgemeine chronische Stauung, tuberkulosefrei.

Fall 26 (29. III. 1916). 52jähr. Frau. Mesaortitis, Aorteninsuffizienz, Herzhypertrophie, allgemeine chronische Stauung, Spitzenschwiele. Ausgeprägte Hyperplasie der Zungengrund-, Milz- und Darmfollikel, Uterus myomatosus.

Fall 27 (2. V. 1916). 52jähr. Mann. Mesaortitis, endokarditische Aorteninsuffizienz mit Klappenaneurysma, allgemeine chronische Stauung, rechtsseitige Bronchialdrüsen mit erbsengroßem Käseherd. Tonsillen kirschengroß, Milzfollikelhyperplasie.

Fall 28 (24. VII. 1917). 53jähr. Frau. Mesaortitis, chronische Leptomeningitis, chronischer Hydrocephalus int., Meningomyelitis, kleines Aneurysma der Carotis int. innerhalb der Schädelkapsel, tuberkulosefrei. Cholesterinverschlußstein, Cholecystitis.

Fall 29 (24. IV. 1915). 55jähr. Mann. Mesaortitis, Aorteninsuffizienz, Atherosklerose, allgemeine chronische Stauung, tuberkulosefrei.

Fall 30 (14. V. 1916). 55jähr. Mann. Mesaortitis, Aneurysma des Arcus aortae, mäßige allgemeine chronische Stauung, tuberkulosefrei. Milzfollikelhyperplasie.

Fall 31 (2. I. 1916). 56jähr. Mann. Mesaortitis, Aorteninsuffizienz, allgemeine chronische Stauung, Pleuraadhäsion über der rechten Lunge, tuberkulosefrei.

Fall 33 (2. XII. 1915). 58jähr. Mann. Mesaortitis, Atherosklerose, Apoplexia cerebri, chronischer innerer Hydrocephalus, chronische Pneumonie des rechten Mittellappens mit Bronchiektasie, Spitzenschwiele und Emphysema bullosum, tuberkulosefrei. Ausgeprägte lymphatische Hyperplasie am Zungengrund und der Darmfollikel, Thyreoideaadenome, 10 cm lange Appendix.

Fall 34 (16. V. 1916). 61jähr. Frau. Mesaortitis, Aorteninsuffizienz, Herzhypertrophie, allgemeine chronische Stauung, tuberkulosefrei. Adenom der rechten Nebenniere.

Fall 35 (30. V. 1917). 61jähr. Mann. Mesaortitis, Aorteninsuffizienz, Atherosklerose, allgemeine chronische Stauung, Lobulärpneumonie, akute Meningitis über der Konvexität des Gehirns, Sinusthrombose, tuberkulosefrei, offenes Foramen ovale.

Fall 36 (24. VIII. 1917). 61jähr. Mann. Mesaortitis, Aorteninsuffizienz, Atherosklerose, allgemeine chronische Stauung, tuberkulosefrei.

Fall 37 (5. II. 1915). 63jähr. Mann. Mesaortitis, allgemeine chronische Stauung.

Fall 38 (19. IX. 1917). 53jähr. Mann. Mesaortitis, Aorteninsuffizienz, Herzhypertrophie, chronische allgemeine Stauung, Lobulärpneumonie und pleurale Adhäsionen, tuberkulosefrei. Cholesterinschalenstein und mehrere sekundäre Konkremente in anscheinend unveränderter Gallenblase. Prostatahypertrophie.

Fall 39 (31. VII. 1917). 63jähr. Mann. Mesaortitis, Atherosklerose, Appendicitis, Tabes, rechte Spitzenschwiele nach Tuberkulose. Hirnhypertrophie (1510 g).

Fall 40 (10. I. 1916). 64jähr. Frau Mesaortitis (vom Arcus abwärts)!, endokarditische Aorteninsuffizienz, Herzohrthromben, Pulmonalembolie im rechten Unterlappen, Lungeninfarkt, multiple kleine Tuberkuloseherde beider Lungen. Uterusfibrom, zahlreiche, aber kleine Zungengrundfollikel.

Fall 41 (27. II. 1915). 65jähr. Frau. Mesaortitis, Atherosklerose, Hepar lobatum, Pachymeningitis gummosa, Apoplexia cerebri, Marasmus, tuberkulosefrei. Thyreoideaadenome.

Fall 42 (15. V. 1916). 67jähr. Frau. Mesaortitis, Aorteninsuffizienz, allgemeine chronische Stauung, Cholelithiasis, Cholecystitis, zwei Ulcera ventriculi, Sanduhrmagen, tuberkulosefrei. Milzfollikel deutlich sichtbar.

Fall 43 (2. VIII. 1917). 68jähr. Frau. Mesaortitis, Atherosklerose, allgemeine chronische Stauung, Indurativpneumonie mit Bronchiektasie, tuberkulosefrei.

Fall 44 (1. XII. 1915). 68jähr. Mann. Mesaortitis, Aorteninsuffizienz, allgemeine chronische Stauung, Spitzenschwielen, embryonale Nierenlappung.

Fall 45. 71jähr. Mann. Mesaortitis, Atherosklerose, Bronchiektasie, Marasmus. Cholesterinstein und sekundäre Steinbildung, hyperplastische Zungengrundfollikel, Thyreoideaadenome, mäßiger Etat mamellonnée des Magens.

Fall 46. 46jähr. Mann. Mesaortitis im Narbenstadium, Pleuraadhäsion, Bronchiektasie, hanfkorngroße Zungengrundfollikel, deutlich entwickelte Oesophagus-, Magen- und Darmfollikel, freies Coecum, 10 cm lange Appendix, kirschkerngroßer Cholesterinstein, weite Leberlymphbahnen, embryonale Nierenlappung, offenes Foramen ovale.

Zusammenfassung.

Im Gruppenbilde komme ich zu folgenden Ermittelungen:

Jahrzehnt	IV.	V.	VI.	VII.	VIII.	Summe
Zahl der Fälle	4	17	13	11	1	46
Männer	3	12	10	6	1	32
Frauen	1	5	3	5	0	14
Aneurysma	2	5	—	—	—	7
Aorteninsuffizienz	3	9	7	6	—	25

25 Fälle waren mit Atherosklerose kombiniert, 7 mal die Coronararterien stark verändert, in 10 Fällen war die Wassermannsche Reaktion positiv (Fall 8, 16, 22, 26, 28, 30, 31, 34, 39, 43), 1 mal war die Wassermannsche Reaktion negativ (Fall 15), in den übrigen Fällen waren keine Angaben über den Ausfall dieser Reaktion zu ermitteln.

Bezüglich eines „Lymphatismus" und im engeren Sinne eines „Status thymicolymphaticus" im Sinne von A. Paltauf kann man von vornherein bei der Altersstufe der Fälle (37—71 Jahre) gewiß kein eindeutiges Bild erwarten, da ja in diesem Alter einmal ein großer Teil von Individuen der genannten Konstitution bereits abgestorben ist, andere Fälle infolge Abklingens der Regenerationskraft bereits im Abbau begriffen, als „ehemalige" Lymphatiker nicht so ohne weiteres kenntlich sind, wenn man nur nach dem Obduktionsbilde urteilen soll. Inwieweit der histologische Nachweis einer Fibrosis im Sinne der von mir mit Stein gesehenen histologischen Bilder bei ausgesprochenen Fällen von Status thymicolymphaticus eine spezielle Gruppe von Fällen abgrenzen ließe, kann ich nicht sagen, da ich keine histologischen Untersuchungen in dieser Fallreihe angestellt habe, und einen ausgesprochenen Fall von Status thymicolymphaticus habe ich bei diesen Mesaortitisfällen überhaupt nicht gesehen. Als sehr auffallend muß ich aber die enorme Hyperplasie des lymphatischen Rachenringes in Fall 1 bei einem 37jährigen Mann bezeichnen! Aber auch in einer Reihe anderer Fälle sind zum Teil recht bemerkenswerte lymphatische Hyperplasien an einer oder mehreren Stellen zu erkennen gewesen: Fall 2 39 Jahre, Fall 6 41 Jahre, Fall 8 43 Jahre, Fall 9 44 Jahre, Fall 13 46 Jahre, Fall 14 47 Jahre, Fall 17 49 Jahre, Fall 19 49 Jahre, Fall 22 51 Jahre, Fall 26 53 Jahre, Fall 42 67 Jahre, Fall 45 71 Jahre. Das sind 16 Fälle mit lymphatischer Hyperplasie verschiedener Extensität und Intensität. Im Hinblick auf die kleine Zahl der Fälle und deren höhere Altersstufe ist dieses Verhalten immerhin bemerkenswert.

Hinsichtlich sonstiger Anzeichen somatisch von der Norm abweichender Verhältnisse verweise ich auf die Protokolle, die allerdings in dieser Hinsicht nicht auf Vollständigkeit Anspruch machen können.

Für die Annahme einer „Cholesterindiathese" sind 6 Fälle zu verwerten:

Fall 19. 49jähr. Frau mit Aorteninsuffizienz und myomalacischer Schwiele und Cholesterinstein, sowie mit der so seltenen Ochronose.

Fall 28. 53jähr. Frau. Chronische Leptomeningitis, Meningomyelitis, Cholesterinverschlußstein, Cholecystitis.

Fall 38. 63jähr. Mann. Aorteninsuffizienz, Cholesterinstein mit sekundärer Steinbildung.

Fall 42. 67jähr. Frau. Aorteninsuffizienz, Cholesterinstein, Cholecystitis.

Fall 45. 71 Jahre. Marasmus, Cholesterinstein und sekundäre Steinbildung.

Fall 46. 46jähr. Mann. Mesaortitis, Cholesterinstein.

Bei der im allgemeinen nicht besonders großen Häufigkeit von Cholesterinbefunden bei Obduktionen ist diese Zahl von 6 Fällen unter 46 doch bemerkenswert. Speziell aber ist der Fall von Ochronose in dieser Kombination gewiß kein gleichgültiger Befund.

Morbiditätsverhältnisse.

In einer größeren Anzahl von Fällen waren im Nebenbefunde Residuen entzündlicher Prozesse vorhanden (20 mal, 7 mal Indurationsprozesse der Lungen und Bronchiektasie, 2 Fälle mit Vitium cordis aus Endocarditis, 1 Fall mit Lues gummosa, Fall 41 65 Jahr). Ich will hier nun die Fälle mit Tuberkulose besonders anführen. Nur 3 Fälle zeigen einigermaßen ausgedehnte tuberkulöse Veränderungen:

Fall 48. 43jähr. Mann. Glattwandige Lungencaverne mit schwieliger Anwachsung der Lunge, frische tuberkulöse Darmgeschwüre.

Fall 11. 45jähr. Mann. Verkäste tuberkulöse Lymphome, namentlich der retroperitonealen Lymphdrüsen, Konglomerattuberkulose der Lungen, tuberkulöse Pleuritis, subakute Miliartuberkulose der Nieren.

Fall 15. 41jähr. Mann. Verkäste tuberkulöse Lymphome der periportalen und retroperitonealen Lymphdrüsen.

In 11 Fällen fanden sich Schwielen nach Tuberkulose mit Kalk und Käseherden der Lungenspitzen und anderer Lungenabschnitte, während die restlichen Fälle überhaupt frei von Tuberkulose waren. Daß in diesen letzteren Fällen bei sehr genauem Suchen an der einen oder anderen Stelle noch unscheinbare Residuen einer Tuberkulose hätten gefunden werden können, soll keinesfalls ausgeschlossen werden. Wenn die vorliegende Gruppe von Mesaortitisfällen auch nur eine relativ geringe Anzahl von Obduktionen betrifft und nur einzelne Punkte speziell in Betracht gezogen worden sind, so kann man doch mit einer gewissen Wahrscheinlichkeit zum Schlusse gelangen, daß es doch besonders somatisch beschaffene Individuen sind, welche an Mesaortitis in ausgeprägterer Form zu erkranken pflegen. Schon die

Befunde am lymphatischen Apparat können unter den geschilderten Umständen den Gedanken nahelegen, daß solche Individuen der großen Gruppe der „Lymphatiker" zum wenigsten nahe stehen. Diese Annahme läßt sich noch stützen durch die Anzeichen öfterer Cholesterindiathese und ganz besonders durch das Verhalten der Fälle zur tuberkulösen Infektion. Letzteres gleicht nämlich durchaus Gruppen von Fällen mit verschiedentlichen Morbiditäts- und Mortalitätsverhältnissen, bei welchen Lymphatismus und auch ein ausgesprochener Status thymicolymphaticus zu so häufigen Befunden gehören, daß man die zweifellos vorhandenen Beziehungen dieser Konstitutionsanomalie zu den nachweisbaren tuberkulösen Veränderungen nicht übersehen kann. Ich habe auf diese Verhältnisse ja wiederholt hingewiesen. So komme ich auch zum Schlusse, daß Neussers obenerwähnte Vermutung hinsichtlich der Mesaortitis und des Lymphatismus gewiß beachtenswert ist und zu weiteren klinischen Beobachtungen herausfordern muß. Andererseits halte ich das kleine pathologisch-anatomische Gruppenbild für geeignet, weitere eingehendere Untersuchungen auszulösen, wie ich selbst diese Frage weiterhin im Auge behalten will. Gewiß liegt hier auch weiter ein Anreiz vor, durch methodische Untersuchungen der Klärung des Konstitutionsproblems schrittweise näherzutreten, wo rein spekulative Wege keinen sicheren Erfolg von dauerndem Werte zu verbürgen vermögen.

Literaturverzeichnis.

Bauer, Konstitutionelle Disposition zu inneren Krankheiten. Springer, Berlin 1917. — Neusser, Zur Diagnose des Status thymicolymphaticus. Braumüller, Wien 1911. — Beneke, Gallensteinbildung, atheromatöse Entartung und Fettbildung. Arch. f. klin. Med. **18**, 1. 1876. — Bartel, Status thymicolymphaticus und Status hypoplasticus. Deuticke, Wien 1911. — Bartel, Pathogenese der Tuberkulose. Urban u. Schwarzenberg, Wien 1918. — Bartel, Morbidität und Mortalität des Menschen. Deuticke, Wien 1909. — Bartel, Cholesterindiathese. Zeitschr. f. angew. Anat. u. Konstitutionsl. **4**. 1918. H. 1—3. — Bartel und Stein, Über abnormale Lymphdrüsenbefunde und deren Beziehung zum Status thymicolymphaticus. Arch. f. Anat. u. Physiol. 1906. Anat. Abt. — Martius, Pathogenese innerer Krankheiten. Deuticke, Wien 1909. — Martius, Konstitution und Vererbung. Springer, Berlin 1914.

(Aus der medizinischen Klinik und Nervenklinik in Tübingen [Vorstand: Prof.
Otfried Müller]·)

Capillarbefunde bei vasomotorischer Konstitution.

Von
Otfried Müller.

Mit 2 Textabbildungen.

(Eingegangen am 11. Juni 1920.)

Die bekannten Hauterscheinungen vasomotorisch abnorm erreg-
barer Menschen veranlaßten mich, im Jahre 1912 eine Methode zur
Sichtbarmachung der Hautcapillaren auszuarbeiten. Ich stellte Niekau
die Aufgabe, die Haut durch Aufstreichen von Cedernöl durchsichtig
zu machen, sie mit den seitlich auffallenden Strahlen einer starken
Lichtquelle grell zu beleuchten und sie dann mikroskopisch zu betrachten und zu photographieren. Niekau kam aus äußeren Gründen
nicht zur Durchführung des Planes. Ich übertrug ihn deshalb im Jahre
1915 an Weiss. Dieser [1]) arbeitete in kurzer Zeit das Verfahren aus
und erhielt alsbald besonders in der Nähe des Nagelfalzes der Finger
und Zehen charakteristische Bilder des Capillarverlaufes, die sich auch
mikrophotographisch festhalten ließen.

Später erfuhr ich, daß Lombard [2]) im Jahre 1912 bei Frey in
Würzburg die Capillaren an der gleichen Stelle ebenfalls durch Aufstreichen von Ölen und durch mikroskopische Betrachtung bei seitlicher Beleuchtung gesehen und durch Anämisierung mittels einer
durchsichtigen Membran den Druck in ihnen gemessen hatte. Endlich
zeigte sich durch Verhandlungen mit Siedentopf [3]) bei Zeiss in Jena,
daß die Aufhellung der Haut zur Sichtbarmachung der Capillaren
nicht mit den Aufhellungsverfahren der histologischen Präparate gleichzusetzen sei. Im histologischen Schnitt, wie in den schönen Spalteholz-
schen Präparaten durchsichtig gemachter kleinerer Tiere, geschieht die
Aufhellung nach Entwässerung in hochkonzentriertem Alkohol durch
Penetration mit Ölen von entsprechendem Brechungsindex. Eine solche
Durchdringung des Gewebes mit Ölen ist nun am lebenden Körper
nicht möglich, weil sie Entwässerung, d. h. Gewebstod, zur Voraussetzung hat. Es handelt sich vielmehr bei der Sichtbarmachung der
Hautcapillaren lediglich darum, daß die unebene und darum unregel-

mäßig reflektierende Hautoberfläche durch ein zähflüssiges Öl ein-
geebnet wird. Sie reflektiert dann nicht mehr unregelmäßig nach den
verschiedensten Seiten, sondern läßt die Lichtstrahlen entsprechend
ihrer natürlichen Durchsichtigkeit großenteils soweit in die Tiefe treten

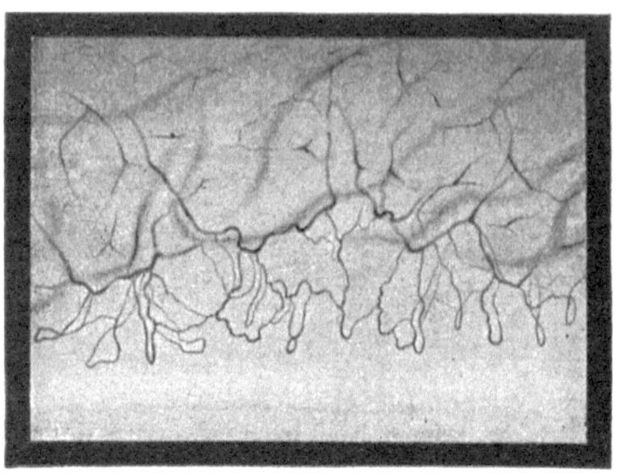

Abb. 1. Gesundes Neugeborenes 2 Tage.

und die dort vorhandenen Gebilde erkennen, als das nach
Lage der Dinge möglich ist.

Es handelt sich also bei der
von uns ausgebildeten und
auch schon von Lombard,
wenn auch zu anderen Zwek-
ken angewandten Methode
um die gleichen Verhältnisse,
wie sie beim Betrachten einer
Wasserfläche vorliegen. Ist
der Wasserspiegel ruhig, d. h.
eben und glatt, so kann man
bei seitlicher Beleuchtung
durch das Sonnenlicht soweit

in die Tiefe schauen, als es die Klarheit des Wassers gestattet. Besteht
Wellenschlag, so ist der Einblick in die Tiefe verwehrt. Die Tiefe, bis
zu welcher man bei optischer Einebnung in die Haut hereinschauen
kann, entspricht der Hornschicht, vorausgesetzt, daß diese die normale

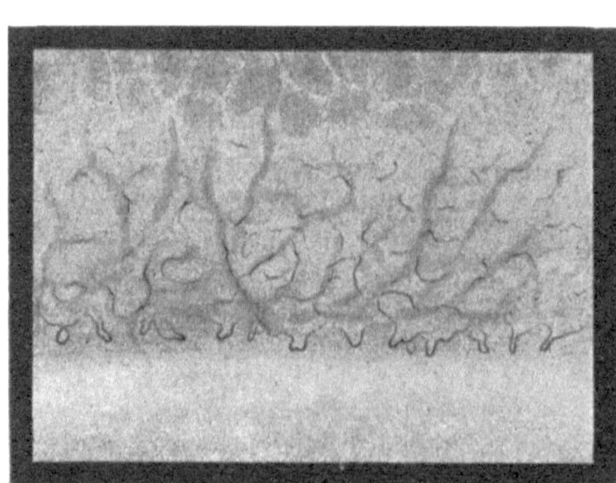

Abb. 2. Gesundes Neugeborenes 7 Tage.

Klarheit besitzt und nicht
durch Einlagerung von
Fremdkörpern getrübt ist. In
der Tiefe dieser Hornschicht
sieht man nun in den ein-
zelnen Papillen die Bögen
der Hautcapillaren verlaufen.
In Hufeisenform erscheint
eine kleinere zuführende Ar-
terie auf der einen Seite, ein
Schaltstück [Jürgenssen[4)]
in der Mitte und eine
größere abführende Vene
auf der anderen Seite. Die
Strömung ist in der Regel

gut sichtbar. Sie setzt wohl zeitweise in einzelnen Schlingen aus, um
später wieder in Gang zu kommen. In der Mehrzahl der Schlingen kann
man aber doch von einer gewissen mittleren Stromgeschwindigkeit
sprechen und aus deren Abweichungen Rückschlüsse machen. Das geht
am leichtesten in den Gefäßen nahe am Nagelrande, weil dort die Pa-

pillen und damit auch die Gefäßschlingen nicht senkrecht nach oben, sondern fast horizontal nach vorn gerichtet sind.

An diesen horizontal verlaufenden Endschlingen der Fingercapillaren hat nun Weiss [1]) schon frühzeitig bei bestimmten Krankheitszuständen gewisse Abweichungen sowohl seitens der Gestaltung, wie auch seitens der Strömung beobachtet. Unter diesen abnormen Befunden war auch derjenige einer besonderen Länge der capillären Endschleifen bei vielen Arteriosklerotikern. Jürgensen [4]) hat diese Beobachtung mehrfach bestätigt. Wenn es somit auch heute keinem Zweifel mehr unterliegen kann, daß sich bei den meisten Arteriosklerotikern ungewöhnlich

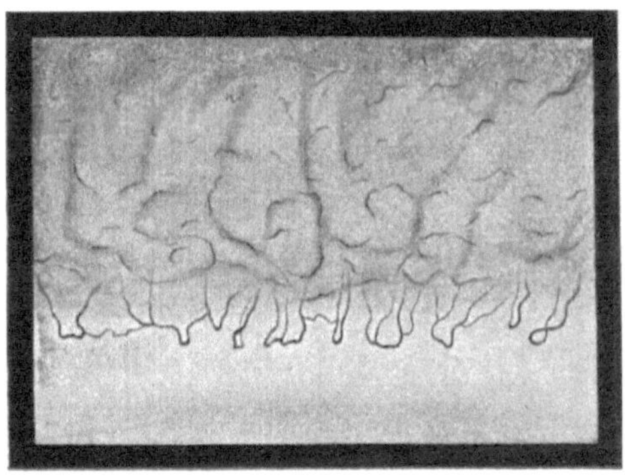

Abb. 3. Gesundes Kind 4 Wochen.

lange, oft mehrfach untereinander anastomosierende Endcapillarschlingen mit träger, vielfach körniger Strömung finden, so wäre der umgekehrte Schluß, daß bei den Trägern derartiger Capillarveränderungen unter allen Umständen Arteriosklerose vorliegen müsse, doch durchaus nicht gerechtfertigt. Wir mußten uns vielmehr überzeugen, daß es zahlreiche Erwachsene mittleren Alters, ja Jugendliche und Kinder gibt, welche ganz ähnliche morphologische und physiologische Abweichungen des Capillarbildes aufweisen, wie die Arteriosklerotiker. Roemheld [5]) hat mir das bestätigt. Betrachtet man diese Menschen genauer, so wird man finden, daß sie in der Regel diese

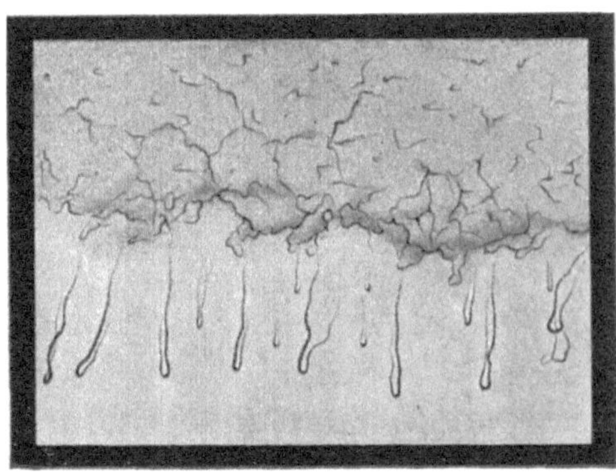

Abb. 4. Gesundes Kind 4 Monate.

oder jene Zeichen abnormer Gefäßtätigkeit im Sinne des sog. Vasomotorismus erkennen lassen. Teils haben sie kalte Finger auch bei warmer Außentemperatur, teils besteht Akrocyanose, teils läßt sich Dermographismus (weißer, wie roter) auslösen, oder es besteht eine Neigung zu urticariellen und anderen Erythemen oder zum Quinkeschen Ödem. Oft sind diese Menschen von deutlich erethischem Typ, lang, feingliederig, schmal und zart. Gelegentlich finden sich die sog. rigiden Arterien und eine Tropfenherzbildung als ergänzende Zeichen einer konstitutionellen Minderwertigkeit des gesamten Kreislaufes, wie ich [6]) das genannt habe.

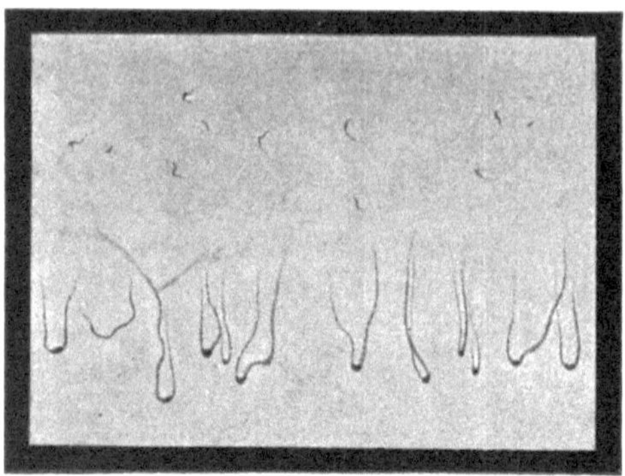

Abb. 5. Gesundes Kind 7 Monate.

Ich habe nun im Jahre 1918 die Damen Holland und Meyer[7]) veranlaßt, etwa 100 Kinder unterhalb des ersten Lebensjahres bezüglich dieser Verhältnisse zu untersuchen. Da hat sich gezeigt, daß entsprechend Abb. 1—5 die Capillarschlingen am Nagelrand mit zunehmenden Alter allmählich in die Länge wachsen. Beim Neugeborenen sind es noch ganz kurze Bögen, die sich mit einer Durchschnittslänge von 0,03—0,05 mm kaum über das Gewirr der aus dem subpapillären Plexus entspringenden Gefäße erheben. Im 7. Monat sind Schlingen von durchschnittlich 0,15 mm Länge vorhanden, welche sich von dem Rankwerk der über dem subpapillären Plexus liegenden Gefäße

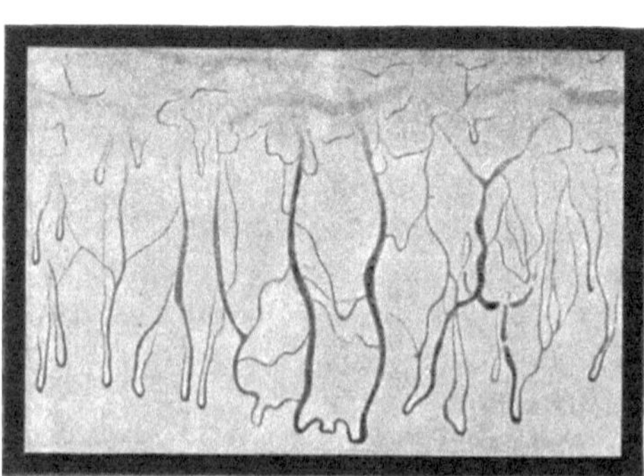

Abb. 6. Kind mit exsudativer Diathese (resp. Vasomotorismus) 13 Monate.

sehr deutlich abheben. Die Damen fanden dann weiter. wie in den Abb. 6—12 zum Ausdruck kommt, daß bei vasomotorisch abnorm erregbaren Kindern die Schlingen im gleichen Alter wesentlich länger waren. Hier wurden Schlingenlängen von 0,45 mm, d. h. also dem dreifachen Normalwert mit dem Ocularmikrometer gemessen. Die Schlingen waren auch häufig unregelmäßiger angeordnet und anastomosierten, wie die Bilder zeigen, stärker miteinander, als bei konstitutionell ganz normalen Kindern.

Ich verfüge über zahlreiche Bilder von erwachsenen Vasomotorikern, welche ich aus materiellen Gründen hier nicht mehr in gleicher Weise reproduzieren kann, wie die bereits früher gedruckten Illustrationen.

Diese Bilder zeigen ganz ähnliche, teilweise noch groteskere Typen. Besonders auffallend ist das Bild einer Dame, welche wegen unausgesetzter Parästhesien und Schmerzen in Händen und Füßen bis zu dreimal am Tage Halbbäder und andere ähnliche hydriatische Proceduren anzuwenden gewohnt war. Sie war mit diesen ihren Beschwerden zunächst nicht ernst genommen worden, kam dann in die Hand eines Laienarztes, der sie mit wechselnden Applikationen von Kalt und Warm behandelte, und fand dabei wesentliche und regelmäßig wiederkehrende Erleichterung. Bei der Capillaruntersuchung zeigten sich nicht Schlingen, sondern Blutsäcke von der 4—5fachen Länge und 3—4fachen Breite, in denen das Blut für gewöhnlich stagnierte und erst unter dem Einfluß hydriatischer Proceduren in Bewegung geriet. Ähnliche Beobachtungen konnten wir bei vasomotorisch-erethischen Neuro- und Psychopathen in großer Zahl machen.

Es läßt sich deshalb sagen, daß die konstitutionell vasomotorisch abnorm veranlagten Menschen von Kindheit an abnorm gebaute und zeitweise noch abnormer durchblutete Capillarschlingen haben. Das bleibt ihnen das ganze Leben hindurch und trifft im Alter mit der vererbbaren, endogen bedingten Form der Arteriosklerose zu-

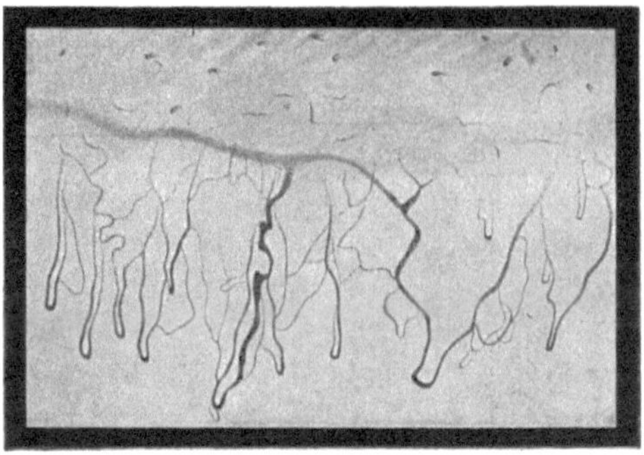

Abb. 7. Kind mit exsudativer Diathese (resp. Vasomotorismus) 19 Monate.

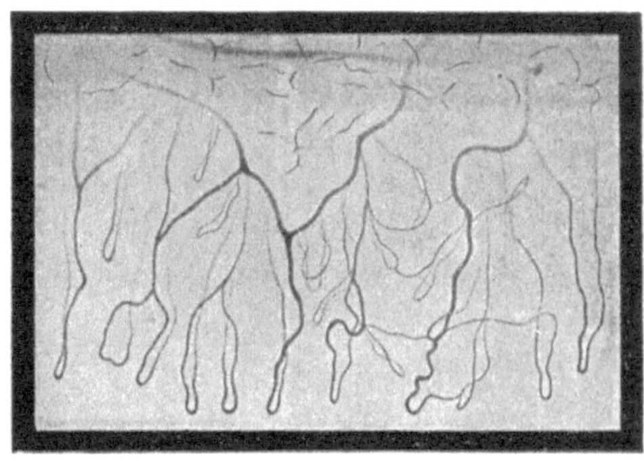

Abb. 8. Kind mit exsudativer Diathese (resp Vasomotorismus) 7 $^{1}/_{2}$ Monate.

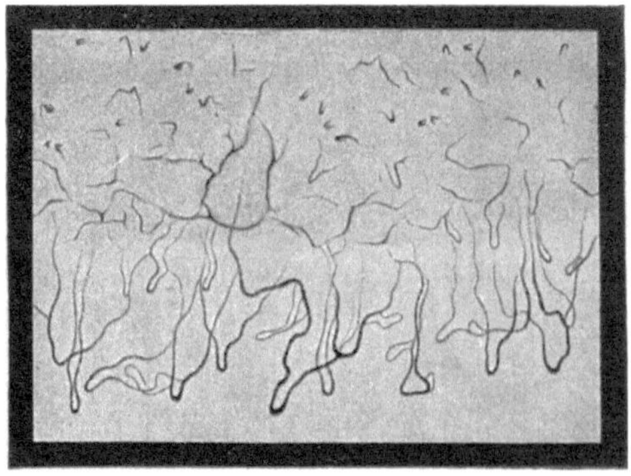

Abb. 9. Kind mit exsudativer Diathese (resp. Vasomotorismus) 11 Monate.

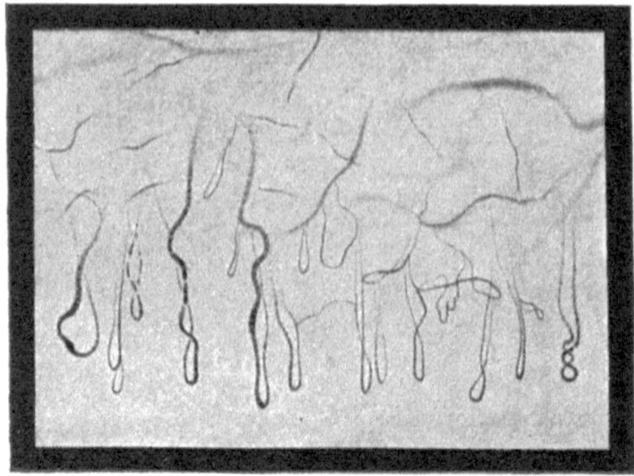

Abb. 10. Kind mit exsudativer Diathese (resp. Vasomotorismus) 10 Monate.

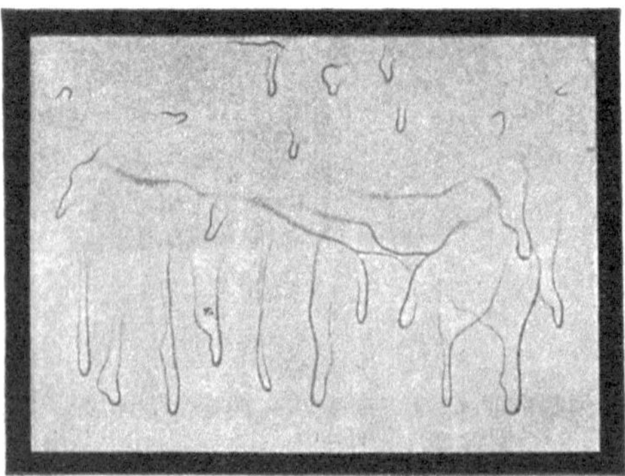

Abb. 11. Kind mit exsudativer Diathese und
Rachitis (kein Vasomotorismus) 13 Monate.

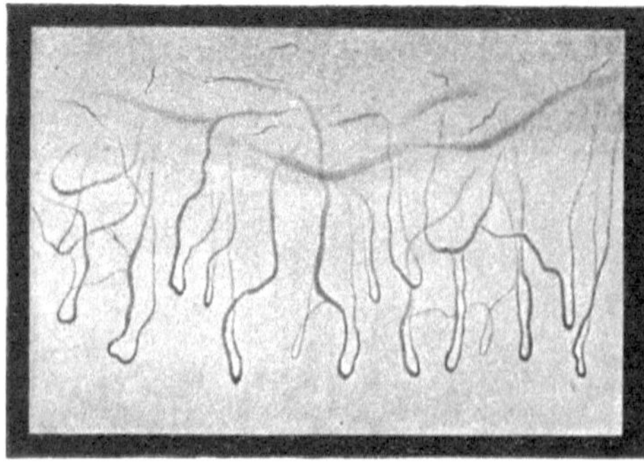

Abb. 12. Kind mit Erethismus und Vasomotorismus.

sammen. Dem entspricht die klinische Erfahrung, daß Vasomotoriker später oft Arteriosklerotiker werden. Unter meinen Patienten mit organischer Angina pectoris findet sich eine ganze Anzahl, welche die bestimmte Angabe machen, daß sie in den dreißiger Jahren oder noch früher vielfach anfallsweise auftretende schmerzhafte Herzbeschwerden gehabt hätten. Dann wollen sie auf der Höhe des Lebens längere Zeit Ruhe gehabt haben, um in den fünfziger oder sechziger Jahren neuerdings wieder ähnliche, wenn auch etwas andere Beschwerden zu bekommen, die nunmehr mit Erscheinungen von Herzinsufficienz einhergehen und evtl. katastrophal werden können.

Diesen Leuten hilft in den dreißiger Jahren das Atropin, in den fünfziger Jahren das Diuretin oder Nitroglycerin gegen ihre Beschwerden. Das Atropin hat nun aber auch eine unverkennbare Wirkung auf die Hautcapillaren. Ich kenne eine ganze Anzahl von Patienten, die an Akrocyanose, abnormer Varizenbildung und ähnlichen, im peripheren Kreislauf bedingten Störungen leiden, und denen Atropin regelmäßig in der besten Weise hilft. Man kann dann auch den Ausgleich von Störungen im Hautcapillarsystem unter dem Einfluß des Mittels direkt mit dem Capillarmikroskop beobachten.

In unseren Bildern sind die entsprechenden Anomalien vielfach mit der Diagnose der exsudativen Diathese signiert. Wir sind mit Moro[8]) der Meinung, daß bei der exsudativen Veranlagung abnorme vasomotorische Zustände und Vorgänge eine Rolle spielen. Mertz[9]) bestreitet das neuerdings auf Grund von Untersuchungen an der Freiburger Kinderklinik. Da hier Beobachtung gegen Beobachtung steht, wird diese Differenz erst noch aufzuklären sein. Aber auch die Freiburger Herren verschließen sich nicht der Tatsache, daß vasomotorisch abnorm veranlagte Kinder abnorm lange Capillarschlingen besitzen, wenn sie auch infolge Fortlassens der Messungen keine so exakten Zahlen zu bringen vermögen wie Holland und Meyer[7]). Gleichgültig also, ob Vasomotorismus in der Regel oder nur ausnahmsweise mit exsudativer Diathese zusammenfällt, soviel steht fest, wo abnorme vasomotorische Veranlagung besteht, sind von der Wiege bis zur Bahre in der Regel abnorm lange und häufig abnorm durchströmte Capillarschlingen nachweisbar, und dieser Befund ist in der gleichen Weise auch bei der endogenen Arteriosklerose vorhanden. Mit anderen Worten: Abnorme Länge und abnorme Durchströmung der Hautcapillaren sind ein den vasomotorischen Zuständen aller Lebensalter wie auch der endogenen Arteriosklerose gemeinsames Kennzeichen.

Literaturverzeichnis.

[1]) E. Weiss, Dtsch. Arch. f. klin. Med. **119**, 3. 1916; Münch. med. Wochenschrift 1916, Nr. 26. — [2]) Lombard, Amer. journ. of physiol. **29**, 335. 1912. — [3]) Siedentopf, Mündliche Mitteilungen an Herrn Niekau. — [4]) Jürgensen, Zeitschr. f. klin. Med. **86**, 140; Dtsch. Arch. f. klin. Med. **132**, H. 3 u. 4. 1920. — [5]) Roemheld, Mündliche Mitteilung an O. Müller. — [6]) O. Müller, Med. Klin. 1915 Nr. 50. — [7]) Holland und Meyer, Münch. med. Wochenschr. 1919, Nr. 42. — [8]) Moro, Zit. nach Feer, Lehrbuch der Kinderheilkunde, S. 188. — [9]) Mertz, Monatsschr. f. Kinderheilk. **18**, Nr. 1, S. 13—20. 1920.

Zur Frage der Aorten- und Herzruptur infolge traumatischer oder spontaner Innendrucksteigerung ohne vorherige krankhafte Veränderung der Rißstellen.

Von

Privatdozent Dr. **Pol**,

Prosektor am patholog. Universitätsinstitut Rostock.

(Eingegangen am 20. Juni 1920.)

Rupturen eines Aortenaneurysmas, Zerreißung der Aorta nach Arrosion durch auf sie übergreifende maligne Geschwülste, Herzrupturen bei Myomalacie waren wohl insofern Gegenstand der Erörterung über ihr Entstehen, als bei Unfällen die Frage vorgelegt wird, ob eine Verletzung für die Ruptur verantwortlich zu machen ist oder ob spontan die Perforation möglich war. Durch die Veränderung der Wand war jedenfalls eine spontane Zerreißung erklärt, erst recht die Ruptur durch ein Trauma.

Als Georg B. Gruber auf der kriegspathologischen Tagung in Berlin 1916 über eine Ruptur des normalen Aortenbogens bei einem kopfvor abgestürzten Flieger berichtete, erklärten Beitzke und Gierke die Verletzung als Folge einer Kompression des Thorax, pflichtete M. B. Schmidt Grubers Meinung bei, denselben Standpunkt vertretend, wie bereits 1902: „Ein prall mit Flüssigkeit gefülltes Rohr kann bei starker Erschütterung und beim Auffallen bersten, auch ohne daß von zwei Seiten ein Druck darauf wirkt." Gruber hatte sich vorher dahin ausgesprochen: „Bei diesem Sturz scheint die Blutmasse in der absteigenden Aorta mit der Wucht eines frei fallenden, zylindrischen Gegenstandes vom spezifischen Gewicht des Blutes — natürlich vermindert durch die vom Herzen ausgehende Triebkraft nach der Peripherie — dort gegen die Wand des Aortenbogens gewirkt zu haben, wo sie mit der durch die Aorta ascendens vorgetriebenen, ebenfalls durch den Sturz beschleunigten Blutmasse zusammenprallte. Die Wand riß durch, das Blut wühlte sich in der Richtung des Falles seinen Weg."

Daß infolge des Absturzes eine gesunde Aorta zerrissen werden kann, daran zweifelte niemand. Die Ansichten gingen nur darüber auseinander, wie diese traumatische Zerreißung zustande kommt.

Wie bei diesen neuzeitlichen Verletzungen an der Aorta, so erhob sich bereits früher bei den traumatischen Herzrupturen einmal die Frage, ob solche am gesunden Herzen möglich sind — bejaht durch die Fälle von **Bernstein, Ercklentz, Berblinger, M. B. Schmidt** —, zweitens die Frage nach dem **Mechanismus. Revenstorf** unterschied 1903 drei Arten von Herzrupturen: 1. Quetsch-, 2. Platz-, 3. Zerrungsrupturen. Die Ausführungen über Art 1 und 2 decken sich im wesentlichen mit den beiden oben bei den Aortenrupturen der Flieger wiedergegebenen, dort für ein und dieselbe Zerreißung von verschiedenen Autoren in Anspruch genommene Erklärungsweisen. Als dritte Art erschien **Revenstorf** die Möglichkeit einer Abreißung an der Basis der Herzohren oder an der Atrioventrikulargrenze durch starke Spannung infolge plötzlicher Verschiebung des Herzens.

Als Traumen kommen außer der im Vordergrund stehenden Einwirkung **stumpfer** Gewalt, wozu auch die Luftdruckwirkung bei platzenden Granaten zu rechnen ist, Wirkungen durch Geschoßkörper selbst in Frage, ohne daß diese den Thorax perforieren. Bei den sogenannten **Kontusionsschüssen** kann ein Geschoß z. B. die Brust treffen, macht eine leichte oder gar keine Quetschwunde der Haut, bleibt deformiert in den Kleidern stecken. Die große Dehnbarkeit und Elastizität der Haut erklärt hier wie auch am Abdomen bei stumpfer Gewalteinwirkung sogar das Fehlen jeder Spur einer Verletzung bei gleichzeitigen schwersten tödlichen inneren Zerreißungen, hier des Herzens oder der großen Gefäße, dort der Leber usw.

Besonders schwierig gestaltet sich die Frage nach dem Zustandekommen der **Herzruptur bei einem perforierenden Brustschuß ohne Verletzung des Herzbeutels und Herzens durch das Geschoß.** Eine eigene Beobachtung im hiesigen pathologischen Institut hat Kollege Alfred **Genzel** in seiner Doktorarbeit in diesem Jahre bearbeitet. Es handelt sich kurz um folgenden Fall:

Einem 18 jährigen Waffenmeistergesellen ging ein Dienstgewehr beim Reinigen los, das Ende des Laufes war gerade unmittelbar schräg gegen seine Brust gehalten, der Tod trat sofort ein. Die Sektion am 28. XI. 19 ergab: Schußverletzung mit starker Explosionswirkung am Einschuß in der linken Brustseite mit Zertrümmerung der 2. und 3 Rippe, Durchschuß durch die linke Lunge nahe dem Hilus mit Verletzung der großen Äste der Bronchien und Lungenblutgefäße, Ruptur der Anfangsteils der Arteria pulmonalis mit Fortsetzung auf den rechten Ventrikel, das Septum und den angrenzenden Teil des linken Ventrikels, Hämoperikard bei unverletztem Pericardium parietale. Hämo-Pneumo-Thorax links, Ausschußstelle etwas medial vom oberen inneren Schulterblattwinkel. Die Lungenarterie ist an ihrer Abgangsstelle vom muskulösen Konus so zerrissen, daß sie nur an ihrer dorsalen Seite damit noch in Zusammenhang steht. Der 5 cm lange Riß an der Vorderwand des rechten Ventrikels verläuft ungefähr dem Ramus descendens der linken Kranzarterie parallel wie ein leicht geschlängelter Bach mit kleinen Seitenbächen. Während hier alle Schichten durchtrennt sind, sind die Zweige des Risses nach der Scheidewand und dem linken Ventrikel nicht perforierend, betreffen nur Endo- bzw. Perikard und das Myokard nur teilweise. An der stehengebliebenen Hinterwand der Pulmonalis finden sich unverletzt die beiden hinteren Semilunarklappen, die vordere ist ganz zerfetzt.

Da es sich hier um einen Nahschuß im engsten Sinne des Wortes handelt, kam es zu einer starken Wirkung der Pulvergase. So kennen wir bei Kopfnahschüssen gewaltige Zerstörungen. Die Zertrümmerungen und Zerreißungen entstehen dabei nicht in der Richtung von außen nach innen, sondern umgekehrt. Das Eindringen der Pulvergase hat man ursprünglich dafür allein verantwortlich gemacht. Man sah besonders erhebliche Zerstörungen bei den sogenannten Wasserschüssen, bei den Fällen also, in denen der Gewehrlauf mit Wasser gefüllt und dann mit einem Papierpfropf verschlossen worden war. Die Wirkung erklärte sich aus der Übertragung der lebendigen Kraft des Geschosses auf das Wasser und die Ausbreitung derselben im Schädel nach allen Richtungen. Als dieselbe hydrodynamische Wirkung wurden dann die Folgen von Nahschüssen aufgefaßt, die keine Wasserschüsse waren. Danach überträgt sich die lebendige Kraft des Geschosses auf eine Flüssigkeit oder auf eine halbflüssige oder dieser physikalisch vergleichbaren Masse, z. B. das Gehirn, und pflanzt sich darin nach allen Richtungen fort und sprengt so z. B. die Schädelkapsel.

Bei der Deutung unserer Brustverletzung kommt in Frage: eine Quetschruptur des Herzens infolge Kompression und Zerstörung der Brustwand durch die Pulvergase, vor allem aber die hydrodynamische Wirkung von den verletzten Ästen der Arteria pulmonalis aus auf die Blutsäule in ihr und damit die Zerreißung des Herzens von innen heraus nach Analogie der besprochenen Berstungsrupturen des Schädels. Die Fortleitung der lebendigen Kraft der Pulvergase (in geringem Maße vielleicht auch des Geschosses) auf die Blutflüssigkeit erklärt meines Erachtens am besten die Zerreißung der Lungenarterie an ihrem Abgang vom Herzen und die Fortsetzung des Risses auf das Myokard.

Kompressions- oder hydrodynamische Wirkung, das war auch, wie eingangs ausgeführt wurde, die Fragestellung bei den Aortenrupturen der abgestürzten Flieger.

Der erste Autor, der im Kriege[1]) über verunglückte Flieger berichtete, Schöppler, meldete Knochenfrakturen an typischen Stellen entsprechend den von Triepel experimentell und durch Berechnung gefundenen schwächsten Stellen und schwere Zerreißungen innerer Organe. Auch von den folgenden Autoren werden die Verletzungen der inneren Organe beschrieben, darunter Zerreißungen der Aorta; von typischen Stellen, wie bei den Knochenbrüchen, ist jedoch i. A. nicht ausdrücklich die Rede.

Die Zerreißung des Aortenbogens in dem Gruberschen Fall haben wir bereits erwähnt. Herzog berichtete auf derselben kriegspathologischen Tagung von einer queren Durchreißung der Aorta einen Quer-

---

[1]) Anfang 1914 hatte als erster in Deutschland der jüngst verstorbene Berliner Gerichtsarzt Marx Fliegerverletzungen veröffentlicht.

finger über den Aortenklappen, von einem kleinen Querriß unterhalb des Abganges der linken A. subclavia. Anders veröffentlichte in der Folge zwei Fälle von Fliegerabstürzen, in einem Fall Querruptur der Aorta thoracica descendens in Höhe des Lungenhilus, im anderen Fall Abriß der Aorta vom Herzen. Herbert Siegmund vom pathologischen Institut in München berichtete in einer persönlichen Mitteilung an Oppenheim von zwei aus einer Höhe von 30 m abgestürzten Fliegern, die beide wenige Zentimeter über den Semilunarklappen Querrupturen der Aorta hatten. Theodor Beckmann sezierte unter Siegmunds Leitung drei Flieger; er wird über das Ergebnis ausführlich in seiner Dr.-Arbeit (Rostock 1920) berichten.

Beckmann machte am 11. XII. 17 die Sektion des Führers und des M.-G.-Schützen eines und desselben Flugzeugs, das aus einer Höhe von ungefähr 80 Metern abgestürzt war:

Neben ausgedehnten Knochenfrakturen, Zerreißungen anderer innerer Organe zeigte der M.-G.-Schütze in der Aorta descendens gerade am Durchtritt durch das Zwerchfell einen fast vollständigen glatten Querriß (nur eine 2 mm breite Brücke stand noch), $4^1/_2$ cm weiter unterhalb einen vollständigen Durchriß der Aorta, der Führer: außer 4 cm langem Längsriß an der Hinterwand des rechten Vorhofs und Abriß des Herzohrs an seiner Basis dicht oberhalb der Aortenklappen einen nur oberhalb der hinteren Klappe eine 4 mm breite Brücke lassenden Querriß, je einen vollständigen Querriß kurz vor und hinter dem Aortenbogen, endlich 7 cm darunter einen Querriß bis auf eine 1 cm breite Brücke.

Bei der Sektion eines aus ungefähr 200 m abgestürzten Fliegers am 11. III. 1918 fand Beckmann außer Knochenfrakturen und Zertrümmerung der Leber usw. 4 cm oberhalb der Aortenklappen einen zirkulär verlaufenden Querriß, nur eine 3 mm breite Brücke lassend, und 1 cm unterhalb des Abgangs der linken Arteria subclavia einen vollständigen Durchriß des Gefäßes mit einer Diastase der Stümpfe um 5 cm.

Bei diesen Aortenrupturen bei abgestürzten Fliegern handelt es sich meist um multiple Verletzungen der Hauptschlagader. Eine bestimmte Gesetzmäßigkeit in der Lokalisation erscheint auf den ersten Blick dabei nicht. Alle Schichten der Aortenwand, jedenfalls immer die Intima und Media sind durchtrennt, die Aorta war vorher ohne wesentliche nachweisbare pathologische Veränderungen. Die Zerreißung einer normalen Aorta unter den geschilderten Umständen ist ohne weiteres verständlich.

Geringere Einwirkungen und Aortenruptur als Folge verstehen wir weiter bei vorher bestehenden Veränderungen. Ich erwähne hier die angeborenen Verschlüsse am Isthmus, d. h. zwischen Abgang der Arteria subclavia sinistra und Einmündungsstelle des Ductus Botalli.

Beispiel: Oppenheims zweiter Fall, seziert von Borst, bearbeitet von Roese (Dr.-Arbeit, München 1918): Ein Soldat wurde durch den Luftdruck einer neben ihm einschlagenden Granate zu Boden geworfen, äußerlich nicht verwundet. Er erhob sich, lief seiner Kolonne nach, tat noch Dienst und starb 18 Stunden nach der Granatdetonation. Die Sektion ergab: angeborenen Aortenverschluß am Isthmus, Ruptur der Aorta $1^1/_2$ cm oberhalb der Klappen, Aneurysma dissecans mit Durchbruch in den Herzbeutel.

Daß es bei einer derartigen schweren Mißbildung und dementsprechend abnormen Blutdruckverhältnissen in der Aorta ascendens und im Aortenbogen auch zu spontanen Rupturen kommen kann, zeigen Fälle aus der Literatur (Lüttich, Wise).

Im Jahre 1910 stellte Sella unter 100 Fällen von Isthmusstenosen 12 Aortenrupturen fest, davon 10 beim männlichen, 2 beim weiblichen Geschlecht, im Alter von 17—35 Jahren. Im gleichen Jahre fügte Oberndorfer einen weiteren Fall an. Die Rupturstelle war jedesmal etwas oberhalb der Semilunarklappen. Der Tod war nach stärkeren Bewegungen, z. B. Tanzen oder Hinfallen usw., oder in der Ruhe eingetreten. Alle Übergänge von einem Trauma geringer Art (Hinfallen) über heftigere oder langsamere Bewegungen bis zur Ruhe sind also hier verzeichnet.

Bei Mißbildungen am Isthmus (völlige Atresie oder Stenose) kam es hier an einer normalen Aortenstelle, und zwar in der Nähe der Klappen zur Ruptur, traumatisch oder spontan.

Daß eine normale Aorta ohne Stromhindernisse, wie die eben geschilderten, infolge kleiner Traumen oder gar spontan reißen kann, wurde bis vor kurzem bestritten.

Eine stattliche Anzahl von Aortenrupturen findet sich in der Literatur, von verschiedenen Gesichtspunkten aus veröffentlicht. Entsprechend der gewöhnlichen Zerreißung von Intima und Media und ihrer Folge — dem intramuralen Hämatom — finden wir bereits bei Rokitanski das „Aneurysma dissecans" aufgeführt. Eine umfassende Zusammenstellung über das geheilte Aneurysma dissecans lieferte 1887 Bostroem (170 bis dahin bekannt gewordene Fälle).

Wir finden das Aneurysma dissecans bereits bei Kindern; Rokitanski beschreibt es bei einem 8jährigen Jungen, Rudolf Oppenheimer bei einem 9jährigen Mädchen; am häufigsten ist es im dritten Lebensjahrzehnt beschrieben.

Bostroem vertrat bereits 1887 die Ansicht, daß zur Entstehung des Aneurysma dissecans der Aorta, also der Ruptur ihrer Intima bzw. Intima und Media eine Erkrankung dieser nicht notwendig sei. Ihm wurde damals und in der Folge, wie auch noch 1906 Busse mehr oder minder lebhaft widersprochen.

Im Busseschen Falle z. B. handelte es sich um einen 18jährigen kräftigen Menschen, der beim Niederreißen sich bäumender Pferde die Aortenruptur bekam, der dann nach 24 Stunden nach einer zweiten ähnlichen Kraftanstrengung zum zweiten Male heftige Schmerzen in der Brust spürte, zusammensank und nach weiteren 24 Stunden starb.

Noch auffallender erschienen aber die Fälle, wo s p o n t a n die Ruptur einer normalen Aorta entstand.

Ich erwähne hier nur den dritten Fall von O p p e n h e i m, von H. M ü l l e r in seiner Münchner Dr.-Arbeit verwandt:

Ein 53 jähriger Mann mit subacuter Glomerulonephritis brach bei der Defäkation mit Schmerzen in der Brust zusammen und starb nach 5 Tagen. Es fanden sich zwei Aortenrupturen, eine quer oberhalb der Klappen, eine ganz kleine an der Einmündungsstelle des Ductus Botalli, ein Aneurysma dissecans bis zur Iliaca mit sekundärer Perforation in die Aorta abdominalis; Perforation in den Herzbeutel.

Die bei der Tätigkeit der Bauchpresse zustande kommende Steigerung eines im Gefolge der Glomerulonephritis bereits erhöhten Druckes bewirkte in diesem Falle anscheinend die Ruptur.

Abnorme Blutdruckverhältnisse anderer Art liegen im folgenden Fall vor, der in der Dr.-Arbeit S ü s s Verwendung fand:

Im Rostocker pathologischen Institut wurde am 20. Juni 1919 von Kollegen A n d e r s ein 48 jähriger Schnitter seziert, der bis Ende 1917 angeblich immer gesund war, dann eine Psoriasis bekam. Januar 1918 wurde er in die Hautklinik aufgenommen, Mitte März als gebessert entlassen, im Juli mit verschlimmertem Ausschlag wieder aufgenommen. Am 18. Juni traten plötzlich, während er im Bett lag (!), heftige Schmerzen in der Brust auf, Angstgefühl, Dyspnöe. Am 20. starb er plötzlich. Die Behandlung hatte die letzte Zeit bestanden in der Anwendung von Tinct. ferr. pom., 2% Salicylsalbe, Bädern und Bettruhe. Den Hautbefund an der Leiche übergehe ich. Es fand sich: Hämoperikard, Z-förmige Querruptur der Aortenwand $1^{1}/_{2}$ cm oberhalb der Klappen bis auf eine 2 cm breite Brücke oberhalb der hinteren Klappe, intramurales Hämatom in der unmittelbaren Nachbarschaft, Petrifikation der Aortenklappen, Hypertrophie des linken Ventrikels (Wanddicke: 2,5 cm bei geringer Erweiterung des Ventrikels). Umfang der Aorta ascendens: 10 cm, an der Abgangsstelle der großen Gefäße 7 cm, im absteigenden Brustteil 6 cm.

Die Herzhypertrophie in unserm Fall ist offenbar ausgelöst durch die Veränderungen am Aorten-Ostium: organische Stenose plus relative Insufficienz. Hervorzuheben ist, daß an der Aorta kaum Verfettungen, keine schwieligen Veränderungen nachweisbar waren, insbesondere nicht an der Rupturstelle, daß chronische Nierenveränderungen nicht nachweisbar waren.

Die jüngste Veröffentlichung einer spontanen Aortenruptur bei vorher intakter Aorta und mit demselben Sitz des Risses stammt wohl von B i n d e r.

Waren bei den abgestürzten Fliegern meist multiple Rupturen der Aorta verzeichnet, so fanden wir bei den zuletzt erwähnten Fällen gewöhnlich die Aorta nur an einer Stelle zerrissen, und zwar i m m e r w e n i g e Z e n t i m e t e r o b e r h a l b d e r K l a p p e n. Man hat an dieser Rupturstelle nach präexistenten pathologischen Veränderungen der Wandung gesucht, aber gerade in den Fällen von Aortenruptur meist keine oder nur ganz geringgradige gefunden. Es ist aber bekannt, daß, w e n n regressive Veränderungen an der Aorta sich finden, gerade die Stellen, wo in seltenen Fällen eine normale Aorta rupturiert ist, davon betroffen sind.

Es ist das Verdienst von Oppenheim, die Gesetzmäßigkeit in der Lokalisation der Aortenruptur nicht allein auf Grund der Beobachtungen am Sektionsmaterial besonders betont zu haben, sondern durch Versuche an Leichen die Frage weiter geklärt zu haben. Er klemmte alle von der Aorta abgehenden Äste ab und ließ vom Herzen aus Wasser vom Druck der Münchener Wasserleitung (ungefähr 4 Atmosphären) einlaufen. Beim Einlauf in den linken Vorhof wurde dieser oder die linke Herzkammer zerrissen, beim Wassereinlauf unmittelbar in die Ausflußbahn der Aorta oder von der Aorta abdominalis aus zeigte sich „in allen Fällen, bei welchen die Unterbindungen und Abklemmungen genügend dicht und widerstandsfähig waren, daß die Ruptur an der typischen Stelle erfolgte, an welcher sie auch beim lebenden Menschen aufzutreten pflegt." Unabhängig davon errechnete auf Oppenheims Veranlassung Diplom-Ingenieur Wacker „aus Aufriß des linken Herzens und der Aorta mit Angabe aller Maße und des Elastizitätskoeffizienten der Aorta" „die Stelle der größten Wandspannung, des höchsten Druckes, der größten elastischen Dehnung." Es ist die typische Berstungsstelle. Da die Wandspannung dem Radius des Gefäßes proportional ist, ist diese für die Aorta, die eine dickere Wandung hat wie z. B. die Carotis, aber ein größeres Lumen wie diese, größer. Die Aortenwand wird stärker beansprucht wie die Carotidenwand z. B. und am stärksten an den weitesten Stellen. Experiment und Berechnung erklären so den in der Praxis festgestellten Befund. Aus der stärkeren Muskelbetätigung des Mannes und damit der stärkeren Beanspruchung der Kreislauforgane erklärt sich entsprechend das vorherrschende Vorkommen der Aortenruptur beim Mann. Erhöhte Anforderungen an die Querspannung der Aortenwand machen die Ruptur der normalen Aorta verständlich. Auf die Möglichkeit von Spannungsunterschieden hatte bereits 1884 Rindfleisch aufmerksam gemacht, er hatte allerdings die Längsspannung zusammen mit bindegewebigen Verbindungen der Aorta mit der Nachbarschaft zur Erklärung der Ruptur herangezogen.

Jetzt ist offensichtlich der Zusammenhang von Aortenruptur mit allen zu Blutdrucksteigerung führenden Vorgängen, sei es dauernd bei Atresie oder Stenose des Aortenisthmus, bei Nierenveränderungen, bei Herzhypertrophie, sei es vorübergehend bei Muskeltätigkeit, anstrengender wie leichter, bei der Bauchpresse, bei psychischer Erregung. Es ist weiter klar, warum die Aortenruptur fast immer einige Zentimeter oberhalb der Klappen erfolgt, weiter, warum an so typischer Stelle der Riß an einer normalen Aorta auch ohne besondere Muskelanstrengung, ohne nachweisbare vorübergehende Blutdrucksteigerung erfolgen kann: es ist die Stelle der stärksten Wandspannung. Auch bei den multiplen Aortenrupturen abgestürzter Flieger, wo ja wahrscheinlich nicht bloß die erwähnten hydrodynamischen Verhältnisse eine Rolle spielen, wo ganz plötzlich und mit großer Gewalt Veränderungen einsetzen, finden wir, wenn auch nicht immer, die Lokalisation u. a. gerade an der Aorta ascendens, weiter an der Einmündungsstelle des Ductus Botalli — wie bei einigen Spontanrupturen ohne Trauma, wie bei einem Teil der Leichenversuche Oppenheims.

Es ist noch auf die mögliche Parallele zwischen dem von uns beobachteten Fall von Herzruptur bei Lungenschuß mit jenen Leichenversuchen Oppenheims hinzuweisen, wo er den Wasserdruck vom linken Vorhof aus wirken ließ und Zerreißungen am Herzen selbst erhielt. Wie auch Oppenheim wieder betont, sind natürlich die Verhältnisse am Lebenden und an der Leiche verschieden. Es genügt zu Rupturen intra vitam ein viel geringerer Druck schon wegen der Körperwärme und der Saftdurchströmung der Organe. Andererseits kommt es für das Herz wohl darauf an, ob es in Diastole oder Systole ist, wenn irgendwelche veränderte Einflüsse einwirken. Für die Wirkung des Traumas auf die einzelnen Klappen hat Ercklentz die Bedeutung der einzelnen Phasen der Herzaktion erörtert. Eine Ventrikelzerreißung wird leichter in der Diastole erfolgen können, wird man annehmen müssen. In unserem Fall ist die von uns angenommene Fortleitung der lebendigen Kraft der Pulvergase auf die Blutsäule so gewaltig, daß die oben angedeutete feinere Unterscheidung nicht in Betracht kommt.

Verschieden erscheinen auf den ersten Blick Aortenrupturen bei Fliegerabstürzen, Herzruptur bei Lungenschuß, Aortenrupturen bei kongenitalen Aortenveränderungen, Rupturen normaler Aorten traumatisch und spontan. Bei näherem Zusehen aber erkennen wir in ihnen allen annähernd die gleichen physikalischen Vorgänge, ein ganz gesetzmäßiges Geschehen. Insofern kann einer, wenn auch nur flüchtigen vergleichenden Betrachtung vielleicht nicht jeder Reiz abgesprochen werden.

Literaturverzeichnis.

Anders, Über Fliegerverletzungen. Bruns' Beitr. z. klin. Chir. **114**, 1919. — Berblinger, Über traumatische inkomplette Herzruptur und Mitralsegelzerreißung. Dtsch. med. Wochenschr. 1910. — Berblinger, Rupturen der Brustorgane als Folge stumpfer Gewalteinwirkung. Vierteljahrschr. f. gerichtl. Medizin. 3. Folge **52**, 1916. — Beckmann, Theodor, Über Fliegerverletzungen. Ungedruckte Dr.-Arbeit Rostock 1920. — Bernstein, Traumatische Erkrankungen des Herzens. Dtsch. Zeitschr. f. klin. Med. **29**. — Binder, Zur Kasuistik der sog. Spontanruptur der Aorta ascendens. Med. Klinik 1919. — Bostroem, Das geheilte Aneurysma dissecans. Dtsch. Archiv f. klin. Med. 1887. — Busse, Über traumatische Aortenaneurysmen. Verhandl. d. Dtsch. pathol. Ges. 1906. — Busse, Über Zerreißungen und traumatische Aneurysmen der Aorta. Virchows Archiv **183**. — Ercklentz, Beitrag zur Frage der traumatischen Herzerkrankungen. Dtsch. Zeitschr. f. klin. Med. **44**. — Genzel, Alfred, Die

Herzrupturen und ihre Ursachen, insbesondere die Berstungsruptur des Herzens infolge Lungenschuß. Ungedruckte Dr.-Arbeit Rostock 1920. — Gruber, Georg, B., Über Verletzungen bei Sturz aus großer Höhe (Fliegertod). Kriegspathol. Tagung Berlin 1916. — Herzog, Ebenda. Kriegspathol. Tagung Berlin 1916. — Marx, Fliegerverletzungen. Berl. Klin. Wochenschr. 1914. — Müller, H., Aortenruptur, Dr.-Arbeit, München 1918. — Oberndorfer, Demonstration einer Aortenruptur bei kongenitaler Aortenstenose. Verh. d. D. Path. Ges. 14, 1910. — Oppenheim, Gibt es eine Spontanruptur der gesunden Aorta und wie kommt sie zustande? Münch. med. Wochenschr. 1918. — Oppenheimer, Rudolf, Über Aortenruptur und Arteriosklerose im Kindesalter. Virchows Archiv 181, 1905. — Revenstorf, Traumatische Rupturen des Herzens mit besonderer Berücksichtigung der Mechanik ihrer Entstehung. Mitt. a. d. Grenzgeb. d. Med. u. Chir. 11. 1903. — Rindfleisch, Virchows Archiv 96 (1884) und 131. — Roese, Dr.-Arbeit, München 1918. — Schmidt, M. B., Über traumatische Herzklappen- und Aortenzerreißung. Münch. med. Wochenschr. 1902. — Schöppler, Über den Fliegertod. Dtsch. mil.-ärztl. Zeitschr. 1915. — Süß, Beitag zur Frage der Spontanruptur der Aorta. Ungedruckte Dr.-Arbeit, Rostock 1919.

(Aus der mediz. Poliklinik zu Rostock.)

Die konstitutionelle Anlage bei der Entstehung der Rumination.

Von
Prof. Hans Curschmann.

(Eingegangen am 14. Mai 1920.)

Wenn wir die Pathogenese der „inneren und nervösen" Erkrankungen nach der Wirksamkeit des vererbbaren konstitutionellen Moments durchsehen, so ist es in hohem Maße auffallend, eine wie geringe Rolle die familiäre Konstitution bei der Entstehung funktioneller und organischer Erkrankungen des Verdauungsapparates spielt. Es wird uns dies besonders deutlich, wenn wir sowohl an die sich immer gewaltiger mehrende Zahl der konstitutionellen Heredodegenerationen des Nervensystems im engeren Sinne, als auch an die Wichtigkeit der Keimanlage und -dysplasie für die typischen nicht familiären Spinalerkrankungen (Tabes, multiple Sklerose, Syringomyelie, die kombinierten Systemerkrankungen) denken; wenn wir fernerhin die überragende Wichtigkeit der konstitutionellen Bereitschaft für die Entstehung fast aller Stoffwechselkrankheiten, mannigfacher Lungenerkrankungen, nicht weniger Herz- und Gefäßkrankheiten und sehr vieler endokriner Erkrankungen — um nur diese zu nennen — berücksichtigen.

Es ist gewiß nicht zu bestreiten, daß sich sowohl bezüglich des Magens als auch des Darmes die Vagotonie (weit mehr als die Sympathicotonie) als Krankheitsbereitschaften hervorbringende Anomalie betätigt. Wenn sich auch die anfänglichen Erwartungen von Eppinger und Hess und ihren Mitarbeitern nicht ganz erfüllt haben und die reinen (auf alle adäquaten Pharmaca entsprechend reagierenden, alle Stigmata des Verdauungsapparates, der Vasomotoren und des Blutbildes usw. aufweisenden) Fälle von Vagotonie einerseits und Sympathicotonie andererseits durchaus nicht dominieren (J. Bauer[1]) Falta[2]), Hans Curschmann[3]), Petren und Thorling[4]) u. v. a.), so daß ich für diese

---

[1]) Die konstitutionelle Disposition usw., Berlin 1917.
[2]) Falta, Newburgh und Nobel, Zeitschr. f. klin. Med. **72.** 1911.
[3]) Ibidem **76,** H. 3 und 4.
[4]) Ibidem **73,** 27.

beiderseitig reagierenden Fälle die Bezeichnung Heterotonie[1]) vorschlug, so darf ihre Rolle als konstitutioneller Faktor auch für Magen-Darmerkrankungen nicht gering angeschlagen werden. Aber es fehlt auch diesen vorwiegend vagotonisch verankerten Störungen auffallenderweise überwiegend der Zug der vererbbaren, d. i. nachweisbar häufiger von Ascendenten auf Descendenten übertragenen Disposition. Dementsprechend finden wir die Krankheiten und Funktionsstörungen, die auf dieser Basis erwachsen, nur selten unter den hereditären Erkrankungen. Das gilt sowohl von den Geschwüren des Magens und Duodenums, als von den allgemeinen und lokalisierten Hypertonien des Magens und Darms (hypertonische Magenmotilität, spastische Obstipation, Cardiospasmus, Pylorospasmus) und endlich von den atonischen Zuständen (Atonie der Speiseröhre, des Magens und Darms, Typhlatonie, atonische Dilatation der Flexura sigmoidea — Hirschsprung).

Es ist das um so bemerkenswerter, weil es uns, wenn wir uns auf den strengen Martiusschen[2]) Standpunkt stellen wollen, an der konstitutionellen Bedingtheit aller dieser Krankheitszustände des Verdauungsapparates zweifeln müßten. Denn Fr. Martius betont, daß für individuelle Eigenschaften, die nicht erworben und nicht exogen bedingt sind, die Erblichkeit als einzige Quelle zu gelten haben. Man wird jedoch J. Bauer zustimmen müssen, wenn er diesen exklusiven Standpunkt aufgibt. Er beruft sich dabei darauf, daß konstitutionelle Eigenschaften außer durch Vererbung auch durch Keimänderung bzw. Keimschädigung zustande kommen können, ferner durch Amphimixis, d. i. durch Vermischung der beiden elterlichen Keimzellen und die Kombination der beiderseitigen Erbanlagen („Keimfeindschaft") und endlich durch mehr oder minder sprunghafte Abweichungen vom Typus (Mutationen im Sinne von de Vries, „sports" oder „single variations" Darwins).

Trotzdem ist mit Martius daran festzuhalten, daß die Vererbung der wahrscheinlich wichtigste Faktor der konstitutionellen Beeinflussung ist; eine Tatsache, die auch Bauer zugibt, indem er — an anderer Stelle — schreibt: „je häufiger eine Krankheit familiär vorkommt, desto größere Bedeutung hat die konstitutionelle Krankheitsdisposition".

Zu diesen zweifellos relativ häufig hereditär und familiär vorkommenden Störungen der Magentätigkeit gehört die Rumination,

---

[1]) Diesen Ausdruck, nicht den der „Dystonie", den M. Lewandowski mir zuschreibt und kritisiert, habe ich gebraucht. Von einer Dystonie ist gerade bei den Heterotonikern, deren Reaktionen und Stigmata nie besonders starke sind, nicht die Rede.

[2]) Konstitution und Vererbung, Berlin 1914.

das Wiederkäuen; sie scheint mir relativ weit häufiger als alle anderen oben charakterisierten Funktionsstörungen des Verdauungsapparates, hereditär aufzutreten. Es hat das wahrscheinlich eine innere Begründung: denn nicht vagaton bedingte Bewegungsanomalien, die ja wie wir sahen nur sehr selten hereditär „verankert" vorkommen, bilden die Grundlage der Rumination, wie ich nachweisen werde, sondern ein eigenartiger „lokaler Infantilismus" etwa im Sinne des Persistierens eines gesteigerten und pathologischen Bedingungsreflexes im Sinne von Pawlow, Czerny und Ibrahim. Unter 6 innerhalb zweier Jahre an meiner Poliklinik beobachteten Fällen von echtem Wiederkäuen Erwachsener waren zwei ausgesprochen hereditär bedingt.[1])

1. Fall. Fräulein K. S., 21 Jahre alt. Patientin ist früher angeblich nie ernstlich krank gewesen, hat nur längere Zeit an saurem Aufstoßen gelitten. Sie klagt jetzt darüber, daß ihr seit ca. $^3/_4$ Jahr nach jeder Mahlzeit die Speisen aus dem Magen wieder in den Mund kommen. Dies sei in der ersten Zeit seltener vorgekommen, trete jetzt aber regelmäßig 1 Stunde nach jeder Mahlzeit auf. Sie hat dabei nicht das Gefühl des eigentlichen Erbrechens, keine Nausea, sie hat absolut keine Beschwerden dadurch, im Gegenteil ist ihr das Hochkommen der Speisen jedesmal eine große Erleichterung. Die Speisen kommen portionsweise wieder hoch, sie kaut sie dann nochmals und schluckt sie dann wieder herunter. Das Ruminieren erfolgt nach schweren und kompakten Mahlzeiten länger als nach leichten Speisen, bleibt aber nach keiner Nahrungsaufnahme aus. Es ist besonder stark nach sauren Sachen. Das Hochkommen der einzelnen Portionen wiederholt sich nach einem gewöhnlichen Essen alle 10 Minuten bis $^1/_4$ Stunde und dauert etwa 1—2 Stunden lang. Das Ruminierte schmeckt sehr sauer, so daß die Zähne stumpf davon werden.

Bezüglich der Ursache des Wiederkäuens gibt Pat. an, daß das Ruminieren zuerst aufgetreten sei nach der schweren Verwundung ihres Bräutigams, dem beide Beine amputiert werden mußten. Ihre Familie drang darauf auf Aufhebung der Verlobung und der Verlobte willigte auch ein. Seitdem lebt sie in einem dauernden qualvollen Zustand des Zweifelns und Reflektierens über die Berechtigung ihres Entschlusses, und hierbei hat sich die Rumination allmählich bis zu ihrem jetzigen regelmäßigen Auftreten nach jeder Mahlzeit gesteigert.

Familienanamnestisch gibt sie an, daß sowohl ihre Großmutter als auch ihre Mutter ruminiert haben. Die Großmutter (gestorben 1911) habe ihr ganzes Leben lang ruminiert, die Mutter nur kurze Zeit als junges Mädchen. Das Ruminieren der Großmutter hat Pat. niemals mit angesehen, sondern von ihm sowie von der Rumination der Mutter erst erfahren, als das Wiederkäuen sich bei ihr eingestellt hatte. Daß die ruminierenden Ascendenten besonders nervös gewesen seien, wird zugegeben.

Status: Körperlicher Befund vollständig normal, keine Erweiterung oder Ptosis des Magens festzustellen, kein Druckschmerz, dagegen stark nervöse Psyche, Pulsbeschleunigung, Tremor und Steigerung der Sehnenphänomene. Untersuchung des Mageninhaltes wurde nicht gemacht.

---

[1]) Eine Übersicht über die Literatur im allgemeinen und die genaue Schilderung unserer Fälle 1—5 bringt die Dissertation von L. Voss, Rostock 1919, auf die ich verweise. Den noch nicht publizierten Fall 6 werde ich aus Gründen der Pathogenese selbst bringen.

Die Therapie bestand angesichts der stark ausgeprägten Superaciditätsbeschwerden in Verabreichung von Belladonna mit Natr. bicarb. und Magnes. ust., Diät und in der Hauptsache in psychischer Aufklärung über die Art ihres Leidens und Beeinflussung ihres Willens dahin, daß sie das Ruminieren unterdrücken könne und daß ihr dieses ebenso gut gelingen werde, wie es auch ihrer Mutter gelungen sei.

Der Erfolg der Behandlung zeigte sich bald. Es war eine erhebliche Besserung eingetreten, das Ruminieren blieb nach vielen Mahlzeiten ganz aus. Patientin wurde im Laufe von ca. 2 Monaten geheilt, ist aber später auf psychische Einwirkungen hin vorübergehend recidiviert.

Bei einem 21 jährigen Mädchen, das früher nur viel unter saurem Aufstoßen litt, stellt sich im Anschluß an einen langdauernden schweren seelischen Konflikt erst vereinzeltes, dann im Laufe der Zeit regelmäßig nach jeder Mahlzeit auftretendes Ruminieren ein. Das Wiederkäuen tritt hier ausgesprochen hereditär auf: sowohl die Großmutter als auch die Mutter haben ruminiert. Eine imitatorische Beeinflussung war auszuschließen. Ein gröberer organischer Fehler wurde bei ihm nicht festgestellt. Auf psychische Behandlung im Verein mit säurebindenden Mitteln erfolgte rasche Besserung.

2. Fall. Herr W. H., 52 Jahre alt, Posaunist, leidet seit $^1/_4$ Jahr an morgendlichen Durchfällen. Der Stuhl ist wässerig, dabei ist jedoch die Zahl der Defäkationen nicht vermehrt. Außerdem klagt Patient über mannigfache nervöse Beschwerden, die zumeist schon viele Jahre bestanden, sich aber erst im letzten $^1/_2$ Jahr so sehr gesteigert haben, daß er deswegen seinen Beruf vorübergehend aufgeben mußte: Einschlafen einzelner Glieder, starke Kopfschmerzen, Nachtschweiße, Herzklopfen, Aufgeregtheit, schlaflose Nächte. In letzter Zeit will Patient stark an Gewicht verloren haben. Infectio veneris, sowie Alkohol- und Nicotinabusus werden negiert. Der Vater des Patienten ist an Magen- und Leber-Ca gestorben.

Patient gibt an, ohne besondern psychischen oder sonstigen Anlaß schon von früher Kindheit an wiederzukäuen. Fast täglich steigen, sofort bis 8 Stunden nach dem Essen die Speisen ohne jegliches Übelkeitsgefühl aus dem Magen wieder in den Mund. Nausea und Schmerzen fehlen dabei vollkommen, es besteht kein Widerwille. Patient bringt im allgemeinen nur feste Speisen, insbesondere Fleisch wieder hoch; er ruminiert in Serien hintereinander; jedesmal kommt ein kleiner Mundvoll hoch. Die wieder hochgekommenen Speisen spuckt er nie aus; er kaut sie wieder ordentlich durch und schluckt sie dann mit Behagen wieder unter. Das Fleisch schmeckt nicht sauer oder bitter, jedoch haben einige Speisen einen sauren Geschmack, so immer Hülsenfrüchte und Milch. Dieser saure Geschmack wird vom Patienten unangenehm empfunden. Ob die ganze Mahlzeit wieder hochkommt (immer in Portionen von einem Mundvoll), kann er nicht genau angeben, er meint vielmehr, daß die weniger gut gekauten Speisen aufgestoßen werden, und, daß damit dann auch ein Teil der gut gekauten Speisen wieder hoch kommt. Angeblich ißt Patient durchaus nicht hastig und schnell. Er kaut beim Essen die Speisen auch gut durch. Seine Zähne sind erst in den letzten Jahren defekt geworden, früher hatte Patient immer ein gutes Gebiß.

Das Ruminieren geschieht ganz ohne Anstrengung, ganz von selbst ohne Zutun des Patienten. Luft wird dabei nicht aufgestoßen. Das Hochkommen der Speisen verläuft nach der Beschreibung des Patienten völlig reflektorisch, der Akt kann durch Willenskraft des Patienten 1—2 mal unterdrückt werden, stellt sich dann aber sofort wieder ein. Über den Mechanismus beim Hochkommen der Speisen kann

Patient kaum etwas sagen. Ob dabei die Luft angehalten wird und ob dabei der Unterkiefer vorgeschoben wird, weiß er nicht. Die Bauchpresse tritt bei dem Vorgang nach Angabe des Patienten bestimmt nicht in Tätigkeit.

Familienanamnestisch gibt er an, daß sein Vater auch wiedergekaut hat. Auch bei diesem sind verschiedene Speisen wieder hochgekommen, die dann auch meistens durchgekaut und wieder heruntergeschluckt wurden. Die Rumination geschah bei dem Vater so pünklich, daß ein kleiner Hund genau den Augenblick des Regurgitierens wußte, herbei kam und dann zuweilen einen Mundvoll Fleisch erhielt. Der Großvater des Patienten litt angeblich nicht an Rumination. Von drei Geschwistern des Patienten ist ein Bruder an Lungentuberkulose gestorben, eine Schwester durch Suicid geendet. Ob der noch lebende Bruder wiederkäut, kann er nicht angeben. Patient ist verheiratet. Frau gesund, vier gesunde Kinder. Die Kinder ruminieren nicht. Vor 20—30 Jahren litt Patient häufiger an saurem Aufstoßen, was sich jedoch im Laufe der Jahre ganz verloren hat.

Status: Mittelgroßer, breitgebauter Mann in mäßigem Ernährungszustand, gesunde Gesichtsfarbe, leichte subikterische Verfärbung der Skleren. Pupillenreflex prompt. Corneal-, Conjunctivalreflex lebhaft, Lidflattern. Zäpfchen ganz abnorm lang. Uvula-Gaumensegel- und hinterer Rachenwandreflex fehlen vollständig. Lungen und Herz gesund. Die Bauchdecken sind sehr schlaff. Die Leber ist mäßig vergrößert. Der Leberrand ist sehr gut fühlbar, zwei Querfinger unterhalb des Rippenbogens. Pankreaskopf palpabel. Milz nicht palpabel. Kein Plätschern des Magens, keine Ptosis festzustellen, keine Darmsteifung auszulösen. Sämtliche Sehnenreflexe sind gesteigert. Babinski negativ. Wa.R.: negativ. Urin frei von Eiweiß und Zucker.

Mageninhalt nach Probefrühstück, nach 35 Minuten ausgehebert, 37 ccm wässerige Flüssigkeit, davon 5 ccm Bodensatz. Freie HCl 25, G. A. 53. Es liegt somit keine Sekretionsanomalie vor.

Leider konnte der Vorgang beim Hochkommen der Speisen nie beobachtet werden, da Patient in Gegenwart des Arztes erregt und befangen die Rumination anscheinend hemmt.

Die Untersuchung ruminierter Speisen ergab folgendes: 1. XII. 1917:

$7^1/_2$ Uhr abends gegessen: Bratkartoffeln, gebratenen Hering, Milchsuppe. $8^3/_4$ Uhr die Speisen zurückgekommen.

Es handelt sich um gut zerkleinerte Kartoffeln und hauptsächlich Fisch. Die festen Bestandteile überwiegen bedeutend. Aciditätsverhältnis 8 : 54. Das Erbrochene riecht nicht sauer.

Ruminiertes vom 4. XII. 1917: Nachmittags 4 Uhr Kaffee getrunken mit Butterbrot, 5 Uhr Einsetzen des Wiederkäuens. Es handelt sich um gut zerkautes Brot, überwiegend feste Bestandteile, wenig Flüssigkeit. Dies Ruminierte hatte ebenfalls nicht den unangenehmen sauren Geruch, der sonst für Erbrochenes typisch ist. Aciditätsverhältnis 32 : 60 G. A.

Röntgenuntersuchung: Durchleuchtung und Aufnahme am 4. XII. 1917: Verabreichung von Barium-Brei. Magen füllt sich normal. Kleiner Magen, keine Andeutung von Antrum cardiacum, keinerlei Ektasie, keine Ptosis. Normale Peristaltik, keine Hypertonie, keine Dauerspasmen. Fast sofort findet ein Übergang von Mageninhalt ins Duodenum statt. Magen nicht verzogen. Ein Hochsteigen des Breies konnte bei der Durchleuchtung nicht beobachtet werden. Auf der Platte, die wegen zu starker Einengung nicht besonders gut ausgefallen ist, findet sich beim Pylorus vielleicht eine Einziehung. Nach 3 Stunden findet sich noch ein kleiner Rest im Magenfundus, nach 6 Stunden kein Rest mehr.

Ein 52 jähriger Musiker, der im Alter von 30 Jahren viel an saurem Aufstoßen gelitten hat, sonst nie ernstlich krank aber stets nervös gewesen ist, ruminiert seit seinem 12. Lebensjahr. Die Speisen kommen bis zu 8 Stunden nach dem Essen wieder in kleinen Portionen hoch, werden nochmals gekaut und wieder verschluckt. Keine unangenehmen Empfindungen dabei. Das Ruminieren hat sich damals ohne besondere Veranlassung von selbst eingestellt.

Der Vater des Patienten hat sein ganzes Leben lang ruminiert. Geschwister und Kinder des Patienten ruminieren nicht.

Die Untersuchung zeigte röntgenologisch keine pathologische Veränderung der Lage, Form und Motilität des Magens, nach Probefrühstück keine Sekretionsanomalie desselben, während die ruminierten Mahlzeiten zum Teil etwas höhere Aciditätswerte zeigten, ohne aber den sauren Geruch erbrochener Mengen zeigten.

Während diese beiden Fälle ausgesprochen hereditären Ursprungs waren, war dies bei den drei folgenden, über die die Dissertation von L. Voss berichtet, nicht der Fall. In allen diesen handelte es sich aber um ausgesprochen neuropathische Individuen, darunter ein junges Mädchen mit periodischer ängstlicher Verstimmung.

Der 6. Fall, der ebenfalls nicht hereditär bedingt war, sei aus Gründen der Pathogenese hier mitgeteilt:

K. Str., Mechaniker, 21 Jahre alt. In der Familie keine Rumination, zwei Geschwister an Keuchhusten gestorben. Pat. litt als Kind ebenfalls an schwerem Keuchhusten, war sonst stets gesund. 1916 als Soldat litt er von Februar bis April an „Magenkatarrh", der mit „Schüttelfrost" und „Magenkrämpfen" begann. Sehr starkes Aufstoßen dauernd ohne Rücksicht auf die Mahlzeiten, große Appetitlosigkeit und Verstopfung, die auf Abführmittel weicht. Vom April bis Dezember 1916 weitere Behandlung des Magenleidens in einem Berliner Lazarett; Besserung der Beschwerden, allmählich Aufhören des Aufstoßens. Dafür tritt nun nach jeder größeren Mahlzeit, besonders nach dem Genuß von Fleisch und Speck ein Emporkommen von Speisebrei in den Mund auf, das portionsweise, ohne Übelkeit erfolgt. Die betreffenden Portionen werden nochmals gekaut und wieder verschluckt. Auf die Behandlung hörte auch diese Störung im Dezember 1916 auf. Erst nach einer Grippeerkrankung tritt das Regurgitieren der Speisen nach den Hauptmahlzeiten in derselben Weise wieder auf; die Speisen werden auch diesmal ohne Übelkeit und Anstrengung emporgestoßen, dann nochmals gekaut und verschluckt. Außerdem Stiche in der Magengegend und im Unterbauch; starkes Hungergefühl, allgemeine Mattigkeit, bisweilen Herzklopfen. Potus, Nicotinabusus und vener. Infektion negiert.

Status: Mittelgroßer, grazilier, magerer Mann, etwas blaß mit vollem blonden Haar. Keine bes. Degenerationsmerkmale, insbesondere keine Zeichen des Infantilismus, Genitalien und sekundäre Geschlechtsmerkmale o. B.

Zunge feucht, nicht belegt, Gebiß gut, Rachen o. B. Halsdrüsen o. B.

Herz normal geformt, Töne etwas stumpf. Puls gut gefüllt und gespannt, zwischen 60 und 64 in der Minute. Blutdruck 115/80 RR. Lungen o. B. Zwerchfellphänomen beiderseits sichtbar, r. < l.

Abdomen normal geformt, nicht aufgetrieben, weich, kein lokalisierter Druckschmerz oder Boasscher Druckpunkt. Keine Zeichen von Dilatation oder Atonie des Magens. Leber und Milz o. B.

Nervensystem ohne organische Veränderungen. Sehnenreflexe leicht erhöht.

Rachenreflexe +. Psychischer Eindruck einer mäßigen Neurasthenie ohne histerische Züge, ziemlich gute Intelligenz. Pat. wurde der Beobachtung der Med. Klinik überwiesen, wo das Ruminieren tatsächlich beobachtet wurde. Magenuntersuchung: Im nüchternen Magen 15 ccm grünliche, mit etwas Schleim vermischte Flüssigkeit, fr. HCl 0, Gesamtacidität 14, kein Blut, keine Milchsäure.

Nach Probefrühstück 130 ccm Brei, davon 30 ccm weichbröckelige Massen, 100 ccm trübe Flüssigkeit.

Fr. HCl 19, Gesamtacidität 30, keine Milchsäure, kein Blut.

Mikroskopischer Befund o. B.

WaR. (im Blut) negativ.

Röntgenuntersuchung: Der Bariumbrei spritzt lebhaft in die Tiefe. Gute Trichterbildung, sofort einsetzende lebhafte Peristaltik, schnelle Austreibung, deutliche Duodenalfüllung. Magenform und -lage völlig normal.

Bei Ruhe, Diät und Atropinpillen nimmt Pat. in 8 Tagen 2 Pfund zu.

Pat. klagt zugleich über zeitweise eintretende nervöse Erregbarkeit, Herzpalpitationen. Abdome stets normal geformt, ohne spontanen und Druckschmerz. Auf einen Hypnoseversuch anscheinend etwas Besserung.

Bei der Epikrise dieses Falles ist hervorzuheben, daß ein hereditäres Vorkommen der Rumination nicht vorliegt, daß Pat. — wie seine Geschwister — nur an schwerem Keuchhusten gelitten hat (auf dessen Beziehungen zu den pathologischen Bedingungsreflexen vorgreifend hier hingewiesen sei) und ein nervöser, erregter Mensch ist. Das Wiederkäuen trat nach der Rekonvaleszenz einer fieberhaften Magenerkrankung sowie Kriegstrapazen auf, war sehr hartnäckig und heilte erst nach ca. 9 monatlicher Behandlung. Das Wiederkäuen war in jeder Beziehung typisch, es rezidivierte — ohne jeden seelischen oder traumatischen Anlaß — 2 Jahre später wiederum nach einer fieberhaften Erkrankung heterogener Art, einer Grippe, und bestand bei der Aufnahme 7 Monate lang. Die Untersuchung des Magens ergab auch in diesem Falle durchaus normale Sekretion, Form und Motilität.

Von dem Mechanismus der Rumination wird später die Rede sein. Zuerst möchte ich den hereditären und konstitutionellen Faktor bei ihrer Entstehung darlegen.

Erbliches Vorkommen der Rumination ist von mehreren Autoren berichtet worden. L. R. Müller[1]) beschrieb eine vielköpfige Wiederkäuerfamilie, in der eine direkte Vererbung von Ascendenten auf Descendenten nachweisbar war. Bei einigen Mitgliedern war eine Imitation darum sicher auszuschließen, weil sie beim ersten Auftreten der Rumination von ihrer erblichen Veranlagung genau so wenig wußten wie unser Fall I, und niemals das Ruminieren mit angesehen hatten. Brockbank[2]) beschrieb das Auftreten echter Rumination bei einer Familie in fünf Generationen. Lederer[3]) beobachtete das gleichzeitige Bestehen von hereditärer Hämophilie mit Rumination. Auch v. Gulat-

<hr>

[1]) Münch. med. Wochenschr. 1902, S. 1293 u. 1503.

[2]) Zit. nach J. Bauer, Die konstitutionelle Disposition. Berlin 1917.

[3]) Wiener klin. Wochenschr. 1904, Nr. 21.

Wellenberg[1]) beschrieb Rumination bei Vater, Sohn und Enkel; eine Imitation war ausgeschlossen. J. **Bauer**[2]), **Brüning**[3]), **Wollenberg**[4]) und **Staehelin**[5]) betonen gleichfalls die Wichtigkeit der spezifischen Erbanlage bei der Entstehung der Rumination.

Es ist auf Grund dieser Literaturstimmen und unserer Erfahrungen also sichergestellt, daß das wichtigste Postulat der endogenen konstitutionellen Anlage, das der Erbanlage, bei der Rumination in einer Weise erfüllt wird, daß man ihr die erste Rolle bei der Entstehung des Wiederkäuens zusprechen darf. Diese Tatsache läßt auch die ganze Debatte um die Möglichkeit einer rein exogen entstehenden Rumination als ziemlich überflüssig erscheinen. Alle die akuten und chronischen exogenen Momente (Traumen, Infekte, psychische Einwirkungen, accidentelle Hysterie u. a. m.) können meines Erachtens nur wirksam werden, wenn die spezifische Krankheitsbereitschaft in Gestalt der wohl stets angeborenen Anlage vorhanden ist. Ich zweifle stark daran, ob die von einzelnen Autoren angeführten dispositionellen Faktoren wirklich eine konstitutionelle Umstimmung hervorrufen können, die zu der genannten Anomalie führt. Das gilt besonders von dem gewohnheitsmäßigen raschen, hastigen Schlingen ungenügend gekauter Bissen (**Singer**)[6]), das zur atonischen Dilatation der Speiseröhre und Insuffizienz der Cardia, die bei Füllung des Magens manifest werde, führen soll. Würde diese Eßunart allein die Rumination herbeiführen können, so müßte die letztere enorm viel häufiger sein als sie ist. Weil sie aber so selten ist, bedürfen wir unbedingt der Annahme einer dispositionellen, konstitutionellen Grundlage dazu. Es ist genau dieselbe Sache, wie bei Cardiospasmus und gleichförmiger Dilatation der Speiseröhre ohne Rumination, für die ebenfalls (wenigstens in den überwiegend häufigen Fällen ohne primäre organische Vagusschädigung) eine spezifische Krankheitsbereitschaft als wichtigstes Moment angenommen werden muß; mit dem Unterschiede, daß diese Speiseröhrenfunktionsstörung anscheinend meist der Erbanlage entbehrt.

Neben der spezifischen örtlichen Erbanlage ist für die vererbten sowohl als die nicht hereditären Fälle die allgemeine nervöse und körperliche Degeneration von großer Wichtigkeit. Die Rumination ist indessen eher als eine Teilerscheinung und weniger als „Folge" dieser degenerativen Konstitution anzusehen. Daß insbesondere die Hysterie als solche zur echten Rumination führen soll, möchte ich sehr bezweifeln. Dem

---

[1]) Münch. med. Wochenschr. 1913, Nr. 46.
[2]) l. c.
[3]) Demonstration im ärztl. Ver. Rostock 1912. Med. Klin.
[4]) Münch. med. Wochenschr. 1915, Nr. 4.
[5]) Handbuch von L. **Mohr** und **Staehelin**. Bd. III. 1. Teil.
[6]) Dtsch. Arch. f. klin. Med. 51.

widerspricht durchaus nicht der Umstand, daß das Wiederkäuen durch psychische Momente ausgelöst und auch gehemmt werden kann, wie wir in Übereinstimmung mit anderen Autoren fanden. Denn wir wissen, daß auch die örtlichen Neurosen, d. i. die Organneurosen im Sinne von Ad. Schmidt der psychischen Beeinflussung durchaus zugänglich sind. Zu den Organneurosen aber möchte ich die Rumination unbedingt rechnen. Welche Beziehung die Organneurosen und die differente spezifische Organbereitschaft zum pathologischen Bedingungsreflex haben, wird am Schluß besprochen werden.

Das führt uns zum Kapitel des Mechanismus der Störung. Bei der relativen Flüchtigkeit und glatten psychotherapeutischen Beeinflußbarkeit der Rumination (Trömner)[1]) möchte ich an die ursächliche Bedeutung präformierter oder im späteren Leben zur Ausbildung gelangter grober anatomischer Anomalien nicht glauben. Körner[2]), der als einer der ersten ausgebildetes Antrum cardiacum bei Ruminanten fand, ist auch der Ansicht, daß dasselbe wohl nicht die Ursache, eher die Folge des Regurtitierens sei, während Poensgen[3]), Fleiner[4]) und sein Schüler Zusch[5]) eher für die ursächliche Bedeutung eines Vormagens oder Antrum cordiacum wenigstens als einer prädisponierenden morphologischen Anomalie einzutreten scheinen. Analog diesem vermuteten Antrum glaubt Singer[6]) an eine meist (infolge habituellen zu raschen Schlingens der Speisen) erworbene atonische Dilatation des unteren Speiseröhrenteils und Insuffizienz der Cardia, die bei Füllung des Magens manifest wird; ebenso wie Dumier[7]), der eine Dauerparese des Magenmundes annimmt. Gleichzeitig würden die sensiblen Elemente der Cardia gereizt, wodurch der Brechmechanismus zustande käme; also eine Kombination von anatomischer Dauerveränderung und leichter Ansprechbarkeit des nervösen Mechanismus.

Auch H. Stein[8]) denkt an eine wohl meist angeborene abnorm starke Entwicklung der quergestreiften Muskulatur des unteren Speiseröhrenteils als den morphologischen Ausdruck der Bereitschaft zum Ruminieren. G. Schwalbe[9]) möchte Beziehungen zwischen dem Wiederkäuen bzw. dem Regurgitieren und dem Vorkommen einer scharfen Abgrenzung des muskelschwachen Fundusteils des Magens vom muskelstärkeren Mittelteil, wie sie in einer bestimmten Fötalzeit auch beim

---

[1]) Münch. med. Wochenschr. 1917. Demonstration.
[2]) Dtsch. Arch. f. klin. Med. **83.**
[3]) Preisschrift. Straßburg 1882.
[4]) Ibidem 1916, Nr. 4.
[5]) Dtsch. Arch. f. klin. Med. **72.**
[6]) Dtsch. Arch. f. klin. Med. **51.**
[7]) Zit. nach J. Bauer.
[8]) Wiener med. Presse 1892, Nr. 46.
[9]) Zeitschr. f. Morphol. u. Anthropol. 1912. Sonderh. 2.

Menschen normalerweise zu finden ist, annehmen. Es würde das die Vorbedingung zu einem konstanten, morphologischen Sanduhrmagen bilden, der allerdings bei Ruminanten noch nicht gefunden wurde und auch durchaus unwahrscheinlich ist.

Einen zeitweiligen spastischen Sanduhrmagen, d. i. eine nahezu völlige Zweiteilung des Magens durch Abschnürung im oberen Teil der pars media beschrieben Schütz und Kreuzfuchs[1]); ein Befund, der aber nach unseren röntgenologischen Erfahrungen und nach denen von Brüning[2]) Lust[3]) u. a. nicht verallgemeinert werden kann.

Die Annahme des Magenspasmus läßt an eine vagotinische Störung denken. Rosenthal[4]) nimmt denn auch eine krankhafte Reizbarkeit des motorischen Vagus an, dessen N. dilatator cardiae die Erweiterung der Cordia besorgt; von hier aus werde die antiperistaltische Bewegung im Ösophagus, d. i. der Akt der Regurgitierens ausgelöst.

Verallgemeinernd von vagotonischer Störung des Magens und der übrigen Verdauungsorgane im engeren Sinne von Eppinger, Hess, Falta u. a. bei der Rumination zu sprechen, scheint mir übrigens, wie eingangs angedeutet, nicht erlaubt. Dazu fehlen die konstanten hypertonischen Symptome der Motilität und vor allem die Superacidiiät und -sekretion bei Ruminanten; es überwogen auch in unseren Fällen die norm- und subaciden Befunde. Auch fehlten die Eosinophilie, die Schweiße, die Überempfindlichkeit gegen Atropin, die Bradycardie in den meisten Fällen. Mit dem Begriff der Vagotonie sind meines Erachtens also die Annahme des Magenspasmus und der abnorm leichten Ansprechbarkeit der örtlichen Cardiaöffnungsmechanismus und der Ösophagusantiperistaltik nicht zu identifizieren.

Ich möchte vielmehr — im Gegensatz zu L. R. Müller[5]), der das Wesen der Rumination in einem Atavismus, einem phylogenetisch so wenig verwertbaren Begriff, erblicken will — das Wesen der Störung eher in einem Infantilismus erblicken. L. Voss führte auf meine Veranlassung, ohne daß mir die Arbeit von Lust bekannt war, dies in folgenden Sätzen aus: „Es ist bekannt, daß das Regurgitieren, d. i. das leichte und ohne jede Nausea gewohnheitsmäßige ‚In die Höhe-Bringen‘ des Mageninhaltes (das sog. Speien) zu den typischen Erscheinungen des Ernährungsvorganges im Säuglingsalter gehört (wobei das Wiederkäuen der flüssigen Nahrung natürlich meist unterbleibt, ein Wiederverschlucken von Teilen des Regurgitierten aber häufig sein dürfte). Es ist wohl mög-

---

[1]) Wiener med. Wochenschr. 1914, Nr. 21.
[2]) Demonstration im Ärztever. Rostock 1912. Med. Klin.
[3]) Monatsschr. f. Kinderheilk. 10.
[4]) Magenkatarrh und -neurosen. Wien und Leipzig 1896.
[5]) l. c.

lich, daß diese Eigenschaft ihre anatomische Begründung in den oben angeführten G. Schwalbeschen Befunden findet, d. i. der scharfen Abgrenzung des muskelschwachen Fundusteils vom muskelstarken Mittelteil des Magens im Embryonalleben; einem anatomischen Verhalten das höchstwahrscheinlich auch noch im Säuglingsalter bis zu einem gewissen Grade persistieren wird. Man könnte vielleicht annehmen, daß dieser infantile Zustand, wie das ja auch bei anderen körperlichen Funktionen bekannt ist, in solchen Fällen von familiärer, insbesondere der früh auftretenden Rumination persistiert." Aber auch bei später, jenseits der Pubertät auftretenden Leiden brauchten wir an der Persistenz der infantilen Organstörung nicht zu zweifeln, da ja die „postnatale Latenz" solcher angeborenen konstitutionellen Anlagen nach Bartel und Fr. Martius[1]) eine außerordentlich lange sein kann; für gewisse organische Nervenleiden (Syringomyelie, Myasthenie u. a.) ist diese postnatale und initiale Latenz besonders ausgeprägt (Zappert[2]), H. Oppenheim[3]), Hans Curschmann[4]).)

Die Bedeutung des Infantilismus erhellt auch aus den Beobachtungen von Wirts[5]), H. Maas[6]), Lust[7]), Brüning u. a. über das Auftreten der Rumination bereits im frühesten Kindesalter. Sie ist nach älteren Beobachtungen von Freund und Finkelstein nicht so selten im Säuglingsalter als Wirtz meinte, wenn sie mir nach Durchsicht der pädriatrischen Literatur auch keineswegs häufiger zu sein scheint, als bei Erwachsenen. Es ist allerdings angesichts des fast physiologischen „Speiens" und „Schüttens", also des mühelosen Regurgitierens einerseits und der Unnötigkeit eines wirklichen nochmaligen Kauens des Regurgitierten andererseits im Säuglingsalter besonders schwierig die Ruminatio vera exakt festzustellen und abzugrenzen. Im übrigen gleichen die sicheren Fälle von Säuglingsrumination (Lust, Wirtz, H. Maas) durchaus denen bei Erwachsenen, nur, daß statt des Kauens „schmeckende" Bewegungen mit dem Munde ausgeführt werden. Bezüglich der Pathogenese sind Lust und Brüning der Ansicht, daß die bisweilen konstatierten Pylorospasmen und spastischen Sanduhrmagen das Bild der Anomalie genetisch nicht völlig erklären, daß vielmehr eine eigenartige konstitutionelle Anlage das Grundlegende sei. Lust betont dabei, genau wie ich, den Infantilismus, der in der Anomalie, deren einer Teil eben das persistierende Säuglingspeien ist, liegt und den

---

[1]) l. c.
[2]) Wiener klin. Wochenschr. 1901.
[3]) Lehrbuch. 6. Aufl.
[4]) Dtsch. Zeitschr. f. Nervenheilk. **29** und Zeitschr. f. d. ges. Neur. u. Psych. **7**, H. 3.
[5]) Münch. med. Wochenschr. 1910, S. 960.
[6]) Med. Klin. 1907, Nr. 31.
[7]) Monatsschr. f. Kinderheilk. **10**.

ihr zugrunde liegenden pathologischen Bedingungsreflexe im Sinne von A. Czerny[8]) und Ibrahim[9]).

Pawlow, der Schöpfer des Begriffes, nannte Bedingungsreflexe solche reflektorische Erscheinungen, die auf psychische Reize hin entstehen, ihr Auftreten aber der Zusammenwirkung mit dem gewöhnlichen, dem sog. unbedingten Reflex verdanken. Lust führt als Beispiel hierfür das Auftreten der psychisch bedingten Speichelabsonderung infolge von Vorhalten von Fleisch bei Hunden an. Ibrahim dehnte den Bedingungsreflex auf pathologische Reflexvorgänge aus und verstand unter pathologischen Bedingungsreflexen solche „Symptomenkomplexe, die an und für sich krankhaft sind, deren Zustandekommen und Ablauf aber unserem Verständnis näher gerückt wird, wenn wir annehmen, daß ihnen ein Bedingungsreflex zugrunde liegt.“ Unter den Beispielen, die er anführt, nenne ich die psychogen ausgelösten keuchhustenähnlichen Anfälle, der „Keuchhustentic“, wie sie Kinder während und nach Ablauf echter Pertussis produzieren können, und die „respiratorischen Affektkrämpfe“ (besser gesagt „die affektiven Respirationskrämpfe“), das sog. „Wegbleiben der Kinder“.

Mit Lust können wir also das nahezu physiologische Regurgitieren (das aber meines Erachtens nicht eine durch alimentäre oder infektiöse Reize anormal beeinflußte Magenschleimhaut zur Vorbedingung hat [Lust], sondern gleichsam eine Ventilfunktion gegenüber der Überfütterung ist) als das Primäre ansehen. Bei einigen, wohl stets neuropathischen Kindern entsteht nun auch nach Aufhören des das „Schütten“ auslösenden, adäquaten Reizes aus diesen einfachen, relativ seltenen geringe Mengen und nie den ganzen Magen aushebernden „Schütten“ durch Auslösen eines pathologischen Bedingungsreflexes das häufig wiederholte, schließlich den ganzen Mageninhalt heraufbefördernde Regurtieren. In demselben Sinne kann man mit Lust auch den zweiten Akt der Rumination, das eigentliche Wiederkäuen, das durch die pyloro- oder gastrospastische Theorie ja nicht erklärt werden konnte, deuten.

Wie jeder Beobachter sieht, verschlucken normale schüttende Säuglinge nicht selten einen Teil des Regurgitierten wieder. Dieser an sich zweifellos noch physiologisch reflektorische Vorgang gibt nun bei neuropathischen Kindern zur Auslösung eines pathologischen Bedingungsreflexes Anlaß, der bewirkte, daß nunmehr jeder Speiseteil im Moment, wo er eine bestimmte Stelle des Rachens oder der Mundhöhle nach der Regurgitation trifft, eine Schluckbewegung hervorruft.

Diese Annahme liegt um so näher, als wir durch H. Oppenheim und Henneberg wissen, daß im frühen Säuglingsalter ein physiolo-

8) Straßb. med. Zeitschr. 1910, H. 9.
9) Neurol. Centralbl. 1911, Nr. 13.

gischer Saug- und Freßreflex besteht, der, wie alle frühinfantilen Reflexe (u. a. das Babinskische Zeichen) durch Ausbildung der Hemmungszentren und -bahnen erlischt, aber bei gewissen psychisch frühinfantil Bleibenden (Idioten) dauernd oder auch durch akute Ausschaltung des cerebralen Hemmungsapparates (z. B. im Status epilepticus, oder uraemicus, nach Hirnblutung usw.) paroxysmal auftreten kann. Die Tatsache dieses Reflexes erledigt auch den Einwand, den Ibrahim[1]) mit Krasnogorski gegen die Annahme eines bedingten, also psychogen vermittelten Reflexes bei jungen Säuglingen erhoben. Denn der Oppenheim-Hennebergreflex macht eigentlich die Annahme einer psychogenen Komponente fast überflüssig, die für das Wiederkäuen in der damit verbundenen anscheinenden Lustempfindung gesehen wird. Im übrigen halte ich es für verfehlt, bei jungen Säuglingen die Möglichkeit psychogener Bedingungsreflexe a limine abzulehnen. Einfache Lust- oder Unlustempfindungen hat und verarbeitet auch der Säugling ohne Zweifel. Warum sollen sie denn nicht — bei einer gewissen neuropathischen Anlage — fixierend auf einen Vorgang, wie das Wiederkäuen, wirken, dessen Zustandekommen doch bereits durch einen gewöhnlichen, automatischen, der Psychogenie entzogenen Reflex (den von Oppenheim und Henneberg) präformiert ist?!

Dabei möchte ich aber wenigstens für das Säuglingsalter der psychischen lustbetonten Komponente keine erhebliche genetische Bedeutung beimessen und die Definition von Gött[2]), die Rumination des Säuglings sei als eine auf dem Boden funktioneller Schwäche des Magen-Darmtractus erwachsene und zum Zweck des Lustgewinns fixierte pathologische Reaktion aufzufassen, für viel zu weitgehend halten. Dieser Mißbrauch des Zweckbegriffs erinnert allzusehr an die unhaltbare Freudsche Theorie der Genese der kindlichen Obstipation aus dem Wunsch nach erotischem Lustgewinn.

Die Definition von Aschenheim[3]), der die Rumination als „mnemisches Phänomen im Sinne von Semon auffassen will, bedeutet gegenüber derjenigen von Lust und mir nur eine dialektische Variante. Aschenheim kommt zu seiner Auffassung, weil bei der Rumination „die Wiedererweckung eines gelegentlich entstandenen und durch häufige Wiederholung ins Pathologische gesteigerten Dispositionskomplexes" vorliege; eine nicht inhaltlich, sondern nur in der Formulierung von der unserigen abweichende Auffassung.

Wenn endlich E. Somersalo gegen die Auffassung der Rumination als Bedingungsreflex anführt, daß dies mit anscheinendem Wohlbehagen produziert werde, während die typischen pathologischen Bedingungs-

---

[1]) Zit. nach E. Somersalo. Diss. Jena 1920.
[2]) Zeitschr. f. Kinderheilk. **16**, 177
[3]) Ebenda **8**, 161. 1913.

reflexe dysphorische Erscheinungen seien (Blepharospasmus, Keuchhustentic, Glottis- und Schreikrampf), so ist zu erwidern, daß die Art
der begleitenden Empfindung meines Erachtens hier nicht das entscheidende Kriterium ist. Regurgitieren und Ruminieren, dem frühen Säuglingsalter, dem „Speialter" so naheliegend, sind eben a priori nicht von
unangenehmen Empfindungen begleitet und verlieren diese Eigenschaft auch nicht.

Ich komme also zu dem Schluß: die Rumination ist eine Organneurose auf dem Boden eines pathologischen Bedingungsreflexes.

Es würde zu weit führen, das Verhältnis dieser beiden zueinander
noch weiter zu erörtern. Nur so viel sei gesagt: Es ist wohl möglich,
daß die Einführung des Pawlow - Ibrahimschen Begriffes auch in
der Pathogenese vieler Organneurosen des erwachsenen Alters fruchtbar werden kann. Für manche Neurosen des Magens und Ösophagus
(z. B. das habituelle Erbrechen, den Pyloro- und Cardiospasmus), des
Darms (die psychogene Diarrhoe und Obstipation), der Blase (Urina
spastica, psychogene Blasen- und Urethralkrämpfe) darf man ohne weiteres pathologische Bedingungsreflexe als pathogenetisch wesentlich
annehmen. Selbst für manche Herzneurosen, z. B. die psychogenen
Palpitationen, die nervöse Angina pectoris gilt dies. Ja ich habe neulich
einen Mann beobachtet, der aus naheliegenden Gründen beim Militär
gelernt hatte, sich in eine echte, paroxysmale Tachycardie (von 160
bis 180 Schlägen) zu „flüchten", die er nun jederzeit produzieren kann.
Daß gleiches auch für manche vasomotorischen Neurosen gilt, lehrt
das klassische Beispiel der stets psychogen bedingten Errötungsangst,
der Erythrophobie.

Diese umschriebene abnorme Reizbarkeit gewisser Organinnervatio-
nen, eben die Quelle der Organneurose, läßt sich um so eher verstehen,
weil wir durch Bauer u. a. gelernt haben, bestimmte erhöhte Organ-
bereitschaften für bestimmte Pharmaca zu erkennen. Auch meine
Untersuchungen haben dies bestätigt, z. B., daß manche Individuen
nur bezüglich des Dilatator pupillae, manche nur bezüglich des Kreislaufs gegen Adrenalin überempfindlich sind, aber auf das Mittel nicht
mit Poly- und Glykosurie reagieren. Sie sind eben „dissoziierte"
Sympathicotoniker.

Es erscheint bemerkenswert, daß die beiden Komponenten der Organneurose, die differente örtliche Organbereitschaft im Sinne Bauers
und der pathologische Bedingungsreflex, auf dem Boden der ererbten
konstitutionellen Anlage erwachsen können, wie es unser Beispiel der
Rumination erwiesen hat.

Konstitution und Verdauungskrankheiten.

Von

A. Albu (Berlin).

(Eingegangen am 29. Juni 1920.)

Friedrich Martius darf an seinem Ehrentage das stolze Bewußtsein haben, seine Lebensarbeit von Erfolg gekrönt zu sehen: die Konstitution als Krankheitsursache hat klinisches Bürgerrecht erworben!
Auf der Basis der Anregungen, die Martius gegeben hat, ist in den
letzten Jahrzehnten die medizinische Literatur von Erörterungen zu
dem Thema „Konstitution" und „Konstitutionskrankheiten" in immer
steigendem Maße erfüllt worden. Der Begriff dieser Worte, die in der
Geschichte der Medizin uralt sind, ist zum ersten mal einer exakten
Begründung unterworfen worden! Hier konstitutionell, hier. konditionell — so schallt es jetzt uns allenthalben entgegen, wo von Krankheitsentstehung die Rede ist, und wenn nicht alle Anzeichen trügen, gewinnt
das Konstitutionelle beständig an Boden und Sicherheit. Indem ich
mir für eine spätere Gelegenheit eine eingehende Darlegung meiner
Anschauungen über viele noch strittige Punkte dieses Gebietes, über
Wesen und Begriff dessen, was man als „Konstitution", als „Disposition", als „Krankheitsbereitschaft" und als „Diathese" und über das
System der Einteilung der Konstitutionsanomalien vorbehalte, will
ich an dieser Stelle nur in gedrängter Kürze über die Konstitution als
pathogenetisches Moment in der Ätiologie der Erkrankungen des Verdauungsapparates sprechen, wie es sich mir nach meinen Erfahrungen
und Anschauungen darstellt, nachdem ich ihm fast 20 Jahre meine
unausgesetzte besondere Aufmerksamkeit gewidmet habe.

Es ist längst Überzeugung weiter Kreise der Sachverständigen geworden, daß das konstitutionelle Moment in der Entstehung und Entwicklung der sogenannten Verdauungskrankheiten eine wesentlich
größere Rolle spielt, als frühere ärztliche Generationen vermutet haben
und daß es, wenn man von den akuten und chronischen entzündlichen
und infektiösen Erkrankungen absieht, wahrscheinlich sogar eine erheblich weiter reichende ätiologische Bedeutung hat, als die konditionellen Ursachen. Für die überwiegende Mehrheit dieser Krankheitsgruppe setzt sich die Krankheitsentstehung aus beiden Arten der
Genese meist in der Weise zusammen, daß sich auf der latenten oder

auch auf der manifesten Grundlage der Konstitutionsanomalie die
äußeren Einwirkungen als auslösende Ursachen aufpfropfen. In welchem
graduellen Verhältnisse diese beiden ätiologischen Faktoren zueinander
stehen, das schwankt bei den einzelnen Verdauungskrankheiten in
erheblichem Grade. Im allgemeinen wird die Szenerie des Krankheitsbildes und der Krankheitsverlauf bei den chronischen Erkrankungen
weit mehr von den konstitutionellen Ursachen als von den konditionellen
beherrscht. Letztere, die ja bei oberflächlicher Betrachtung stets
weit eher und mehr in die Augen fallen, wirken fast ausschließlich
durch die Erzeugung anatomischer Veränderungen; die konstitutionellen
Faktoren dagegen erstrecken sich vorwiegend auf das Gebiet allgemeiner oder ganz speziell gerichteter oder auf einzelne Organe beschränkter Funktionsstörungen.

Vorwiegend in der genaueren Analyse des Wesens dieser Funktionsstörungen sehe ich den Weg zu einem wesentlichen Fortschritt in der
Entwicklung der Lehre von den Konstitutionskrankheiten gegen frühere
Zeiten, in denen man die Grundlage derselben nicht näher definieren
konnte, als daß man bestenfalls das erbliche und familiäre Vorkommen
solcher Erkrankungen nachzuweisen suchte. Ich vermag mich nicht
der Hoffnung hinzugeben, daß die neueren Methoden der Familienforschung ausreichendes Material liefern werden, um die Konstitutionslehre auf eine sicherere Grundlage zu stellen. Denn erstens wird die
Familienforschung für absehbare Zeiten nur Unvollkommenes zu leisten
imstande sein, weil selbst die gebildeten Schichten des Volkes zu fortlaufenden schriftlichen Aufzeichnungen der Familienerkrankungen
und Todesfälle erst mühsam erzogen werden müssen, zweitens erscheint
der Wert solcher Notizen auch recht zweifelhaft, weil, ganz abgesehen
von den Fällen bewußter oder absichtlicher Täuschung, die ethisch
durchaus berechtigt sein können, die ärztliche Diagnose ohne Sektionsbefunde leider allzuoft eine durchaus unzulängliche oder unsichere
ist. Der Familienanamnese haftet stets eine viel zu starke subjektive
Färbung an, als daß sie zur Grundlage exakter wissenschaftlicher Erörterungen gemacht werden könnte. Angaben über Erblichkeit und
familiäres Vorkommen von Krankheiten können eine ernste Beachtung
immer nur dann finden, wenn sie von maßgebenden ärztlichen Begut-
achtern am Objekt selbst festgestellt oder nachgeprüft worden sind.
Das gelingt aber leider schon aus äußeren Gründen nur in dem kleinsten
Teil der zahlreichen Fälle, die hier in Frage kommen. Selbstverständlich werden wir dieses Hilfsmittel der Forschung stets mit zu Rate
ziehen; aber einen wesentlichen Fortschritt der Erkenntnis auf diesem
Gebiete der Pathologie werden wir m. E. nur erreichen, wenn es allmählich
gelingt, in die pathologische Physiologie der Konstitutionsanomalien immer tiefere Einblicke zu gewinnen. Als Beispiele dafür seien

erwähnt: der Nachweis der funktionellen Insuffizienz der Langerhansschen
Inseln des Pankreas beim Diabetes mellitus, die Funktionsstörungen
der Thyreoidea beim Morbus Basedowii und der endogenen Fettsucht,
die funktionelle Insuffizienz der Epithelkörperchen bei der Tetanie,
die Funktionsstörungen der Hypophysis beim Diabetes insipidus und
bei der Dystrophia adiposa genitalis, die Hyperplasie der Lymphdrüsen
und des Lymphfollikelapparates in Verbindung mit der Aorta angusta
und dem Tropfenherzen bei der Chlorose, die Hypercholesterinämie
bei der Gallensteinerkrankung, der Nachweis objektiver morphologischer Veränderungen und funktioneller Störungen wie Lymphatismus
u. dgl. als Grundlage der exsudativen, der spasmophilen und der eosinophilen Diathese der Kinder u. dgl. m. Wir werden im nachfolgenden
sehen, wie weit der Nachweis solcher objektiven Symptome im Krankheitsbilde der Verdauungsstörungen zu erbringen ist.

I. Motilitätsstörungen.

Schon am Magen kann man einen Menschen erkennen. Die Lage und
Form des Magens sind im allgemeinen ein getreues Spiegelbild der individuellen Konstitution. Jeder Mensch hat seinen eigenen Magen in dem
Sinne, daß er einen nach Lage, Größe, Form und Funktionen seiner Persönlichkeit angepaßten Magen hat. Es gibt nicht zwei Magen, die sich in
einer dieser Beziehungen vollkommen gleichen, und es gibt eine ganze
Reihe verschiedener Magen typen, die nur gewisse Grundlinien des Baues
und der Arbeitsleistung gemeinsam haben. In allen diesen Richtungen
gibt es eine so große Fülle fließender Übergänge vom Normalen zum
Pathologischen, daß eine bestimmte Grenze oft gar nicht festzustellen
ist. Was man in allgemeinen als „gesenkten" und „senkrecht stehenden"
Magen bezeichnet und früher fast durchgängig als pathologische Magen-
lage angesehen hat, das ist nach neueren Anschauungen meist nur eine
innerhalb der Breite der physiologischen Schwankungen liegende Abweichung, eine partielle organische Minusvariante, die wohl stets eine
Teilerscheinung einer allgemeinen Konstitutionsanomalie ist. Die sog.
„Gastroptose" und der „Langmagen" sind meist angeborene, gewöhnlich auf vererbter Anlage entstandene Variationstypen des normalen Magens, die als Teilerscheinung einer bestimmten minderwertigen Körperorganisation, nämlich des Infantilismus (W. A. Freund,
Mathes u. a.) und der Asthenia congenita universalis (Stiller), aufzufassen sind. Der senkrecht stehende Langmagen ist schon bei Neugeborenen (Albu), noch häufiger im Kindesalter nachzuweisen und
kann Jahrzehnte oder selbst das ganze Leben hindurch bestehen, ohne
Krankheitserscheinungen auszulösen. Meist ruft er aber solche hervor,
sobald das minderwertige Organ der Inanspruchnahme durch das Berufs-
leben und durch die allmählich sich immer mehr summierenden Schäd-

lichkeiten der Ernährung nicht mehr gewachsen zeigt. Es sind also
konditionelle Momente, wie die übermäßige Belastung des muskelschwachen Organs und die gewohnheitsmäßige Einwirkung der Schwer
kraft beim Stehen und Gehen, welche die konstitutionelle Anlage des
Langmagens allmählich steigern und verstärken und aus dem latenten
pathologischen Zustand allmählich eine manifeste Erkrankung machen.
Zwischen Langmagen und Senkmagen gibt es keinen grund-
sätzlichen Unterschied; gemeinsam ist beiden die Streckung der
Magenform infolge von Erschlaffung und Dehnung der Wandungen
und der Aufhängebänder. Nach der Art des architektonischen Aufbaus
der anatomischen Magenform ist es leicht verständlich, daß der Langmagen sich so gut wie niemals bei der Holzknechtschen Stierhornform des Magens findet, sondern fast ausschließlich bei der Angelhaken-
oder Syphonform (Riedel, Groedel), die sich bei mindestens 80%
aller Menschen und sogar 90% des weiblichen Geschlechts nachweisen
läßt. Deshalb sieht man auch Lang- und Senkmagen fast immer nur
beim Stillerschen Habitus. Die seltenen Ausnahmen betreffen die
Fälle von Gastroptose, die überhaupt nicht kongenitalen Ursprungs
sind, sondern durch ungewöhnlich schnelle Abmagerung infolge von
Unterernährung und dergleichen entstanden sind, wie wir es während
des Krieges oft selbst bei Menschen mit vierschrötigem Körperbau,
breitem und tiefem Thorax und kleinem Becher-Lennhoffschen Index beobachtet haben. Auch wenn nicht der Fettschwund und die
Erschlaffung der Aufhängebänder der Bauchorgane, sondern andere
Momente das schnelle Absinken des intraabdominellen Druckes, der
die Organe der Bauchhöhle im labilen Gleichgewichtszustande untereinander erhält, herbeigeführt haben, wie Entbindungen, Entfernung
von großen Bauchgeschwülsten und Exsudaten u. dgl., auch dann
sehen wir diese erworbene Gastroptose, zuweilen auch verbunden mit
gleichzeitiger Entero-Nephro-Hepatoptose u. dgl. m. Aber dieser konditionell bedingte Senkmagen ist ein lokales Leiden, dem nicht nur
eine begleitende anomale paralytische Körperkonstitution fehlt, son
dern auch die mit dieser fast untrennbar vergesellschaftete Neuropathie, deren stärkste Konzentration sich oft gerade in Verdauungsstörungen als sog. „nervöse Magendyspepsie" dokumentiert! Es ist
das Verdienst Stillers, auf den konstitutionell bedingten Zusammenhang dieser anscheinend so weit voneinander abliegenden
Erscheinungen hingewiesen zu haben.

Zwischen der Asthenia universalis congenita und der neuropathischen
Konstitution, einer Minusvariante des gesamten vegetativen Nervensystems, bestehen so mannigfache wechselseitige Beziehungen, daß
„primär" und „sekundär" hier gar nicht mehr unterschieden werden
können, sondern die Verbindung zweier nebeneinander hergehender

konstitutioneller Anomalien, die aufeinander schädlich einwirken und einen Circulus vitiosus erzeugt haben, angenommen werden muß. Martius, Bartel, Bauer u. a. haben oft auf diese Kombination verschiedener veränderter Partialkonstitutionen und auch universeller anomaler Konstitutionen aufmerksam gemacht.

An dem Zustandekommen des nervösen Symptomenkomplexes der Visceralastheniker hat in noch höherem Grade als die anatomische Veränderung von Lage und Form des Magens die gleichzeitige Funktionsstörung, die auf dieselbe Ursache zurückzuführen ist, einen ausschlaggebenden Anteil. Die sog. nervöse Dyspepsie wird zumeist beherrscht durch die Atonie des Magens, wie wir die motorische Erschlaffung der gesamten Magenmuskulatur zu bezeichnen pflegen. Gastroptose und Atonie sind fast immer vergesellschaftet miteinander. Es gibt selten eine ohne die andere. Die Atonie kann allerdings vorherrschend sein und das objektive Krankheitsbild in der Hauptsache allein bestimmen. Wir erkennen sie an dem Ergebnis der Motilitätsprüfung nach der Magenaushebung, ebenso sicher im Röntgenbilde an der langsamen und mangelhaften Entfaltung der Magenkonturen. In vielen Fällen sehen wir den Kontrastbrei streifenförmig an den Wandungen längere Zeit hängenbleiben, in der Mehrzahl der Fälle füllt der Kontrastbrei in keiner Phase der Entwicklung das Magenlumen voll aus, sondern meist senkt er sich frühzeitig in den tiefsten Teil des Fundus ventriculi, um dort abnorm lange Zeit liegenzubleiben. Die peristaltische Welle läuft nur langsam und niemals tief einschneidend an den Magenwandungen ab, sie schiebt den Inhalt nur träge vorwärts und führt zu einer verlangsamten Entleerung desselben, insbesondere dann, wenn, wie so häufig, das Antrum pylori und der letztere selbst in hervorragendem Maße an dieser Bewegungslähmung beteiligt sind. Die Atonie tritt dann röntgenologisch in Form eines sog. „Sechsstundenrestes" in die Erscheinung, den ich als einen fast konstanten, fast geradezu pathognomischen Befund am Magen von Neurasthenikern bezeichnen möchte. Nur wenn dieser Rest größeren Umfang erreicht, dabei ausgesprochenes horizontales Niveau hat und sich auch noch als ein 12- oder 24stündiger Rückstand erweist, dann erst darf er einen wirklichen Verdacht auf ein spastisches oder mechanisches Hindernis am Pylorus erregen.

Die fast regelmäßige Komplikation der Atonie mit der Gastroptose ist nichts anderes als die Kombination einer morphologischen mit einer funktionellen Konstitutionsvariante, welche beide auf dieselbe pathogenetische Grundlage zurückzuführen sind.

II. Ulcus pepticum ventriculi.

Das Vorkommen von sog. „magenschwachen" Familien ist im Volksmunde und bei den Ärzten seit alter Zeit bekannt. Alltäglich begegnet

uns in der Praxis die Angabe Magenkranker, daß in ihrer Familie das
gleiche oder ein ähnliches Leiden üblich sei. Auch in der wissenschaftlichen Literatur gerade der Neuzeit finden sich zahlreiche Mitteilungen,
welche die Annahme der konstitutionellen Natur des Magengeschwürs
auf die anamnestischen Angaben der Kranken stützen. Es sei hier
auf die Arbeiten von Huber, Czernecki, Plitek, Westphal, R.
Schmidt, J. Bauer, A. Adler, Jung u. a. verwiesen, welche sich
ausführlich wiedergegeben finden in der neuesten Publikation von
Spiegel, welcher an einem großen ambulanten Wiener Krankenhaus-
material eine solche Statistik auf eine breitere Grundlage zu stellen
versucht hat. Bei 121 Fällen von Magengeschwür fanden sich 61%
mit Magenkrankheiten in der Familie, und zwar 22% mehrfach, 38%
einmalig, während sich bei Magengesunden nur 15% Magenkranke
in der Familie nachweisen ließen. Bei den 121 Fällen hatten 26%
in ihrer Familie Erkrankungen mit ulcusverdächtigen Symptomen.
bei Magengesunden dagegen nur 5,5%, und 14,8% Magenkrebs gegen
2,5% bei Magengesunden. Daraus schlußfolgert Spiegel die bedeutende Rolle, welche die konstitutionelle Organminderwertigkeit für die
Entstehung des Magengeschwürs habe.

In den voraufgegangenen Betrachtungen habe ich bereits betont.
daß den Ergebnissen einer solchen Familienforschung, welche sich auf
die subjektiven Angaben der Kranken stützt, nur ein geringer Wert
an Beweiskraft zuzuschreiben ist[1] — ein Einwand, den Spiegel sich
zwar selbst macht, aber ihm keine Folge gibt. Man braucht dagegen
doch nur geltend zu machen, daß die Diagnose eines Magengeschwürs oft
dann noch schwer ist, wenn man den Kranken selbst zu untersuchen
Gelegenheit hat. Spiegel erwähnt übrigens auch selbst noch andere
berechtigte Einwände gegen die Verwertbarkeit der Familienanamnese,
so z. B. daß das gehäufte regionäre Vorkommen dieser Erkrankung
von Rütimeyer in der Schweiz und auch sonst anderwärts einwandfrei
festgestellt worden ist. Das hat vielleicht seine Ursache in der gleichartigen Ernährung und Lebensweise, welche für einzelne Familien
noch in viel höherem Maße anzunehmen ist als in ganzen Landstrichen
und Volksteilen.

Wertvollere Anhaltspunkte für die konstitutionelle Auffassung der
Pathogenese des Magenschwürs haben die neueren Forschungen über
die lokal neurogene Entstehung dieser Erkrankung durch

---

[1] Vor Kurzem habe ich bei einem 13 jährigen Knaben, der seit 7 Jahren
magenleidend ist, eine narbige Sanduhrstenose festgestellt. Seine Mutter ist
vor 5 Jahren wegen einer benignen Pylorusstenose ex ulcere operirt worden.
Obwohl die Vermutung, daß hier eine familiäre Disposition zum Magengeschwür
vorhanden ist, sehr nahe liegt, halte ich die Schlußfolgerung nicht für zwingend,
weil auch ein Spiel des Zufalls obwalten kann, der ja in der Pathogenese eine
so hervorragende ätiologische Rolle spielt.

v. Bergmann und seine Schüler ergeben. Diese Theorie geht bekanntlich dahin, daß das Ulcus durch häufige vorübergehende lokale Ischämien der Magenschleimhaut erzeugt wird, welche ihrerseits durch Spasmen der Gefäßnerven oder der Muscularis mocosae unmittelbar hervorgerufen sind. Von den Anhängern dieser Hypothese wird das Magengeschwür geradezu als ein „vagotonisches Symptom" angesprochen, bedingt durch eine übermäßig gesteigerte Innervation der Vagusendigungen in der Magenschleimhaut, deren Ursache in einer spezifischen neuropathischen Konstitution zu suchen ist. In Wirklichkeit bieten die Ulcuskranken von dem großen Heer der klinischen und pharmakologischen Symptome der Vagotonie oft nur einige wenige dar, so daß von einem exakten Nachweis der Vagotonie nicht die Rede sein kann. Andererseits zeigen viele dieser Kranken gerade einen entgegengesetzten Symptomenkomplex, nämlich den der Sympathicotonie, so daß also von einer einheitlichen Störung der Innervation als Ursache der Spasmen in der Magenwand nicht gesprochen werden kann. In scharfer Erkenntnis der Sachlage hat v. Bergmann an Stelle der getrennten Krankheitsbilder der Vagotonie und Sympathicotonie den weiteren Begriff der „Asthenie des vegetativen Nervensystems" gesetzt, innerhalb deren bald die eine, bald die andere Reihe der neuropathischen Stigmata vorhanden ist oder überwiegt. Damit wird aber m. E. der Theorie der spasmogenen Pathogenese des Magengeschwürs der sichere Boden unter den Füßen fortgezogen, weil ihr dann keine einheitliche Ätiologie mehr zugrunde liegt, ganz abgesehen davon, daß man viele Symptome der geschilderten Neuropathie auch bei vielen anderen Kranken und oft genug auch bei scheinbar ganz Gesunden findet. So bestechend also die Hypothese von den „Störungen der vasomotorischen Versorgung der kollateralen Endarterien der Magenschleimhaut" als Ursache der Nekrose und Ulceration klingt, so ist sie zur Zeit noch weit davon entfernt, als erwiesen gelten zu können. Die Thrombosen und Embolien der Endarterien der Magenschleimhaut, welche zur Ischämie und Infarcierung derselben führen, können nach der Annahme Grubers u. a. auch durch mechanischen Gefäßverschluß zustande kommen. Es erscheint durchaus nicht unmöglich, daß durch äußeren Druck und Schnürwirkungen (Rockbänder, Uniformkoppel u. dgl.) oft eine mechanische Einwirkung auf den gefüllten und belasteten Magen statthat, welche sich naturgemäß besonders stark auf die kleine Kurvatur und den Isthmus ventriculi konzentrieren muß. Besonders leicht kommt eine solche Druckwirkung auf die kleine Kurvatur zustande, wenn der Magen sich in ptotischer Lage befindet, die ja erfahrungsgemäß bei 70—80% aller erwachsenen Menschen vorhanden ist und im Laufe des Lebens sich allmählich immer mehr zu verstärken pflegt. Die Gastroptose in Verbindung mit der Atonie bringt die peristolische Funktion

des Magens in Unordnung und hemmt sie, führt dadurch zu stärkerer
und andauernder Belastung der kleinen Kurvatur, zu längerer Nahrungs-
retention an derselben, besonders in der Gegend des Isthmus ventr.,
der ein locus minoris resistentiae ist und dessen Lage im allgemeinen
durchaus der natürlichen Einschnürung des Rumpfes durch die Taillen-
bildung entspricht (G. Schwarz). Insofern kann die Gastroptose als
eine lokale Prädisposition für die Pathogenese des Magengeschwürs gelten, als sie, wie im vorigen Abschnitt ausgeführt, zumeist
auf dem Boden der asthenischen Konstitutionsanomalie erwächst. Aber
Stiller ist zu weit gegangen, wenn er das Ulcus pepticum als ein direk-
tes Symptom dieser Konstitutionskrankheit anspricht, deren Basis die
unentbehrliche Vorbedingung seiner Entstehung sei. Es gibt genug
Kranke mit Magengeschwür, welche den Habitus enteroptoticus wenig
ausgesprochen oder gar nicht darbieten, und es gibt andererseits viele
Kranke mit allgemeiner und hochgradiger Visceralptosis, welche niemals
an Ulcus ventr. erkrankt sind.

Ebensowenig kann ich den wiederholt behaupteten Zusammenhang
des Ulcus pepticum mit der auf dem Grunde der Asthenia congenita
entstandenen Tuberculosis pulmonum anerkennen. Hier handelt es
sich lediglich um das zufällige Zusammentreffen zweier an sich häufiger
Krankheiten. Welche inneren konstitutionellen Beziehungen da bestehen sollen, ist niemals überzeugend nachgewiesen worden. Die schon
früher von Arloing und Kodon aufgestellte, neuerdings wieder von
Gustav Singer und von Reitter (Wien) vertretene Anschauung, daß
die Tuberkulose der Bronchialdrüsen infolge von Schädigungen (Kom-
pressionsdruck, Verwachsungen und ähnliches) des Nervi vagi vagotonische Erscheinungen am Magen auslöse, die schließlich zum Ulcus
pept. führen, erscheint als eine gekünstelt ausgeklügelte Phantasie,
der wenig Tatsachen zugrunde liegen. Denn einmal handelt es sich
bei dem als Grundlage der Hypothese benutzten anatomischen Befunde
nur um vereinzelte, sehr seltene Fälle, bei denen die pathologische
Deutung der Veränderungen sogar noch zweifelhaft ist, und zweitens
findet man bei Lungentuberkulose recht häufig Hilusdrüsenschwellung
ohne Vaguserkrankungen und ohne vagotonische und sonstige Symptome
seitens des Magens! Die Magenbeschwerden der Tuberkulösen haben
keine unmittelbaren Beziehungen zu den kranken Lungen. Auch für
die Annahme, daß die tuberkulösen Familienbelastungen eine Disposition
für das Magengeschwür in der Deszendenz abgebe, fehlt es durchaus
an zuverlässigen Belegen.

Schließlich kann ich auch der vielfach verbreiteten, oben schon kurz
angedeuteten neueren Auffassung nicht beitreten, daß eine allgemeine
Neuropathie oder Psychopathie der Entstehung des Magengeschwürs
zugrunde liege. Man hat es als den Ausdruck einer „Disharmonie der

Innervationsimpulse des visceralen vegetativen Nervensystems" angesprochen, weil man bei diesen Kranken so oft zahlreiche Symptome allgemeiner Übererregbarkeit des Nervensystems findet. M. E. werden hier Ursache und Wirkung miteinander verwechselt. Am schärfsten ausgeprägt findet man diese nervösen Reizerscheinungen ja am Magen der Ulcuskranken selbst, und zwar sowohl im Bereiche der Motilität als auch der Sekretion und der Sensibilität. Einen getreuen Spiegel der nervösen Reizbarkeit des Ulcusmagens findet man im Röntgendurchleuchtungsbilde desselben; aber wie ich vor einiger Zeit an anderer Stelle ausgeführt habe, handelt es sich bei diesen auffälligen Phänomenen lediglich um sekundäre Reizsymptome, die durch das Geschwür erzeugt werden, aber nicht um eine primäre Neuropathie. Diese ist sicherlich nur eine Begleit- und Folgeerscheinung der schmerzhaften Reizwirkungen, welche jedes Ulcus mit sich bringt. Die Beziehungen der Pathogenese des Ulcus pepticum zur Neuropathie möchte ich demnach als vorläufig nicht erwiesen ansehen.

Dagegen sind mir enge Beziehungen und Zusammenhänge zwischen dem Magengeschwür und der lymphatischen Konstitution wahrscheinlicher, ohne daß damit gesagt sein soll, daß der Lymphatismus etwa die einzige oder hauptsächliche konstitutionelle Ursache der Erkrankung sei. Sie ist auch höchstens als ein disponierendes Moment anzusehen, insofern nämlich, als sie die Basis für das Zustandekommen der örtlichen Zirkulationsstörungen abgibt, aus denen die Ischämie und die Infarcierung der Magenschleimhaut hervorgehen, welche schließlich zur Oberflächennekrose und zur Ulceration führen, entweder für sich allein oder in Verbindung mit den mechanischen Momenten Druck- und Schnürwirkungen u. dgl., von denen oben die Rede war. Die letzteren begünstigen das Zustandekommen der lokalen Zirkulationsstörungen (Thrombosen und Embolien). Als Beweis für die eben angegebenen konstitutionellen Beziehungen betrachte ich die Häufigkeit des Auftretens des Magengeschwürs und namentlich das Manifestwerden desselben im jugendlichen Alter, in dem der ganze Lymphdrüsenund Lymphfollikelapparat noch in voller Entwicklung steht. Es ist gar keine Seltenheit, diese Erkrankung schon im zweiten Lebensjahrzehnt zur Ausbildung kommen zu sehen. Wenn im Gegensatz dazu die pathologischen Anatomen und neuerdings besonders Hart die Häufigkeit der Atherosklerose bei Geschwürskranken betonen — eine Theorie der Pathogenese, die ja auch der lokalen Zirkulationsstörung als Ursache der Geschwürsbildung das Wort redet! — so ist dagegen einzuwenden, daß die Entstehung der Geschwüre, die bei älteren Leuten gefunden werden, doch auf frühere Lebensjahrzehnte zurückgeführt werden kann. Es ist bekannt, daß ein Ulcus viele Jahre und selbst

Dezennien scheinbar oder tatsächlich latent sein kann. Wenn die Arteriosklerose die Ursache der Geschwürsbildung wäre, wie sollte man dann das Auftreten der Erkrankung in den früheren Lebensjahrzehnten erklären, die nach den allgemeinen ärztlichen Erfahrungen zweifellos die weit häufigere ist? Es ist deshalb wenig wahrscheinlich, daß der sklerotischen Gefäßerkrankung eine ätiologische Bedeutung zukommt. Dagegen spielt eher die mit dem Lymphatismus so oft eng verbundene hypoplastische Konstitution mit der engen Aorta und dem kleinen Herzen eine entscheidende Rolle. Sie begünstigt das Zustandekommen allgemeiner und örtlicher Kreislaufstörungen, auch in der Magenschleimhaut, und findet sich tatsächlich sehr häufig bei der Chlorose, die als Prädisposition für das Magengeschwür seit alter Zeit bekannt ist. Ich habe den ketzerischen Mut, diesen teilweise schon recht alten pathogenetischen Anschauungen über das Ulcus pepticum noch immer den Vorzug vor den neueren neurotischen Theorien zu geben.

Was von der Pathogenese des Magengeschwürs gesagt ist, gilt in allen Hauptpunkten auch für das ihm wesensgleiche Ulcus duodeni.

III. Hyperchlorhydrie.

Es ist bekannt, daß die Höhe der Salzsäureabscheidung im menschlichen Magensaft außerordentlichen individuellen Schwankungen unterliegt. Am auffälligsten sind die quantitativen Unterschiede beim Vergleich der Salzsäurewerte in verschiedenen Gegenden Europas und selbst innerhalb einzelner Länder, z. B. Deutschlands. Man ist so weit gegangen, aus dieser Differenz somatische und überhaupt anthropologische Verschiedenheiten einzelner Volksteile und sogar Rassenunterschiede ableiten zu wollen. Das ist aber weit über das Ziel hinausgeschossen. Denn eben diese Variationen finden sich nicht nur zwischen Kelten und Germanen, zwischen Nord und Süd, Ost und West, sondern in derselben Ausgiebigkeit zwischen den Angehörigen ein und desselben Volksteils in ein und demselben Lande, ja in ein und derselben Stadt und in ein und derselben Familie. Die Salzsäureabscheidung des Magens gehört zu den Funktionen des Körpers, welche von Mensch zu Mensch in ihren Grenzen außerordentlich schwanken, wie die Zahlen der roten und weißen Blutkörperchen im Blute, der Chlorgehalt im Harn, die Schweißproduktion der Haut u. dgl. m. Die Breite der physiologischen Größenschwankungen ist außerordentlich umfangreich, der Übergang vom Normalen zum Pathologischen allenthalben ein durchaus fließender. Das scheinbar Pathologische ist oft noch nicht Krankheit, sondern nur individuelle konstitutionelle Abweichung. Ich sehe in der weitverbreiteten Anomalie der Hyperchlorhydrie nichts anderes und nicht mehr als den Ausdruck einer veränderten Partialkonstitution, die oft schon von Kindheit an nachweisbar vorhanden ist, Jahre und Jahrzehnte hindurch bestehen kann, aber immer die Disposition zur Hervorrufung pathologischer Komplikationen und Folgezustände in sich birgt. Zweifellos findet sich diese konstitutionelle Besonderheit gerade häufig bei solchen Gruppen von Menschen, die auch sonst als konstitutionell abnorm irgendwie stigmatisiert sind: erstens bei der Asthenia congenita universalis, wie schon deren Entdecker Stiller zutreffend beobachtet hat, und zweitens bei allgemeiner Neuropathie, die zwar mit ersterer Konstitutionsanomalie sich häufig vergesellschaftet, aber oft genug auch ohne dieselbe vorkommt. So sehr jede Hyperchlorhydrie den ernsten Verdacht auf eine Geschwürsbildung im Magen oder Duodenum erweckt, ebenso zweifellos ist es mir, daß sie auch lediglich als Teilerscheinung einer allgemeinen Neuro- oder Psychopathie vorkommt — eines der Hauptsymptome des vielgestaltigen Krankheitsbildes der sog. nervösen Dyspepsie, die ja nach den treffenden Darlegungen von Dreyfuss vorwiegend eine psychogen bedingte ist. Es ist doch bekannt, daß die Übersäuerung des Magensaftes durch seelische Erregungen der verschiedensten und auch ganz entgegengesetzter Art nicht nur stark gesteigert, sondern oft sogar erst hervorgerufen wird. Andererseits ist es ebenso sicher, daß konditionelle Ursachen, wie der Genuß von schwerverdaulichen und reizenden Speisen, Gewürzen, alkoholischen Getränken, starkem Bohnenkaffee, Bouillon u. dgl., die latente Disposition oft erst auslösen. Wahrscheinlich ist die von mehreren Seiten beobachtete vermehrte Häufigkeit der Hyperacidität während des Krieges die Folge solcher psychischer und mechanischer Reize auf die von Natur aus übererregbare Magenschleimhaut gewesen. Diese Überreizung der sekretorischen Magennerven, ein bekanntes vagotonisches Symptom, ist aber weder unmittelbar von der Neuropathie, noch von dem Stillerschen Habitus abhängig, sondern sie ist eine selbständige Partialkonstitution, die sich häufig mit anderen verwandten partiellen oder allgemeinen Konstitutionsanomalien kombiniert. Kein Organ und kein Organsystem des Körpers ist im höheren Maße konstitutionellen Variationen unterworfen als der Drüsenapparat, und zwar sowohl die exkretorischen als noch ganz besonders die endokrinen Drüsen, deren innere Sekretionsstörungen ja den Begriff der Stoffwechselerkrankungen ausmachen, in denen wir die am wenigsten umstrittenen Vertreter der Konstitutionsanomalien erblicken. Für die Auffassung der Hyperchlorhydrie als einer selbständigen lokalisierten Konstitutionsvariante des Organismus finden wir einen sicheren Wegweiser durch den Hinweis auf diejenigen Fälle, in denen sich die Übersäuerung im Magen mit einer erheblichen Vermehrung des Magensaftes selber kompliziert, d. h. mit einer Hypersekretion. In diesen Fällen des sog. kontinuierlichen Magensaftflusses (Reichmannsche Krankheit) liegt, wie ich auf Grund eigener Erfahrungen behaupten darf, niemals eine lokale Erkrankung vor, die etwa als Reizursache anzusehen wäre, sondern es handelt sich da stets um sekretorische Überleistungen des Organs infolge einer abnorm starken Vaguserregung, die in allen Fällen dieser Art einer allgemein gesteigerten Nervenerregbarkeit koordiniert zu sein pflegt.

IV. Nervöse Dyspepsie.

Dieser Symptomenkomplex setzt sich zumeist aus Motilitäts- und Sekretionsstörungen der eben beschriebenen Art zusammen, von denen bald die eine bald die andere überwiegt, gemischt auch mit Sensibilitätsstörungen, die meist nicht genügend gewürdigt werden. Erworbene Fälle bei Nichtdisponierten kommen gelegentlich wohl auch zur Beobachtung, so z. B. nach großen seelischen Erregungen, andauernder geistiger Überanstrengung u. dgl. m. Aber die überwiegende Mehrheit dieser Kranken hat den Stillerschen Habitus, meist sogar in ausgesprochenem Maße und verbunden mit einer allgemeinen Neuro- oder Psychopathie, die zuweilen sogar das Krankheitsbild beherrscht. Die nervöse Dyspepsie kommt nicht selten im Kindesalter (oft verkannt!) vor, und dann läßt sich fast immer erbliche neuropathische Belastung nachweisen. Die Krankheit bleibt mit kürzeren oder längeren Unterbrechungen, Besserungen und Verschlimmerungen oft das ganze Leben hindurch bestehen. Schwere Fälle sind meist unheilbar, eben weil die konstitutionelle Grundlage sich als nicht veränderbar zeigt. In den leichten Fällen ist die Therapie erfolgreich, wenn frühzeitig ein zielbewußter Kampf mit allen physikalischen, diätetischen und psychischen Hilfsmitteln gegen die Asthenie und ihre Komplikationen einsetzt. Im hohen Maße werden Krankheitsentwicklung und Verlauf der n. D. durch konditionelle Momente beeinflußt. Wenn sich die Beseitigung derselben als möglich erweist, dann werden die Folgeerscheinungen der konstitutionellen Anlage meist schon wesentlich gemildert.

Die Kriegsdyspeptiker, welche weitaus die Mehrzahl der Verdauungskranken unter den Feldzugsteilnehmern und auch den Garnisonsoldaten während der letzten Jahre bildeten, sind fast durchweg Neurotiker gewesen, deren angeborene Minderwertigkeit den gesteigerten Ansprüchen der Kriegszeit nicht standhielt. Das waren größtenteils Menschen, die sowohl durch den vorwiegend nachweisbaren Habitus paralyticus mit der dadurch bedingten Visceralptosis als auch durch die Stigmata neurastheniae gekennzeichnet waren. Niemals habe ich einen stärkeren Eindruck von dem psychogenen Ursprung der sog. nervösen Dyspepsie bekommen als bei diesen Kriegsneurotikern, niemals ist mir die konditionelle Auslösung von konstitutionell bedingten Erkrankungen klarer vor Augen getreten als bei dieser Gruppe von Kranken. Meist konnte man den Verdacht der Simulation oder Übertreibung

zurückweisen, weil den Kranken die Zeichen der konstitutionellen
Minderwertigkeit zu stark anhafteten. Das war auch der leicht ver-
ständliche Grund, warum diese Leute von vornherein meist kriegsdienst-
unfähig waren oder es schnell wurden. Ich verweise in bezug auf diese
Dinge auf meine Veröffentlichung über neurogene und psychogene
Dyspepsien als Kriegswirkungen (März 1917).

V. Achylia gastrica.

Für meine Anschauung gibt es keine zweite Erkrankung, die man
mit größerer Sicherheit als den Typus einer konstitutionellen organischen
Minusvariante, einer angeborenen und vererbten Organminderwertigkeit
ansprechen könnte. Ich weiß wohl, daß diese Auffassung keineswegs
allgemein geteilt wird. Es gibt namhafte Autoren (Knud Faber,
L. Kuttner u. a.), welche in der Achylia gastrica nur den Ausdruck
oder den Ausgang eines chronischen Entzündungsprozesses der Schleimhaut sehen, deren Anfang und früherer Verlauf übersehen oder nicht
erkannt worden sei. Diese Anschauung ist aber mindestens ebenso
Hypothese wie die entgegengesetzte. Martius gebührt das Verdienst,
die A. g. als Konstitutionsanomalie zuerst erkannt zu haben. Er kenn-
zeichnete sie als eine angeborene Sekretionsschwäche des Magens.
Sie findet sich sowohl als selbständige veränderte Partialkonstitution
als auch in Kombination mit anderen konstitutionellen Anomalien,
vor allem vergesellschaftet mit der Asthenia universalis, mit der
Neuropathie, mit der Hypoplasie von Herz- und Gefäßsystem, mit
den Lymphatismus, bzw. dem Status thymicolymphaticus u. dgl. m.
In Bestätigung meiner früheren Mitteilungen muß ich auch heute noch
immer daran festhalten, daß wir mehrere grundverschiedene Formen
der A. g. zu unterscheiden haben: diejenige nach seniler Atrophie der
Schleimhaut und diejenige nach chronischer atrophierender Gastritis
irgendwelchen toxischen oder endogenen Ursprungs (Alkoholismus,
Carcinom, Tuberkulose, Anämie u. dgl.). Diesen Endausgang chronisch
entzündlicher oder regressiver Vorgänge sollte man nach dem Vorschlag
Ewalds als „Anadenie" bezeichnen. Davon ist grundsätzlich die
Achylie zu trennen, bei welcher das spezifische Drüsenparenchym
zwar vorhanden ist, aber auf Reiz nicht mehr anspricht. Der Betrieb
ist gewissermaßen „stillgelegt". Das Versiegen der Magensaftabscheidung
ist ein Analogon zu dem Fehlen der Schweißdrüsensekretion der Haut,
der Speichelabsonderung im Munde (Xerostomie), der Pankreassaft
abscheidung bei Magen- und Darmkrankheiten, und es ist auch dem
Ausfall der inneren Sekretion der endokrinen Drüsen gleichwertig an die
Seite zu stellen. Die Achylie ist eine viel zu weit verbreitete Krankheit,
um sie in jedem einzelnen Falle durch eine morphologische Hypo-
oder Anaplasie des Drüsenapparates erklären zu können. Es gibt

eben auch eine konstitutionell minderwertige Abart funktionsuntüchtiger normal ausgebildeter Drüsenzellen, ein Gegenstück zu der Überfunktion der Drüsen bei der Hyperchlorhydrie und beim Magensaftfluß.

Die Beweise für die Existenz dieser konstitutionellen A. g. sind mehrere, zunächst das Vorhandensein dieser Anomalie schon im frühen Kindesalter. Ich verweise in dieser Hinsicht auf meine früheren Untersuchungen (1913). Die Vermutung, daß solche Kinder bereits eine chronische Gastritis überstanden hätten, die bis zur Atrophie der Schleimhaut vorgeschritten sein müßte, hat etwas durchaus Unnatürliches an sich. Dieser Hypothese gegenüber hat die Annahme eines primären funktionellen Bildungsfehlers weit mehr Wahrscheinlichkeit für sich. Dafür spricht auch das mehrfach festgestellte Vorkommen von familiärer Existenz dieses Zustandes und Vererbung auf die Deszendenz (in zwei Fällen von mir beobachtet), schließlich die Tatsache, daß die Achylie häufig einen zufälligen Befund bildet bei Leuten, welche gar keine Magenbeschwerden haben und nie gehabt haben. Das latente symptomlose Bestehen durch Jahre und Jahrzehnte hindurch ist einwandsfrei nachgewiesen. Schließlich ist noch hinzuweisen auf die Kombination der A. g. mit anderen konstitutionellen Anomalien, von denen ich hier nur erwähnen will: das gelegentliche gleichzeitige Vorkommen mit orthotischer Albuminurie, mit Chlorose, am häufigsten mit allgemeiner Neuropathie oder mit den sicheren Stigmata der kongenitalen ererbten Minderwertigkeit des vegetativen Nervensystem. nach Bauers Zusammenstellungen auch bei Phosphaturie, Oxalurie, Bradycardie, Diabetes, Morbus Basedowii und anderen Erkrankungen der endokrinen Drüsen. Von der Achylie bis zur Hyperchlorhydrie führt eine fortlaufende Reihe von Entwicklungsstufen der Funktion der Magendrüsenzellen, welche die Typen individueller konstitutioneller Abweichungen darstellt und von der Intensität des Innervationsimpulses der Visceralorgane bedingt wird. Die Differenz in der Funktion der Magenzellen ist auf keimplasmatische Anlagen verschiedener Art zurückzuführen.

Einer besonderen Erwähnung bedarf noch die Beziehung der A. g. zur perniziösen Anämie. Martius hat zuerst die gemeinsame konstitutionelle Ursache beider Erkrankungen betont, insbesondere Knud Faber gegenüber, der die A. g. nur für einen Folgezustand der p. A. erklärt hatte. Hier wogt noch zur Zeit der Streit, ob es sich um Ursache oder Wirkung oder um zwei gleichzeitige Erscheinungen auf ein und derselben Grundlage handelt. Die A. g. ist aus der Anämie ganz gewiß nicht zu erklären, weil sie sonst sehr oft zustande kommen müßte, wenn die Hämoglobinverarmung des Blutes oder die morphologische Veränderung der Blutzusammensetzung die Sekretionskraft der Magendrüsen zum Versiegen bringen könnte. Weit näher läge schon unserem Verständnis die Annahme, daß die Achylie schwere Blutveränderungen zur Folge haben kann, insofern der totale Ausfall der Magensaftsekretion, zumal er fast stets mit einer gleichgerichteten Störung der Darmschleimhaut kombiniert ist, Veränderungen in der Resorption und Assimilation der Nährstoffe zur Folge hat, welche den normalen Ablauf des intermediären Stoffwechsels stören, vielleicht dadurch beim Eiweißabbau endogene Toxine erzeugen od. dgl. Das erscheint um so leichter möglich, als die Magendarmstörungen bei der p. A. sich ja nicht nur auf den Ausfall der Organfunktionen beschränken, sondern oft auch mit einer ausgebreiteten, diffusen, vorgeschrittenen Atrophie der Schleimhaut des ganzen Intestinaltraktus einhergehen, deren deletäre Wirkungen auf die Nährstoffverwertung wohl zweifellos, aber uns noch nicht näher bekannt sind. Am wahrscheinlichsten ist aber die von Martius und seinen Schülern vertretene Ansicht, daß es sich hier um das Zusammentreffen zweier verschiedenartiger veränderter angeborener Partialkonstitutionen handelt, deren Eigentümlichkeiten in ihren Wirkungen aufeinander sich gegenseitig verstärken. Die Verbindung der angeborenen Minderwertigkeit der Schleimhautfunktion des Verdauungskanals und derjenigen des Knochenmarks ist nicht als Spiel des blinden Zufalls zu betrachten, sondern sie kommt offenbar durch das Zusammenlaufen komplementärer abnormer Keimplasmata zustande. Weinberg fand Achylie in 29 % bei Angehörigen von Kranken mit p. A., und zwar dreimal im jugendlichen Alter von 3,4 und 10 Jahren und bei systematischen Blutuntersuchungen von Achylikern zehnmal bemerkenswerte Abweichungen von der normalen Blutzusammensetzung, dreimal sogar Normoblasten, stets einzelne Symptome des Gesamtblutbildes der p. A., also gewissermaßen abortive oder noch latente perniziöse Anämie ohne Achylie.

VI. Das Carcinom des Verdauungskanals.

Daß der Krebs des Intestinaltraktus die häufigste aller malignen Neubildungen ist, hat seinen Grund in den äußeren Reizwirkungen, denen dieses Organsystem in weit höherem Grade ausgesetzt ist als irgendein anderer Teil des menschlichen Körpers. Also konditionelle Verhältnisse bedingen das vorzugsweise Befallensein des Verdauungskanals. Aber das Carcinom an sich beruht zweifellos auf einer konstitutionellen Grundlage, auf einer angeborenen ererbten Anlage, die erst durch das spontane Wachstum derselben und durch die im Laufe des Lebens einwirkenden schädlichen konditionellen Momente ausgelöst wird. Die sog. präcarcinomatösen Erkrankungen sind nichts anderes als konditionelle Gelegenheitsursachen. Worin diese konstitutionelle Anlage besteht, darüber will ich hier nicht in nähere Erörterung eintreten. Den höchsten Grad von Wahrscheinlichkeit hat für mich immer noch die Cohnheim-

Ribbertsche Theorie, welche die Neubildung da entstehen läßt, wo in
der Keimanlage eines Gewebes Zellgruppen, die aus ihrem organischen
Zusammenhange gelöst sind, durch äußere Reize zur Wucherung gebracht werden. Die konstitutionelle Komponente besteht in einer
angeborenen und meist auch ererbten Disposition, die sich nicht nur auf
die fehlerhafte Keimanlage selbst erstreckt, sondern gewöhnlich auf ein
spezielles Organ, seltener gleichzeitig oder nacheinander mehrere Organe
betrifft, in denen sie einen Locus minoris resistentiae etabliert. An der
Erblichkeit der Krebsdiathese kann kein Zweifel bestehen, auch wenn sie
sich inder Mehrzahl der Fälle dem Nachweis entzieht. Ein einziger einwandfrei erwiesener positiver Fall hat so viel Beweiskraft, daß sie durch
zehn negative Nachforschungen nicht erschüttert werden kann. Die Familiarität des Carcinoms ist so oft dargetan worden, daß sie nicht mehr
bewiesen zu werden braucht. Aus einer großen Reihe eigener Erfahrungen
kann ich die Tatsache bestätigen, daß in so belasteten Familien die
Krebserkrankungen bei den nachfolgenden Generationen oft in immer
früherem Lebensalter aufzutreten pflegen. Hätten wir die Möglichkeit,
die Mendelschen Vererbungsgesetze bei den Menschen und insbesondere
bei den Kranken genau verfolgen zu können, dann würden wir die Quellen
der Carcinomdisposition weit häufiger entdecken, als sie gewöhnlich
erreichbar sind. Nach den Mendelschen Gesetzen darf man ja auch,
was die Praxis längst erwiesen hat, die carcinomatöse Belastung der
Aszendenz nicht als unentrinnbares Schicksal für die Nachkommenschaft betrachten. Die Mischung mit krebsfreiem Keimplasma vernichtet ja glücklicherweise oft genug eine derartige deletäre Erbmasse.
Aber immerhin gibt es genug Familien, die durch Generationen hindurch
und auch in den Seitenlinien von Carcinom durchseucht sind. In bezug
auf die ererbte Disposition zur Geschwulstbildung im Körper besteht
übrigens zwischen bösartigen und gutartigen Neubildungen durchaus
kein grundsätzlicher Unterschied. Auch die Anlage zu letzteren ist
zweifellos vererblich.[1]) Als Beispiel dafür sei nur eine einzige Beobachtung
mitgeteilt, die ganz einwandfrei sichergestellt ist: Eine Frau, die an
einem Mammacarcinom zugrunde ging, hatte zwei Töchter. Von diesen
starb die eine an einem Uteruscarcinom, die andere hatte ein großes
Myoma uteri, welches durch Operation entfernt wurde. Sie hatte vier
Töchter, die sämtlich ein Uterusmyom zwischen dem dreißigsten und
vierzigsten Lebensjahre bekamen, die jüngeren Töchter um einige
Jahre früher als die älteren. Kann da ein Zweifel an einer familiären
konstitutionellen Anlage bestehen? Es ist bemerkenswert, daß in
dieser Reihe, wie so oft, ein und dasselbe Organsystem — bald das
primäre, bald das sekundäre sexuelle Organ — von der krankhaften

---

[1]) Vor einiger Zeit habe ich eine erblich-familiäre Lipomatosis bei
einem Manne und zweien seiner Kinder beobachtet.

Keimanlage befallen war. Wenn dies Verhalten auch die Regel ist, so gibt es doch auch Ausnahmen davon, die sie bestätigen.

Für die Annahme, daß eine spezielle körperliche Konstitution zum Carcinom disponiert, wie früher Beneke, in neuerer Zeit Rudolf Schmidt u. a. behauptet haben, finden sich nicht entfernt genügend Anhaltspunkte. Das Carcinom wächst auf dem Boden jedweder Konstitution an der Stelle einer abnormen Keimanlage. Die minderwertige Anlage der Visceralorgane bei der Asthenia congenita universalis bietet keineswegs eine Carcinomdisposition dar, im Gegenteil findet man die malignen Neubildungen bei Menschen mit diesem Körperhabitus im allgemeinen seltener als bei anderen.

Die Unausrottbarkeit der anomalen Keimanlage wird m. E. erwiesen durch zwei Tatsachen: 1. die ungemeine Häufigkeit der Rezidive nach Operationen, welche m. E. nicht nur deswegen eintreten, weil die Entfernung der bösartigen Geschwulst häufig nicht im Bereich völlig gesunden Gewebes erfolgt ist oder die umliegenden Lymphbahnen in nicht sichtbarem Umfange bereits infiltriert waren, sondern auch weil in den erkrankten Organen die embryonale abnorme Keimanlage diffus versprengt, jedenfalls im weiteren Umkreise ausgebreitet ist, als dem Sitz der Neubildung entspricht. Sehr häufig liegen ja die Rezidive außerhalb der Kontinuität der Operationsnarbe! 2. In allerdings seltenen Fällen wird das Auftreten von carcinomatösen Tumoren gleichzeitig oder nacheinander an verschiedenen Stellen des Körpers beobachtet, wobei ein Unterschied zwischen den Carcinomen der inneren Organe und den Cancroiden der Haut und der Plattenepithelialgebilde nicht zu machen ist. Als typisches Beispiel erwähne ich wiederum eine eigene mir unvergeßliche Beobachtung: Ein Mann, der von seinem Kehlkopfkrebs durch die Operation des Berliner Chirurgen von Bergmann befreit worden war, erkrankte 13 Jahre später an einem Magenkrebs, der von demselben Operateur wieder entfernt wurde. In beiden Tumoren war die Diagnose durch histologische Untersuchung sichergestellt worden. Solche Fälle sind in der Literatur mehrfach berichtet. Sie beweisen einwandfrei die konstitutionelle Carcinomdiathese.

Seit Jahren pflege ich in meinen Vorlesungen den Satz auszusprechen, daß niemand ein Magencarcinom bekommt, der nicht die Krebsdisposition mit auf die Welt gebracht hat, auch wenn er seinen Magen ein Leben hindurch noch so sehr malträtiert hat. Weder eine Gastritis chronica, noch eine Achylie, noch ein Ulcus pepticum können den Boden für eine Krebsentstehung abgeben, wenn nicht eine angeborene Keimanlage im Magen vorhanden ist. Die sog. präcarcinomatösen Erkrankungen wirken gewissermaßen als „agents provocateurs", aber immer nur bei denjenigen, welche präformierte abnorme Keimanlagen in der Magenwand haben. Nicht der Locus minoris resistentiea ist die

Hauptsache für die Entstehung der malignen Neubildung, sondern der
Homo minoris resistentiae! Darum ist auch die bösartige Degeneration des soweit verbreiteten Magengeschwürs eine so relativ seltene,
darum sehen wir noch weit seltener die Entwicklung eines Carcinoms
auf dem Boden einer Gastritis anacida, obgleich die Schleimhautatrophie
und der Drüsenschwund nach theoretischer Vorstellung eine günstige
Vorbedingung dazu bilden müßten. Ulcus und Carcinom sind so wesensverschiedene Krankheitszustände, daß ihnen nicht ein und dieselbe
veränderte konstitutionelle Partialvariante zugrunde liegen kann.
Darum stehe ich auch den Mitteilungen der Literatur über die Prädisposition des Carcinoms für das Ulcus in der Deszendenz einer Familie
skeptisch gegenüber. Meist handelt es sich hier um nicht genügend
verbürgte, nicht kontrollierbare Angaben des Kranken oder seiner
Angehörigen oder es liegt nur ein Spiel des Zufalls vor. Auch das umgekehrte genealogische Verhältnis der beiden Krankheiten zueinander.
das sich zuweilen in Krankengeschichten erwähnt findet, hat wenig
Wahrscheinlichkeit für sich.

Mutatis mutandis gilt diese Kritik der ätiologischen Beziehungen
auch für das Verhältnis von Hämorrhoiden und Mastdarmpolypen zum
Carcinoma recti. Dick- und Mastdarm sind nur deshalb weit häufiger
Sitz maligner Neoplasmata, weil in diesem Darmteil öfters Reizzustände
auf die präformierte Keimanlage einwirken und die latente Disposition
provokatorisch zur Entwicklung bringen. Im Dünndarm sind diese
Reizwirkungen viel seltener, weil die Aufenthaltsdauer der Nahrung
auf der ganzen Strecke desselben nur eine kurze, die Berührung mit der
Schleimhaut nur eine geringe ist und infolgedessen die Wirkungen der
Stagnation und der Zersetzung der Nahrungsbestandteile dort ausbleiben.

VII. Die sonstigen Darmerkrankungen.

Die nicht malignen konstitutionellen Erkrankungen des Darmkanals entstehen vornehmlich an den Stellen und auf den Bahnen
der dort häufiger vorkommenden angeborenen Bildungsfehler und
Entwicklungsanomalien, die am Magen bekanntlich außerordentlich selten sind. Es sei nur beispielsweise an das Meckelsche
Dickdarmdivertikel und andere Mißbildungen erinnert, die oft
erst im späteren Lebensalter Ausgangspunkt von Erkrankungen werden.
Hierher möchte ich auch das sog. Coecum mobile (Hausmann,
Wilms) nur kurz einreihen — ein pathologischer Zustand, der als
identisch mit der Typhlatonie Fischlers und der Distensio coeci
Singers anzusehen ist und m. E. im Gegensatz zu der starken Überwertung, welche mit diesen Worten und Begriffen getrieben worden ist,
nur deshalb praktische Beachtung verdient, weil er nicht selten zu Verwechslungen mit echter und angeblicher chronischer Appendicitis und

dadurch zu vielen unnützen Operationen geführt hat. Das Coecum mobile ist eine belanglose konstitutionelle Bildungsanomalie, die immer nur einen nebensächlichen Befund bildet, meist bei Asthenia universalis und bei allgemeiner Neuropathie. Es steht in seiner pathologischen Rangstufe in einer Reihe mit der Koloptose, die als Teilerscheinung allgemeiner Visceralptose zum Gesamtbilde der Stillerschen Konstitutionsanomalie untrennbar gehört. Auch die Colica mucosa und die Enteritis membranacea, die ich im Gegensatz zu Ad. Schmidt u. a. unter Ausschluß jeder entzündlichen Pathogenese nach wie vor als reine Sekretionsneurosen des Dickdarms betrachte, entstehen m. E. immer auf der Basis einer konstitutionellen Minusvariante: einer Übererregbarkeit der Darmschleimhaut („Myxorrhoea nervosa" deshalb schon vor Jahren von mir benannt).

Ernstere Bedeutung als solche morphologischen Anomalien des Darmkanals beansprucht die mit ihnen oft verbundene funktionelle Minderwertigkeit des Organs, die sich vor allem in motorischer Schwäche und deren Folgezuständen offenbart. Sie führt schließlich zum Krankheitsbilde der habituellen Obstipation, für deren konstitutionelle Grundlage ich bereits vor kurzem an anderer Stelle eine Reihe von Beweisen angeführt habe: Das Leiden tritt sehr häufig schon im Säuglingsalter zutage, zuweilen sogar bereits in den ersten Lebenswochen und es dauert oft das ganze Leben hindurch an. Der Zeitpunkt, in dem es in die Erscheinung tritt, ist größtenteils von konditionellen Momenten abhängig, wie fehlerhafte Ernährung, Vernachlässigung der Defäkation, Mangel an Bewegung, Ausschaltung der Bauchpresse infolge unzweckmäßiger Kleidung u. dgl. m. Zuweilen macht sich der Eintritt der Erkrankung gerade in den Jahren der kräftigsten körperlichen Entwicklung bei jungen Männern und Mädchen bemerkbar. Recht häufig geht diese Gewohnheitskrankheit mit anderen partiellen und allgemeinen konstitutionellen Veränderungen einher, wie z. B. Asthenia universalis, Chlorose, Lymphatismus, Neuropathie u. a. m. All die abnormen morphologischen Phänomene, die man in Begleitung der habituellen Obstipation beobachtet: die tiefen Senkungen, die Schlingenbildungen und die mehr oder weniger spitzwinkeligen Abknickungen des Dickdarms, die sich bis zur Payrschen Krankheit (chronische Darmstenose mit akuten Okklusionskrisen infolge von Kotstauung und Gassperre in der oft durch chronisch peritonitische Adhäsionen verwachsenen Flex. coli sin.) steigern können, bilden nicht das Wesen oder die Ursache der Krankheit, wie man geglaubt hat, sondern sie sind im Gegenteil nur Folgezustände der funktionellen Muskelschwäche der Dickdarmwand. Die Atonia intestini wird wohl öfters durch vorangegangene Magen- und namentlich Darmkatarrhe, auch durch andersartige Magen- und Darmerkrankungen, welche die Darmmotilität beeinflussen, durch Entbindungen, durch Erkrankung der Genitalorgane, durch Mißbrauch von Abführmitteln u. dgl. m. ausgelöst, meist wird sie durch solche Umstände sogar nur verstärkt; aber in der Mehrzahl der ungeheuer häufigen Fälle dieser Erkrankung muß die Darmmuskelschwäche angeboren sein, um ihr Zustandekommen erklären zu können. Die allmähliche Verschlimmerung des Übels wird durch die erwähnten konditionellen Momente erzeugt, aber die eigentliche Krankheit nicht. Die Anlage dazu ist angeboren. In der Tat gibt es ungemein viele Familien, in denen fast jedes Mitglied der Aszendenz und der Deszendenz traditionell daran leidet, ohne daß Gleichmäßigkeit der Ernährung und der Lebensweise dafür anzuschuldigen sind. Am deutlichsten macht sich die Notwendigkeit, nach einer konstitutionellen Grundlage der Erkrankung zu suchen, geltend einer speziellen Form der habituellen Obstipation gegenüber: der sog. Hirschsprungschen Krankheit, deren Entstehung sich nach meinen Erfahrungen in jedem Falle bis ins früheste Kindesalter zurückverfolgen läßt. Es handelt sich da um eine kongenitale Bildungsanomalie des Dickdarms, die in der Mehrzahl der Fälle sich auf ein Makrosigma beschränkt, vereinzelt aber auch den ganzen Dickdarm oder verschiedene Teile desselben gleichzeitig betrifft. Die Hypertrophie der Muskulatur ist ein sekundäres Phänomen. Die primäre Störung ist in einer Muskelwanderschlaffung zu suchen, die als partielle Konstitutionsvariante gerade den Dickdarm betroffen hat. Aber diese Kranken zeigen auch recht häufig gleichzeitig andere teilweise oder allgemeine Konstitutionsanomalien, vor allem auch regelmäßig eine starke Neuropathie.

Für die Auffassung dieser Krankheitszustände als konstitutioneller Anomalien ist es von untergeordneter Bedeutung, ob man die Funktionsinsuffizienz des Dickdarms unmittelbar auf eine Gewebsschwäche oder auf eine Veränderung der Innervationsimpulse zurückführt, die sich ja nach den neueren röntgenologischen Untersuchungen am Darm viel komplizierter erwiesen haben, als man früher vermutete. Es kann gewiß nicht wundernehmen, daß bei Störungen des labilen Gleichgewichts im vegetativen Nervensystem, welche eines der wesentlichsten Kennzeichen der Neuropathie ausmachen, auch die Steuerung der Nervenelemente der Darmwand Schaden leidet, die zwischen Erschlaffung und Reizung in beständigem, aber an Umfang und Stärke unregelmäßigem Wechsel hin und her schwankt und sowohl auf automatische wie auf psychogene Erregungen außerordentlich scharf zu reagieren pflegt. Zwischen Muskeltätigkeit und Innervation besteht in der Darmwand der innigste gegenseitige Konnex. In pathologischen Zuständen besteht zwischen ihnen ein unentwirrbarer Circulus vitiosus. Die ungemein umfangreichen Regulations- und Kompensationsvorrichtungen

des Dickdarms, die für den Ablauf der Intestinalerkrankungen eine
außerordentlich große Rolle spielen und viel nachhaltiger wirken als
die vom Darminhalt selbst ausgehenden mechanischen und chemischen
Reize, werden von dem autonomen Nervenimpuls der Darmwand in
Gang gesetzt. Diese Regulation kommt in Unordnung bei zahllosen
Störungen, die das gesamte vegetative Nervensystem betreffen. Die
konstitutionelle Neuropathie, die jetzt vielfach als „Vagotonie" und
„Sympathiconie" spezialisiert wird, zieht deshalb auch stets mehr
oder minder schwere Störungen der Darminnervation nach sich, die für
die klinische Betrachtung sich hauptsächlich als „habituelle Obstipation"
dokumentieren. Die Röntgendurchleuchtung freilich zeigt uns die
diesem Symptomenkomplex zugrunde liegenden Bewegungs- und Innervationsstörungen so kompliziert, daß es gegenwärtig noch gar nicht
möglich ist, eine detaillierte Analyse dieser teilweise geradezu entgegengesetzten Phänomene zu geben.

VIII. Die Erkrankungen der Bauchspeicheldrüse.

Auf diesem Gebiete sind bisher nur wenig sichere Tatsachen bekannt.
Aber wie die endokrinen Drüsen in hervorragendem Maße an dem Zustandekommen der Konstitutionskrankheiten beteiligt sind, so unterliegt es
keinem Zweifel, daß auch am Pankreas zuweilen sowohl morphologische
als namentlich funktionelle Anomalien auf konstitutioneller Grundlage
vorkommen. An klinischer Bedeutung überwiegen zweifellos die letzteren.

Daß der Diabetes mellitus in letzter Linie stets eine pankrea-
togene Stoffwechselerkrankung ist, wird jetzt wohl allgemein angenommen. In einem Teil der Fälle findet sich dafür ein sicherer Anhaltspunkt in nachweisbarer anatomischer Erkrankung der Bauchspeicheldrüse und zwar in morphologischen Veränderungen der sog. Langerhansschen Inseln. Aber auch da,. wo sie fehlen, wird jetzt allgemein
eine funktionelle Insuffizienz dieser scharf charakterisierten Zellgruppen
der Drüse als Ursache der Erkrankung angesehen. Offenbar liegt da
eine angeborene, in zahlreichen Fällen ererbte Funktionsschwäche der
Pankreasdrüsenzellen vor, welche den gewöhnlichen Ansprüchen, die im
intermediären Stoffwechsel der Kohlenhydrate an sie gestellt werden,
nicht zu genügen vermögen. Die ungemein weite erbliche und familiäre
Verbreitung des Diabetes mellitus wird nur auf der Basis einer konstitutionellen Anlage pathogenetisch verständlich. Es ist sogar wahrscheinlich, daß auch der jugendliche und kindliche Diabetes, bei dem sich
ja nur selten Erblichkeit nachweisen läßt, und auch der akut einsetzende
und schnell maligne verlaufende Diabetes auf einer kongenitalen Funktionsschwäche des Pankreas bzw. der Langerhansschen Inseln desselben
beruht und zwar deshalb, weil sich in allen solchen Fällen niemals
irgendwelche konditionelle Ursachen auffinden lassen.

Wie die innere, so kann auch die äußere Sekretion der Bauchspeicheldrüse durch eine konstitutionelle Variante vermindert oder auch ganz aufgehoben sein. Das Vorkommen einer Pankreasachylie ist zweifellos, wenn sie auch nicht so häufig nachzuweisen ist, als nach den Mitteilungen von O. Groß, Adolf Schmidt und A. Mayer vermutet werden könnte. Ob diese Pankreasachylie als selbständige Erkrankung vorkommt, erscheint noch fraglich, ja sogar unwahrscheinlich. Aber als Begleit- und Folgeerscheinung einer Achylia gastrica kann ich sie nach meinen Beobachtungen durchaus bestätigen. Gerade das kombinierte Auftreten der Erkrankung beider Organe, die doch keine unmittelbare Verbindung miteinander haben, spricht für die Annahme einer gemeinsamen konstitutionellen Grundlage. In bezug auf die Entwicklung dieser Pankreasachylie wissen wir noch nichts Genaueres. Vielleicht müssen wir auch hier eine Erkrankung auf der Basis einer angeborenen funktionellen Organminderwertigkeit unterscheiden von denjenigen Erkrankungen, welche im Gefolge akuter oder chronischer entzündlicher und infektiöser Prozesse vom Magen oder Darm oder noch häufiger von den Gallenwegen und der Gallenblase aus auf das Pankreas übergreifen.

IX. Die Erkrankungen der Leber und der Gallenwege.

Während die Beteiligung der Milz an Allgemein- und infektiösen Erkrankungen seit langer Zeit bekannt und anerkannt ist, werden die Krankheiten der Leber meist als solche eines selbständigen Organs betrachtet. Aber auch sie nimmt durchaus einen regen aktiven Anteil an einer großen Reihe von Blut-Stoffwechsel- und Allgemeinerkrankungen und zwar teilweise durch die nahen Beziehungen zum Intestinaltraktus, teilweise auf der Blutbahn des Pfortaderkreislaufes. Dabei sind die Erkrankungen der Leber keineswegs immer als sekundäre zu betrachten, sondern oft als primäre oder mit den Gesamterkrankungen des Organismus gleichzeitige Manifestationen. Das ist begründet durch die nahen Beziehungen, welche die Leber zum Kohlenhydrat- und Fettstoffwechsel, zur Blut-Gallenfarbstoff- und Harnstoffbildung hat. Gerade die Beteiligung der Leber an vielen Erkrankungen des Intestinaltractus, besonders die oft gleichzeitige Erkrankung der großen drüsigen Organe: Pankreas, Milz und Leber läßt daran denken, daß es sich da oft um koordinierte Organerkrankungen handelt, welche nur Teilerscheinungen einer allgemeinen Störung sind, vielleicht einer angeborenen konstitutionellen Minderwertigkeit bzw. Funktionsschwäche dieser ganzen Gruppe von Organen. Eine derartige Pathogenese wird z. B. neuerdings für die Laennec'sche Leberzirrhose von Chvostek angenommen, der sie auf eine angeborene Anlage zurückführt, die in einer Neigung zur Gewebsproliferation, einer „bindegewebigen Diathese" zu suchen sei. Ob gerade dieses Beispiel zu Recht besteht, wage ich nicht zu entscheiden. Es gibt andere Leberkrankheiten, bei denen mangels jeder bekannten sicheren konditionellen Ätiologie weit eher noch an solche konstitutionelle Grundlage gedacht werden muß, wie z. B. bei der hypertrophischen und biliaren Cirrhosis hepatis, beim Morbus Banti u. a. m.

Vor allem ist ins Auge zu fassen, daß die Leber nicht nur Sitz anatomischer Erkrankungen ist, sondern wahrscheinlich noch häufiger der Schauplatz funktioneller Störungen, die entweder allgemeiner Natur sind und die Leber mitbeteiligen, oder primär und ausschließlich in der Leber sich abspielen oder dort hauptsächlich konzentriert sind. Das gilt insbesondere von den Kohlenhydratstoffwechselstörungen, wie Glycosurie, Laevulosurie, Galactosurie u. a. m. Man hat die Ausscheidung dieser Zuckerarten nach alimentärer Darreichung derselben in einer Menge, welche von Gesunden restlos verbrannt wird, als Zeichen einer funktionellen Insuffizienz der Leber betrachtet, auch wenn dieselbe anatomisch nicht nachweisbar erkrankt war. Uhlmann will z. B. durch alimentäre Galactosurie eine Funktionsstörung der Leber bei der Asthenia universalis erwiesen haben. Die Schlußfolgerung ist aber strittig, weil man solche Anomalien nicht selten auch bei Neurasthenikern und selbst zuweilen bei Gesunden findet. Man müßte denn bei all solchen Menschen eine individuelle konstitutionelle Störung des Kohlenhydratstoffwechsels annehmen, wie es z. B. die Pentosurie ist. Dann bliebe allerdings der hepatogene Ursprung der Störung immerhin zweifelhaft und eine allgemeine histogene Pathogenese wäre wahrscheinlicher. Es ist doch nicht ausgeschlossen, daß unter dem Einfluß von Störungen der Innervationsimpulse auch innerhalb der Gewebszellen des Gesamtorganismus der intermediäre Stoffwechsel Hemmungen oder Ablenkungen erleidet, wenngleich für den Diabetes mellitus die Entwickelung der Forschung eine Aufklärung nach der entgegengesetzten Richtung zu bringen scheint.

Auf sicherem Boden der Konstitutionspathologie bewegen wir uns bei den Erkrankungen der Gallenwege, insbesondere der sog. Gallensteinkrankheit, die ja bekanntlich aus einem Komplex verschiedenartiger Erkrankungen sich zusammensetzt. Der Kernpunkt derselben ist dabei die Konkrementbildung in der Gallenblase und den Gallenwegen. Auf Grund der Beobachtungen in der ärztlichen Praxis ist die Heredität und Familiarität dieser Erkrankung oft behauptet worden. Auch im Volksmunde ist die Mär von den „steinreichen" Familien weit verbreitet. Die Steindiathese beschränkt sich ja nicht auf die Gallensteine, sondern erstreckt sich auf die Veranlassung zur Bildung von Nieren- und Blasensteinen, Darmsteinen, Speichelsteinen u. a. m. Die Annahme der konstitutionellen Disposition ist nun aber gerade in neuerer Zeit mehrfach von maßgebenden Autoren, wie Chauffard, Kehr u. a. bestritten worden, m. E. mit Unrecht. Denn zunächst bringen auch bei kritischster Prüfung die klinischen Tatsachen einen unwiderleglichen Beweis dar. Zu den vielen in der Literatur niedergelegten Krankengeschichten von demonstrativem Werte will ich aus eigener Praxis nur einen einzigen besonders drastischen Fall mitteilen: Vor vielen Jahren suchten innerhalb weniger Monate drei junge Frauen im Alter von 25—35 Jahren meinen ärztlichen Rat wegen schmerzhafter Anfälle in der Magengegend u. s. w. nach. Ich stellte bei allen Dreien eine chronische rezidivierende Cholecystitis mit Cysticusstein fest. Als ich auch der Dritten diese Diagnose mitteilte, meinte sie halb lächelnd, halb spöttisch: „Na, Sie scheinen auch ein Steckenpferd zu haben, dieselbe Krankheit haben Sie auch bei meinen beiden Schwestern festgestellt.'' Dieses Steckenpferd habe aber nicht ich geritten, sondern die Mutter Natur in den Launen ihrer Schöpfung. Ich hatte keine Ahnung gehabt, daß es sich bei den drei Frauen um Schwestern handelte und erfuhr auf Nachfrage, daß auch die Mutter schon an Gallensteinen gelitten haben soll, was ich dahingestellt lassen sein will. Die Coincidenz der Erkrankungen bei den drei Schwestern ist jedenfalls unzweifelhaft. Bei einer derselben wurde übrigens die Diagnose später durch die Autopsie in vivo bestätigt. Solche Beobachtungen können nicht auf Zufall zurückgeführt werden. Es sei ferner an das Vorkommen der Cholelithiasis im Kindesalter erinnert, für das äußere Schädlichkeiten als ausreichende Ursachen zur Erklärung der Entstehung der Krankheit nicht herangezogen werden können.

Wenn man klinischen Tatsachen Beweiskraft einräumen will — und selbst der kühlste Theoretiker wird nicht umhin können, sie zuzugestehen — dann ist als weiteres Belegstück für die konstitutionelle Natur der Gallensteinerkrankung noch anzuführen: die nahe Beziehung zu einer ausgesprochenen Stoffwechselanomalie, der endogenen Fettsucht, die in einer Regelmäßigkeit dabei vorkommt, daß ein zufälliges Zusammentreffen ausgeschlossen und hier nur die Kombination zweier verschiedener Konstitutionsanomalien angenommen werden kann, denen vielleicht im pathologisch-physiologischen Sinne sich nahestehende Keimplasmastörungen zugrunde liegen. Die Fettleibigkeit spielt in der Pathogenese der Cholelithiasis sicher eine größere Rolle als die eines konditionellen Momentes. Denn die sekundäre erworbene Mastfettsucht disponiert dazu weit weniger als die angeborene, insbesondere die thyreogene Fettsucht, und bei letzterer sehen wir die Gallensteinerkrankung auch in weit früherem Alter auftreten. Dagegen scheinen mir die mehrfach behaupteten Beziehungen der Cholelithiasis zur Arteriosklerosis (Beneke), zu Gicht, Rheumatismus und Diabetes mellitus durchaus zweifelhaft, ebenso die angebliche Verwandtschaft mit der lymphatischen Hyperplasie, welche neuerdings Bartel behauptet hat, ohne freilich überzeugende morphologische Beweise dafür beigebracht zu haben.

Konditionelle Momente haben wohl eine Bedeutung für die Auslösung der Krankheit, insbesondere der einzelnen Anfälle, z. B. Abschnürungen der Leber und der Gallenwege, die zur Gallenstauung und Galleneindickung führen können, infolge der Einwirkungen von Rock·bändern, Korsettschnüren, Säbelkoppel und dergl. mehr. Auch plötzliche Veränderungen des intraabdominellen Druckes durch Schwangerschaft und Entbindungen, hartnäckige Verstopfung und wiederholte Darmkatarrhe und dergl. mehr wirken in gleichem Sinne. Aber gerade weil diese ungemein häufigen äußeren Gelegenheitsursachen nur bei relativ wenig Menschen die Krankheit zur Erscheinung bringen, so ist dadurch wahrscheinlich gemacht, daß zu ihrer Entstehung eine von innen heraus wirkende Vorbedingung vorhanden sein muß.

Welcher Natur sie ist, dafür hat nun in neuerer Zeit Aschoff im Verein mit Bacmeister wertvolle Anhaltspunkte geliefert, indem diese Autoren für eine bestimmte, keineswegs seltene Art von Gallensteinen, nämlich die Cholesterinkonkremente, die Entstehung derselben aus dem Blute heraus, aus einer Hypercholesterinämie behauptet und teilweise erwiesen haben. Danach wäre eine Cholesterindiathese die konstitutionelle Grundlage der Gallensteinerkrankungen, und zwar als eine spezielle Form einer Fettstoffwechselstörung. Die Cholesterinämie führt zur Hypercholesterinbilie. Die nahen chemischen Beziehungen des Cholesterins zum Fett sind seit langem bekannt. Das Ausfallen des Cholesterins aus den Schleimhautepithelien der Gallenwege kommt durch einen Desquamativkatarrh derselben zustande. Die Hypercholesterinämie soll übrigens nach den Behauptungen Reichers u. a. auch bei anderen Stoffwechselerkrankungen, vor allem bei der konstitutionellen Fettsucht und bei Diabetes mellitus vorkommen — ein Beweis einer inneren Zusammengehörigkeit und einer gemeinsamen Grundlage. Die Hypercholesterinämie ist auch in Verbindung mit anderen Symptomen von Störungen des intermediären Stoffwechsels, wie Erhöhung des Blutzuckerspiegels, Verlangsamung der Harnsäureausscheidung u. dgl. m. beobachtet worden.

Wenngleich die Hypercholesterinämie bisher nur als Ursache·der Cholesterinniederschläge anerkannt wird, so ist sie wahrscheinlich doch auch die Grundlage für die Bildung aller Arten von Gallensteinen. Denn anscheinend, wenn auch nicht erwiesen, ist das Primäre stets die Cholesterinausfällung, an die sich sekundär die Kalk- und Bilirubinausscheidungen anlagern, zumeist bekanntlich in radiärer Schichtung,

und dann oft allmählich den Cholesteringehalt der Steine an Masse
weit übertreffen. Die Bildung dieser gemischten Cholesterinkalksteine
und Cholesterinpigmentkalksteine ist seit Naunyn auf eine bakterielle
Infektion und Entzündung der Gallenwege zurückgeführt. Die Mehrzahl von ihnen birgt doch noch immer mehr oder weniger Cholesterin
in sich, das demnach als Ausgangspunkt für die gesamten
Kristallisationsprodukte der Gallenblase und Gallenwege
gelten muß. Die seltenen und immer nur kleinen (sandkornartigen)
sog. „reinen" Bilirubinkalksteine, die übrigens fast nur in den intra-
hepatischen Gallengängen vorkommen, enthalten meist auch noch
Spuren von Cholesterin. Wenn letzteres in solchen Bildungen an Masse
oft weit zurücktritt, so erklärt sich das ungezwungen daraus, daß von
der chronisch entzündeten Schleimhaut der Gallenwege ein reichliches
stark kalkhaltiges Schleimsekret abgeschieden wird und sich sofort
mit der Galle innig mischt. Die sekundären Entzündungsprodukte
überwuchern die primäre Grundlage. Daher finden sich oft auch neben
dem reinen Cholesterinstein zahlreichere Kombinationssteine. Die
Existenz der letzteren spricht also keineswegs gegen die Theorie der
hämatogenen Pathogenese der Gallensteine.

Wir bewegen uns hier zurzeit noch auf kaum angebautem Neuland
der pathologischen Chemie, aber gerade diese wenigen sicheren exakten
Tatsachen genügen zur Begründung einer solchen neuartigen Theorie
der Pathogenese der Gallensteinerkrankung, deren Bedeutung weit
über diese Erkrankung hinaus in andere Gebiete der Pathologie hinein-
reicht.

Auf diesem Wege tiefschürfender exakter Analyse dürfen wir hoffen,
für die Grundlagen der Konstitutionspathologie in Zukunft sicherere
Bausteine als bisher zu finden. Die Konstitutionslehre wird nach meiner
Überzeugung in den medizinischen Wissenschaften in den nächsten
Jahrzehnten ein weit breiteres Terrain sich erobern. Je reicher meine
ärztlichen Erfahrungen geworden sind und je mehr ich von ihnen ausgehend meine Anschauungen über die Pathogenese innerer Krankheiten
zu vertiefen gesucht habe, umso mehr bin ich in der Ansicht
bestärkt worden, der ich seit 20 Jahren in meinen Vorlesungen für
Ärzte und Studierende immer Ausdruck zu geben pflege, daß das Schicksal eines jeden Menschen, so weit es nicht durch Traumata und Infektionen zufällig beeinflußt wird, in seinen Krankheiten, seiner Lebensdauer und seinen Todesursachen schon durch die auf die Welt mit-
gebrachte Keimanlage in der Wiege festgelegt ist.

Diese Auffassung darf uns Ärzte aber nicht zu dem Pessimismus
verleiden, diese Konstitutionskrankheiten Schicksalstragödien gleichzustellen, denen gegenüber es kein Entrinnen gibt. Ganz im Gegenteil:

der Kampf gegen diese angeborenen Krankheitszustände ist im Allgemeinen ein dankbares Betätigungsfeld für die Heilkunst. Zielbewußte
Prophylaxe, die zum gut Teil eine sozialhygienische sein muß, und
energisch durchgeführte, systematische und planvolle Therapie vermögen oft, solche Anomalisen wie die Asthenia universalis, die Hyperchlorhydrie und die Achylia gastrica u. a. m. im Latenzstadium zu erhalten, oder wo manifeste Krankheitserscheinungen zum Ausbruch gekommen sind, wie bei der nervösen Dyspepsie, der habituellen Obstipation, der Cholelithiasis und dgl., die Beschwerden so einzudämmen,
daß Arbeitsfähigkeit und Lebensfreude erhalten bleiben.

(Aus der 1. deutschen med. Klinik [Vorst.: Prof. Dr. R. Schmidt] in Prag).

Zur Kenntnis endogener Bedingungen in der Pathogenese von Gastro- und Enteropathien.

Von
Prof. Dr. R. Schmidt.

(Eingegangen am 13. April 1920.)

Auch in der Fragestellung nach der Pathogenese der verschiedenartigen Gastro- und Enteropathien sollte der Begriff „die Ursache" streng verpönt sein und stets die möglichst restlose Erfassung des jeweilig zugrunde liegenden Bedingungskomplexes angestrebt werden. Hiebei empfiehlt sich die umfassende und erschöpfende Einteilung in „exogen" und „endogen", wobei natürlich gegenseitige Wechselwirkungen in dem Sinne zu berücksichtigen wären, daß exogene Bedingungen wie luetischer und tuberkulöser Infekt, chronischer Nicotingenuß u. dgl. endogene Bedingungen direkt schaffen oder wenigstens auslösen können, während umgekehrt endogene Vorbedingungen die Wirksamkeit exogener Faktoren oft erst ermöglichen oder verstärken.

Die Frage nach endogenen Krankheitsprämissen deckt sich zum Teile mit der Frage nach der konstitutionellen Eigenart des Organismus bwz. seiner Funktionssysteme.

In der bisherigen Nomenklatur der Gastro- und Enteropathien kommt das konstitutionelle Moment meist gar nicht zur Geltung; auch dort, wo konstitutionelle Probleme ganz sichtbar zutage liegen, wird meist das Wort „Neurose" gehandhabt. Ich habe mich daher in meiner „Klinik der Magen- und Darmkrankheiten" veranlaßt gesehen, den Begriff der Magen- und Darmneurosen überhaupt fallen zu lassen und, wie ich glaube, in besserer Formulierung von konstitutionell-neurogenen Gastro- und Enteropathien zu sprechen. Durch entsprechende Umstellung konstitutionell-neurogen oder neurogen-konstitutionell ließe sich das jeweilig stärker in Betracht kommende Moment andeuten und verdeutlichen. Die Auffassung „Neurose" ist deshalb entschieden zu eng, da hiebei die immer auch zu berücksichtigende Organautomatie, die jeweilig vorhandene endokrine Konstellation mit daraus evtl. resultierenden Stoffwechselstörungen u. dgl. gar nicht zum Ausdruck kommt.

Die gleichzeitige Fragestellung nach endogenen und exogenen Krankheitsbedingungen ist schon deshalb von großer Wichtigkeit, da bei

Ausschluß exogener Einflüsse schon per exclusionem der Verdacht einer vorwiegend konstitutionell bedingten Erkrankung sich aufdrängt.

Schon das Altertum hat mit seinem Hippokratischen Grundsatze: „Nicht Krankheiten, sondern Kranke behandeln", Konstitutionspathologie gepflegt, ebenso spätere Zeitläufte mit den Unterscheidungen einer „trockenen", „schwammigen", „biliösen", „psorischen" Konstitution.

Derselbe Fehler, die ungeheuere Mannigfaltigkeit der Gesamtkonstitution in einzelne Kästchen und Fächer unterzubringen, scheint mir auch in neuester Zeit gemacht worden zu sein und fast könnte man versucht sein zu sagen, die „schwammigen", „psorischen" usw. Konstitutionen von anno dazumal haben in der „Vagotonie" der „hypoplastischen Konstitution" der „Asthenia congenita", wenn auch in wesentlich modernisiertem Gewande, ihre Auferstehung gefeiert. Gegen Schematisierungen und Etikettierungen in Bausch und Bogen ist auf dem Gebiete der Konstitutionspathologie stets größtes Mißtrauen am Platze. Dieses Gebiet klinischer Forschung eignet sich überhaupt wenig für säuberlich beschriebene Etiketten. Ganz im Sinne von Martius möchte ich der Überzeugung Ausdruck geben, daß nicht die makroskopische, sondern erst die „mikroskopische" konstitutionelle Forschung, d. h. die Anwendung des Konstitutionsbegriffes auf Funktionssysteme oder auf durch Abstraktion gewonnene Funktionseinheiten — die Zelle ist eine für die biologische Erforschung des höherentwickelten Organismus unbrauchbare Einheit! — eine reiche klinische Ernte verspricht. Der Gesamtorganismus ist bereits ein zu vielgestaltiger und funktionell zu vielseitig orientierter Betrieb, als daß in konstitutioneller Hinsicht deskriptiv eine kurze Zuammenfassung mit prägnanten Aufschriften und Bezeichnungen möglich wäre. Die Ordnungsliebe des Käfer- und Schmetterlingssammlers mit seinen genauen Etikettierungen hat schon für die spezielle Pathologie vielfach etwas Mißliches; auch hier wäre es vielfach zweckmäßig, wenn der ja an und für sich sehr löbliche Sinn für Ordnung hinter dem Sinne für tiefgründiges biologisches Erfassen der Dinge stellenweise etwas mehr zurücktreten würde. Auch auf dem Gebiete der Gastro- und Enteropathien empfiehlt es sich, darüber klar zu werden, daß die deskriptive Klinik, wie sie in den so zahlreichen Lehrbüchern ad usum delphini gepflegt wird, vielfach gewissermaßen nur eine Geographie der Drei- und Viertausender darstellt, wobei außer acht gelassen wird, daß die Vorberge ebenso interessant sind wie die Bergriesen, da sie sich ja vielfach nur in etwas Unwesentlichem, nämlich nur in quantitativer Hinsicht von diesen unterscheiden. Das wichtige Studium dieser Vorberge wird durch eine Dezentralisierung der Konstitutionspathologie in ihrer Orientierung nach einzelnen Funktionssystemen ganz wesentlich gefördert.

Um das Gesagte gegenständlicher zu machen, sei schon bei dieser Gelegenheit verwiesen auf jene konstitutionell bedingten Störungen der Magensaftsekretion, für welche Martius die Bezeichnung „Achylia simplex" in Vorschlag gebracht hat. Hier handelt es sich um einen derartigen Drei- bzw. Viertausender. Die dazugehörigen Vorberge sind m. E. gewisse Fälle von Subacidität, welche in ganz ähnlichem konstitutionellen Milieu auftreten, und andererseits möchte ich hier auch einbeziehen Fälle von intermittierender Achylie, in welchen Fehlen der freien Salzsäure mit niedrigen Salzsäurewerten abwechseln. Der gemeinsame Rahmen dieser Fälle ist eben eine konstitutionell bedingte sekretorische Meiopragie, wobei in der höchsten Ausbildung derselben der sekretorische Apparat des Magens wenigstens im Hinblick auf Salzsäure und Fermentproduktion stabil auf den Nullpunkt eingestellt sein kann.

Bei der oft schwierigen, eine anamnestische und klinische Analyse erfordernden Entscheidung, in welchem Ausmaße und in welchem Quotenverhältnisse im Krankheitsmechanismus einer jeweiligen Gastro- und Enteropathie neben exogenen auch endogene Momente im Spiel sind, verdienen sorgfältige Beachtung.

1. Störungen im Bauplane, ganz besonders insofern das in Betracht kommende System des Digestionstraktes selbst daran beteiligt ist.

Der Gedanke liegt nahe und wird durch klinische Erfahrung vielfach bestätigt, daß ein System, das schon in seinem anatomischen Aufbau mißglückt ist, auch in seiner funktionellen Leistungsfähigkeit kein Präzisionsinstrument, sondern Ausschußware darstellt. Von diesen Gesichtspunkten aus lege ich beispielsweise in der Differentialdiagnose zwischen konstitutionell-funktionell und organisch-anatomisch bedingten Gastro- und Enteropathien großen Wert auf das evtl. Bestehen einer Lingua scrotalis seu plicata (Lang[1]), besonders soweit eine höhergradige Entwicklung dieser Bildungsanomalie besteht. Ich habe diese Bildungsanomalie verhältnismäßig häufig auch im Rahmen der konstitutionell bedingten Achylia gastrica angetroffen. Wenigstens in den extrem ausgebildeten Fällen handelt es sich hier um einen seltenen Bildungsfehler. Der differentialdiagnostische Wert von Bildungsfehlern steht zu ihrer Intensität in direktem, zu ihrer Häufigkeit in umgekehrtem Verhältnisse. Bei der Inspektion der Mundhöhle wäre stets auch auf die Uvula bifida zu achten, wie ich sie gelegentlich bei ganz abnormer Magenform (Kugelform) und gleichzeitig bestehender konstitutionell-neurogener Gastropathie angetroffen habe. Eine ganze Reihe von unter Umständen in das diagnostische Kalkül bei Gastro-

---

[1] Abbildungen in meiner „Klinik der Magen- und Darmerkrankungen". Urban & Schwarzenberg 1916. S. 144. Tafel 2.

und Enteropathien einzustellenden Bildungsfehlern, so bezüglich Form und Lage der einzelnen Abschnitte des Digestionstraktes haben die Röntgenuntersuchungen aufgedeckt. Hierbei möchte ich übrigens den Standpunkt betonen, daß es mir durchaus verfehlt erscheint, als ausschließlich formbestimmendes Element des Magens den Tonuszustand seiner Muskulatur anzusehen und ebenso scheint mir auch das Moment der „Senkung" weit überschätzt zu werden. Die Magenform ist kein Monopol des Tonus, ich halte deshalb Ausdrücke wie „hypertonisch", „atonisch" für durchaus unzweckmäßig und gebe den nichts präjudizierenden Bezeichnungen „Stierhornform", „Hakenform" mit evtl. kurzer Angabe des Standes der großen Kurvatur, der Hubhöhe u. dgl. weitaus den Vorzug. Es gibt Magenformen, welche bei Abwesenheit anderweitiger Ptosen enorm langgestreckt sind und bis in das kleine Becken hineinreichen. Ich möchte hier von einer „Dolichogastrie" sprechen und es scheint mir für derartige Fälle am natürlichsten, daß um einen lebendigen französischen Ausdruck zu gebrauchen ,die „intelligence formative" fehlerhaft gearbeitet hat, daß also ein Irrtum im Bauplane bzw. in der Ausführung desselben zugrunde liegt. Zur Feststellung einer Senkung gehört doch eigentlich der Nachweis, daß das Organ früher höher gelagert war, der wohl nur in den seltensten Fällen möglich sein dürfte. Es gibt aber noch andere bizarre Magenformen („Kugelmagen"), welche sich gewiß nicht schlankweg durch die hypothetische Annahme eines Plus oder Minus von Tonus erklären lassen. Sieht man derartige, allerdings ziemlich seltene Magenformen zum erstenmal am Röntgenschirm, so drängt sich der Gedanke schwerster organischer Veränderungen auf; derartige Mägen sind übrigens Verwandlungskünstler und zeigen, zu verschiedener Zeit beobachtet, oft ein ziemlich wechselndes Verhalten, wenn auch gewisse Grundzüge gleichbleiben. Sie sind Verwandlungskünstler auch insoferne, als sie evtl. in Narkose und bei horizontaler Lage keine besondere Abweichung von der normalen Form ergeben. So verhielt es sich beispielsweise bei einem selbst beobachteten Falle einer ganz monströsen Form des Magens, wobei derselbe das Bild einer Kugel bzw. einer Retorte darbot. In diesem Falle bestand übrigens gewissermaßen als Ergänzung der Formanomalie des Magens auch eine höchst seltene und ungewöhnliche Bildungsanomalie am harten Gaumen, insoferne daselbst am hinteren Rand desselben zwei quergestellte, zapfenförmige, vor der Mittellinie freiendigende Wülste kiemenbogenartig sichtbar waren[1]). Klinisch bestanden ulcusähnliche Magensymptome. Bei der Biopsie fand der Chirurg keine nennenswerten Abweichungen vom normalen. Hier muß es sich wohl um eine eigenartige ganz atypische anatomische

---

[1]) Med. Klin. 1917. Sitzungsbericht der wissenschaftlichen Gesellschaft deutscher Ärzte in Böhmen. Vom 28. VI. 1917.

Struktur des dreischichtigen Muskellagers handeln mit einem eigenartigen und wechselnden Zusammenspiel der Muskelschichten, wodurch wenigstens im wachen Zustande und bei hängendem belasteten Magen (evtl. schon nicht mehr in der Narkose und bei horizontal gelagertem leerem Organe) die ganz bizarre Form desselben resultiert. In diesem Zusammenhange wäre im Sinne abnormer Architektonik auch jene Magenform bemerkenswert, bei welcher im Stehen der Magenschlauch zunächst dorsoventral horizontal, verläuft um dann erst in senkrechter Richtung von oben nach unten sich fortzusetzen, wodurch evtl. im Röntgenbilde an Sanduhrform erinnernde Formationen entstehen.

Ceteris paribus wird bei derartigen Formanomalien des Magens stets der Verdacht einer ausschließlich oder wenigstens vorwiegend konstitutionellen Genese der jeweiligen Gastropathie berechtigt sein.

Auch abnorm starke Faltenbildung der Magenschleimhaut, wie sie im Röntgenbilde gelegentlich zum Ausdruck kommt[1]), kann nach e. B. im Sinne eines konstitutionellen Stigmas auftreten, in Fällen wo für eine katarrhalische Magenerkrankung der Schleimhaut keinerlei Anhaltspunkte sich ergeben. Auch Lageanomalien des Dickdarmes, wie besonders Tiefstand der Flexura lienalis oder des Pylorus, Hochstand des Coecums, abnormer Verlauf des Duodenums u. dgl. verdienen entsprechende Beachtung. Diese und ähnliche, vielfach zweifellos primäre Form- und Lageanomalien sollten uns davor zurückhalten, allzu bereitwillig Kausalverhältnisse zu konstruieren und ohne weiteres ein Bedingtsein von organischen Läsionen anzunehmen. So scheint mir beispielsweise der Gedanke durchaus naheliegend, daß so manche der bei Ulcus duodeni häufig anzutreffenden Röntgenbefunde, wie breiter Bulbus, hohe Rechtslage, Stierhornform usw., präexistent sind und nur den Ausdruck einer eigenartigen, evtl. zu duodenalem Ulcus disponierenden, konstitutionell bedingten anatomisch-funktionellen Verfassung darstellen.

Wenn mir auch bei der Diagnosestellung neurogen-konstitutioneller Gastro- und Enteropathien die Berücksichtigung von Bildungsfehlern in loco morbi, also am Digestionssystem selbst ganz besonders berücksichtigungswert erscheint, so werden andererseits auch Abweichungen vom normalen Bauplan im Bereiche anderer Organsysteme, besonders wenn sie hochgradig ausgebildet sind, seltene Anomalien darstellen und gehäuft zu verzeichnen sind, gelegentlich diagnostisch in die Wagschale fallen. Aus der großen Reihe von den hier in Betracht kommenden Bildungsanomalien möchte ich nur eine hervorheben, welche meiner Erfahrung nach selbst bei mehr isoliertem Auftreten als durchaus hochwertig einzuschätzen ist, nämlich die überzählige Brustwarze.

2. Funktionelle Anomalien. Den formativen Besonderheiten des Gastrointestinaltraktes entsprechen vielfach konstitutionell be-

---

[1]) Vgl. meine Klinik der Magen- und Darmerkrankungen, l. c., Tafel 4, Abb. 24.

dingte funktionelle Besonderheiten, die gerade im Bereiche dieses Systemes oft leicht erkennbar sind, da das System unter dem Einflusse der mechanisch, thermisch und chemisch so verschiedenartigen Nahrung fortgesetzt einer funktionellen Überprüfung unterliegt. Bei so manchen Funktionsstörungen, soweit alimentäre Toleranz und Intoleranz in Betracht kommt, ist es derzeit vielfach noch unmöglich zu entscheiden, um welche gestörte Partialfunktionen es sich eigentlich handelt. Wir müssen uns vielfach begnügen, die Tatsache zu verzeichnen, daß z. B. bei Gallensteinkranken oft schon von frühester Jugend an die Fettoleranz eine schlechte ist, wie wir andererseits oft mit Verblüffung die staunenswerte Fettoleranz von Diabetikern zu verzeichnen haben. Es läßt sich auch schwer erklären, warum die Fettoleranz vielfach nur eine ganz elektive, auf eine ganz bestimmte Fettart gerichtet ist. Dieses eigenartige elektive Verhalten finden wir oft genug auch bei gestörter Fleischtoleranz, so z. B. in einem Falle e. B. die Eigentümlichkeit, daß nur Schweinefleisch schlecht vertragen wurde und das Auftreten vasomotorischer Phänomene auslöste. In anderen Fällen erzeugt nur Kalbfleisch, so nach e. B. bei konstitutionellen Achylikern Durchfälle. Rein psychogene Momente scheinen mir hier in den seltensten Fällen vorzuliegen.

Die sekretorischen Störungen, wie sie sich besonders im Bereiche des Magens einer Überprüfung als leicht zugänglich erweisen, sind wohl in sehr vielen Fällen konstitutionell-endogen bedingt. Bei der ganz allgemein anerkannten Tatsache einer konstitutionell-endogen bedingten Hyperchlorhydrie muß es wundernehmen, daß es noch immer Autoren gibt, welche den Pendelausschlag nach der entgegengesetzten Richtung unbedingt nur grob anatomisch durch eine banale Gastritis erklären wollen. Von konstitutionellen Gesichtspunkten aus gesehen, handelt es sich hier gar nicht um gegensätzliche Erkrankungen, der gemeinsame Rahmen ist eine Konstitutionsanomalie, in welche sich Achlorhydrie und Hyperchlorhydrie ebenso einfügen wie etwa anästhetische und hypästhetische Zonen in den Rahmen der Hysterie. Deshalb ist es ja auch therapeutisch oft ungleich wirksamer, der allzu großen Labilität des Nervensystems zu steuern, als rein symptomatisch gegen die Beschwerden des Achylikers mit Salzsäure und Diätetik vorzugehen. Übrigens wird Salzsäure manchmal sogar sehr schlecht vertragen und wirkt paradoxerweise Natrium bicarbonicum symptomatisch günstiger. Im Rahmen der konstitutionell bedingten sekretorischen Meiopragie, besonders in ihrer höchsten Ausbildung im Sinne einer konstitutionellen Achylie halte ich sowohl Ulcus- als auch Carcinomerkrankungen auf Grund einer auf diesem Gebiete reichen Erfahrung für enorm selten. Die rasche Entleerung des Achylikermagens dürfte für denselben eine Art Schutzvorrichtung bedingen. Andererseits habe ich weder in Wien, noch in Innsbruck, noch in Prag den Eindruck gewonnen, daß Hyperchlorhydrie in einem irgendwie nennenswerten Prozentsatz von Fällen bei Ulcus ventriculi anzutreffen sei. Die Regel waren durchaus normale, ja vielfach sogar etwas unternormale Säurewerte; ebensowenig kommt nach meinen diesbezüglichen Erfahrungen die Ulcuserkrankung in irgendwelcher beträchtlichen Häufigkeit für die Carcinomentstehung in Betracht, ein Standpunkt, den ich schon im Jahre 1911 in meiner „Klinik bösartiger Neubildungen der Bauchorgane" vertreten habe und der seitdem zahlreiche Anhänger auch auf pathologisch-anatomischer Seite gefunden hat.

In endogen beherrschte Einflußsphären fallen ganz besonders auch Tonuszustände und peristaltische Vorgänge am Magen-Darmtrakt. Wie schon betont, sind wegen der Interferenz mit anatomisch bedingten Formanomalien (abnormes Längenwachstum, Strukturanomalien der Magenmuskulatur u. dgl.) die so beliebten Rückschlüsse aus der jeweiligen Magenform auf den jeweiligen Tonus vielfach recht hypothetisch. Auch wäre es eine sehr verfehlte Vorstellung, anzunehmen, daß Verschiebungen von Tonus und Peristaltik immer in derselben Richtung stattfinden müßten. Die Gruppierung „Hypotonie und Hyperperistaltik" ist durchaus keine seltene. Sie entspricht gewissermaßen der reizbaren Schwäche, wobei die erhöhte Reizbarkeit vielleicht — auch auf anderen Gebieten — eine Art Kompensation der Schwäche darstellt. Daß Tonusprobleme klinisch nur bei weitgehender Dezentralisierung in den Bereich der einzelnen Organ- und Funktionssysteme hinein und bei voller Berücksichtigung der Organautomatie, also gewiß nicht im Sinne der modernen Schlagworte Vagotonie und Sympathikotonie erforscht werden sollten und daß es ein fundamentaler Irrtum sei, aus gesteigerter Reizbarkeit auf erhöhten Tonus zu schließen, wie dies bei der üblichen pharmakologischen Überprüfung auf sog. „Vagotonie" geschieht, habe ich an anderer Stelle[1]) eingehend erörtert.

Durch Biopsie überprüfte Fälle sprechen mir dafür, daß die sog. „Exzitationsneurose", wie sie hinsichtlich der Magenperistaltik als mehr minder charakteristisch für Ulcus duodeni beschrieben wurde, auch als ein rein funktionell bedingtes Phänomen in Erscheinung treten kann.

Atonische Zustände im Bereiche des Coecums scheinen sich nach e. B. gelegentlich durch eine erhöhte Spannung der Bauchwand in diesem Bereich („Ileocöcalspannung") zu verraten.

Ein außerordentlich verwickeltes und gewiß nicht unizentrisch vom Standpunkt einer Vagopathologie aus zu lösendes Problem sind jene endogen bedingten Fälle von oft ganz extremem „Ballonbauch",

---

[1]) R. Schmidt, Tonusprobleme und Vagotonie. Zeitschr. f. klin. Medizin **86**, Heft 1 u. 2.

wobei nach e. B. gelegentlich basedowartige Symptome[1]) den Krankheitsprozeß begleiten und röntgenologisch sich kein entsprechender Meteorismus nachweisen läßt. Es dürften hier eigenartige, in ihrem Wesen noch nicht erforschte Tonuszustände der Bauchmuskulatur mit eine maßgebende Rolle spielen.

Ungleich mehr als im Bereiche des animalen Nervensystems scheint in der vegetativen Sphäre die Bereitschaft, mit Schmerzzuständen zu antworten, von Fall zu Fall verschiedenartig zu sein. Jedenfalls stehen die anatomischen Veränderungen, z. B. im Sinne eines Ulcus ventriculi, und die dadurch ausgelösten Schmerzphänomene vielfach durchaus nicht in proportionalem Verhältnisse zueinander. Nicht selten stoßen wir auch ohne jeden organischen Prozeß auf eine ausgesprochene gastralgische Diathese mit oft ganz elektiv eingeengter Auslösungssphäre (z. B. durch Eiereiweiß oder Erdbeeren, schwarzen Kaffee u. dgl.). Kaffeeintoleranz, besonders soweit Bohnenkaffee in Betracht kommt, scheint mir im Bereiche konstitutioneller Gastropathien sehr häufig zu bestehen, wobei die jeweiligen Salzsäureverhältnisse anscheinend gar keine Rolle spielen. Dasselbe gilt auch von Säureintoleranz, die sich nicht selten auch bei konstitutioneller Achylie vorfindet und dann gelegentlich jede Salzsäuretherapie illusorisch macht.

Soweit Entzündungsprozesse in Betracht kommen, wie sie zweifellos bei der Ulcusentstehung und beim Ulcusbestand sowohl im Bereiche des Magens als des Darmes eine wichtige Rolle spielen, möchte ich glauben, daß noch immer in viel zu einseitiger Weise die Entzündung als Monopol bakterieller Einwirkungen gilt. Es gibt nämlich zweifellos einen Zustand, den ich als Diathesis inflammatoria[2]) bezeichnen möchte, der sich in einer erhöhten Bereitschaft zu Entzündungsprozessen überhaupt, besonders aber auch zu aseptischen Entzündungen manifestiert. Sie tritt uns klar und deutlich vor Augen bei den dyskrasischen Erkrankungen an Gicht und Urämie. Hier wäre auch zu verweisen auf die sog. Retinitis albuminurica und auf die bei Urämie so häufige Perikarditis mit sterilem Exsudat, auf die entzündlichen Gelenksprozesse bei Gicht. Hier schließen sich auch gewisse Fälle von Iritis und Glaukom an. Die allzu scharfe Einstellung unseres Gesichtsfeldes auf entzündungserregende Mikroben hat unsere Aufmerksamkeit abgelenkt von den Diathesen zu aseptischer Entzündung, wie sie anscheinend besonders durch dyskrasische Veränderungen der Säftemasse ausgelöst werden können. Nicht nur die Stoffwechselprodukte von Mikroben, sondern auch die Stoffwechselprodukte eigener Organzellen wirken unter Umständen entzündungserregend; besonders scheinen

---

[1]) Sitz d. Vereins deutscher Ärzte in Prag. Med. Klinik 1918, Nr. 4.

[2]) Ich verstehe den Begriff „Diathese" in der ihm von M. Pfaundler gegebenen Bedeutung von „Bereitschaft zu".

mir auch Stauungsvorgänge vielleicht durch eine lokale Retention von Stoffwechselschlacken der betreffenden Gewebe geeignet, eine örtlich beschränkte entzündliche Diathese hervorzurufen oder zu steigern. Derartig endogen ausgelöste oder wenigstens geförderte chronische Entzündungsprozesse im Bereiche des Digestionstraktes können zweifellos gelegentlich mit eine Bedingung abgeben in den von Fall zu Fall veränderlichen Bedingungskomplexen, wie sie zu Krebserkrankungen führen, und deshalb scheint mir in der Erkenntnis einer Diathesis inflammatoria unter Umständen der Schlüssel gegeben zu einer Prophylaxe von Krebserkrankungen. Derartig endogen bedingte Entzündungsprozesse könnten sehr wohl auch als Grundlage jener eigenartigen atrophierenden Prozesse in der Magen-Darmschleimhaut in Betracht kommen, wie wir sie klinisch und anatomisch in Fällen von Biermerscher Anämie verzeichnen.

Auch den Faktor einer gelegentlichen Vasomotoren-Allergie möchte ich für die Entstehung von Magenulcerationen wenigstens in einer Gruppe von Fällen nicht außer acht lassen. Die vasomotorische Formel der Schleimhäute dürfte mindestens gleich wichtig sein wie die der Haut. Sie spielt gewiß eine Rolle bei den emotionellen sowie bei den prämenstruellen Durchfällen. Sie ist gewiß oft zwischengeschaltet zwischen psychischen Einflüssen und sekundären Vorgängen im chylopoetischen System, sie beeinflußt zweifellos auch die Ausgleichsmöglichkeit von Zirkulationsstörungen, wie sie dauernd oder vorübergehend durch exogene Momente gesetzt werden. Ein länger dauernder vasomotorischer Spasmus kann gewiß im Bereiche der Magenschleimhaut gelegentlich von bösen Folgen begleitet sein. Eine gewisse vasomotorische Allergie ist bei Ulcuskranken nach e. B. besonders in Fällen von Ulcus duodeni häufig zu konstatieren und liegt es durchaus nahe anzunehmen, daß diese cutane Vasomotorenallergie sich auch fortsetzt auf den Bereich der Schleimhäute. Bei einer Gruppe von Ulcuskranken handelte es sich um konstitutionelle Nasenbluter und liegt in solchen Fällen der Gedanke nahe, ob nicht auch eine erhöhte Vulnerabilität der Magenschleimhaut mit gelegentlichen Blutungen bei der Ulcusentstehung mit in Betracht kommt. Das Problem der Ulcuspathogenese unizentrisch lösen zu wollen, halte ich für durchaus verfehlt; das Ulcus ventriculi ist eine Endstation, zu der sehr verschiedene Linien führen.

3. Das konstitutionelle Milieu. Die oft so außerordentlich schwierige Entscheidung, ob im jeweiligen Falle eine vorwiegend organische oder vorwiegend funktionell bedingte Gastro- oder Enteropathie vorliegt, wird häufig nicht nur eine genaueste Analyse der pathogenetisch in Betracht kommenden Momente und der Krankheitsphänomene erfordern, sondern auch ein richtiges Erfassen des kon-

stitutionellen Rahmens, in welchem sich die Krankheitsphänomene abspielen. Man könnte in dieser Perspektive gewissermaßen von
einer Milieudiagnostik sprechen, freilich darf dabei nicht außer acht
gelassen werden, daß gelegentlich auf konstitutionell bedingte Funktionsstörungen grob anatomische Läsionen sich aufpfropfen können
und umgekehrt. Übrigens scheint mir gerade dort, wo diese konstitutionell bedingten Funktionsstörungen ganz maximal ausgesprochen
sind, paradoxerweise eine derartige Aufpfropfung seltener zu sein.

Den auf dem Gebiete konstitutionell-neurogener resp. neurogen-
konstitutioneller Gastro- und Enteropathien anzutreffenden Syndromen
kommt in der Regel nicht der Rang einer nosologischen, scharf umrissenen Individualität zu, aber diese Syndrome sind als Führer auf
dem Weg zur Diagnosestellung oft recht bedeutungsvoll. Ich möchte
mich an dieser Stelle begnügen für die Achylia gastrica simplex auf
Grund e. B. derartige Syndrome kurz zu skizzieren:

1. Konstitutionelle Achylie (K. A.) + nervöses Erbrechen + absolute Anorexie. In einem derartigen Falle e. B. gab sich die nervöse
Natur des Erbrechens schon dadurch kund, daß jegliche Art von rohem
Obst und überhaupt Rohkost ohne irgendwelche Beschwerden vertragen wurde, während sonst prinzipiell nach jeder Mahlzeit, meist
schon wenige Minuten nach der Nahrungsaufnahme, Erbrechen sich
einstellte. Die Anorexie war von einer Intensität, wie sie selbst bei
Magencarcinomen selten beobachtet wird. Trotz minimalster Nah-
rungsaufnahme und jedesmaligem Erbrechen nach anfänglicher be-
trächtlicher Gewichtsabnahme Einstellung auf ein konstantes mittleres
Körpergewicht, dabei keinerlei Müdigkeitsgefühl, gute körperliche
Leistungsfähigkeit, nur melancholische depressive Gemütsstimmung.
Ein ganz ähnlicher Zustand, aber nur kurz dauernd, war schon vor
Jahren vorausgegangen, so einmal nach anstrengender Krankenpflege.

2. K. A. + motorische Unruhe des Magens im Sinne von Kussmaul.
Unablässig kommt und verschwindet in derartigen Fällen e. B. unter
den palpierenden Fingern der Pylorus als nußgroßer, sich immer wieder
aufbäumender Tumor. Es bestand nicht der geringste Anhaltspunkt
für Stagnation resp. Stenosierung.

3. K. A. + maximale Hydrorrhoea gastrica. In einem derartigen
Falle konnte unter Röntgenkontrolle eine Sekretionsmenge von ca. 2 l
festgestellt werden[1]). Der Magen eines konstitutionellen Achylikers
ist demnach unter Umständen durchaus kein „trockener" Magen.

4. K. A. + Gastrostaxis. Es kann hiebei zu profusen Magenblutungen
kommen, für welche so in einem an der Innsbrucker Klinik von mir
beobachteten Falle ad operationem auch bei Eröffnung des Magens
und bei genauem Absuchen der Magenschleimhaut sich keinerlei

---

[1]) R. Schmidt, l. c. S. 147.

organisches Substrat ergibt. Es handelt sich hier um ganz eigenartige, vermutlich in konstitutionellen Besonderheiten der Gefäße und ihrer neurogenen Steuerung wurzelnde Blutungen, die gewissen Formen der Epistaxis und der essentiellen Nierenblutungen an die Seite zu stellen wären.

5. K. A. + Pseudo-Hyperchlorhydrie. Die subjektiven Empfindungen der Kranken sind derart, daß sich der Gedanke an eine Hyperchlorhydrie aufdrängen muß: sie klagen über eine Art Sodbrennen, über ständiges Gefühl der Säure im Munde, über Hungerschmerzen und sind oft gegen Zufuhr jeglicher Art von Säuren außerordentlich empfindlich. In solchen Fällen pflegt die bei K. A. sonst so beliebte Salzsäuretherapie die Beschwerden noch ganz wesentlich zu steigern und wirkt Natrium bicarbonicum paradoxerweise oft symptomatisch viel günstiger.

6. K. A. + intestinale Gärungsdyspepsie, wobei die gehäuften, intensiv sauerriechenden und reagierenden Stühle vielfach eine Reinkultur von grampositiven, stark lichtbrechenden, anaeroben, in ihrer Form an Bacterium coli erinnernden Stäbchen aufweisen, ein Vegetationstypus, den ich als Pseudo-coli-Flora beschrieben habe[1]). Röntgenologisch finden sich in derartigen Fällen nach e. B. gelegentlich Flüssigkeitsspiegel im Dickdarm.

7. K. A. + konstitutionelle P. S. Areflexie.

8. K. A. + Lymphämie + Eosinophilie.

9. K. A. + Anosmie + Geschmacksparästhesien.

10. K. A. + Ulcusartige Schmerzen (Achylia gastrica dolorosa).

11. K. A. + tetanieartige Krampfzustände in den oberen Extremitäten.

12. K. A. + Darmparasiten.

Wo immer ein Magen-Darmtrakt im Zeichen einer fehlerhaften sekretorischen oder motorischen Steuerung liegt, dort sind wohl zweifellos, so auch bei der K. A. die Bedingungen für parasitäre Ansiedlungen günstig. Besonders dürfte auch die sekretorische Meiopragie des Magens ein Moment sein, welches das Eindringen entwicklungsfähiger Parasiten begünstigt.

In diesem Sinne und nicht etwa in umgekehrter Richtung möchte ich den Zusammenhang zwischen konstitutioneller Achylie und Parasitenansiedlung auffassen.

Die Hauptfundstätten für konstitutionelle Achylie scheinen mir Individuen mit asthenischer Konstitution zu sein. Wenn Stiller für seinen kongenitalen Astheniker als häufiges stomachales Stigma Hyperacidität hinstellt, so muß ich dies wenigstens für das Krankenmaterial

---

[1]) Vegetationsbilder bei Magen-Darmerkrankungen. Mitteilung aus den Grenzgebieten der inneren Medizin **15**, H. 5. 1906.

in Wien, Innsbruck und Prag striktest ablehnen. Das konstitutionell, besonders in seinem Muskel- und Knochensystem grazil veranlagte Individuum, dessen Nervensystem in seinen verschiedenen Partialfunktionen vielfach Zeichen einer reizbaren Schwäche aufweist, steht nach e. B. ungleich häufiger im Zeichen einer sekretorischen Meiopragie des Magens. Dementsprechend finden wir im Rahmen der konstitutionellen Achylie nicht selten Spuren ausgeheilter Knochen- und Drüsentuberkulose oder Hornhauttrübungen nach Conjunctivitis lymphatica.

Von sonst häufigen Begleiterscheinungen erwähne ich noch konstitutionelle Sinusbradykardie, Hypothermie, dysthyreotische Erscheinungen, orthostatische Albuminurie, Neigung zu synkopalen Zuständen, angioneurotische Ödeme, Kaffeeintoleranz u. dgl.

Bezüglich der konstitutionellen Sinusbradykardie möchte ich übrigens hervorheben, daß dies auch ein bei Magenulcus und Magencarcinom häufig anzutreffender Befund ist, meist besonders frühmorgens bei nüchternem Magen am deutlichsten und hochgradigsten ausgeprägt. Bei konstitutioneller Bradykardie scheint oft überhaupt eine ganz besondere Bereitschaft zu Gastropathien verschiedenster Art zu bestehen.

Die Gedankenrichtung der Konstitutionspathologie, besonders in der von Martius befürworteten dezentralisierenden, die einzelnen Organsysteme auf ihre Partialkonstitutionen prüfenden, also gewissermaßen mikroskopierende Applikationsart verspricht, besonders auf dem Gebiete der Gastro- und Enteropathien, noch reiche Ausbeute.

Mit der so erfreulichen, hohen technischen Entwicklung unserer internen Diagnostik ist vieles Handwerk geworden und läßt sich seiner hohen Bedeutung entsprechend mit Fleiß und Eifer lernen und lehren; die Probleme der Konstitutionspathologie erfordern vielfach eine gewisse künstlerische Auffassung und künstlerisches Gestaltungsvermögen und die Fähigkeit, in der oft verwirrenden Verschiedenartigkeit der äußeren Formen klinischer Krankheitsbilder den oft gemeinsamen Wesenskern zu erfassen. In diesem Sinne ist die ärztliche Betätigung auf dem Gebiete der Konstitutionspathologie vielfach wie das Können des Künstlers etwas Persönliches, nicht Mitteilbares. Nur dort, wo konstitutionell die Anlagen hiefür vorhanden sind, ist ein Wecken und Fördern auf diesem Grenzgebiete von Wissenschaft und Kunst möglich.

(Aus der mediz. Klinik in Greifswald.)

Über Atrophie der Zungenschleimhaut und ihre Beziehungen zur perniziösen Anämie und zum Magencarcinom.

Von
R. Cobet und **P. Morawitz.**

(Eingegangen am 27. März 1920.)

Bei den alten Ärzten spielte das Verhalten der Zunge für die Beurteilung von Magenerkrankungen eine wichtige Rolle, besonders wurden Unterschiede im Belag der Zunge mit den verschiedenen Magenkrankheiten in Verbindung gebracht. Mit dem Fortschritt in den Magenuntersuchungsmethoden haben die Zungenveränderungen dann später mehr und mehr an diagnostischer Bedeutung verloren. Gesetzmäßigkeiten im Verhalten der Zungen bei den einzelnen Erkrankungen des Magens ließen sich nicht feststellen. Der Grad des Zungenbelages hängt vielmehr, wie besonders Fuchs gezeigt hat, in der Hauptsache von anderen Faktoren ab, nämlich einerseits von der Beschaffenheit der Papillae filiformes, durch deren Epithelabschilderung der Belag vorwiegend gebildet wird, andererseits von der mechanischen Reinigung der Zunge bei der Nahrungsaufnahme.

Dem Symptom der belegten Zunge kann daher kein besonderer Wert für die Differentialdiagnose von Magenkrankheiten beigemessen werden.

Neuerdings hat nun Arne Faber wieder auf gewisse Beziehungen zwischen Zungenveränderungen und Magenerkrankungen hingewiesen. In seiner Arbeit „Die Zunge als Spiegel des Magens" hat Faber gezeigt, daß bei solchen Erkrankungszuständen, die eine Atrophie der Magenschleimhaut mit sich führen, zugleich auch die Zungenoberfläche auffallend glatt ist. Die Zungenpapillen sollen in solchen Fällen mehr oder weniger vollständig atrophisch, die Zunge daher rein, d. h. frei von Belag und spiegelnd sein.

Die Atrophie der Zungenpapillen findet sich besonders bei perniziöser Anämie, eine Tatsache, auf die schon Hunter aufmerksam gemacht hatte, doch kommt sie nach Faber auch bei anderen mit Atrophie der Magenschleimhaut einhergehenden Erkrankungen vor, so bei Carcinomen und bei Phthisis pulmonum. Faber glaubt daher, daß man aus dem Vorhandensein einer glatten Zunge Rückschlüsse auf eine gleichzeitige Atrophie der Magenschleimhaut ziehen und in solchen Fällen vielleicht auf eine Aushebrung des Magens verzichten könnte.

Die Beobachtungen Fabers schienen der Nachprüfung wert. Es wurde daher in unserer Klinik bei allen Anämien und bei allen Magenerkrankungen auf die Beschaffenheit der Zunge besonders geachtet. Über das Ergebnis dieser Untersuchungen soll im folgenden berichtet werden.

Die Beobachtungen wurden an 111 Fällen angestellt. Darunter befanden sich 16 Anämien, und zwar 7 perniziöse Anämien von Biermerschem Typus, 6 schwere Anämien unbekannter Ursache, die dem Bild der perniziösen Anämie nicht ganz entsprechen, und 3 sekundäre Anämien nach Blutungen.

96 Fälle betrafen Magenerkrankungen. 18 Fälle davon waren Magencarcinome; in 6 Fällen bestand eine Achylia gastrica ohne Anhaltspunkte für das Vorhandensein eines Tumors, in 21 weiteren Fällen fehlte nur die freie Salzsäure im ausgeheberten Mageninhalt (Achlorhydrie).

Bei den untersuchten 111 Fällen wurde nun 15 mal eine Atrophie der Zungenpapillen festgestellt; schlecht entwickelte Papillen fanden sich in weiteren 24 Fällen. Stets waren die glatten Zungen auch vollkommen rein, und auch bei den Zungen mit schlecht ausgebildeten Papillen wurde höchstens ein geringer Zungenbelag festgestellt.

Die Tabellen I und II geben eine Übersicht, wie sich die Fälle mit Papillenveränderungen auf die verschiedenen Krankheitsbilder verteilen.

Tabelle I. Fälle mit atrophischen Zungenpapillen.

Diagnose	Zahl der Fälle	Zahl der Fälle mit gleichzeitiger				
		Glossitis	Achylia gastrica	Achlorhydrie	Hypochlorhydrie	Norm. Acidität
Perniziöse Anämie ...	6	4	6	—	—	—
Atypische schwere Anämie unbek. Ursache .	4	2	2	1	—	1
Carcinoma ventriculi..	1	—	1	—	—	—
Achylia gastrica	4	—	4	—	—	—
	15	6	13	1	—	1

Tabelle II. Fälle mit schlecht entwickelten Zungenpapillen.

Diagnose	Zahl der Fälle	Zahl der Fälle mit gleichzeitiger				
		Glossitis	Achylia gastrica	Achlorhydrie	Hypochlorhydrie	Norm. Acidität
Perniziöse Anämie ...	1	—	—	1	—	—
Atypische schwere Anämie unbek. Ursache .	1	—	—	—	1	—
Carcinoma ventriculi ..	8	—	1	6	1	—
Carcinoma recti	1	—	1	—	—	—
Achylia gastrica	4	—	4	—	—	—
Achlorhydrie	4	—	—	4	—	—
Ulcus ventriculi	2	—	—	—	—	2
Andere Magenerkrankungen	3	—	—	—	2	1
	24	—	6	11	4	3

Wie aus Tabelle I hervorgeht, fand sich in Übereinstimmung mit den Angaben von Faber die Atrophie der Zunge am häufigsten bei perniziöser Anämie; sie kommt anscheinend bei dieser Erkrankung nahezu regelmäßig vor. Von den 7 sicheren Fällen, die wir zu beobachten Gelegenheit hatten, war bei 6 Kranken die Zunge vollkommen glatt und auch im 7. Falle waren die Zungenpapillen wesentlich schlechter entwickelt, als es die Regel ist. A. Faber konnte bei allen 15 untersuchten perniziösen Anämien Zungenatrophie feststellen und auch sonst wird in der Literatur bei dieser Krankheit gelegentlich, wenn überhaupt die Zungenoberfläche genauer berücksichtigt ist, diese als glatt und rein geschildert. (Man vergleiche die Zusammenstellung Hunters). Nur Naegeli spricht bei einem Falle von geröteten, erhabenen Papillen, doch beziehen sich seine Ausführungen nur auf eine umschriebene Glossitis. Über das Verhalten der Papillen im allgemeinen wird von Naegeli nichts ausgesagt.

Faber hat bereits darauf hingewiesen, daß die Atrophie der Zungenoberfläche häufig schon vorhanden ist, ehe sich eine wesentliche Herabsetzung des Hämoglobingehaltes des Blutes nachweisen läßt. Er beschreibt einen Fall, bei dem auf Grund dieser Zungenveränderungen die Frühdiagnose der perniziösen Anämie ermöglicht wurde. Ähnliche Beobachtungen wurden auch an unserer Klinik gemacht. Morawitz hat bereits im Medizinischen Verein zu Greifswald über zwei derartige Fälle berichtet. Die Krankheitsgeschichte eines 3. Falles sei kurz wiedergegeben:

C. Emil, Former, 58 alt, aufgenommen 15. II. 1919. Sucht wegen jahrelang bestehender Durchfälle die Klinik auf; sonst keine Klagen.

Mäßig kräftiger Mann, keine auffallende Blässe. Sehr schlechtes Gebiß. Achylia gastrica ohne Anhaltspunkte für Carcinom. Benzidinprobe im Stuhle negativ. Keine Parasiteneier.

Zunge rein, vollkommen atrophisch. Auf besonderes Befragen gibt Pat. an, daß er gelegentlich Brennen auf der Zunge verspüre.

Blutuntersuchung: Hämoglobingehalt nach Sahli (umgerechnet) 69%. Erythrocyten 2,5 Mill. Färbeindex 1,38. Mikroskopisch: Megalocyten, keine Megaloblasten, keine Normoblasten. Keine ausgesprochene Polychromasie. Leukocyten 4200, und zwar 60% Neutroph., 1% Eosinophile, 37% Lymphocyten und 2% Mononucleäre.

Entzündliche Veränderungen an der Zungenoberfläche, fleckige Rötung, Bläschen oder kleine Geschwüre, wie sie zuerst von Hunter beschrieben und als Glossitis bezeichnet worden sind, fanden wir in 4 Fällen von perniziöser Anämie. Hunter mißt dem Symptom großen Wert für die Diagnose der perniziösen Anämie bei, da die Erscheinungen bei anderen Anämien nicht vorkommen sollen. Von deutschen Autoren hat besonders Matthes auf die Häufigkeit der entzündlichen Zungenveränderungen hingewiesen. Auch Naegeli bezeichnet die Glossitis als häufiges, aber keineswegs regelmäßiges Frühsymptom der perniziösen Anämie, doch hat er die Erscheinungen auch bei sekundären Anämien gesehen.

Öfters gehen die Zungenveränderungen mit subjektiven Beschwerden einher; die Kranken klagen über ein Gefühl von Wundsein oder über Brennen auf der Zunge. In den Krankengeschichten von 21 Fällen von perniziöser Anämie, die in den Jahren 1912 bis 1918 in der hiesigen Klinik beobachtet wurden, finden wir, ohne daß besonders darauf geachtet worden wäre, 5 mal Zungenbeschwerden in der Vorgeschichte ausdrücklich vermerkt. Bei vorhandener Glossitis ist ihr Auftreten verständlich, doch kommen sie anscheinend auch bei atrophischer Zunge allein vor. Ihre Bedeutung als Frühsymptom der perniziösen Anämie wird u. a. von Schauman und von Türk besonders hervorgehoben. Zabel will die gleichen Beschwerden auch bei einfachen, schweren letalen Anämien gesehen haben.

Zungenbeschwerden und Glossitis treten periodisch auf, ein Parallelgehen der Erscheinungen mit Verschlimmerungen im Verlauf der perniziösen Anämie läßt sich nicht feststellen. Mit der Glossitis sind häufig auch entzündliche Veränderungen an der Wangenschleimhaut verbunden.

Außer bei der typischen perniziösen Anämie fanden wir nun die Zungenatrophie auch noch in Fällen, die dem Bild der Biermerschen Anämie nicht ganz entsprachen. Es handelte sich um schwere Anämien unbekannter Ursache, die dem allgemeinen, klinischen Eindruck und dem Verlaufe nach der echten perniziösen Anämie mehr oder weniger nahestanden, im Blutbilde aber, besonders in bezug auf den Färbeindex, Abweichungen zeigten. Die Stellung derartiger Fälle im System soll hier nicht erörtert werden. Zwei Fälle sind bereits von Herzog ausführlich beschrieben und in ihren Beziehungen zur Biermerschen Anämie beleuchtet worden. Um auch über die anderen Fälle ein Urteil zu ermöglichen, sind die wichtigsten klinischen Daten in Tabelle III kurz zusammengestellt.

Wie Tabelle III zeigt, ist also auch bei den atypischen schweren Anämien die Zungenatrophie ein recht häufiger Befund. Nur einer von 6 Fällen hatte gut ausgebildete Papillen, und in einem weiteren Fall waren sie mäßig entwickelt. Bei posthämorrhagischen Anämien haben wir dagegen bisher noch keine Atrophie der Zungenoberfläche feststellen können.

Während wir somit bei den Anämien die Befunde A. Fabers bestätigen konnten, war das bei den Magencarcinomen nicht in gleichem Maße der Fall, Faber fand bei 9 Magencarcinomen 7 mal eine Atrophie der Papillen; bei unseren 18 Fällen war dagegen nur 1 mal eine glatte Zunge nachweisbar, und auch in diesem Falle war man noch im Zweifel, ob man die Papillen bereits als atrophisch oder nur als schlecht entwickelt bezeichnen sollte. Bei 8 weiteren Fällen waren die Papillen

(Fortsetzung des Textes auf Seite 250.)

Tabelle III.
Übersicht über die atypischen schweren Anämien.

Geschlecht	Alter	Beginn der Erkrankung	Hb = Gehalt in %	Zahl der Erythrocyten in Mill.	Färbeindex	Blutbild	Zahl der Leukocyten	Urobilin	Milztumor	Magenbefund	Glossitis	Bemerkungen
\colspan a) Fälle mit atrophischen Zungenpapillen.
Fall 1 . . . (=Herzogs Fall 2)	♂ 34	Vor 7 Jahren	35—50	3,8—40	0,46—0,62	Poikilocytose, keine Polychromasie, keine Megalocyten, Megaloblasten oder Normoblasten	4200 bis 6200	— später schwach positiv	—	Freie S. 24 Ges. Ac. 58	+	Darmblutungen. Temperatur normal.
Fall 2 . . .	♀ 40	Vor 11 Jahren	22	2,4	0,5	Normoblasten, 1 Megaloblast	4800	++	—	Def. 12, Ges. Ac. 4	—	Temperatur bis 37,8°.
Fall 3 . . .	♀ 41	Etwa vor 1/2 Jahr	25—46	1,5—2,9	0,83—1,2	Mikro- und Makrocyten Polychromasie	6100 bis 15800	—	+	Def. 8, Ges. Ac. 20	+	Pleuraexsudat. Unregelmäßiges Fieber bis 39°.
Fall 4 . . .	♀ 50	Etwa vor 3/4 Jahren	17	1,4	0,94	Poikilocytose, Mikro- u. Makrocyten. Keine Megaloblasten, keine Polychromasie	9000	++	+	Def. 7, Ges. Ac. 2	—	Temperatur bis 37,8°.
\colspan b) Fall mit mäßig entwickelten Zungenpapillen.
Fall 5 . . . (=Herzogs Fall 1)	♂ 23	Vor 6 Jahren	20	1,4	0,72	Geringe Poikilocytose, keine Megalocyten, keine Normoblasten	7800	—	—	Freie S. 0 Ges. Ac. 42	—	Temperatur normal.
\colspan c) Fall mit gut entwickelten Zungenpapillen.
Fall 6 . . .	♀ 29	In der Kindheit	45	3,5	0,6	Mikro- und Makrocyten	5900	?	—	Freie S. 6 Ges. Ac. 42	—	Einige Tage Fieber bis höchstens 40°.

Tabelle IV.

Übersicht über Zungenveränderungen bei Patienten ohne Anhaltspunkt für Anämie oder Magenerkrankung.

Name	Geschlecht	Alter	Diagnose	Verhalten der Zunge	Magenbefund
1. Schr.	♀	68	Lues III	Ganz glatt, rein.	Freie S. 75, Ges. Ac. 85
2. Me.	♂	30	Pemphigus vulgaris	Ganz glatt, rein.	Freie S. 34, Ges. Ac. 48
3. Schm.	♀	14	Atresia vaginae	In der Mitte vollkommen glatt u. rein, am Rande Papillen entwickelt, mäßiger Belag.	Def. 5, Ges. Ac. 17
4. Eng.	♀	25	Lungentuberkulose	Papillen schlecht entwickelt, kein Belag.	Freie S. 24, Ges. Ac. 46
5. Pe.	♀	45	Pneumonie	Papillen schlecht entwickelt, geringer Belag.	Freie S. 9, Ges. Ac. 38
6. Ta.	♀	44	Chron. Ekzem	Papillen schlecht entwickelt, kein Belag.	Freie S. 15, Ges. Ac. 35
7. Ru.	♂	22	Lues II	Papillen schlecht entwickelt, Zunge stark rissig, hochrot, rein.	Freie S. 25, Ges. Ac. 46
8. Ga.	♀	32	Lungentuberkulose	Papillen schlecht entwickelt, Belag nur am Grunde.	Freie S. 2, Ges. Ac. 34
9. Pö.	♀	17	Multiple Sklerose	Papillen schlecht entwickelt, kein Belag	Wegen schlechten Befindens nicht ausgehebert.
10. Pi.	♂	55	Herzinsuffizienz	Papillen am Rande schlecht, in der Mitte mäßig entwickelt, Belag nur in der Mitte.	Wegen schlechten Befindens nicht ausgehebert.

niedriger als gewöhnlich. Bei 9 sicheren Magencarcinomen war dagegen die Zungenoberfläche ganz normal.

Daraus ergibt sich, daß eine vollständige glatte Atrophie der Zungenschleimhaut, wie wir sie bei der perniziösen Anämie zu sehen gewohnt sind, beim Magenkrebs sicher nicht häufig vorkommt.

Die in etwa der Hälfte der Fälle von Carcinomen beobachtete verhältnismäßig schlechte Entwicklung der Papillen ist aber vielleicht weniger auf den bestehenden Tumor zu beziehen als vielmehr auf das vorgeschrittene Alter der betreffenden Kranken. Fuchs hat nämlich gezeigt, daß häufig im Alter die Zungenpapillen niedriger werden.

Um ein Urteil zu gewinnen, erschien es notwendig, zunächst einmal bei einer möglichst großen Anzahl von Menschen das Verhalten der Papillen zu untersuchen. Faber hat das bereits getan, dabei aber nur auf atrophische Zungen geachtet. Bei 130 Kranken der verschiedensten Art fand er nur 6mal eine Zungenatrophie, und zwar in 5 Fällen von perniziöser Anämie und in 1 Fall von Krebs. Eine Unterscheidung zwischen gut und schlecht entwickelten Papillen hat Faber nicht gemacht. Um seine Befunde nach dieser Richtung hin zu ergänzen, haben wir eines Tages wahllos alle Kranken unserer Klinik, soweit sie nicht an Anämien oder Magenerkrankungen litten, auf Zungenveränderungen hin untersucht. Es handelte sich um 110 Fälle. 3mal wurde eine Atrophie der Zungenschleimhaut festgestellt; bei 7 weiteren Kranken fanden sich schlecht entwickelte Papillen. Soweit angängig, wurde in den betreffenden Fällen eine Untersuchung des Mageninhaltes vorgenommen. Die Befunde sind in Tabelle IV (Seite 249) zusammengestellt.

Für die Beurteilung von Alterseinflüssen war das Material der Klinik wenig geeignet; es handelte sich ganz überwiegend um jugendliche Individuen, nur 6 von den 110 Kranken waren über 55 Jahre alt. Dagegen bot sich uns im hiesigen Pfleglingsheim Gelegenheit, eine größere Anzahl Menschen im Alter von 57—85 Jahren zu untersuchen. Das Ergebnis ist in Tabelle V wiedergegeben. Magenausheberungen konnten leider nicht gemacht werden.

Tabelle V. Übersicht über das Verhalten der Zungenpapillen bei den Insassen eines Altersheimes.

	Gesamtzahl der untersuchten Fälle	Davon hatten	
		atrophische Papillen	schlecht entwickelte Papillen
Männer ..	26	2	10
Frauen ..	12	2	3
Summe ..	38	4	13

Tabelle V beweist, daß das Alter für die Beschaffenheit der Zungenoberfläche eine wesentliche Rolle spielt. In 17 von 38 Fällen waren
bei den alten Leuten die Zungenpapillen schlecht erkennbar oder gar
atrophisch. Aber auch bei jüngeren Individuen kommt, wie Tabelle IV
zeigt, eine verhältnismäßig schlechte Ausbildung der Papillen des öfteren
vor, ohne daß man die Bedingungen für dieses Verhalten erkennen könnte.

Aus der Tatsache, daß wir bei unseren Kranken mit Magencarcinom
in etwa der Hälfte der Fälle schlecht entwickelte Zungenpapillen gefunden haben, dürfen daher keine weitergehenden Schlüsse gezogen
werden. Die betreffenden 8 Kranken hatten ein Alter von 43, 48, 53,
53, 59, 64, 69 und 71 Jahren. Der Krebskranke mit Atrophie der Zunge
war 56 Jahre alt.

Arne Faber setzt die Atrophie der Zunge mit der Achylia gastrica
in Beziehung, und zwar mit der Form der Achylie, die durch eine Atrophie der Magenschleimhaut bedingt ist. Es fragt sich, wie sich unser
Material nach dieser Richtung hin verhält.

Zunächst erscheint es uns notwendig, auf den Begriff der Achylia gastrica etwas näher einzugehen. Martius bezeichnet als Achylia gastrica
einen Zustand, bei dem die Magenschleimhaut keinen Saft absondert.
Im ausgeheberten Mageninhalt fehlen daher sowohl die Salzsäure, als
auch die Fermente. Die Gesamtacidität ist gleich Null, oder, da das
Probefrühstück an sich schon schwach sauer reagieren kann, fast gleich
Null. Als Grenzwert gibt Martius eine Gesamtacidität von 4 an, doch
kann, wie eine Beobachtung von Martius selbst lehrt, das Probe-
frühstück auch schon, ehe es in den Magen gelangt, eine höhere Acidität
aufweisen. Martius ließ eine Patientin eine Semmel kauen und den
Brei in ein Glas ausspeien. Dieser Brei zeigte eine Acidität von 7.
Wahrscheinlich spielt dabei die Vermischung mit Speichel eine Rolle.
Fuchs hat nämlich gezeigt, daß bei Zufuhr von Kohlenhydraten in den
Mund der Speichel, auch wenn er bis dahin alkalisch war, eine saure
Reaktion annimmt. Um solche Fälle, bei denen das Probefrühstück
bereits im Mund eine stärkere Acidität als 4 bekommen hat, mit zu erfassen, haben wir in dieser Arbeit, vielleicht etwas willkürlich, eine
Gesamtacidität von 10 als Grenzwert angenommen. Wenn dabei ein
oder der andere Fall als Achylia gastrica bezeichnet ist, bei dem noch
eine geringfügige Magensaftsekretion bestand, so ist das für unsere Ausführungen belanglos. Fälle, bei denen zwar die freie Salzsäure fehlte,
die Gesamtacidität aber mehr als 10 betrug, sind als Achlorhydrie
bezeichnet. Faber hat offenbar den Begriff der Achylia gastrica
weiter gefaßt. Bei seinen Fällen von einfacher Achylie wenigstens betrugen die „Phenolphthaleinzahlen" bis 35. Bei den perniziösen Anämien und Magencarcinomen sind überhaupt keine Angaben über die
Säureverhältnisse des Mageninhaltes gemacht.

Unsere Untersuchungen ergaben nun, daß sich in der Tat entsprechend den Behauptungen Fabers bei Fällen mit atrophischen Zungen zugleich auch verhältnismäßig oft eine Achylia gastrica nachweisen läßt.

Bei den perniziösen Anämien nimmt das uns nicht weiter wunder. Die Achylie ist bei diesen Erkrankungen nach übereinstimmenden Angaben aller Autoren nahezu regelmäßig vorhanden. Weinberg geht soweit, daß er bei Vorhandensein von freier Säure im Mageninhalt die Diagnose „perniziöse Anämie" überhaupt ablehnt.

Alle unsere 6 typischen Fälle von perniziöser Anämie, die eine Atrophie der Zungenschleimhaut hatten, hatten zugleich auch Achylie. Im 7. Fall, bei dem die Papillen schlecht entwickelt, aber doch nicht ganz atrophisch waren, fehlte ebenfalls die freie Säure im Mageninhalt, doch betrug hier die Gesamtacidität 14. Auch bei den Fällen von atypischer schwerer Anämie gehen die Magenbefunde den Zungenveränderungen annähernd parallel. Nur ein Fall (Fall 1 der Tabelle III, Herzogs Fall II) fällt aus dem Rahmen heraus. Hier bestand zwar eine vollständige Atrophie der Zungenschleimhaut, doch waren die Säureverhältnisse des Mageninhaltes normal.

Bei den Magencarcinomen hatte der einzige Fall mit glatter Zunge eine Achylie; die Fälle, bei denen die Papillen nur verhältnismäßig schlecht entwickelt waren, hatten bei Fehlen der freien Säure fast ausschließlich eine Gesamtacidität über 10. (Trotzdem könnten in dieser Gruppe noch eine Anzahl Achylien stecken. Nach Martius findet man bei Carcinonen mit mangelhafter Magenentleerung, auch wenn kein Saft abgesondert wird, doch gelegentlich eine höhere Acidität, die durch Milchsäure oder auch durch andere organische Säuren bedingt sein kann. Die Entscheidung läßt sich durch Fermentbestimmungen treffen; diese wurden aber nicht gemacht. Milchsäure war in mehreren Fällen nachzuweisen.)

Außer bei Anämien und beim Carcinom konnten wir bei 7 Kranken mit glatter Atrophie der Zunge Magenuntersuchungen vornehmen (man vergleiche Tabelle I und IV), dabei wurde 4mal eine Achylia gastrica und je 1mal eine Achlorhydrie, eine normale Acidität und eine Hyperacidität gefunden.

Als Gegenprobe muß nunmehr festgestellt werden, wie oft die Achylia gastrica ihrerseits vorkommt, ohne daß sich zugleich eine Atrophie der Zungenpapillen findet. Bei einfachen Achylien wurde das in 5 von 13 Fällen beobachtet, und noch in 4 weiteren Fällen waren die Papillen zwar schlechter als normal entwickelt, aber doch nicht atrophisch.

Aus später ersichtlichen Gründen interessiert uns hier besonders das Verhalten der Carcinome. Bei 3 Carcinomfällen mit nachgewiesener

Achylie und 1 Fall mit ausgesprochener Hypochylie war die Zungenoberfläche ganz normal. Bei 5 Fällen konnten wegen Übergreifens des Tumors auf die Cardia Magenausheberungen nicht gemacht werden. Sicher bestand auch zum Teil bei diesen Achylie, und doch fanden sich bei allen gut entwickelte Zungenpapillen.

Es kann also nicht behauptet werden, daß ein Krebs, der zur Achylia gastrica führt, zugleich auch eine Atrophie der Zungenpapillen machen müßte.

Wir kommen demnach zu folgendem Schluß: Beim Vorhandensein einer glatten Atrophie der Zungenschleimhaut läßt sich zwar nicht regelmäßig, aber doch beachtenswert oft, zugleich auch eine Achylia gastrica feststellen. Besonders bei der perniziösen Anämie und bei Krankheitsbildern, die dieser nahestehen, ist das Zusammentreffen der beiden Befunde zu häufig, um als zufällig betrachtet werden zu können. Der Nachweis einer Zungenatrophie kann somit in manchen Fällen von diagnostischer Bedeutung sein, macht aber keineswegs die Untersuchung des Mageninhaltes überflüssig.

Wie kommt nun die Atrophie der Zungenschleimhaut zustande und welche genetischen Beziehungen bestehen zwischen ihr und der Achylia gastrica ?

Arne Faber sucht das von ihm beobachtete häufige Zusammentreffen der beiden Zustände bei Krankheiten, die ihrem Wesen nach so verschieden sind, wie die perniziöse Anämie und das Magencarcinom, gleichwohl einheitlich zu erklären. Er nimmt bei den betreffenden Erkrankungen eine Noxe an, die einerseits zur Atrophie der Magendrüsen und damit zur Achylie führt, andererseits zugleich auch den Schwund der Zungenpapillen hervorruft. Auf den ersten Blick erscheint das einleuchtend, bei näherer Betrachtung aber erheben sich Bedenken. Zunächst ist es schwer verständlich, daß die angenommene Schädigung elektiv nur zwei Schleimhäute treffen sollte, die in ihrem anatomischen Bau und ihrer Funktion so stark voneinander abweichen, wie die Zungenoberfläche und die Magenschleimhaut. Früher nahm man zwar bei perniziöser Anämie eine allgemeine Atrophie des Magen-Darmkanals an; durch die Untersuchung von Knud Faber und Bloch ist aber einwandfrei festgestellt, daß die Darmschleimhaut dabei in der Regel normal ist. Ferner setzt Fabers Anschauung voraus, daß die Achylia gastrica bei der perniziösen Anämie und beim Magencarcinom gleichartig sei, nämlich Folgezustand einer Atrophie der Drüsen; das ist aber, wie sich zeigen wird, bei der perniziösen Anämie offenbar nicht der Fall.

Betrachten wir zunächst die Verhältnisse beim Magencarcinom. Hier ist die Achylie sicher sekundär. Sie kann auf zweierlei Art zustande kommen. Erstens kann sie durch einen örtlichen Entzündungsreiz hervorgerufen sein, der zu anatomischen Veränderungen der Magenschleimhaut und schließlich zur Atrophie der Drüsen geführt hat, namentlich bei ulzeriertem Carcinom und bei abnormer Gärung des Mageninhaltes infolge motorischer Insuffizienz wird das der Fall sein. Zweitens kann die Achylie beim Krebs aber auch durch eine allgemeine toxische Schädigung der Magenschleimhaut bedingt sein, Achylia gastrica kommt nämlich, wie besonders Kelling gezeigt hat, auch bei Carcinomen anderer Organe des öfteren vor.

Nur in Fällen der letzteren Art wird man mit der Möglichkeit rechnen dürfen, daß die toxische Wirkung sich zugleich auch auf die Zunge erstrecken und hier zum Schwund der Papillen führen könnte. So wäre es verständlich, daß nur in einem Teil der Fälle von Magencarcinom bei vorhandener Achylie gleichzeitig Veränderungen der Zungenpapillen bestehen, und daß diese auch gelegentlich, wie es von A. Faber angegeben wird, bei Tumoren anderer Organe beobachtet werden können. Es bliebe nur die Schwierigkeit zu erklären, warum gerade allein die Zungenschleimhaut mit betroffen wird.

Nun sind aber, wie oben bereits auseinandergesetzt wurde, beim Carcinom nach unsern Beobachtungen die Zungenveränderungen an sich geringfügig. Die Papillen sind kaum schlechter entwickelt, als man sie auch bei gesunden Individuen im höheren Alter häufig findet. Wir glauben daher, daß bei den Krebskranken eine mangelhafte Ausbildung der Zungenpapillen mit dem Tumor an sich nichts zu tun hat, sondern nur eine Teilerscheinung der allgemeinen senilen Rückbildung ist, die durch die Carcinomkachexie höchstens beschleunigt sein kann.

Anders liegen die Verhältnisse bei der perniziösen Anämie. Hier müssen Zungenatrophie und Achylia gastrica wegen der Häufigkeit, mit der beide Erscheinungen zusammen vorkommen, als Parallelsymptome der Erkrankung aufgefaßt und nach Möglichkeit einheitlich erklärt werden.

Die Beziehungen zwischen Achylia gastrica und perniziöser Anämie sind schon häufig Gegenstand wissenschaftlicher Erörterung gewesen. Auf die unfangreiche ältere Literatur soll hier nicht eingegangen werden. Einzelne Autoren haben im Laufe der Zeit ihre Ansichten gewechselt. Eine Einigung der Meinungen ist bisher nicht erzielt.

Vier verschiedene Anschauungen stehen zur Erörterung:

1. Die Anämie ist die Ursache der Achylie. Diese Ansicht hat kaum noch Anhänger.

2. Achylie und Anämie sind koordiniert und beide durch dieselbe unbekannte Schädigung hervorgerufen.

Diese Lehre ist von Kn. Faber und Bloch aufgestellt, inzwischen aber von Faber wieder verlassen worden, nachdem sich herausgestellt hatte und auch von ihm selbst beobachtet worden war, daß die Achylie häufig schon besteht, ehe eine Anämie nachweisbar ist.

3. **Die Achylie ist die Ursache der Anämie.** Diese Anschauung geht auf **Fenwick** zurück, der als erster bei der perniziösen Anämie eine Atrophie der Magenschleimhaut festgestellt hat, ein Befund, der sich nach zahlreichen neueren Untersuchungen bei perniziöser Anämie zwar sehr häufig, aber doch nicht regelmäßig erheben läßt.

Neuerdings hat nun Kn. **Faber** die Anschauung **Fenwicks** in etwas veränderter Form wieder aufgenommen. Nach **Faber** ist die Achylie durch entzündliche Veränderungen der Magenschleimhaut bedingt. Diese Entzündung soll häufig zum Schwund der Magendrüsen führen, soll aber auch schon für sich allein die Achylie zur Folge haben können. Die so entstandene Achylie soll dann die Ursache der Anämie sein. Dagegen läßt sich anführen, daß eine Achylie auch häufig vorkommt, ohne daß sich dabei jemals eine Anämie entwickelte. Kn. **Faber** sucht diese von ihm selbst anerkannte Schwierigkeit durch eine Hilfsvorstellung zu überwinden. Er denkt dabei — unter dem Einfluß der Untersuchungen von **Tallquist** — an die Aufnahme von hämolytischen Giften aus dem Darm. Diese Gifte führt er auf abnorme Bakterienflora zurück, die sich ihrerseits in manchen Fällen infolge der Achylie entwickeln soll. Unseres Erachtens ist diese Erklärung sehr gesucht.

Schwerwiegender ist ein Einwand, den **Martius** gegen die Anschauung Kn. **Fabers** erhebt. **Martius** und seine Mitarbeiter (**Ricker** und neuerdings **Weinberg**) haben nämlich gezeigt, daß bei der perniziösen Anämie eine Achylia gastrica auch vorkommen kann, ohne daß sich pathologisch-anatomisch am Magen eine Atrophie der Drüsen oder nennenswerte entzündliche Veränderungen nachweisen ließen. Die Achylie ist also nicht — oder wenigstens nicht in jedem Falle — durch eine Gastritis hervorgerufen, letztere kann daher auch nicht die Ursache der Anämie sein.

4. **Achylia gastrica und perniziöse Anämie beruhen auf konstitutioneller Anlage.** Die Achylie ist der Ausdruck einer angeborenen Funktionsschwäche der Magenschleimhaut, mit ihr zugleich kommt häufig eine angeborene Minderwertigkeit, eine abnorme Erschöpfbarkeit des Knochenmarkes vor, die ihrerseits eine wesentliche Bedingung (nach **Martius** „in naturwissenschaftlich-energetischem Sinne die Ursache") für das Zustandekommen der perniziösen Anämie darstellt.

Diese von **Martius** vertretene Auffassung stützt sich vor allem auf die Beobachtung, daß sich ein Beginn der Achylie bei perniziöser Anämie nicht feststellen läßt, daß diese vielmehr regelmäßig schon vor der Anämie vorhanden ist, und zwar, wie bereits erwähnt, manchmal auch, ohne daß schon eine Atrophie der Magendrüsen oder eine entzündliche Infiltration des Interstitiums der Schleimhaut nachweisbar wäre. Die anatomischen Veränderungen der Magenschleimhaut sind nach **Martius** nur die Folge der angeborenen Funktionsschwäche.

Auch wir können einen Fall anführen, bei dem nachweislich bereits 7 Jahre eine Achylie bestand, ehe der Verdacht auf eine Anämie wach wurde.

Fr., Eduard, Steinschläger, geb. 1858.

1. Aufnahme: Juni 1907. Diagnose: Achylia gastrica. Klagen über Durchfall. Magenbefund: Freie S. 0, Gesamt. Ac. 3, Pepsingehalt 0.

2. Aufnahme: Dezember 1912. Diagnose: Erysipelas faciei.

3. Aufnahme: Oktober 1914. Diagnose: Anämie.

Pat. war wegen Schwächegefühl und starker Gewichtsabnahme unter dem Verdacht eines Magencarcinoms zur Operation in die hiesige Chirurgische Klinik geschickt. Probelaparatomie ergab nichts Pathologisches.

Blutbefund: Hb. 35%. Erythrocyten 1,8 Mill., Färbeindex 1,0. Leukocyten 6000.

Magenbefund: Defizit 12, Ges. Ac. 4.

6. Aufnahme: Oktober 1916. Diagnose: Anämie, Anazidität. Klagen über Schwindelanfälle.

Blutbefund: Hb. 30%, Erythrocyten 1,3 Mill., Färbeindex: 1,1.

Magenbefund: Def. 24, Ges. Ac. 8.

7. Aufnahme: Mai 1918. Diagnose: Perniziöse Anämie. Klagen über Kribbeln in den Armen.

Blutbefund: Am 18. V. Hb. 41%, Erythroc. 2,9 Mill., Färbeindex: 0,7, Leukoc. 4800. Am 8. VI. Hb. 26%, Erythroc. 1,3 Mill., Färbeindex 1,0, Leukoc. 3700. Mikrosk. Poikilocytose, zahlreiche Megalocyten, keine kernhaltigen roten Blutkörperchen.

Magenbefund: Def. 5, Ges. Ac. 10, Glossitis.

In einem weiteren Fall unserer Klinik hat Gross schon im Jahre 1912 eine Achylia gastrica und zugleich eine Achylia pancreatica festgestellt und wegen des gleichzeitigen Vorkommens beider Störungen den Fall veröffentlicht. Später war der Kranke dann mehrmals wegen anderer Beschwerden in Behandlung, doch erst im Jahre 1918 wurde eine perniziöse Anämie nachgewiesen.

Die Martiusschen Anschauungen über den Zusammenhang zwischen perniziöser Anämie und Achylia gastrica werden u. E. den Tatsachen am besten gerecht. In ihren Rahmen fügen sich auch die beobachteten Zungenveränderungen zwanglos hinein.

Soweit uns bekannt, konnte bisher nicht festgestellt werden, daß sich eine Atrophie der Zungenpapillen erst im Verlaufe einer perniziösen Anämie entwickelt hätte. Die Zungenveränderungen werden vielmehr, wie bereits erwähnt, in der Regel als Frühsymptome der Krankheit aufgeführt. Es liegt daher nahe, auch hier an einen angeborenen Zustand oder mindestens an eine konstitutionelle Anlage zu denken. Die Zungenatrophie kann somit mit der Achylia gastrica und mit der angeborenen Minderwertigkeit des Knochenmarks bei perniziöser Anämie auf die gleiche Stufe gestellt werden. Die Tatsache, daß es sich dabei auf der einen Seite, bei der Achylie und der abnormen Erschöpfbarkeit des Knochenmarks, zunächst nur um Funktionsstörungen, bei der Zungenatrophie aber von vornherein um eine anatomische Abweichung handelt, bietet bei Annahme von Konstitutionsanomalien für die Erklärung keine besonderen Schwierigkeiten, ebensowenig die Verschiedenartigkeit der betroffenen Organe.

Natürlich kann eine angeborene Atrophie der Zungenpapillen auch für sich allein vorkommen, oder sie findet sich lediglich in Verbindung mit einer Achylia gastrica ohne gleichzeitige Anämie (vgl. Tabelle I). Auch ist ein Zusammentreffen mit anderen Konstitutionsanomalien möglich.

In diesem Zusammenhang verdient die Beobachtung 3 der Tabelle IV Beachtung:

Bei einem 14jährigen Mädchen mit Entwicklungsstörung der Genitalien fand sich eine Zunge, die in der Mitte vollkommen glatt und rein war und nur am Rande schwach entwickelte Papillen mit einem mäßigen Belag zeigte. Zugleich bestand eine Hypochylie mit Fehlen der freien Salzsäure im Mageninhalt.

Die als Glossitis bezeichneten Erscheinungen an der Zunge sind als Folgezustände der angeborenen Atrophie aufzufassen und dürfen wohl den entzündilchen Veränderungen der Magenschleimhaut bei der perniziösen Anämie an die Seite gestellt werden. Bei ihrer Entstehung können dann sehr wohl äußere Einflüsse mit im Spiele sein.

Zusammenfassung.

Bei der perniziösen Anämie findet man häufig eine Atrophie der Zungenpapillen; diese beruht — ebenso wie die in der Regel gleichzeitig vorhandene Achylia gastrica und wie die die Anämie mitbedingende Minderwertigkeit des Knochenmarkes — auf konstitutioneller Anlage. Auf dem Boden dieser Atrophie entwickeln sich oft entzündliche Veränderungen (Huntersche Glossitis).

Bei Magencarcinomen beobachtet man nur selten eine Atrophie der Zungenschleimhaut, doch sind öfters die Papillen verhältnismäßig schlecht entwickelt. Dieselben Veränderungen finden sich aber im Alter auch bei Gesunden; sie sind daher nur als Teilerscheinung einer allgemeinen senilen Rückbildung aufzufassen.

Literaturverzeichnis.

Faber, Arne, Zeitschr. f. klin. Medizin **85**. 1918. — Faber, Knud, Ergebn. der inn. Med. und Kinderheilkunde **6**. 1910. — Faber, Knud, Berl. klin. Wochenschrift 1913, Nr. 21. — Faber, Kn., und Bloch, Zeitschr. f. klin. Medizin **40**. 1900. — Fenwick, Zit. nach Martius. — Fuchs, Über den Zungenbelag und seine Bedeutung. Inaug.-Diss. Würzburg 1898. — Gross, Münch. med. Wochenschr. 1912, Nr. 51. — Herzog, Dtsch. Archiv f. klin. Med. **130**. 1919. — Hunter, Severest Anaemias. London 1909. — Kelling, Arch. f. Verdauungskrankheiten **15**. 1909. — Martius, Achylia gastrica, ihre Ursachen und ihre Folgen. Franz Deuticke, Leipzig und Wien 1909. — Martius, Med. Klin. 1916, Nr. 18. — Matthes, Verhandl. des 30. Kongr. f. Inn. Med. 1913. — Morawitz, Verh. des Greifswalder Med. Ver. vom 9. X. 1918. Dtsch. med. Wochenschr. 1918, Nr. 49. — Naegeli, Dtsch. Arch. f. klin. Med. **124**. 1917. — Ricker, Zit. nach Martius. — Schauman, Dtsch. med. Wochenschr. 1912, Nr. 26. — Tallqvist, Zeitschr. f. klin. Medizin **61**. 1907. — Türk, Vorles. über klin. Hämatol. II, 2. Verl. Braumüller, Wien und Leipzig 1912. — Weinberg, Dtsch. Archiv f. klin. Med. **126**. 1918. — Zabel, Klin. therap. Wochenschr. **20**, 18. 1913. Ref. im Kongreßzentralblatt. Bd. 5, S. 60.

Perniziöse Anämie, Konstitution und innere Sekretion.

Von
Prof. Dr. **Ossian Schauman.**
Vorstand der II. medizinischen Klinik in Helsingfors (Finnland).

(Eingegangen am 5. Juni 1920.)

Daß die perniziöse Anämie sich auf dem Boden gewisser konstitutioneller Anomalien entwickelt, ist eine Ansicht, die in letzter Zeit immer größere Verbreitung gewonnen hat. Aber fragen wir uns, was das Kennzeichnende ist für die Körperkonstitution derjenigen Leute. die von diesem Leiden befallen werden, so bleiben wir immer noch im großen und ganzen die Antwort schuldig.

So viel steht jedoch fest, daß die perniziöse Anämie nicht nur blasse und zart gebaute, sondern auch dem Äußeren nach kraftvolle Personen ergreift. Man könnte vielleicht meinen, daß diese Tatsache gegen die Bedeutung des konstitutionellen Momentes in vorliegendem Falle spreche [vgl. Immermann[38]), S. 368]. Aber dem ist nicht so. Denn bekanntlich können Leute mit allerlei Organanomalien zuweilen ein stark entwickeltes Knochengerüst haben.

Was man übrigens von den konstitutionellen Verhältnissen bei der perniziösen Anämie mit Sicherheit weiß, ist wahrlich nicht viel.

Recht häufig findet man Nerven- und Geisteskrankheiten bei den Verwandten der Patienten, und die Kranken selbst haben in vielen Fällen bereits vor dem Ausbruch der Anämie an mehr oder weniger ausgeprägten nervösen Beschwerden gelitten [vgl. Gulland und Goodall, Schauman[87]) u. a.].

Ferner wird eine Anschwellung der solitären Follikel des Darms sowie der mesenterialen Lymphdrüsen angetroffen. Und auch ein ausgesprochener Status lymphaticus kommt mitunter vor [Türk[108]), Stoerk, eigene Beobachtungen]. Leider gibt es aber bei der vorliegenden Krankheit keine methodischen, an einem größeren Material ausgeführten Untersuchungen über die Häufigkeit dieser wichtigen Konstitutionsanomalie.

Allenfalls muß man beim Suchen nach der Grundbedingung für das Zustandekommen der perniziösen Anämie den Blick auch nach anderen Seiten hin richten. Und da ist es einleuchtend, daß man hierbei in erster Linie auf solche Abweichungen von der Norm zu achten hat, die, so viel man sehen kann, sich schon vor dem Auftreten der gewöhnlichen Anämiesymptome bei den Kranken vorfinden. Die Erscheinungen, denen deswegen besondere Aufmerksamkeit gezollt werden muß, sind Achylie, Zahnfäule und Glossitis. Sie werden von vielen Forschern als Vorläufer der Anämie und als gewichtige Voraussetzungen für die Entstehung der Krankheit angesehen: die Achylie von Grawitz, Albu, K. Faber und Sahli sowie die Zahnfäule und die Glossitis von W. Hunter.

Gibt es nun irgendwelche Anhaltspunkte dafür, daß diese Erscheinungen wirklich als Teilerscheinungen der Konstitution, die für die hierhergehörigen Kranken eigentümlich ist, betrachtet werden dürfen, und daß ihnen überhaupt eine entscheidende pathogenetische Bedeutung zuzusprechen ist?

Es ist unbestreitbar, daß die Achylie in einem Teil der Fälle zu finden ist, bevor die Anämie sich durch greifbare Symptome bemerkbar gemacht hat. Solche Fälle sind u. a. von Lichty, K. Faber[24]), Queckenstedt und Naegeli[65]) erwähnt worden. Und auch ich selbst habe Kranke behandelt, die erwiesenermaßen jahrelang an Achylie gelitten hatten, ehe die perniziöse Anämie diagnostiziert wurde.

Die pathogenetische Bedeutung dieser Feststellungen soll bei dem häufigen Vorkommen der Achylie indessen nicht überschätzt werden. Es sei erwähnt, daß von 1647 in der medizinischen Abteilung der hiesigen Diakonissenanstalt gepflegten Kranken, deren Magenchemismus untersucht wurde, nicht weniger als 449 (= 27,3%) negative Kongoreaktion zeigten. Und dabei muß besonders betont werden, daß alle Fälle von Magenkrebs und perniziöser Anämie, von dem erstgenannten Leiden 137 und dem letztgenannten 49, bei der in Frage stehenden Zusammenstellung von vornherein ausgeschaltet wurden, sowie daß die Mehrzahl der untersuchten Kranken an Neurosen litten (Schauman und Levander).

Mit diesen Zahlen vor Augen muß man wohl zugestehen, daß es nicht wundernehmen kann, wenn unter den vielen Leuten, die mit Achylie behaftet sind, es auch solche gibt, die von perniziöser Anämie befallen werden. Aber es ist nicht als erwiesen anzusehen, daß die Achylie in sämtlichen Fällen, wo sie auf der Höhe der Erkrankung wahrgenommen wird, der Anämie vorangegangen sei. Denn man kann ja nicht ohne weiteres die Möglichkeit ausschließen, daß der Salzsäuremangel sich in gewissen Fällen erst im Laufe der Krankheit entwickelt habe, und bei der perniziösen Bothriocephalusanämie liegen triftige Gründe für eine derartige Vermutung vor (s. u.).

Läßt sich aber in solchen Fällen die Achylie als eine konstitutionelle hinstellen?

Die Besprechung dieser Frage ist nur an der Hand der bei der perniziösen Bothriocephalusanämie obwaltenden Verhältnisse möglich.

Weder der Hämoglobinmangel noch der breite Bandwurm scheinen
an sich eine Herabsetzung der Salzsäureabsonderung bewirken zu
können (Schauman und Levander). Es ist wohl deshalb erlaubt,
die Möglichkeit in Betracht zu ziehen, daß eine konstitutionelle
Krankheitsbereitschaft erforderlich sei, damit im Laufe der Erkrankung ein Salzsäuremangel Platz greife, ganz wie man Anlaß hat, anzunehmen, daß der Parasit ohne eine bestimmte Konstitution des Organismus und namentlich der blutbildenden Organe keine perniziöse Anämie
hervorzurufen vermöge [Schauman und Grönberg, Schauman[87]),
Schauman und Levander]. So steht meines Erachtens nichts im
Wege, die im Verlaufe der Anämie entstandene Saftlosigkeit als eine
Achylie im Martius Sinne anzusprechen [vgl. Martius[53]), S. 207].
Auch in den Fällen, wo die Achylie der Anämie vorangeht, bin ich
geneigt, die Sekretionsschwäche des Magens als Ausdruck einer Organminderwertigkeit zu betrachten (Schauman und Levander). Alles
in allem, stehe ich bezüglich der Natur der bei der perniziösen Anämie
vorkommenden Achylie wesentlich auf demselben Standpunkte, wie
Martius, R. Schmidt, Queckenstedt und Weinberg.

Auch scheint es annehmbar, daß die Zahnfäule, die oft in ausge-
prägtem Grade bei der perniziösen Anämie angetroffen wird und ge-
meiniglich Jahre, manchmal sogar Jahrzehnte früher sich erkennen
läßt, ehe die Anämie zur Erscheinung kommt, auf konstitutionelle
Einflüsse zurückzuführen ist (vgl. Bauer, Pickerill, Josefson).

Dagegen fällt es schwieriger, sich über die Stellung auszusprechen,
die der Glossitis und dem damit in Zusammenhang stehenden Zungenbrennen erteilt werden soll. Oft genug machen sich diese Erscheinungen
in einem sehr frühen Stadium des Leidens bemerkbar, ja, in einem Teil
der Fälle können sie jahrelang bestehen, ehe das Vorhandensein der
perniziösen Anämie endgültig festgestellt wird. Selbst habe ich mehr
als einmal mit Kranken zu tun gehabt, die mehrere Jahre, bevor sie
sich veranlaßt sahen, um Hilfe bei einem Internisten nachzusuchen,
sich wegen des Zungenbrennens von Fachärzten für Halskrankheiten
haben behandeln lassen. In einem Falle war der Kranke, Sohn eines
Kollegen, nicht weniger als 10 Jahre, ehe die perniziöse Anämie entdeckt
wurde, von einem zeitweilig auftretenden Zungenbrennen, wegen dessen
er bei verschiedenen Gelegenheiten örtliche Behandlung erhalten hatte,
geplagt worden. Auch andere Forscher haben gleichartige Erfahrungen
gemacht. So erwähnt K. Faber[24]) einen Fall, wo sich das Zungensymptom 7—8 Jahre vor dem Ausbruch der Anämie vorgefunden zu
haben scheint.

Aber nichtsdestoweniger läßt es sich denken, daß gewisse Blutveränderungen schon beim Hervortreten des Zungenbrennens da sind.
Gulland und Goodall, zwei Forscher, die sich auf eine sehr reiche

Erfahrung stützen können, wollen keineswegs in Abrede stellen, daß das Zungensymptom 1—2 Jahre anderen Krankheitsäußerungen vorausgehen kann, meinen aber, daß typische Blutveränderungen, wenn auch in geringerem Grade, bereits zu der Zeit nachzuweisen waren, wo das Symptom von ihnen angetroffen wurde. Dieselbe Ansicht hat auch Naegeli[65]) jüngst geäußert.

Persönlich will ich in dieser Frage vorläufig keinen bestimmten Standpunkt einnehmen. Ich gestatte mir nur zu bemerken, daß eine Blutuntersuchung wohl bisher nicht gemacht worden ist zur Zeit des allerersten Hervortretens des Zungensymptoms, sowie daß ein recht hartnäckiges Zungenbrennen auch bei Bothriocephalusträgern ohne irgendwelche deutlichen Blutveränderungen angetroffen wird (G. Becker).

Aber auch wenn es als sicher angesehen werden könnte, daß die hier geschilderten Erscheinungen nicht Symptome der schon zum Ausbruch gelangten Erkrankung sind, sondern Teilerscheinungen der Konstitution, die die an perniziöser Anämie leidende Personen kennzeichnet, so wäre damit nicht ausgemacht, daß sie in pathogenetischer Hinsicht eine ausschlaggebende Bedeutung hätten. Sie könnten sehr wohl bloß Begleitmomente größeren oder geringeren Wertes sein, während der Kern der Konstitution oder mit anderen Worten derjenige Teilfaktor, auf dessen Grundlage die Anämie selbst erwächst, sich unserer Beobachtung entzieht. Die Anämie wäre demnach den in Rede stehenden Erscheinungen nebengeordnet, nicht untergeordnet.

Zu einer solchen Schlußfolgerung wird man geradezu gezwungen, wenn man bedenkt, daß keine einzige dieser Erscheinungen bei der perniziösen Anämie konstant angetroffen wird. Sowohl die Glossitis wie die Zahnfäule fehlen ziemlich oft, und auch die Achylie kommt nicht einmal bei der kryptogenetischen Form der perniziösen Anämie ausnahmslos vor (Stockton, Lichty, Friedenwald und Morrison, Weinberg, Boekelman, Schauman und Levander, V. Scheel u. a.).

Besonders amerikanische Forscher haben in recht vielen Fällen bei der perniziösen Anämie freie Salzsäure im Mageninhalt gefunden. So haben von Stocktons 24 Fällen 6 freie Salzsäure aufzuweisen und von Friedenwalds und Morrisons 57 Fällen 15. Cabot[16]) wiederum gibt an, daß von seinen 150 Fällen fünf Sechstel Abwesenheit freier Salzsäure gezeigt haben, während von Lichtys 20 Fällen nur 14 mit Achylie verbunden waren. Diese Forscher haben somit bei der kryptogenetischen perniziösen Anämie zum Teil höhere Zahlen für die Häufigkeit freier Salzsäure erhalten, als ich (92) bei der perniziösen Bothriocephalusanämie, denn auf der Höhe der Erkrankung ist bei diesem Leiden freie Salzsäure von mir in 10 Fällen von 57 angetroffen worden.

Es muß hierbei bemerkt werden, daß bei Personen, die eine perniziöse Bothriocephalusanämie durchgemacht haben, freie Salzsäure öfter als bei den auf der Höhe der Erkrankung untersuchten oder bei 28 von 64 gefunden worden ist (Schauman und Levander). Demgemäß dürfte wohl der Rückschluß gestattet sein, daß bei etwa der halben Anzahl der Bothriocephalusträger, die von jener Krankheit befallen werden, freie Salzsäure vor dem Zustandekommen der Anämie vorhanden gewesen ist. Die Achylie scheint mithin keine notwendige Begleiterscheinung der perniziösen Bothriocephalusanämie zu sein und in ihrer Pathogenese nicht diejenige Rolle zu spielen, die ihr von Sahli zugeteilt worden ist.

Übrigens muß man natürlich bei der Erörterung der Frage nach den Beziehungen der perniziösen Anämie zu der Achylie die Möglichkeit sorgfältig erwägen, daß nicht sämtliche Fälle, die als perniziöse Anämie bezeichnet worden, es wirklich gewesen sind (vgl. Schauman und Levander, Weinberg). Allein hieße es nicht übers Ziel hinausschießen, wollte man geltend machen, daß ein Fall schwerer Anämie nur deshalb, weil freie Salzsäure da ist, nicht zur perniziösen Anämie gezählt werden darf (vgl. Weinberg)? Sieht man nicht bei mehreren Krankheiten, daß die Häufigkeit eines gewissen Symptoms, eines gewissen ätiologischen Moments usw. in verschiedenen statistischen Zusammenstellungen ungemein verschieden ist, und zwar auch dann, wenn kein Anlaß vorliegt, die Zuverlässigkeit der Angaben zu bezweifeln?

Ich kann nicht umhin, auf zwei dem Gebiete der uns hier beschäftigenden Krankheit entnommene Beispiele hinzuweisen. Es ist mir aufgefallen, daß die Rückenmarkssymptome in Nordamerika viel zahlreicher zu sein scheinen, als in den meisten europäischen Ländern. Und es hat meine Aufmerksamkeit ganz besonders erregt, daß die Verteilung der perniziösen Anämie auf die beiden Geschlechter in Nordamerika und England eine durchaus andere ist, als in Deutschland, Schweden und Finnland. In den erstgenannten Staaten ist die Häufigkeit entschieden größer unter den Männern (62—65%) als unter den Frauen, während in den letztgenannten das Verhalten ein gerade umgekehrtes ist [Schauman[90])]. Worauf dieser Unterschied beruht, ist schwer zu ergründen. Am nächsten liegt es wohl, an äußere Einflüsse zu denken. Aber welches die Ursache auch sei, keinesfalls scheint der besagte Unterschied zu der Annahme zu berechtigen, daß es sich wesentlich um fehlerhafte Diagnosen auf der einen oder anderen Seite handeln könnte.

Die obige Auseinandersetzung ergibt also, daß keine sichere pathogenetische Bedeutung den drei hier besprochenen Erscheinungen zuerkannt werden kann.

Hiermit soll aber nicht verneint werden, daß sie in diagnostischer Hinsicht von nicht zu unterschätzender Wichtigkeit sind. Vielmehr bin ich sogar geneigt zu glauben, daß Achylie, Zungenbrennen und Zahnfäule eine Zeichengruppe bilden, die, auch wenn keine deutlichen Blutveränderungen vorhanden sind, mit einer gewissen Wahrscheinlichkeit den Inhaber zu Perniziöse-Anämie-Kandidaten stempelt. Und dementsprechend halte ich dafür, daß die Anwesenheit dieser Zeichengruppe zu sorgfältiger Überwachung der Blutbeschaffenheit ermahnen muß.

Eine Frage soll jedoch erörtert werden. Wäre es angezeigt, in dieser Trias das Zungenbrennen bzw. die Glossitis gegen die glatte Zunge, die ja auch eine wichtige, aber ebensowenig wie das Zungenbrennen regelmäßig vorkommende Erscheinung bei der perniziösen Anämie ist, auszutauschen? Ich stelle diese Frage, weil A. Faber die glatte Zunge als eine bei diesem Leiden fast immer vorhandene Erscheinung und auch als ein belangreiches Anfangszeichen hat ansehen wollen.

Meinesteils glaube ich dennoch, daß das Zungenbrennen für die Frühdiagnose von größerer Tragweite ist als die glatte Zunge und habe bereits vor mehreren Jahren in einer kleinen Mitteilung[88]), die vielerorts der Aufmerksamkeit entgangen ist, betont, wie wertvoll dieses von W. Hunter zuerst hervorgehobene Symptom offenbar ist.

In besagtem Aufsatz habe ich einen Fall beschrieben, den ich bei dem fast normalen Hämoglobingehalte sicherlich nicht als eine perniziöse Anämie aufgefaßt hätte, sofern ich nicht dem Zungenbrennen gebührende Beachtung geschenkt, denn nur die Spitze der Zunge war in diesem Falle glatt, während dagegen das Brennen auf der Zunge und in dem Schlunde ein sehr hervortretendes Symptom darstellte.

Andererseits hätte ich ohne eingehende Blutuntersuchung nicht vermeiden können, in einem Teil der Fälle die Diagnose perniziöse Anämie zu Unrecht zu stellen, wenn ich nur auf das Vorhandensein von glatter Zunge und Achylie Rücksicht genommen hätte.

In dieser Beziehung ist ein Fall, der zur Zeit in meiner Klinik behandelt wird, lehrreich. Es handelt sich um eine 41 jährige Frau, die keine pathologische Blutungen gehabt hat. Sie hat Achylie und eine glatte Zunge, leidet aber trotz ihrer schweren Anämie zusehends nicht an perniziöser Anämie. Der Hämoglobingehalt 32 (Haldane), die Zahl der roten Blutkörperchen 2 200 000, der Färbeindex 0,73, die Zahl der weißen Blutkörperchen 2700, wovon 43% Lymphocyten. Unerhebliche Anisocytose. Keine kernhaltigen roten. Keine nachweisbaren Organveränderungen. Keine Parasitaneier in den Stuhlentleerungen. Keine Urobilinurie. Kein Zungenbrennen.

Während einer methodischen Eisenbehandlung ohne Arsen ist eine sehr bedeutende Verbesserung eingetreten. Der Hämoglobingehalt ist auf 84 gestiegen, die Zahl der roten Blutkörperchen auf 4 550 000, der Färbeindex auf 0,92 und die Zahl der weißen Blutkörperchen auf 5500.

Ich habe hier das Vorhandensein einer auf konstitutioneller Grundlage ruhenden, einfachen Anämie angenommen, zumal Symptome einer Chlorose während der Entwicklungsjahre sich nicht haben erkennen lassen und somit wohl kein Anlaß vorliegt, an die Möglichkeit eines Chloroserückfalles zu denken [vgl. Schauman und Levander[92]), S. 155]. Selbstredend ist es doch nicht vollständig ausgeschlossen, daß eine perniziöse Anämie in Zukunft bei dieser Kranken zur Entwicklung gelangen kann.

Vor kurzem ist in meiner Klinik ein Fall vorgekommen, der sehr an den eben geschilderten erinnert. Eine 29 jährige Frau mit Achylie und schön spiegelnder Zunge, aber keiner Glossitis. Der Hämoglobingehalt 40, die Zahl der roten Blutkörperchen 3 700 000, der Färbeindex 0,54. Keine nennenswerte Anisocytose.

Keine kernhaltigen roten. Die Zahl der weißen Blutkörperchen 4200, wovon 56% Lymphocyten. Also kein perniziös-anämisches Blutbild trotz der spiegelnden Zunge.

Auch andere Fälle könnten von mir angeführt werden, wo das Zungenbrennen seinen Platz als ein wichtiges, diagnostisches Zeichen behauptet hat. Ich erinnere mich besonders eines in der hiesigen Diakonissenanstalt beobachteten Falles — einer 48 jährigen Frau, die an Endometritis litt und im Anschluß an reichliche uterine Blutungen eine Anämie bekommen hatte. Sie hatte etwa 60% Hämoglobin, einen etwas herabgesetzten Färbeindex (0,86), unbedeutende Anisocytose, sowie eine überaus charakteristische Glossitis. Was lag näher, als hier an eine posthämorrhagische Anämie zu denken. Aber 2 Jahre später kam sie zurück und bot da alle Zeichen einer typischen perniziösen Anämie.

Dieser Fall zeigt, wie vorsichtig man mit der Diagnose „sekundärer" Anämie in den Fällen sein muß, wo sich eine ausgesprochene Glossitis vorfindet. Es ist deswegen möglich, daß in Fällen, in denen man bei einer „sekundären" Anämie das genannte Symptom gefunden hat, eine in Entwicklung begriffene perniziöse Anämie gleichwohl vorhanden war, und ich frage mich besonders, wie es sich hiermit in den Fällen von Anämie bei Lebercirrhose und Ulcus ventriculi verhält, wo Naegeli[65]) eine Glossitis beobachtet hat. Der erstgenannten dieser Krankheiten schließt sich ja (vgl. S. 274) nicht so selten eine perniziöse Anämie an.

Ich möchte hiermit nicht angedeutet haben, daß das Zungenbrennen ein für die perniziöse Anämie pathognomonisches Symptom sei, aber ich stelle es der glatten Zunge voran als ein frühes Zeichen des besagten Leidens. Auch der Achylie ist es meines Ermessens in dieser Beziehung überlegen (vgl. Weinberg). Doch kommen auch Fälle vor, wo es vorzugsweise der Salzsäuremangel ist, der die Diagnose auf die rechte Fährte bringt. Die Zahnfäule nimmt ohne Zweifel den letzten Platz in der obenerwähnten Trias ein, hat aber doch eine gewisse ergänzende Bedeutung.

Ich teile schließlich in aller Kürze einen Fall mit, wo namentlich die Achylie das Augenmerk auf die Möglichkeit einer perniziösen Anämie lenkte.

Ein 27 jähriger Bauer wurde den 26. XI. 1919 in die Klinik wegen einer doppelseitigen, exsudativen, wahrscheinlich auf tuberkulöser Grundlage ruhenden Pleuritis aufgenommen. Die absolute Dämpfung fing rechts 2 Querfinger unterhalb des Angulus inferior scapulae an, links etwas tiefer unten.

Bereits ehe die Vorgeschichte des Kranken vollständig ermittelt war, wurde anläßlich einer bei ihm nachgewiesenen Achylie eine Blutuntersuchung vorgenommen und dabei ein Hämoglobingehalt (Haldane) von 93, ein Färbeindex von 1,18 sowie eine gewisse Megalocytose festgestellt. Dieser Befund erweckte den Verdacht, daß es sich hier um eine perniziöse Anämie handle, und die weitere Untersuchung bestätigte die Richtigkeit der Annahme.

Bei näherer Befragung ergab sich, daß der Kranke schon vor 5 Jahren etwa 1 Woche an Zungenbrennen gelitten und seitdem zwei verschiedene Male, zuletzt im vergangenen Frühjahr einen Anfall dieses Übels gehabt hatte. Ein größeres Gewicht legte er jedoch nicht darauf. Die Zähne hatte er vor mehreren Jahren zum großen Teil verloren und hat nunmehr lediglich 14 übrig. Auf dem Rumpf eine Anzahl Tuberkuliden.

Sonst ist hinzuzufügen, daß eine mäßige Menge Urobilin im Harn, sowie eine sehr deutliche Gallenfarbstoffreaktion im Blutserum nachgewiesen wurde. Keine Milzvergrößerung. Im Stuhl keine Wurmeier. An der Zunge nichts Ungewöhnliches.

Im Laufe der folgenden Wochen nahmen die Kräfte zusehends ab, und die Blutbeschaffenheit wurde, wie aus den unten verzeichneten Ergebnissen der Blutuntersuchung erhellt, merklich schlechter. Erst nachdem er den 27. XII. 1919 anfing, Arsen einzunehmen, trat eine Verbesserung ein.

Datum	Hb*)	E	F	L	N	Lymph.	Mono.	Eos.	Bas.	Myel.	Türk.	Bemerkungen
28. XI. 1919	93**)	3,96**)	1,17	3660**)	52,8	38,8	5,2	2,0	1,0	0,2	—	Deutliche Megalocyten. Keine Polychromasie.
19. XII. 1919	67	2,53	1,32	2100	42,2	49,6	2,2	5,0	0,4	0,4	0,2	1 Normoblasten. Leichte Polychromasie.
26. XII. 1919	59	2,24	1,32	2000	58,8	35,0	1,8	2,8	—	1,4	0,2	4 Megalo- und 6 Normoblasten auf 1000 Leukocyten.
10. I. 1920	62	2,47	1,25	2560	52,0	36,6	4,8	5,4	0,8	0,4	—	2 Normoblasten auf 1000 Leukocyten.
30. I. 1920	76	2,46	1,54	2870	61,6	31,6	2,6	2,4	1,2	0,2	0,4	Keine Erythroblasten. Keine Polychromasie.

Die Diagnose der perniziösen Anämie kann hier wohl keinem Zweifel unterliegen. Der erhöhte Färbeindex, die Megalocytose, das Vorkommen von Megaloblasten, die Leukopenie mit relativer Lymphocytose, die Urobilinurie und die Bilirubinämie sind Symptome, deren diagnostischer Wert sich nicht leugnen läßt. Das Vorhandensein der tuberkulösen Pleuritis kann daran nichts ändern, denn es kommt ja gelegentlich vor, daß die perniziöse Anämie sich mit Tuberkulose vergesellschaftet.

Wir haben also hier wieder ein Beispiel dafür, daß die perniziöse Anämie auch bei normalem Hämoglobingehalt zu diagnostizieren ist. Auf diese Tatsache habe ich schon 1911 hingewiesen, und Naegeli[65]) sowie Weinberg haben neuerdings dieselbe Erfahrung gemacht.

Kehren wir aber zu unserer eigentlichen Aufgabe zurück und legen wir uns zur Beantwortung die Frage vor, wo die Grundbedingung für die Entstehung der perniziösen Anämie schließlich stecken mag.

In der letzten Zeit haben einige Forscher mit der Möglichkeit gerechnet, daß Störungen der inneren Sekretion die grundlegende Ursache der perniziösen Anämie wäre.

Strümpell, der dieses Leiden immer unter die sog. Konstitutionskrankheiten eingeordnet hat, sagt in der letzterschienenen Auflage seines Lehrbuches: ,,Vielleicht handelt es sich um rein endogene Störungen des Blutlebens, um Anomalien der inneren Sekretion oder des inneren Zellebens.''

Von übrigen hierhergehörigen· Verfassern nenne ich besonders Türk[108]) und Pappenheim, weil sie sich am eingehendsten zu dieser Frage geäußert haben.

*) Haldane.

**) Die Richtigkeit des Resultates durch eine Kontrolluntersuchung bestätigt.

Türk nimmt, fast ausschließlich auf Grund theoretischer Überlegungen an, daß man bei der Entstehung der perniziösen Anämie mit „einer Störung im inneren Lipoidstoffwechsel des Organismus" zu tun haben könne. In diesem ist, wie er sagt, gewiß das System der Drüsen mit innerer Sekretion hervorragend und maßgebend beteiligt, anscheinend allen Organen voran die Nebennierenrinde. Außerdem hat Türk[109]) auch die Möglichkeit in Betracht gezogen, daß Veränderungen der Milz, welchem Organ er, gleichwie mehrere neuere Verfasser, geneigt ist, innersekretorische Funktionen beizulegen, einen Teilfaktor in der Pathogenese der perniziösen Anämie darstellen könnten.

Pappenheim wiederum teilt gleichfalls Störungen in der Tätigkeit der Nebennieren eine bedeutsame Rolle zu, glaubt aber nicht, es seien Stoffe lipoider Natur, sondern vielmehr Hydroxylamine oder Amidophenole, welche die Anämie hervorrufen.

Er geht bei seinen Betrachtungen von der bekannten Tatsache aus, der der Fettvorrat des Körpers bei diesem Leiden in manchen Fällen überraschend reichlich ist, und gründet seine Ansicht betreffs des Vorkommens endokriner Störungen beim Entstehen der Krankheit auf die Annahme, daß das gut erhaltene Fettgewebe die Folge eines verlangsamten Stoffwechsels sei.

Ist aber diese Annahme wirklich statthaft?

Die bisher gemachten Untersuchungen über den Stoffwechsel bei der perniziösen Anämie geben ihm keineswegs recht. Deuten doch deren Ergebnisse darauf hin, daß der Verbrennungsvorgang im Organismus bei dieser Krankheit nicht vermindert ist (Kraus und Chvostek, Thiele und Nehring, Magnus Levy[50]), Engel, Rolly, Grafe).

Grafe, der neueste Forscher auf diesem Gebiete, sagt, daß in keinem einzigen seiner 7 Fälle subnormale Werte vorkamen, sowie, daß die höchsten Werte unzweifelhaft, wenn auch in geringem Grade, die Norm überstiegen.

Da die hierhergehörigen Forscher sich indessen auf eine verhältnismäßig kleine Anzahl untersuchter Fälle haben stützen können, ist es mir wünschenswert erschienen, diese Frage zu erneuter Prüfung vorzunehmen.

Die Versuche, die schon im Jahre 1914 begonnen wurden, sind durch Herrn Prof. Dr. R. Tigerstedts freundliches Entgegenkommen ermöglicht worden. Bei der Untersuchung wurde die große Respirationskammer des hiesigen physiologischen Instituts benutzt. Leider konnte dabei nur die Kohlensäureproduktion der Kranken bestimmt werden. Im Ganzen wurden 15 in meiner Klinik wegen perniziöser Anämie gepflegte Patienten, 7 mit und 8 ohne Bothriocephalus, untersucht. Die Versuchsergebnisse sind vorläufig nicht veröffentlicht worden, und ich kann bei dieser Gelegenheit nur mitteilen, daß, soviel die Verhältnisse von mir jetzt überblickt werden können, die erhaltenen

Zahlen mit den Beobachtungen früherer Forscher nahe übereinzustimmen scheinen.

Aber auch wenn die bisher gemachten Untersuchungen nicht ergeben haben, daß der Verbrennungsvorgang bei der perniziösen Anämie herabgesetzt sei, so braucht das in vielen Fällen nachgewiesene Vorhandensein eines verhältnismäßig reichlichen Fettgewebes nicht ausschließlich auf der geringen Körperbewegung dieser Kranken beruhen (Überfütterung kommt wohl kaum in Betracht), sondern läßt sich vielleicht doch durch Störungen in der Tätigkeit des endokrinen Apparates zum Teil erklären. Wie bei der endogenen Fettsucht geschehen ist, könnte man hierbei u. a. zwei Möglichkeiten heranziehen: einerseits, daß die Abweichungen von der Norm so gering seien, daß sie sich mit unserer jetzigen Methodik nicht erkennen lassen und durch Summierung dennoch eine Vermehrung des Fettbestandes bewirken [Magnus-Levy[51]), Baer[4]), S. 653], andererseits, daß übermäßige Beschleunigung der Fettbildung oder verlangsamte Fettzersetzung sich geltend machen [Baer[4]), S. 656].

Sei dem, wie ihm wolle, so liegt es auf der Hand, daß der einzige Grund, den Pappenheim zugunsten seiner Annahme von innersekretorischen Störungen bei der Entstehung der perniziösen Anämie angeführt hat, zur Zeit nicht als stichhaltig anerkannt werden kann. Es scheint demnach notwendig, daß die Behandlung dieser Frage eine etwas breitere Grundlage gewinnt, und mit Beachtung dieses Gesichtspunktes werde ich mir erlauben, in aller Kürze die Umstände zu erörtern, die schon vor Jahren bei mir den Gedanken erweckten, daß Störungen in der inneren Sekretion bei der Entstehung der perniziösen Anämie mitwirken könnten.

In erster Linie ist es mir aufgefallen, daß sich gewisse Berührungspunkte zwischen der perniziösen Anämie und der Addisonschen Krankheit vorfinden.

So beobachtet man bei der perniziösen Anämie nicht selten eine Braunfärbung der Haut.

Um zuerst meine eigene Erfahrung in diesem Punkte zu berühren, sei erwähnt, daß ich im Laufe der Jahre eine ganze Reihe solcher Fälle gesehen habe. Von 1912 an, als ich begann, mehr folgerichtig als früher auf diese Erscheinung zu achten, haben in meiner Klinik von im ganzen 64 Fällen nicht weniger als 9 eine bemerkenswerte, in einem Teil der Fälle sehr verbreitete und recht starke Pigmentierung dargeboten, und in 2 dieser Fälle ist zugleich eine gewisse Braunfärbung der Mundschleimhaut vorgekommen.

Auch in der Literatur ist eine Menge hierhergehöriger Fälle niedergelegt. Sie stammen sowohl von älteren wie von neueren Verfassern (Immermann, H. Müller, Laache, Byrom Bramwell, v. Decastello, Fortune, Moorhead, Hale White, Rolleston, French, Aitken, Boekelman, Cabot, Schleip, Türk, Gulland und Goodall, Mosse, Lennartz, K. Ziegler, Schucany u. a.). Einige

Forscher haben nur einzelne Fälle wahrgenommen, andere dagegen eine größere Anzahl. So hat Cabot unter 1200 Fällen 38, wo die Haut eine bräunliche Farbe zeigte, und Gulland und Goodall, Willson u. a. heben hervor, daß eine Pigmentierung der Haut nichts Ungewöhnliches bei der perniziösen Anämie ist. Auch Byrom Bramwell, gleichwie Boekelman, scheinen mehrere Fälle beobachtet zu haben.

Großes Gewicht muß auf den Umstand gelegt werden, daß in einigen Fällen braune Flecke auch auf der Mundschleimhaut zu erkennen waren, weil ja diese Lokalisation der Pigmentierung von besonderer Bedeutung bei der Diagnose der Addisonschen Krankheit ist. [H. Müller, Moorhead, Hale White, French, Aitken, Rolleston, K. Ziegler, Schucany, eigene Beobachtungen, vgl. auch Lazarus[46]), S. 156].

In den Fällen, wo die Nebennieren Gegenstand näherer Aufmerksamkeit bei der Sektion waren, werden sie meistens als normal bezeichnet. Nur in einer kleineren Anzahl Fälle werden Veränderungen angegeben (H. Müller, Broadbent, K. Ziegler, Schucany, vgl. auch Stanley, McCombie). Es muß jedoch hierbei bemerkt werden, daß eine methodische mikroskopische Untersuchung nicht scheint vorgenommen worden zu sein in den Fällen, wo bei der makroskopischen Prüfung Veränderungen nicht festgestellt wurden.

Allein, ist es ohne weiteres ausgemacht, daß die Verfärbung der Haut bei der perniziösen Anämie von innersekretorischen Störungen verursacht wird?

Ohne Zweifel lassen sich gegen eine derartige Annahme Einwände erheben. Vor allem kann gesagt werden, daß es sich hier schlechtweg um eine Verfärbung handelt, die von einer mehr oder weniger langdauernden Arsenbehandlung herrührt, oder mit anderen Worten um eine sog. Arsenmelanose. Diese Anmerkung kann jedoch nicht die Bedeutung der Pigmentierung als Beweismittel in der vorliegenden Frage vollständig aufheben.

Erstens gibt es Fälle, wo kein Arsen verabreicht worden ist. Dies wird ausdrücklich von einigen Beobachtern betont (Byrom Bramwell, Fortune, Moorhead, Rolleston, Aitken, Schleip u. a.). Und auch ich selbst verfüge über Fälle, wo die Pigmentierung dem Arsen nicht zur Last gelegt werden kann. Überdies stammt ein Teil der Fälle, wo Bräune der Haut vorgekommen ist, von einer Zeit, wo das Arsen noch keine Anwendung bei der Behandlung der perniziösen Anämie gefunden hatte. So Broadbents, H. Müllers und Immermanns sowie mit größter Wahrscheinlichkeit auch ein Fall von Runeberg[81]). Dieser letztgenannte Fall rührt allerdings vom Jahre 1880 her, aber in Finnland war meines Wissens das Arsen zu jener Zeit bei der Behandlung des in Rede stehenden Leidens noch nicht in Gebrauch.

Zweitens liegt die Möglichkeit vor, daß die Pigmentierung von dem Arsen nicht herbeigeführt worden ist, trotzdem die Kranken dieses Mittel eingenommen haben. Eine solche Möglichkeit muß namentlich in Erwägung gezogen werden in allen Fällen, wo eine Verfärbung der Mundschleimhaut angetroffen worden ist. Denn, soviel man nach den Angaben in der Literatur feststellen kann, tritt die Arsenmelanose an dieser Stelle nicht auf (v. Neusser und Wiesel). Übrigens sind die Ansichten über ihre Verbreitung recht geteilt. Während einige geltend machen, daß sie mit der eben berührten Ausnahme dieselbe Verbreitung wie die Addisonpigmentierung aufweise (vgl. v. Neusser und Wiesel, Lewin u. a.), halten andere dafür, daß sie öfters den ganzen Körper umfasse, nur das Gesicht und vielleicht auch die Hände frei lassend (vgl. K. Petrén).

Unter meinen eigenen arsenbehandelten Fällen gibt es solche, wo sowohl das Gesicht wie die Hände stark gebräunt waren. Wenn die letztangeführte Ansicht über die Verbreitung der Arsenmelanose zu Recht bestünde, so hätte in diesen Fällen die Pigmentierung keinen Zusammenhang mit der Arseneinnahme gehabt. Meinesteils habe ich sicherheitshalber bei ihnen dennoch das Vorhandensein einer Arsenmelanose angenommen. Dagegen dünkt es mich auf Grund des Angeführten unwahrscheinlich, daß das eingenommene Arsen die Verfärbung hervorgerufen hat in den zwei von meinen Fällen, wo eine Pigmentierung der Mundschleimhaut nachzuweisen war.

Es hat mithin den Anschein, als ob die abnorme Hautpigmentierung bei der perniziösen Anämie bei weitem nicht in allen Fällen auf das Arsen zu beziehen wäre. Und außerdem scheint es annehmbar, daß in den Fällen, wo der Gebrauch des genannten Mittels für diese Erscheinung verantwortlich gemacht werden kann, eine gewisse Krankheitsbereitschaft (Nebenniereninsuffizienz?) vorhanden gewesen ist. Denn sonst kann man nicht die unleugbare Tatsache erklären, daß bei medikamentöser Anwendung des Arsens verhältnismäßig große Gaben dieses Mittels in einem Teil der Fälle keine Braunfärbung hervorrufen, während recht geringe Mengen in anderen Fällen Anlaß zu einer solchen geben können.

Aber auch ein anderer Einwurf kann gegen den Wert der Braunfärbung als Beweismittel gemacht werden. Es ließe sich die Möglichkeit denken, daß die bronzeartige Verfärbung durch funktionelle oder anatomische Veränderungen des chromaffinen Systems, die von der Anämie selbst verursacht wären, entstanden sein könnte [Türk[108]), S. 550)]. Gegen eine solche Annahme spricht jedoch der Umstand, daß die Pigmentierung nur bei einem Bruchteil aller jener Personen, die an perniziöser Anämie leiden, zu finden ist, und dazu noch, daß die Verfärbung mitunter vom Anfang der Krankheit an bestehen (Gulland und Goodall) und gelegentlich sogar jahrelang dem Auftreten der

Anämiesymptome vorausgehen kann (v. Decastello, eigene Beobachtung).

Es ist also aller Anlaß vorhanden, zu erwägen, ob nicht die Bronzehaut bei der Addisonschen Krankheit und die Braunfärbung bei der perniziösen Anämie, wenigstens in gewissen Fällen dieses Leidens. denselben Ursprung haben und ob nicht somit eine Kombination der beiden Krankheiten denkbar wäre.

Mit einer solchen Möglichkeit rechnet Byrom Bramwell[13]), S. 246. in seiner bekannten Arbeit über die Krankheiten der blutbildenden Organe und der endokrinen Drüsen. Er schreibt bei Besprechung der Differentialdiagnose zwischen Morbus Addisonii und perniziöser Anämie:

„If any case of pernicious anaemia should come under my notice, in which the mucous membranes were pigmented as in Addison's disease, I should feel justified in diagnosing a combination of the two conditions."

Diese Ansicht erscheint nicht unberechtigt, und wie S. 268 mitgeteilt, sind derartige Fälle von einer Anzahl Forscher beobachtet worden. Aber noch näher liegt natürlich eine solche Diagnose in den Fällen perniziöser Anämie, wo außer der Schleimhautpigmentierung auch Veränderungen der Nebennieren angetroffen wurden.

In einem hierher gehörigen, auch von Roth[80]) beschriebenen Falle konnte Schucany durch histologische Untersuchung zeigen, daß das in der Haut vorhandene Pigment in bezug sowohl auf Lokalisation wie Beschaffenheit sich deutlich von dem bei der Arsenmelanose und dem bei der sog. Hämochromatose vorkommenden unterschied, dagegen aber vollständige Übereinstimmung mit der bei der Addisonschen Krankheit üblichen darbot. Hier lag nach Roths[80]) und Schucanys Meinung wahrscheinlich ein Fall vor, wo perniziöse Anämie und Addisons Krankheit gleichzeitig vorhanden waren. Und auch K. Ziegler[115]), S. 445, hat in einem seiner Fälle, der auch von Bittorf[11]), S. 45 in seiner bekannten Monographie, benutzt worden ist, offenbar mit einem solchen Verhältnis zu tun gehabt.

Können nun irgendwelche berechtigten Einwände gegen die Diagnose in diesen beiden Fällen gemacht werden?

In den Nebennieren wurde eine Atrophie nachgewiesen, die Haut und die Schleimhaut des Mundes waren pigmentiert, und das Blutbild war das für perniziöse Anämie charakteristische. Was bemerkt werden kann, ist, daß sich eine Lebercirrhose in den beiden Fällen vorfand, aber es ist bekannt, daß eine solche von mehreren Forschern im Zusammenhang mit einer perniziösen Anämie beobachtet wurde (s. S. 274). Triftige Gründe für die Annahme einer wirklichen Verquickung von perniziöser Anämie mit Addisonscher Krankheit scheinen sonach vorhanden zu sein.

Auch in den früher erwähnten Fällen von H. Müller (Fall Nr. 37) und Broadbent darf man die Möglichkeit eines derartigen Zusammentreffens in Betracht ziehen, obgleich man bei ihnen sich nicht auf ebenso eingehende Untersuchungen wie in Schucanys und Zieglers Fällen stützen kann. Dagegen scheint in den übrigen Fällen, wo man eine solche Vergesellschaftung angenommen hat, die Diagnose nicht hinreichend gut begründet gewesen zu sein (Younge, Sabrazés und Bonnes, Immermann und Försterling).

Aber die Verfärbung der Haut ist nicht das einzige Symptom, das in diesem Zusammenhange unsere Aufmerksamkeit beansprucht.

Gleichwie bei der perniziösen ·Anämie ist auch bei Morbus Addisonii der Ernährungszustand in gewissen Fällen unerwartet gut. Schon Addison soll es nicht entgangen sein, daß die Leichen der an dieser Krankheit Gestorbenen sich häufig durch besonderen Fettreichtum auszeichnen, und auch neuere Forscher haben nicht selten dieselbe Beobachtung gemacht (Byrom Bramwell, Wiesel, Bittorf). Namentlich erscheint die Entwicklung des Fettgewebes in dem Bauche manchmal recht auffallend (Wiesel).

Ferner ist zu erwähnen, daß bei beiden dieser Leiden Magen-Darmsymptome fast derselben Beschaffenheit auftreten: Erbrechen früh nüchtern oder nach den Mahlzeiten, Leibschmerzen und vor allem Unregelmäßigkeiten in der Darmtätigkeit, die sich öfters in Verstopfung und Durchfall, abwechselnd miteinander, äußern, sind Erscheinungen, die das Krankheitsbild nicht selten beherrschen. Auch der Mangel an Salzsäure im Mageninhalt ist bei der Addisonschen Krankheit ein sehr gewöhnliches Symptom (Bittorf), wenn es auch nicht so regelmäßig ist wie bei der perniziösen Anämie.

Beachtenswert scheint auch, daß der Harn bei der perniziösen Anämie fast regelmäßig zuckerfrei zu sein pflegt*), außerdem, daß alimentäre Glykosurie sich nicht mit besonderer Leichtigkeit hervorrufen läßt (v. Noorden, R. Schmidt, H. Strauss).

Die Zuckertoleranz habe ich bei 10 Patienten untersucht. Es wurden ihnen zu diesem Zwecke bei nüchternem Magen 100—200 g Traubenzucker gegeben und 4 von ihnen zugleich Adrenalin subcutan eingespritzt. Einer bekam 200 g Traubenzucker, einer 150 g, drei je 100 g, zwei je 125 g + 1 mg Adrenalin und einer 150 g + 1 mg Adrenalin. In sämtlichen dieser 8 Fälle war das Ergebnis negativ. Von den zwei übrigen erhielt der eine 100 g Traubenzucker + 0,5 mg Adrenalin gleichfalls mit negativem Resultate, während er nach derselben Zucker-menge + 1 mg Adrenalin in zwei der aufgefangenen Portionen Spuren von Zucker bot. Der andere zeigte nach 150 g Traubenzucker in den zwei ersten Portionen ebenfalls Spuren von Zucker, lieferte aber bei der Wiederholung des Versuches mit einer gleich großen Zuckermenge einen durchaus zuckerfreien Harn. 5 dieser Kranken hatten eine

---

*) Ich kenne nur zwei Ausnahmen. Parkinson beschreibt einen Fall, wo ein akuter Diabetes sich zu einer perniziösen Anämie gesellte, und Kleemann erwähnt einen Fall, wo eine zeitweise auftretende Glykosurie vorgekommen sein soll.

kryptogenetische perniziöse Anämie und 5 eine perniziöse Bothriocephalusanämie.

Nach Bittorf und Biedl scheint auch bei der Addisonschen Krankheit die Zuckertoleranz gut zu sein. Eppinger, Falta und Rudinger berichten sogar über Fälle, wo durch Zufuhr von 300 g Zucker bei gleichzeitiger Einspritzung von 1 mg Adrenalin keine Glykosurie zu erzielen war. Vielleicht werden jedoch fortgesetzte Untersuchungen ergeben, daß die Zuckertoleranz bei den in Rede stehenden beiden Krankheiten gelegentlich auch herabgesetzt sein kann.

Möglicherweise kann schließlich der niedrige Blutdruck als Bindeglied zwischen der perniziösen Anämie und der Addisonschen Krankheit hingestellt werden.

Was hier bezüglich des Verhältnisses zwischen diesen beiden Erkrankungen angeführt worden ist, scheint mir in vollem Einklange zu stehen mit den Ansichten, die von einer Anzahl älterer Verfasser (Pepper, Younge, Immermann u. a.) vertreten worden sind. So sagt Immermann:

„Es sei ausdrücklich erwähnt, daß, sowie überhaupt sonst (Merkel), zwischen sog. Morbus Addisonii und perniziöser Anämie eine sehr auffällige klinische Ähnlichkeit besteht, so merkwürdigerweise auch in einzelnen Fällen letzterer Krankheit ein gewisser Grad von Bronzekolorit sich ausbildet, der dann natürlich im Verein mit den übrigen gegebenen Erscheinungen den Verdacht eines Nebennierenleidens ungemein nahelegt (Pepper u. a.).“

Aber außer den eben geschilderten Berührungspunkten zwischen den in Frage stehenden beiden Leiden gibt es eine Anzahl Beobachtungen, die auf die Möglichkeit endokriner Störungen bei der perniziösen Anämie hinzuweisen scheinen.

Schon seit langem habe ich bemerkt, daß eine nicht so geringe Anzahl von Fällen dieser Krankheit mit Polyurie verläuft. Mengen von 2500—3000 ccm in 24 Stunden sind nichts Ungewöhnliches, ja, man kann sogar manchmal noch höhere Werte beobachten. Was mein Erstaunen besonders erregt hat, ist der Umstand, daß die Polyurie bei der perniziösen Bothriocephalusanämie noch zu der Zeit, wo Gesundheit erzielt worden ist, fortbestehen kann. So belief sich die Harnmenge in einem hierhergehörigen Falle während der 10 ersten Tage des etwa 2 Monate langen Krankenhausaufenthaltes auf im Mittel 1900 ccm und in der Fortsetzung auf etwa 3000 ccm, während sie in den letzten 10 Tagen, wo Gesundheit bereits eingetreten war, im Durchschnitt nicht weniger als 3480 ccm in 24 Stunden betrug.

Es ist selbstverständlich ausgeschlossen, daß die gesteigerte Harnmenge in einem Fall wie diesem wesentlich von Resorption sichtbarer oder versteckter Ödeme abhängig sein könnte. Und es muß besonders betont werden, daß in diesem Falle sich keine Symptome eines Nierenleidens zeigten, vor allem nichts, was auf eine Nierensklerose, gutartige oder bösartige, hätte hindeuten können — eine Möglichkeit, auf die man Bedacht nehmen muß, weil die Erfahrung gelehrt hat, daß die perniziöse Anämie in gewissen Fällen mit Nierenkrankheiten verschiedener Art einhergehen kann (vgl. Saltzman). Es scheint demnach, als ob man berechtigt wäre, auch hier die Möglichkeit endokriner Einflüsse ins Auge zu fassen (vgl. Makarow).

Auch von der Herzhypertrophie, die bei der perniziösen Anämie zuweilen wahrgenommen wird, gilt dasselbe.

Die Größe des Herzens bei diesem Leiden ist in verschiedenen Fällen sehr verschieden. Es gibt Beispiele dafür, daß das Gewicht des Herzens auf 500 g und darüber steigen kann, ohne daß man innerhalb oder außerhalb des Herzens eine annehmbare Ursache der Hypertrophie aufzufinden vermag, und nicht selten ist die Herzsilhouette dabei ausgeprägt „mitralkonfiguriert" (Kraus, eigene Beobachtungen). Man könnte ja Anlaß haben, zu fragen, ob nicht die Anämie als solche oder mit anderen Worten der Hämoglobinmangel die Hypertrophie bewirken kann. Aber diese Annahme würde u. a. keine befriedigende Antwort auf die Frage geben, warum nur ein Teil der Personen, die an perniziöser Anämie sterben, Zeichen einer Herzhypertrophie darbieten. Dagegen scheinen etwa vorkommende innersekretorische Störungen das Vorhandensein dieser idiopathischen Hypertrophie besser erklären zu können. Es ist bekannt, daß eine solche in Zusammenhang mit Anomalien im endokrinen Apparate auftreten kann. Man spricht ja von einem Basedowherzen, von einem Strumaherzen, von einem Myomherzen, und man hat auch bei Status thymico-lymphaticus in gewissen Fällen mit einer Herzvergrößerung zu tun. Diese letztgenannte Tatsache muß unsere besondere Beachtung wachrufen, einmal weil Zeichen einer Konstitutionsanomalie dieser Art bei der perniziösen Anämie beobachtet worden sind (vgl. S. 258), und zweitens, weil, wie Stoerk, Brugsch u. a. hervorheben, beim endogenen Lymphatismus das rechte Herz relativ gegenüber dem linken Herzen stärker entwickelt sein kann, was vielleicht die oben angedeutete „Mitralkonfigurierung" erklären könnte.

Fernerhin möchte ich die Aufmerksamkeit auf die eigenartige Temperatursteigerung richten, die bei der perniziösen Anämie zeitweilig vorkommt. Wäre es nicht denkbar, daß auch diese Erscheinung, die einstweilen keine annehmbare Erklärung gewonnen, ihre Entstehung endokrinen Störungen verdankt? Der Umstand, daß bei Morbus Basedowii, Morbus Addisonii und auch bei anderen Leiden endokrinen Ursprungs Temperaturerhöhungen beobachtet worden sind, die sich auf keine nachweisbaren äußeren Ursachen zurückführen lassen, scheint zu einer Vermutung in angedeuteter Richtung einzuladen.

Auch ist hervorzuheben, daß der diskontinuierliche Verlauf bei der perniziösen Anämie sein Gegenstück in einigen Krankheiten des endokrinen Systems hat.

Es wäre verlockend, in diesem Zusammenhange auch die mögliche Bedeutung der Tatsache zu besprechen, daß die perniziöse Anämie mitunter in Verbindung mit gewissen anderen Leiden auftreten kann. Es würde aber zu weit führen, diese Frage in ihrem ganzen Umfange zur Behandlung aufzunehmen, und ich werde deshalb nur zwei dieser Kombinationen, der mit Chlorose und der mit cirrhotischen Prozessen in einer Anzahl Organe, hier einige Worte widmen.

Die Erfahrung ergibt nicht nur, daß Personen, die in jüngeren Jahren an Chlorose gelitten, später von perniziöser Anämie ergriffen werden können [Immermann, H. Müller, Schultze, vgl. auch Birch-Hirschfeld[10]), S. 20], sondern auch, daß diese beiden Leiden bei verschiedenen Gliedern derselben Familie [Schauman[89])] angetroffen werden, und daß sie ausnahmsweise sogar gleichzeitig bei einem Individuum vorkommen können [Runeberg[82]), Schauman und Levander]. So verschieden diese Erkrankungen in vieler Hinsicht auch sind, so hat es dennoch den Anschein, als ob zwischen ihnen ein gewisser genetischer Zusammenhang bestünde, und für unsere Hauptfrage ermangelt dieser Umstand nicht jedweder Bedeutung, weil man ja bei der Chlorose nunmehr das Vorkommen innersekretorischer Störungen als Ursache der Krankheit allgemein annimmt.

Von nicht geringerem Gewicht ist die Verknüpfung mit cirrhotischen Prozessen. Solche sind in mehreren Organen beobachtet worden. Am meisten bekannt ist wohl die zuweilen beobachtete Cirrhose der Magenschleimhaut. Aber auch in den Nieren (vgl. Saltzman). in der Leber [Talley, Eppinger, Türk[108]), Roth[79]), [80]), K. Ziegler. Schucany, Roccavilla, eigene Beobachtungen], im Pankreas [Försterling, K. Ziegler, Roth[79]). [80])] sowie in den Lymphdrüsen [K. Ziegler, Roth[80])] ist eine Bindegewebswucherung mit begleitender Schrumpfung angetroffen worden. Auch die Bindegewebsvermehrung. die Saltzman in den Nieren gefunden hat bei Untersuchung von Fällen, wo übrigens nur Zeichen leichter Nephrose vorlagen, sowie diejenige, die I. Wallgren junior in der Zunge an perniziöser Anämie verstorbener Personen entdeckt hat, darf man vielleicht nicht gänzlich aus dem Auge lassen. Aber wenn es einmal gestattet ist, die Bindegewebsentwicklung in den Nieren und der Zunge sowie die cirrhotischen Prozesse in früher erwähnten Organen unter einem gemeinsamen Gesichtswinkel zu betrachten, so ist es möglicherweise auch berechtigt, die Vermutung auszusprechen, daß wir es hier mit dem Ausdrucke einer Bindegewebsdiathese zu tun haben. Da man diese Diathese auf Störungen in der inneren Sekretion hat beziehen wollen [Wiesel[113]),

S. 425], scheint ein Zusammenhang zwischen der hier abgehandelten Frage und derjenigen nach dem Ursprunge der perniziösen Anämie keineswegs außerhalb der Grenzen des Möglichen zu liegen.

Ich habe im vorhergehenden mehrere der Symptome und Eigentümlichkeiten der perniziösen Anämie zur Sprache gebracht, in der Absicht, zu ermitteln, ob sie etwa als Äußerungen eines Leidens im endokrinen Systeme gedeutet werden könnten. Aber der springende Punkt in der hier vorliegenden Fragestellung, die Frage, ob auch die Blutveränderungen sich unter diese Äußerungen mit einbegreifen lassen, ist eigentlich nur gestreift worden und soll deshalb noch kurz besprochen werden.

Zunächst sei hervorgehoben, daß die Addisonsche Krankheit von ihrem Entdecker für eine „spezifische Anämie" erklärt wurde. Addisons Auffassung ist von späteren Forschern widerlegt worden; allein in den meisten Fällen kommt jedoch eine gewisse Herabsetzung des Hämoglobingehaltes vor (Bittorf), und, wie bereits erwähnt, scheint sogar eine Kombination von perniziöser Anämie und Addisons Krankheit beobachtet worden zu sein.

Die letztangeführte Erfahrung ist ja in diesem Zusammenhang von größtem Gewicht, aber wegen ihrer Seltenheit vielleicht nicht von völlig entscheidender Bedeutung. Doch bedenke man, daß die perniziöse Anämie nicht zu den gewöhnlichsten Krankheiten gehört, sowie daß Morbus Addisonii sicherlich zu den seltenen gezählt werden muß, weshalb schon aus diesem Grunde vorauszusetzen ist, daß ein Zusammentreffen der beiden Leiden eine äußerst ungewöhnliche Erscheinung darstellt. Außerdem soll auch in Betracht gezogen werden, daß man bisher auf das mögliche Vorhandensein einer solchen Kombination sehr wenig geachtet und daß dies wohl gleichfalls zu der Seltenheit der hierhergehörigen Fälle beigetragen hat.

Indessen wären natürlich auch andere Beweismittel willkommen. So könnte es von nicht geringer Bedeutung sein, zu erfahren, ob Addisons Krankheit bei einem Familienmitglied, perniziöse Anämie bei einem anderen vorgekommen ist. In der Literatur habe ich keine derartigen Fälle angetroffen, und mir selbst stehen bloß zwei sehr bescheidene Beiträge zur Verfügung.

1. Ein 14jähriger Junge mit klinischen Symptomen Addisonscher Krankheit und bei der Sektion festgestellter Nebennierencirrhose. Der Fall von mir in der hiesigen Diakonissenanstalt beobachtet und von v. Willebrand beschrieben.

Eine Kusine der Mutter des Pat., von mir wegen kryptogenetischer perniziöser Anämie behandelt. Sie bekam Arsen in mäßiger Menge, und gegen das Ende ihres Lebens wurde die Haut stellenweise stark pigmentiert. Nach ein paar Remissionen verschied sie im Alter von 50 Jahren. Keine Sektion. Ein Vetter der Mutter des Kranken hat Symptome dargeboten, die es wahrscheinlich machen, daß er eine perniziöse Bothriocephalusanämie gehabt hat.

2. Ein 21jähriger Arbeiter, aufgenommen in die Klinik den 15. III. 1913. Immer zart und schwächlich, litt er schon als Kind an Kopfschmerzen und unregelmäßiger Darmtätigkeit. Seit mehreren Jahren gelinder Husten. Vor 2 Jahren eine Krankheit, die mit Fieber und Schmerzen an der linken Seite der Brust verbunden war. Seitdem Atemnot sowie hochgradige Kraftlosigkeit. Während der 2 letzten Jahre schwerer Durchfall. Seit Oktober 1911 zu wiederholten Malen reichliches Blutbrechen mit Magenschmerzen. Von welcher Zeit die Braunfärbung der Haut herrührt, kann nicht ermittelt werden.

Allgemeinzustand sehr angegriffen. Recht verbreitete Braunfärbung der Haut nebst dunklen Pigmentflecken auf der Innenseite der Unterlippe und auf der Wangenschleimhaut. Hochgradige Blässe. Keine Ödeme. Vergrößerung des Herzens, der Leber und der Milz. TA = 70. HCl = 20. Leichte Polyurie. Spuren von Eiweiß und etwas Urobilin im Harn. Wassermann negativ. Zahl der roten Blutkörperchen 2 500 000. Hämoglobingehalt 25%. Zahl der weißen Blutkörperchen 2600, wovon 71% polymorphkernige. Unbeträchtliche Anisocytose. Keine kernhaltigen roten.

25. III. Zahl der roten 1 660 000. Zahl der weißen 3600. Hämoglobingehalt 16%.

28. III. Tod.

Klinische Diagnose: Morbus Addisonii. Anaemia gravis (posthaemorrhagica?). Dilatatio cordis. Tumor hepatis et lienis.

Sektionsbefunde (Prof. A. Wallgren): Status lymphaticus. Recht hochgradige Bräune der Haut. Pigmentflecke der Lippen- und Wangenschleimhaut. Hypoplasie der Medullarsubstanz der Nebennieren. (Nur Spuren von Chromreaktion. Sektion 6 Stunden nach dem Tode.) Verwachsung der Perikardialblätter. Hypertrophie des rechten Ventrikels. Degeneration der Herzmuskulatur mit Fettablagerung, aber kein Tigerherz. Erweiterung des Herzens. Stauungslungen. Stauungsmilz. Stauungsleber mit Bindegewebswucherung. An der Magenschleimhaut nichts Abnormes. In den Nieren das interstitielle Bindegewebe herdweise vermehrt, feinfibrillär.

Die Mutter des Pat., 52 Jahre alt, hatte, soviel die von ihr selbst gelieferte Anamnese an die Hand gibt, zwei Anfälle perniziöser Bothriocephalusanämie gehabt. Früher unregelmäßige Darmtätigkeit sowie Bandwurm im Stuhl. Im Alter von 40 Jahren erhebliche Kraftlosigkeit, die Haut gelblichweiß. Atemnot beim Gehen, Ohrensausen, Anschwellung des Gesichts und der Beine, bettlägerig. Nach ärztlicher Behandlung genas sie, erkrankte aber 2 Jahre später mit denselben Symptomen wie früher. Sie bekam jetzt Wurmmittel, wonach Bandwurm abging, wurde allmählich hergestellt und ist seitdem bei guten Kräften gewesen.

Ich habe mir erlaubt, diese Fälle hier in aller Kürze mitzuteilen, lasse es aber dahingestellt, ob und inwiefern ihnen irgendeine Beweiskraft zugesprochen werden kann.

Gibt es aber übrigens keine Anhaltspunkte dafür, daß der endokrine Apparat einen Einfluß auf den Bluthaushalt des Organismus ausübt?

An gewissen Hinweisen in dieser Beziehung fehlt es nicht.

Hier mag an die Einwirkung der Blutdrüsen, und zumal der Schilddrüse auf das weiße Blutbild (vgl. Falta), erinnert werden, sodann an den Einfluß, den die Ovarien auf die Tätigkeit der blutbildenden Organe ausüben sollen, und an die Bedeutung, die diesem Einfluß beim Zustandekommen der Chlorose beigelegt worden ist, ferner an die anämischen Zustände, die auch bei einigen anderen endokrinen Leiden angetroffen werden: Hypothyreosen, Osteomalacie, Myotonia atrophica [vgl. Naegeli[64])] und Pankreaserkrankungen (Chovstek) sowie schließlich an die Rolle der Milz im Bluthaushalte des Körpers.

Unsere Kenntnisse in letztberührtem Punkte wurzeln wesentlich in den Erfahrungen, die man gemacht hat bezüglich der Wirkungen der Milzexstirpation nicht nur bei einigen anämischen Zuständen, wie Morbus Banti, Icterus haemolyticus und perniziöser Anämie, sondern auch bei gesunden Menschen nach Milzruptur. Es hat sich herausgestellt, daß eine mehr oder weniger beträchtliche Vermehrung der Zahl der roten Blutkörperchen oft hierbei zustande kommt, und man hat diese Vermehrung durch die Annahme erklären wollen, daß die Milz teils bei der Zerstörung der roten Blutkörperchen mitspiele, teils einen hemmenden Einfluß auf die Tätigkeit des Knochenmarkes ausübe.

Unter dem Eindrucke der bemerkenswerten Besserung, welche die zuerst operierten Fälle von perniziöser Anämie darboten, wollte Eppinger einer Steigerung der blutkörperchenauflösenden Tätigkeit der Milz eine maßgebende Bedeutung bei dem Entstehen der Krankheit zuschreiben. Er ging so weit, daß er die Wirkungen der Milzexstirpation in diesen Fällen mit denen der Unterbindung eines ununterbrochen blutenden Gefäßes verglich. Aber auf einem anderen Standpunkte stehen die Forscher, die sich später über die vorliegende Frage ausgesprochen haben. Sie halten dafür, daß die vorübergehende und manchmal recht mäßige Besserung, die bei der perniziösen Anämie nach der Entfernung der Milz erfolgt, vorzugsweise oder wenigstens zu einem absehbaren Teile auf dem Wegfall der hemmenden Einflüsse beruhe, die von der Milz an das Knochenmark ausgehen [vgl. Klemperer und Hirschfeld, Huber, Türk[109]), Meulengracht u. a.].

Wie dem auch sei, so haben die erzielten Resultate gelehrt (vgl. Krumbhaar, Mayo), daß bei der perniziösen Anämie, im Gegensatz zu dem, was bei der Bantischen Krankheit und dem hämolytischen Ikterus meistens der Fall zu sein scheint, die wirkliche Krankheitsursache mit der Wegnahme der Milz nicht entfernt wird, und zugleich, daß die Tätigkeit des Knochenmarkes dem Einflusse der Milz wahrscheinlich unterworfen ist.

Wenn man sich vergegenwärtigt, was über die etwaige Beteiligung des endokrinen Apparates an dem Bluthaushalt des Körpers hier angedeutet worden ist, so muß man unumwunden gestehen, daß unsere

Kenntnisse in dieser Beziehung einstweilen nicht sehr umfassend sind. Aber auf alle Fälle widersprechen die hierhergehörigen Erfahrungen nicht der Annahme, daß Abweichungen in der Tätigkeit der innersekretorischen Drüsen beim Zustandekommen der eigenartigen Blutveränderungen bei der perniziösen Anämie mitwirken können. Eine Annahme, zu der die früher erörterten, klinischen Erscheinungen, und nicht am wenigsten das Zusammentreffen von perniziöser Anämie und Addisonscher Krankheit bei ein und derselben Person, aufzufordern scheinen.

In der Pathogenese der perniziösen Anämie bleiben die Fragestellungen trotz dieser Anschauung zum Teil dieselben wie früher. Nach wie vor gilt es darüber ins klare zu kommen, welchem der beiden Hauptfaktoren beim Entstehen der Krankheit — der fehlerhaften Blutkörperchenbildung oder der erhöhten Blutkörperchenzerstörung — die führende Stellung zuerkannt werden soll. Zur Lösung dieses Rätsels ist vor allen Dingen die Frage zu entscheiden, ob der gesteigerte Blutkörperchenzerfall von den Abweichungen in der Blutkörperchenbereitung irgendwie abhängig ist. Wäre dies der Fall, so würde die Sache im großen und ganzen erledigt sein. Aber auch wenn sich zeigen sollte, daß die Widerstandsfähigkeit der neugebildeten Blutkörperchen nicht herabgesetzt wäre — und das ist ja keineswegs ausgeschlossen —, ließe sich nicht von der Hand weisen, daß die abwegige Tätigkeit des Knochenmarkes einen bestimmenden Einfluß auf den Verlauf der perniziösen Anämie ausübt.

Zugunsten einer solchen Auffassung spricht der Umstand, daß die Blutkörperchenauflösung bei dieser Erkrankung nicht durchgehend in so hohem Grade gesteigert ist, wie man sich vielerorts vorstellt [vgl. Naegeli[65])].

Besonders muß darauf hingewiesen werden, daß nach Eppingers Untersuchungen über den Urobilingehalt der Stuhlentleerungen die Blutkörperchenzerstörung beim Icterus haemolyticus mehrmals größer als bei der perniziösen Anämie erscheint, und daß die Prognose sich dessen ungeachtet bei jenem Leiden entschieden günstiger gestaltet als bei diesem.

Ferner sei daran erinnert, daß die Urobilinreaktion im Harn in manchen Fällen perniziöser Anämie während kürzerer oder längerer Perioden sehr schwach oder selbst negativ ausfallen kann, trotzdem keine Besserung, mitunter sogar eine Verschlechterung der Blutbeschaffenheit dabei zu erkennen ist. Wenn es überhaupt erlaubt ist, aus der Urobilinreaktion im Harn irgendwelche Schlüsse betreffs der Stärke des Blutzerfalls zu ziehen, so kann während solcher Perioden schwerlich von einer erhöhten Blutkörperchenauflösung die Rede sein. Vielmehr muß man wohl hier mit dem Vorhandensein einer mangelhaften Knochenmarktätigkeit rechnen.

Auch die bei der perniziösen Anämie in den inneren Organen des Körpers gefundene, vermehrte Eisenmenge kommt an dieser Stelle in Betracht. Ich halte mich hier nur an die Ergebnisse, die Appelberg bei einer neulich in meiner Klinik ausgeführten Untersuchung gewonnen hat. Er bestimmte bei 10 Fällen perniziöser Anämie, von denen 3 mit Bothriocephalus, den Eisengehalt der Leber und der Milz und erhielt dabei folgende Werte:

Nr.	Alter	Gechlecht	Körpergewicht in kg	Diagnose	Leber			Milz		
					%₀₀ Eisen in der Trockensubstanz	%₀₀ Eisen in der feuchten Substanz	Gesamteisenmenge der Leber in mg	%₀₀ Eisen in der Trockensubstanz	%₀₀ Eisen in der feuchten Substanz	Gesamteisenmenge der Milz in mg
1	28	Frau	41	An. pern. id.	6,00	0,52	793	44,00	2,40	406
2	46	,,	59	An. pern. id.	5,22	0,43	717	16,57	0,80	137
3	41	,,	54	An. pern. id. Nephrosclerosis	0,88	0,09	167	1,43	0,11	26
4	36	,,	41	An. pern. id.	2,50	0,31	529	1,28	0,13	44
5	78	,,	33	An. pern. id. Arteriosclerosis	3,27	0,17	217	3,41	0,15	23
6	63	,,	52	An. pern. Stenosis intest. Nephropathia	2,00	0,28	400	1,89	0,24	38
7	56	Mann	50	An. pern. id.	7,80	0,60	955	4,87	0,12	26
8	36	,,	54	An. pern. bothr.	5,60	0,43	860	8,86	0,72	268
9	61	Frau	47	An. pern. bothr.	10,55	0,50	743	5,14	0,38	80
10	49	,,	43	An. pern. bothr.	4,55	0,25	312	16,40	1,47	131

Die Gesamteisenmenge der Leber schwankt also zwischen 167 und 955 mg, diejenige der Milz zwischen 23 und 406 mg.

Es muß hervorgehoben werden, daß Fall 3, wo die Gesamteisenmenge in der Leber und der Milz, auch wenn man das Körpergewicht berücksichtigt, am kleinsten ist und die Norm nicht viel übersteigen dürfte, eine 48jährige Frau betrifft, die etwa 8 Jahre Symptome ihrer perniziösen Anämie gehabt hatte. Die Krankheit bot einen ausgeprägt diskontinuierlichen Verlauf und ein sehr typisches Blutbild. Etwa 2 Jahre vor dem Tode hatte die Pat. eine längere Zeit an Blutungen aus der Nase und dem Enddarm gelitten, weshalb zu erwägen ist, ob nicht die Ursache des verhältnismäßig geringen Eisengehalts der Organe zum Teil in diesen Blutverlusten gesucht werden muß. Übrigens sind ja größere Blutungen sehr seltene Erscheinungen bei der nicht-aplastischen Form der perniziösen Anämie, und es sei betont, daß im Fall 5, wo der Eisengehalt auch recht niedrig war und die Anämie etwa 5 Jahre mit mehreren Unterbrechungen gedauert hatte, keine Blutungen vorkamen.

Soweit man in diesem Zusammenhange der in der Leber und der Milz vorhandenen Eisenmenge irgendeine Rolle zumessen kann — eine Frage, die gar nicht so einfach ist —, so haben die oben angeführten Zahlen bestätigt, was man schon im voraus erwarten mußte, daß bei der perniziösen Anämie die individuellen Schwankungen in bezug auf die Blutkörperchenzerstörung sehr bedeutend sind. Aber zugleich ist hierbei hervorgegangen, daß die untere Grenze niedriger liegt, als man wohl häufig angenommen hat.

Für die uns beschäftigende Frage ist diese Feststellung nicht ohne Belang, denn sie zeigt, daß, auch wenn man von den rein aplastischen Anämien absieht, sich perniziöse Anämien finden, wo man allen Anlaß hat zu vermuten, daß die Krankheit wesentlich auf der Grundlage einer fehlerhaften Blutbildung beruht.

Selbstredend läßt sich nicht verneinen, daß es andererseits auch Fälle geben kann, wo die gesteigerte Blutkörperchenauflösung von ausschlaggebender Bedeutung ist. Aber es fragt sich, ob dies in der überwiegenden Mehrzahl der Fälle zutrifft. Meinesteils glaube ich das nicht Im Gegenteil neige ich der Ansicht zu, es sei die abnorme Ermüdbarkeit des Knochenmarkes, die mehr als alles andere die perniziöse Anämie kennzeichne, und ich stütze mich dabei in erster Linie auf die eben herangezogenen Ergebnisse der Eppingerschen Untersuchungen. Eine solche Anschauung schließt nicht die Möglichkeit aus, daß das Knochenmark eine längere oder kürzere Zeit einer über das gewöhnliche Maß hinaus vermehrten Erzeugung von Blutkörperchen fähig sein kann. Inwiefern aber diese Ermüdbarkeit auf konstitutionellen Eigentümlichkeiten im blutbildenden Apparate selbst, inwiefern auf anomalen Einflüssen von seiten anderer Organe beruhen mag, ist leider eine Frage, die vorläufig nicht als spruchreif angesehen werden kann.

Hat alles, was im vorhergehenden angeführt worden, im selben Maße seine Anwendung auf die Formen der perniziösen Anämie, wo offenbare äußere Schädlichkeiten vorhanden sind, wie auf die sog. kryptogenetische perniziöse Anämie?

Ich bin aus folgenden Gründen geneigt, auf diese Frage eine der Hauptsache nach bejahende Antwort zu geben.

Wählen wir als Vertreter derjenigen Gruppe der Anämien, wo sich exogene Momente nachweisen lassen, die perniziöse Bothriocephalusanämie, so muß zuerst darauf hingewiesen werden, daß zwischen dieser und der kryptogenetischen perniziösen Anämie kein bestimmter Unterschied in symptomatologischer und pathologisch-anatomischer Hinsicht besteht, und, wie ich anzunehmen gewagt habe, im Grunde auch nicht in genetischer Beziehung. Zwar kann es bei flüchtigem Betrachten recht zweifelhaft erscheinen, ob eine, um Johannsens

Ausdrucksweise anzuwenden, genotypische Übereinstimmung hier vorliegt. Allein, soviel ich verstehe, spielt in der Pathogenese der perniziösen Bothriocephalusanämie der Wurm nur die Rolle eines auslösenden Momentes, während die Grundbedingung für das Entstehen der Krankheit daselbst zu suchen ist, wo die kryptogenetische Anämie ihren Ursprung hat.

Die Annahme einer solchen genetischen Zusammengehörigkeit scheint mir berechtigt vor allem auf Grund des Umstandes, daß eine Person, die eine perniziöse Bothriocephalusanämie durchgemacht hat, nach einer Zwischenzeit von sogar 12 Jahren eine perniziöse Anämie ohne Bothriocephalus bekommen kann. Denn wie soll diese Beobachtung erklärt werden, wenn nicht durch die Annahme, daß die in Rede stehenden Individuen mit einer besonderen Anlage zur perniziösen Anämie ausgestattet sind — eine Anlage, die sich durch die Einwirkung des breiten Bandwurms oder durch andere äußere Einflüsse und vielleicht auch ohne Vorhandensein eines exogenen Momentes zur Krankheit entwickeln kann [vgl. Schauman[87]), [89])]?

Die hier angedeutete Ansicht ist in letzter Zeit von mehreren Forschern angenommen worden. So sagt Türk[108]), daß die beiden Anämieformen eine pathogenetische Einheit bilden, und daß wir nicht das mindeste Recht haben, zwischen ihnen eine Scheidewand aufzurichten. Im selben Sinne sprechen sich auch Lazarus und Naegeli[62]) aus, während Queckenstedt geradezu die Möglichkeit hervorhebt, daß es nicht der breite Bandwurm selbst sei, der die blutschädigenden Gifte enthält oder erzeugt, sondern daß durch seinen Einfluß der komplexe Chemismus des Körpers Änderungen erleide, die einer Giftwirkung gleichkommen.

Deutlicher als Queckenstedt es getan, läßt sich nicht aussagen, daß der Wurm nur als ein auslösendes Moment erachtet werden muß, und ist diese Auffassung stichhaltig, so führt die obige Auseinandersetzung ganz ungezwungen zu der Annahme, daß der Weg von dem Wurm zu der Anämie über die innersekretorischen Drüsen gehe.

Hierbei stellt sich aber die Frage, ob überhaupt Beobachtungen gemacht worden sind, die darauf hinweisen, daß die Darmparasiten einen Einfluß auf das endokrine System ausüben.

In der Tat gibt es gewisse experimentelle Erfahrungen, die hier vielleicht herangezogen werden können.

Nach Einspritzung von Extrakt verschiedener Taeniaarten sowie perienterischer Flüssigkeit von Ascaris megalocephala an Meerschweinchen hat man deutliche Veränderungen in einem Teil der innersekretorischen Organe nachweisen können (Pomella; Bedson). Und es ist bemerkenswert, daß die ausgeprägtesten Veränderungen in den Nebennieren angetroffen werden, sowie daß die Reaktion sich sehr verschieden bei verschiedenen Individuen erwiesen hat. In einem

Teil der Fälle bieten die Organe deutliche Zeichen einer Hypertrophie, in anderen wiederum einer Atrophie.

Diese Befunde haben jedoch in diesem Zusammenhange keine größere Beweiskraft. Denn die Verfasser erwähnen nichts von der Blutbeschaffenheit der Versuchstiere, und man kann im voraus nicht davon überzeugt sein, daß das Bothriocephalusgift, das Gift, welches in erster Linie unsere Aufmerksamkeit hier beansprucht, in derselben Richtung, wie die bisher untersuchten Parasitengifte, die endokrinen Drüsen beeinflußt.

Aber auch einige andere Beobachtungen sind in diesem Zusammenhange zu erwähnen.

R. Seyderhelm[100]) hat in Hofmeisters und Erich Meyers Laboratorien in Straßburg während der letzten Jahre die Einwirkung verschiedener Darmparasitengifte auf das Blut untersucht und dabei, im Gegensatz zu Tallqvist, gefunden, daß der breite Bandwurm ein Gift enthält, das nicht lipoider Natur ist und in vitro nicht hämolysierend wirkt, trotzdem aber bei Einspritzung an Kaninchen blutkörperchenauflösend wirkt und eine Anämie erzeugt, die in mehreren wichtigen Punkten der perniziösen Anämie recht nahekommt. Seyderhelm selbst läßt es freilich unentschieden, ob das genannte Gift oder das sog. Bothriocephalin direkt oder indirekt die Hämolyse im Tierkörper herbeiführt. Aber soviel ich begreife, spricht eine von ihm gemachte Beobachtung gleichwohl dafür, daß das Gift nur mittelbar die Anämie hervorruft.

Die fragliche Beobachtung bezieht sich nicht auf die experimentelle Bothriocephalusanämie, sondern auf die sog. perniziöse Anämie der Pferde, welche Krankheit in vielen Hinsichten der Bothriocephalusanämie nahesteht.

Wie K. R. Seyderhelm und R. Seyderhelm dargelegt haben, findet sich zwischen den im Magen des Pferdes angetroffenen Larven der Pferdefliege (Oestrus equi) und der besagten Anämie ein unwidersprechlicher ursächlicher Zusammenhang. Es ist ihnen gelungen, aus den genannten Larven eine anämieerzeugende Substanz, Östrin genannt, auszuziehen. Diese stimmt ihren Eigenschaften nach mit dem eben erwähnten, von R. Seyderhelm später hergestellten Bothriocephalin überein und ruft bei wiederholten Einspritzungen bei Pferden und auch bei Kaninchen eine Anämie hervor, die der sog. perniziösen Anämie des Pferdes durchaus ähnelt. Außerdem haben die genannten Forscher hierbei folgende bemerkenswerte Beobachtungen gemacht:

1. Nur ein Teil jener Pferde, welche die Fliegenlarven in ihrem Magen beherbergen, bekommt eine Anämie, und ebenso bestehen absehbare individuelle Verschiedenheiten bezüglich der Empfindlichkeit gegen das Östrin.

2. Die Krankheit läßt sich auf gesunde Pferde übertragen durch Blut nicht nur von Pferden, die in natura das fragliche Leiden erworben haben, sondern auch von solchen, die durch Einspritzung gekochten Östrins anämisch gemacht worden sind.

3. Zwischen dem Östrin einerseits und dem im Blute vorhandenen Stoffe, der die Fähigkeit hat, die Krankheit zu übertragen, andererseits findet sich darin ein grundwesentlicher Unterschied, daß jener Stoff thermostabil ist und dieser durch $\frac{1}{2}$--1 stündige Erwärmung auf 58° zerstört wird.

Seyderhelm nimmt an, das thermolabile „x" stelle ein Reaktionsprodukt dar, und diese Vermutung ist ja gut vereinbar mit der Ansicht, die ich hier über die Rolle der endokrinen Einflüsse bei der Entstehung der perniziösen Anämie entwickelt habe. Versuche, in ähnlicher Weise die experimentelle Bothriocephalusanämie zu übertragen, sind nicht gelungen, aber vorläufig sind nur einige wenige Versuche angestellt worden.

Jedenfalls gewähren die Ergebnisse der Seyderhelmschen Untersuchungen, sofern ihre Richtigkeit bestätigt wird, eine gewisse Stütze
für die Annahme, daß die exogenen Momente, die bei der Entstehung
der perniziösen Anämie tätig sind, nicht unmittelbar, sondern
nur durch besondere biologische Reaktionsprodukte die
Anämie erzeugen. Und man wird somit auch auf diesem Wege zu der
Frage geführt, ob nicht die Rolle des breiten Bandwurms beim Zustandekommen der Anämie sich darauf beschränkt, durch etwaige Beeinflussung des endokrinen Systems eine „Giftwirkung" auszulösen.

Es ist in vorliegendem Falle selbstverständlich nicht gestattet, die
Ergebnisse der Tierversuche auf die Verhältnisse im menschlichen
Organismus ohne weiteres zu übertragen, und bei der entscheidenden
Bedeutung, die dem konstitutionellen Momente in der Pathogenese
der perniziösen Anämie zugemessen werden muß, kann man überhaupt
nicht auf die Möglichkeit hoffen, bei unseren gewöhnlichen Versuchs-
tieren eine regelrechte derartige Anämie hervorzurufen. Aber dessen-
ungeachtet ist es unzweifelhaft erwünscht, eine Antwort auf die Frage
zu bekommen, wie die endokrinen Drüsen und vor allem die Nebennieren sich bei der experimentellen Bothriocephalusanämie in anatomischer Hinsicht verhalten, und Maßnahmen zur Ausführung einer
solchen Untersuchung sind auch getroffen worden.

Was hier über die Bothriocephalusanämie geäußert worden ist,
gilt wahrscheinlich auch von den übrigen Fällen perniziöser Anämie,
wo ein äußeres Ursachenmoment gespürt werden kann. Es ist mithin
nicht undenkbar, daß auch in diesen Fällen die endokrinen Drüsen
das vermittelnde Glied ausmachen können. Wir wissen ja, daß sie häufig
überaus empfindlich gegen die Einwirkung infektiöser und toxischer
Einflüsse sind (vgl. Biedl, Falta). Die Fälle, wo man Anlaß hat,
anzunehmen, daß Syphilis, Malaria, Influenza, Typhus oder irgendeine andere Infektionskrankheit beim Zustandekommen der Anämie
mitgewirkt haben, könnten hierdurch eine recht ungezwungene Erklärung gewinnen. Und vor allem würde der Zusammenhang der perniziösen Anämie mit der Schwangerschaft leichter faßlich als früher werden,
denn ihre Einwirkung auf den endokrinen Apparat, u. a. auch auf das
chromaffine System, ist durch die Erfahrung erhärtet. Auch ein von
Naegeli jüngst veröffentlichter Fall puerperaler, rezidivierender,
schwerer Anämie scheint diese Auffassung zu stützen. Vielleicht kann
auch gesagt werden, daß die Fälle, in denen man heftigen Gemüts-
bewegungen die Bedeutung eines auslösenden Momentes beigelegt
hat, das Rätselhafte in ihrer Pathogenese zum Teil verlieren, wenn
an der vorliegenden Erklärungsart festgehalten wird.

Was schließlich die Fälle betrifft, wo keine nachweisbaren äußeren
Schädlichkeiten zu finden sind, müssen wir annehmen, daß die Organ-

minderwertigkeit in ihnen so hochgradig ist, daß sie an und für sich zur
Entwicklung der Krankheit führen kann, oder aber daß uns unbekannte
Faktoren hier mitwirken.

Bei Versuchen, solche Faktoren aufzuspüren, hat man gefunden, daß es
durch Einspritzung an Tieren teils von Bacterium coli (Charlton), teils von einem
aus diesem Bacterium ausgezogenen, in vitro hämolysierenden Gifte (Lüdke
und Fejes) möglich ist, eine Anämie zu erzeugen. Daß aber diese Befunde hier
von Belang sein könnten, erscheint äußerst unwahrscheinlich. Größere Beachtung
beansprucht dagegen eine von R. Seyderhelm[100]) gemachte Erfahrung.

Er hat aus Reinkulturen gewisser Bakterien, u. a. des Bacterium coli, ein
Gift hergestellt, daß dieselben Eigenschaften wie das eben erwähnte Bothriocephalin darbietet. Es gehört somit nicht dem alkohollöslichen Teile des Bakterien-
extraktes, es hämolysiert nicht in vitro, aber es ruft bei Einspritzung an Kaninchen eine perniciosaartige Anämie hervor, sei es, daß die Bakterien, aus denen
das Gift hergestellt wird, von Personen, die an perniziöser Anämie leiden, oder
von gesunden Menschen herstammen.

Sollte es sich herausstellen, daß diese Beobachtung irgendeine Anwendung
auf die Verhältnisse bei der Entstehung der perniziösen Anämie des Menschen
fände, so braucht deshalb die Auffassung, die ich geltend gemacht habe, nicht als
hinfällig bezeichnet zu werden. Handelt es sich doch hier um einen Reiz, der bei
allen Menschen vorhanden ist und, um anämisierend wirken zu können, in höchstem
Maße die Mitwirkung des Organismus zu erfordern scheint.

Wenn ich zum Schluß meine Ansicht über die Natur der perniziösen Anämie kurz zusammenfasse, möchte ich folgendes sagen:

Konstitutionelle Anomalien, die sich wahrscheinlich sowohl auf
die endokrinen Organe wie auf das Knochenmark beziehen, geben den
Boden ab, auf dem die perniziöse Anämie erwächst, während in den
äußeren Schädlichkeiten, die ja in vielen Fällen vorkommen, lediglich
auslösende Momente zu erblicken sind.

Die individuellen Verschiedenheiten im Krankheitsbilde der perni-
ziösen Anämie sind nicht nur in der wechselnden Beschaffenheit und
Stärke dieser äußeren Reize begründet, sondern auch in der wechselnden
Art der Konstitution.

Wie Martius in vollster Übereinstimmung mit den Grundsätzen
der modernen Erblichkeitslehre schon vor Jahren betont hat, ist die
Gesamtkonstitution die Summe der Teilkonstitutionen. Bei ein und
demselben Leiden ist sie keine einheitliche, sondern wechselt innerhalb
recht weiter Grenzen. Es erscheint annehmbar, daß bei der perniziösen
Anämie nur die Teilfaktoren, welche die Grundlage der eigenartigen
Blutveränderungen bilden, in jedem Falle vorhanden sind, und außerdem, daß diese Faktoren aus inneren oder äußeren Gründen nicht immer
eine gleich starke Wirkung ausüben können. Die letztgenannte Vermutung wird dadurch nahegelegt, daß die zwei maßgebenden Momente
bei dem Zustandekommen und der weiteren Entwicklung der Anämie,
die fehlerhafte Blutbildung und die übermäßige Blutkörperchenzer-

störung, in den verschiedenen Fällen sehr verschiedener Stärke zu sein scheinen.

Die Häufigkeit der übrigen Einzelfaktoren kann von Fall zu Fall beträchtlichen Schwankungen unterliegen. Ein Teil von ihnen — so der Faktor, von dem die Achylie abhängig ist — kommt einigermaßen regelmäßig vor, andere dagegen, wie jene, denen das Nierenleiden, die Rückenmarksymptome, die psychischen Anomalien, die Herzhypertrophie, die abnorme Pigmentierung usw. entspringen, finden sich bloß in einer geringeren Anzahl von Fällen. Kurzum, eine Menge verschiedener Variationen und Kombinationen ist denkbar und kommt auch tatsächlich vor.

So wird es auch verständlich, daß die Achylie nur in einem Teil der Fälle mit einer Anämie einhergeht, und daß diese in einigen Fällen perniziöser Art ist, in anderen wiederum das Bild einer einfachen Anämie bietet. Auch die Beobachtung, daß perniziöse Anämie, Chlorose sowie Anämien vom „sekundären" Typus bei verschiedenen Mitgliedern derselben Familie zuweilen angetroffen werden [Schauman[89])], läßt sich unter Zugrundelegung der obigen Betrachtungsweise vielleicht erklären. Ob und inwieweit wirkliche Wechselbeziehungen zwischen gewissen Einzelfaktoren bei der perniziösen Anämie bestehen, bleibt abzuwarten.

Trotz der hier angedeuteten Eigentümlichkeiten in der Natur der perniziösen Anämie scheint es nicht unangebracht, die perniziöse Anämie als eine Krankheit sui generis zu betrachten, und zwar im selben Sinne wie jedes andere Leiden, wo ein inneres Moment die Hauptbedingung für die Entstehung der Erkrankung darstellt und gewisse äußere Schädlichkeiten daneben mit im Spiele sind.

Literaturverzeichnis.

[1]) J. Aitken, Pernicious anaemia with pigmentation of the skin and buccal mucous membran. Brit. med. journ. 1909, 5. Juni. — [2]) A. Albu, Die verschiedenen Formen der Achylia gastrica, ihre Pathogenese und Behandlung. Therap. d. Gegenw. 1913, Nr. 10. — [3]) R. Appelberg, Om karcinomanemiens natur. Akad. afhandl. Helsingfors 1919. — [4]) J. Baer, Stoffwechselstörungen. Mohrs und Staehelins Handb. d. inn. Med. Berlin 1912. — [5]) J. Bauer, Konstitutionelle Disposition zu inneren Krankheiten. Berlin 1917. — [6]) G. Becker, Om blodbilden hos botriocefalusbärare. Akad. afhandl. Helsingfors 1915. — [7]) S. Ph. Bedson, Lésions des organs à sécrétion interne dans l'intoxication vermineuse. Ann. de l'inst. Pasteur 27. — [8]) A. Biedl, Innere Sekretion. Berlin u. Wien 1916. — [9]) F. Billings, A report of cases of pernicious anaemia. Amer. journ. of the med. sciences 1900. — [10]) Birch-Hirschfeld, Über schwere anämische Zustände. Dtsch. Kongr. f. inn. Med. 1892. — [11]) A. Bittorf, Die Pathologie der Nebennieren und der M. Addisonii. Jena 1908. — [12]) W. A. Boekelman, Über progressive perniziöse Anämie. Geneeskund. Bladen 1907. Zit. nach Folia haemat. 4, 230. — [13]) Byrom Bramwell, Anaemia and some of the diseases of

the bloodforming organs and ductless glands. Edinburgh 1899. — [14]) Broadbent, Therapeutic uses of phosphorus. Practitioner 1875. Zit. nach Eichhorst, Die perniziöse Anämie. 1878. — [15]) Th. Brugsch, Allgemeine Prognostik. Berlin u. Wien 1918. — [16]) R. C. Cabot, Med. rec. 1904, S. 980. — [17]) R. C. Cabot, Diseases of the Blood. Osler's and Mc Crae's, A System of medicine. London 1908. — [18]) G. A. Charlton, A study of chronic infection and subinfection by the colon bacillus. Journ of med. research 8. — [19]) Chvostek, Pankreas-Anämie-Hämochromatose. Wiener klin. Wochenschr. 1918, Nr. 5. — [20]) A. v. Decastello, Über Pigmenthypertrophien und Atrophien der Haut in Verbindung mit perniziöser Anämie. Wiener klin. Wochenschr. 1901, Nr. 52. — [20a]) K. Engel, Klinische Respirationsversuche. Pester med.-chir. Presse 1912, Nr. 33. — [21]) H. Eppinger, Zur Pathologie der Milzfunktion. Berl. klin. Wochenschr. 1913, Nr. 33, 34 u. 52. — [22]) H. Eppinger, W. Falta und C. Rudinger, Über die Wechselwirkungen der Drüsen mit innerer Sekretion. Zeitschr. f. klin. Med. 66 u. 67. — [23]) A. Faber, Die Zunge als Spiegel des Magens. Zeitschr. f. klin. Med. 85. — [24]) K. Faber, Anämische Zustände bei der chronischen Achylia gastrica. Berl. klin. Wochenschr. 1913, Nr. 21. — [25]) K. Faber, Ventrikelns sygdomme. Lärobok i intern medicin. Köpenhamn 1916. — [26]) W. Falta, Die Erkrankungen der Blutdrüsen. Berlin 1913. — [27]) J. Fortune, Two cases of pernicious anaemia with unusual features. Brit. med. journ. 1907, 19. Okt. — [28]) H. French, Sixty-eight cases of pernicious anaemia. Guy's hospital reports 63. 1909. Zit. nach Mosse[60]). — [29]) Friedenwald, J. Gastrointestinal disturbances in pernicious anaemia. Boston med. and surg. journ. 1912. 1. Aug. Zit. nach Med. rec. 1912, S. 304. — [30]) J. Friedenwald and T. H. Morrison, Gastrointestinal disturbances in pernicious anaemia. Journ. of the Amer. med. assoc. 1919. 10. Aug. Zit. nach Med. rec. 1919, 23. Aug. — [31]) W. Försterling, Kasuistische Beiträge zur Kenntnis des M. Addisonii. Inaug.-Diss. Berlin 1898. — [32]) E. Grafe, Zur Kenntnis des Gesamtstoffwechsels bei schweren chronischen Anämien des Menschen. Dtsch. Arch. f. klin. Med. 118. — [33]) E. Grawitz, Klinische Pathologie des Blutes. Leipzig 1906. — [34]) G. L. Gulland and A. Goodall, The blood. Edinburgh and London 1912. — [35]) Huber, Über den Einfluß der Milzexstirpation bei perniziöser Anämie. Berl. klin. Wochenschr. 1913, Nr. 47. — [36]) W. Hunter, Severest anaemias I. London 1909. — [37]) J. Hürter, Die perniziöse Anämie. Beihefte z. Med. Klin. 1911, H. 12. — [38]) H. Immermann, Allgemeine Ernährungsstörungen. Ziemssens Handb. d. spez. Pathol. u. Ther. 13, II. 1879. — [39]) A. Josefson, Dentition, hårutveckling och inre sekretion. Hygiea 1914. — [40]) A. Kleemann, Über Pylorushypertrophie bei perniziöser Anämie. Dtsch. Arch. f. klin. Med. 128, 271. — [41]) G. Klemperer und H. Hirschfeld, Milzexstirpation zur Behandlung der perniziösen Anämie. Therap. d. Gegenw. 1913, Nr. 9. — [42]) Fr. Kraus, Die klinische Bedeutung der fetten Degeneration schweranämischer Individuen. Berl. klin. Wochenschr. 1905, Nr. 44a. — [43]) Fr. Kraus und Fr. Chvostek, Über den Einfluß von Krankheiten, besonders von anämischen Zuständen auf den respiratorischen Gaswechsel. Zeitschr. f. klin. Med. 22. — [44]) E. B. Krumbhaar, Late results of splenectomy in perinicious anaemia. Amer. med. assoc. — Med. rec. 1916, 1. Juli, S. 32. — [45]) S. Laache, Die Anämie. Christiania 1883. — [46]) A. Lazarus, Klinik der Anämien. Wien u. Leipzig 1913. — [47]) J. Lennartz, Einige Beobachtungen über Hautpigmentationen bei perniziöser Anämie und ihre diagnostische Bedeutung. Inaug.-Diss. Marburg 1912. — [48]) L. Lewin, Die Nebenwirkungen der Arzneimittel. Berlin 1899. — [49]) J. A. Lichty, The early or premonitory symptoms of pernicious anaemia. Journ. of the Amer. med. assoc. 1907, 26. Juni. — [50]) A. Magnus-Levy, Der Einfluß der Krankheiten auf den Energiehaushalt im Ruhezustand. Zeitschr. f. klin. Med. 60. — [51]) A. Magnus-Levy, Untersuchungen zur Schilddrüsenfrage.

Zeitschr. f. klin. Med. **33**, 303. — [52] A. Makarow, Beiträge zur perniziösen Anämie. Inaug.-Diss. Jena 1912. — [53] Fr. Martius, Pathogenese innerer Krankheiten. Leipzig u. Wien 1899. — [54] Fr. Martius, Konstitution und Vererbung. Berlin 1914. — [55] Fr. Martius, Achylia gastrica und perniziöse Anämie. Med. Klin. 1918, Nr. 18. — [56] W. J. Mayo, The results of splenectomy in the anaemias. Amer. surg. assoc. Med. rec. 1919, 23. Aug., S. 352. — [57] McCombie, Two cases of pernicious anaemia, which had followed attacks of sprue. Brit med. journ. 1, 1353. 1914. — [58] E. Meulengracht, Den kroniske hereditaere haemolytiske Ikterus. København 1918. — [59] J. Gillman, Moorhead, Pigmentation of the buccal mucosa in pernicious anaemia. Brit. med. journ. 1910, 9. April. — [60] M. Mosse, Über Hautpigmentierung bei perniziöser Anämie. Arch. f. Dermatol. u. Syphilis **113**, 759. 1912. — [61] H. Müller, Die progressive perniziöse Anämie. Zürich 1877. — [62] O. Naegeli, Blutkrankheiten und Blutdiagnostik. Leipzig 1912. — [63] O. Naegeli, Puerperale rezidivierende schwere Anämie, zuletzt mit Osteomalacie als innersekretorische Störungen. Münch. med. Wochenschr. 1917, Nr. 47. — [64] O. Naegeli, Über die Beziehungen zwischen Störungen der innersekretorischen Organe und Blutveränderungen. Folia haemat. **25**, H. 1. Nov. 1919. — [65] O. Naegeli, Über Frühstadien der perniziösen Anämie und über die Pathogenese der Krankheit. Dtsch. Arch. f. klin. Med. **124**, 221. — [66] E. v. Neusser und J. Wiesel, Die Erkrankungen der Nebennieren. Wien u. Leipzig 1910. — [67] C. v. Noorden, Pathologie des Stoffwechsels. Berlin 1893. — [68] Packhard, International clinics. Philadelphia 1903. Zit nach Aitken[1]). — [69] A. Pappenheim, Unsere derzeitigen Vorstellungen vom Wesen, Ursachen und Zustandekommen der perniziösen Anämie. Folia haemat. **23**. 1919, H. 4. — [70] J. Parkinson, A case of pernicious anaemia terminating in acut diabetes. Lancet 1910. 20. Aug. — [71] W. Pepper, Addisons disease and its relation with anematosis (essential anaemia). Amer. journ. of the med. sciences 1877, S. 329. — [72] K. Petrén, Arsenikförgiftningens aetiologi och sjukdomsbild. Lund 1919. — [73] H. P. Pickerill, Internal secretions and dental caries. Brit. med. journ. 1914, 27. Juni, S. 1406. — [74] C. Pomella, Lésions provoquées par les téniotoxines chez le cobaye. Compt. rend. de la soc. de biol. **2**, 445. 1912. — [75] Queckenstedt, Die perniziöse Anämie. Dtsch. med. Wochenschr. 1913, Nr. 19. — [76] Roccavilla, Il Policlinico 1916, 1. Aug. Zit. nach Med. rec. 1916, 23. Sept., S. 560. — [77] H. D. Rolleston, Pigmentation in pernicious anaemia. Brit. med. journ. 1909, 16. Okt. — [78] Fr. Rolly, Über den respiratorischen Gaswechsel bei chronisch-anämischen Zuständen. Dtsch. Arch. f. klin. Med. **114**, 605. — [79] O. Roth, Zur Kenntnis der perniziösen Anämie. Zeitschr. f. klin. Med. **79**, 266. — [80] O. Roth, Zur Pathogenese und Klinik der Hämochromatose. Dtsch. Arch. f. klin. Med. **117**, 224. — [81] J. W. Runeberg, Zur Kenntnis der sog. perniziösen progressiven Anämie. Dtsch. Arch. f. klin. Med. **28**. — [82] J. W. Runeberg, Umfrage über die Diagnose der perniziösen Anämie. Med. Klin. 1908, Nr. 43. — [83] Sabrazés et Bonnes, Zit. nach Bittorf[11]). — [84] H. Sahli, Lehrbuch der klinischen Untersuchungsmethoden. Leipzig u. Wien 1914. — [85] Fr. Saltzmann, Klinische und pathologisch-anatomische Beobachtungen über das Verhalten der Nieren bei der perniziösen Anämie. Finska Läkaresällskapets Handlingar **61**. 1919. (Schwedisch mit deutschem Referat.) — [86] O. Schauman, Einige Worte über die funktionelle Diagnostik, ihre jetzige Bedeutung und ihr künftiges Ziel. Med. Klin. 1910, Nr. 7. — [87] O. Schauman, Welche Rolle spielt das konstitutionelle Moment in der Pathogenese der Bothriocephalusanämie? Dtsch. med. Wochenschr. 1910, Nr. 26. — [88] O. Schauman, Über Initialsymptome und Pathogenese der perniziösen Anämie. Dtsch. med. Wochenschr. 1912, Nr. 26. Schwedisch in Finska Läkaresällskapets Handlingar **53**. 1911. — [89] O. Schauman, Über das familiäre Auftreten der perniziösen Anämie. Finska Läkaresällskapets Handlingar **60**. 1918. — [90]) O. Schauman, Den perniciösa anemien och den inre sekretionen. Finska Läkaresällskapets Handlingar **61**. 1919. — [91]) O. Schauman und J. Grönberg, Utöfvar den breda bandmasken något inflytande på magsaftssekretionen? Hygiea 1904. — [92]) O. Schauman und Y. Levander, Salzsäuremangel und perniziöse Anämie. Finska Läkaresällskapets Handlingar **59**. 1917. (Schwedisch mit deutschem Referat.) — [93]) V. Scheel, Indledning till Diskussion om Behandlingen af den perniciøse Anaemi. Kliniske Meddelelser, III. København 1919. — [94]) Schleip, Beobachtungen an zwölf Fällen von progressiver perniziöser Anämie. Münch. med. Wochenschr. 1909, Nr. 45. — [95]) R. Schmidt, Über die „konstitutionelle" Achylie. Med. Klin. 1912, Nr. 15. — [96]) T. Schucany, Die Pigmentierungen der Haut bei perniziöser Anämie. Arch. f. Dermatol. u. Syphilis **121**, 746. — [97]) Schultze, Umfrage über die Diagnose der perniziösen Anämie. Med. Klin. 1908, Nr. 42. — [98]) K. R. Seyderhelm u. R. Seyderhelm, Die Ursache der perniziösen Anämie der Pferde. Arch. f. experim. Pathol. u. Pharmakol. **76**. — [99]) R. Seyderhelm, Über die Eigenschaften und Wirkungen des Östrins und seine Beziehung zur perniziösen Anämie der Pferde. Arch. f. experim. Pathol. u. Pharmakol. **82**. — [100]) R. Seyderhelm, Zur Pathogenese der perniziösen Anämie. Dtsch. Arch. f. klin. Med. **126**. — [101]) D. Stanley, An unusual form of anaemia. Brit. med. journ. 1895, 16. Febr. — [102]) E. Stoerk (und O. Horak), Zur Klinik des Lymphatismus. Wien 1913. — [103]) Ch. G. Stockton, Pernicious anaemia and its relation to gastric digestion. Amer. med. assoc. Med. rec. 1904, 11. Juni, S. 980. — [104]) H. Strauss, Blutkrankheiten. v. Noordens Handb. d. Pathol. d. Stoffwechsels **2**. 1907. Separatabdruck. — [105]) A. Strümpell, Lehrbuch der speziellen Pathologie und Therapie **2**. Leipzig 1919. — [105 a]) J. E. Talley, The anaemia of hepatic cirrhosis. Journ. of the Amer. med. assoc. 1908, 3. Okt. Zit. nach Med. rec. 1908, S. 681. — [106]) T. W. Tallqvist. Zur Pathogenese der perniziösen Anämie mit besonderer Berücksichtigung der Bothriocephalusanämie. Zeitschr. f. klin. Med. **61**. — [107]) O. Thiele und O. Nehring, Untersuchungen des respiratorischen Gaswechsels usw. Zeitschr. f. klin. Med. **30**. — [108]) W. Türk, Vorlesungen über klinische Hämatologie. II. Teil. 2. Heft. Wien u. Leipzig 1912. — [109]) W. Türk, Die Bedeutung der Milz bei anämischen Zuständen in bezug auf Pathogenese und Therapie. Dtsch. med. Wochenschr. 1914, Nr. 8. — [110]) I. Wallgren J:or, Über die Veränderungen der Zunge bei der perniziösen Anämie, namentlich in histologischer Beziehung. Finska Läkaresällskapets Handlingar **61**. 1919. (Schwedisch mit deutschem Referat.) — [111]) Fr. Weinberg, Achylia gastrica und perniziöse Anämie. Dtsch. Arch. f. klin. Med. **126**. — [112]) Hale White, Quarterly journ. of med. **1**, 108. Zit. nach Moorhead[59]). — [113]) J. Wiesel, Krankheiten der Nebennieren. Lewandowskys Handb. d. Neurol. **4**. Berlin 1913. — [114]) E. A. v. Willebrand, Morbus Addisonii med atrofi af binjurarna. Finska Läkaresällskapets Handlingar **47**. 1905. — [115]) K. Ziegler, Über die Morphologie der Blutbereitung bei perniziöser Anämie. Dtsch. Arch. f. klin. Med. **99**. 431. — [116]) G. Harrison Younge, A case of Addisons disease closely resembling idiopatic anaemia. Brit. med. journ. 1883, 1. Sept., S. 429.

(Aus der Medizinischen Klinik der Universität Rostock [Direktor: Geh. Med.-Rat
Prof. Dr. Martius].)

Der Blutbefund bei der konstitutionellen Achylia gastrica.

Von
Priv.-Doz. Dr. **Fritz Weinberg.**
Oberarzt der Klinik.

(Eingegangen am 15. Juli 1920.)

In einer früheren Arbeit „Achylia gastrica und perniziöse Anämie"
habe ich eine kleine Zahl von Blutbefunden bei der konstitutionellen
Achylia gastrica mitgeteilt, die, obwohl sie anscheinend als normal
anzusehen waren, bei genauerer Betrachtung Veränderungen darboten,
die mir von nicht unerheblichem Interesse zu sein scheinen. Es waren
Blutbefunde, die ich als der perniziösen Anämie nahestehend ansah,
so daß ich direkt von einer latenten perniziösen Anämie glaubte sprechen
zu dürfen. Diese Befunde sind bisher von niemandem noch erhoben
worden. Sie stehen nicht im Einklang mit den meisten bisher mitgeteilten Blutbefunden. Das stimmt jedoch nur insoweit, als bis jetzt
nur die Anämien, sowohl die sekundäre wie die primäre perniziöse,
ins Bereich der Untersuchung gezogen wurden, den übrigen Blutwerten
keine besondere Beobachtung geschenkt wurde. Nur einige Beobachtungen Einhorns sind hier besonders hervorzuheben, (es soll des
näheren noch später auf sie eingegangen werden), die sehr gut zu meinen
Befunden stimmen.

Es war die Frage, wie verteilen sich diese Befunde auf das Gesamt-
material der Achylien? Stimmen mit den unseren die Untersuchungen
Knud Fabers und seiner Schüler über die Häufigkeit der Anämien
bei der Achylia gastrica überein?

Die Literatur über die Blutbefunde bei der Achylia gastrica ist
nicht sehr groß. Natürlich verstehe ich unter dieser Anomalie die
Achylia gastrica simplex (Martius) oder constitutionalis (R. Schmidt).
Alle die Formen, die ich abgetrennt habe als sog. Gastritis anacida
und streng von der eigentlichen Achylia gastrica getrennt wissen will,
zählen hier nicht mit (z. B. die Gastritis anacida bei Lungentuberkulose, Magencarcinom, Diabetes mellitus usw.).

Wir finden bei Waledinsky die Angabe, daß die Leukocytenzahlen vermindert oder an der unteren Grenze des Normalen sind,
die Hb- und Erythrocytenwerte waren in seinen 8 Fällen normal.

Leger fand absolute Leukopenie.

Die größte Untersuchungsreihe hat Knud Faber veröffentlicht. Auch er hat nur die eigentlichen Achylien mitgezählt, nicht die Fälle von Krebs, Lungentuberkulose, chronischer Bronchiektasie, Diabetes mellitus. Dagegen alle Fälle von perniziöser Anämie. Durch unsere systematischen Untersuchungen an nun beinahe 150 Fällen von perniziöser Anämie ist uns klar geworden, daß es keine perniziöse Anämie ohne Achylia gastrica gibt. Die Mitzählung dieser ausgesprochenen Fälle von perniziöser Anämie hätte nur statistischen Wert für unsere Arbeit. Wir lassen diese Fälle deshalb hier fort. Mitgerechnet werden aber die Fälle von perniziöser Anämie, bei denen wir die Frühdiagnose (ebenso wie Schauman und Naegeli) zu stellen imstande waren.

Knud Faber hat bei 207 Achyliepatienten seines Krankenmaterials Untersuchungen auf Anämie angestellt. Im ganzen fand er 59 = 28,5% Anämien. Rechnen wir einmal seine 22 perniziösen Anämien ab, so verbleiben immerhin noch 20% sekundäre Anämien bei Achylia gastrica (bei 185 Patienten = 37%). Also $^1/_5$ aller Patienten mit Achylia gastrica hatten eine Anämie. Und zwar waren bei 15 Fällen Hb unter 50% (darunter nur in einigen wenigen Fällen 34—35%), bei 7 : 50—65%, bei 15 Patienten 80—60%. Die Erythrocyten betrugen dann meist 3—4 Millionen, vereinzelt unter 3—2,8 Millionen. So war der Färbeindex oft sehr niedrig, 0,5—0,6. — Diese Anämien sind äußerst langwierig, (wie auch wir in einzelnen Fällen, genau wie Knud Faber, besonders bei Frauen konstatieren konnten). Sie ähneln am besten schweren Chlorosen.

Borries hat aus der Faberschen Klinik insbesondere auf die Beziehungen zwischen Polyarthritis chron., Achylie und Anämie aufmerksam gemacht.

Auch er legt den Hauptwert auf die Konstatierung seiner Anämie, also auf die Bestimmung der Hb- und Erythrocytenwerte. Bei 50 Patienten hat er Blut- und Mageninhaltsuntersuchungen gemacht. Von diesen 50 hatten 23 Achylie und davon 7 Anämie (3 zwischen 80 bis 65%, 1 : 65—50%, 3 weniger als 50% Hb.). Da von den 50 Patienten im ganzen 14 (7 mit, 7 ohne Achylie) eine Anämie hatten, findet er die Zahl von 50% für die 7 Fälle von Polyarthritis chron. mit Achylie und Anämie. 16 weitere Fälle von Achylie aber zeigten keine Anämie. Die Rechnung lautet also so: von den 23 Achylikern hatten 7 eine Anämie = 30,4%. Eine ganz erhebliche Zahl.

Von großer Bedeutung sind die Befunde von Einhorn. Einhorn hat die einzigen wirklich vollständigen Werte publiziert. Von 15 Achylikern fand er 11 mal ziemlich normale Werte; bei 4 Patienten war eine Herabsetzung der Erythrocytenwerte zu konstatieren. Bei den 3 ausgesprochenen Anämien war einmal der Färbeindex kleiner als 1, einmal gleich 1 und einmal größer als 1 (1,234 bei Hb 58% und Erythrocyten 2 360 000).

Wie verhalten sich dazu unsere Befunde?

Im ganzen habe ich hier 77 Patienten angeführt, bei denen 110 Blutuntersuchungen gemacht wurden. Bei allen war die Achylie konstitutionell, häufig durch mehrere Mageninhaltsuntersuchungen während einer Reihe von Jahren festgestellt. Vielfach kamen die Patienten wegen unbestimmter Magenbeschwerden, manchmal wegen plötzlicher Durchfälle zu uns, sehr vielfach bestanden allgemeine, neurasthenische Beschwerden, auf die Martius ja schon früher hingewiesen hat. Auffällig häufig fanden wir die Achylie bei Patienten, die zwecks Abgabe eines Gutachtens (meistens auf Invalidität) dem Krankenhaus überwiesen wurden und bei denen wir regelmäßig eine Mageninhaltsuntersuchung vornehmen (darauf ist meines Wissens bisher noch niemals hingewiesen worden; es ist der Nachweis der Achylie bei diesen Menschen ein wichtiges Zeichen konstitutioneller Minderwertigkeit). Dann natürlich ist die Achylie ein sehr häufiger Zufallsbefund. Ausgeschlossen haben wir jede Form der sekundären Achylia gastrica, die wir als Gastritis anacida ansehen, z. B. bei der Tuberkulose, besonders in vorgeschrittenen Stadien, beim Magencarcinom, Diabetes mellitus usw. Ich habe fast nur Patienten aus den Jahren 1914—1916 genommen.

Wir sahen ja sehr häufig im Anschluß an die Kriegsernährung Veränderung der Sekretionsverhältnisse, sehr häufig Anaciditäten auftreten. Diese Fälle lassen sich häufig nicht schwer von den konstitutionellen Achylien trennen; aber manchmal bieten sie doch Schwierigkeiten. Ebenso sehen wir im Anschluß an Infektionskrankheiten (wie z. B. Malaria) nicht selten Anaciditäten. Ich hielt es deshalb für besser, mein Material nur auf die einwandfreie Zeit von 1914—1916 zu beschränken. Nur ganz vereinzelte einwandfreie Fälle aus den späteren Jahren sind mitverwertet worden.

Bei den Blutuntersuchungen unserer Achyliker sind wir von ganz bestimmten Fragestellungen ausgegangen. Bei unseren Untersuchungen bei der perniziösen Anämie fanden wir bei den fast 150 Patienten, die im Laufe der letzten 20 Jahre in der Klinik beobachtet wurden, ausnahmslos eine reine Achylia gastrica. Für uns stand der Zusammenhang der Achylia gastrica und der perniziösen Anämie fest. Besonders da wir vielfach, wie auch andere Autoren (Faber), die Achylie jahrelang der perniziösen Anämie vorausgehen sahen. Für uns handelte es sich darum: wie gelingt es, die Frühdiagnose der perniziösen Anämie zu stellen? Bisher konnte man ja nur in ausgesprochenen Fällen die Diagnose stellen. Schauman ist die Frühdiagnose einmal in einem bekannt gewordenen Fall geglückt. Sehr interessante Beobachtungen über die Frühstadien der perniziösen Anämie hat Naegeli kürzlich veröffentlicht. Ich konnte in meiner Arbeit über die gleichen Resultate berichten. In einer ganzen Reihe von Fällen stellte ich die Diagnose perniziöse Anämie, obwohl der Hämoglobingehalt 100 und häufig mehr betrug.

Ich will z. B. meine letzte Beobachtung kurz anführen:

Frau M. Schw., 56 Jahre. August 1919.

Pat. hat seit vielen Jahren Druck in der Magengrube gleich nach dem Essen. Verschlimmerung seit 2 Jahren. Kopf- und Genickschmerzen. Gewichtsabnahme. Vom Arzt wegen Carcinomverdacht der Klinik überwiesen.

Befund: Sichtbaren Schleimhäute gut durchblutet, Gesichtsfarbe etwas blaß. Herz, Lungen, Abdomen ohne Besonderheiten (Milz nicht vergrößert).

Mageninhaltsuntersuchung: Typische Achylia gastrica.

Blutbefund: Hämoglobin . . . . . 120% (korrigiert)
Erythrocyten 4 992 000
Leukocyten 6060
Färbeindex . . . . . 1,2.

Blutausstrich: Ergibt ganz normale Werte. Erythrocyten stark hämoglobinhaltig.

Mit Arsen entlassen. Diagnose: Perniziöse Anämie.

Sie kam wieder im Januar 1920. Fühlte sich nach der Entlassung ganz wohl, hatte guten Appetit und allgemeines Wohlbefinden. Seit Anfang November Mattigkeit, Appetitlosigkeit. Schlaf schlecht. Lahmheitsgefühl im Arm und Bein. War 8 Tage bettlägerig. Seitdem Schwäche, kribbelndes Gefühl in den Fingern und Füßen, zog bis zum Kniegelenk herauf. Kein Gefühl von Wundsein, Brennen an der Zunge. Geringe Gewichtsabnahme. Bei der Untersuchung der blassen, kleinen, in gutem Ernährungszustand befindlichen Frau fanden wir die Schleimhäute gut durchblutet. Einen vollkommen normalen körperlichen Befund. Insbesondere keinerlei neurologische Veränderungen.

Die Untersuchung ergab typische Achylie.

Der Blutbefund: Hämoglobin (Sahli) . . . 110%
Erythrocyten 3 964 000
Leukocyten 6410
Färbeindex 1,37
polymorphe Leukocyten . 65%
Lymphocyten 23%
eosinophile Leukocyten . . 8%
große Mononucleäre . . . 4%.

Erythrocyten reichlich hämoglobinhaltig. Ein Normoblast.

Diagnose: Perniziöse Anämie.

Wir stellten die Diagnose schon, als die Patientin im August bei uns war. Später, im Januar, hätten wir sie wohl schon allein aus der Anamnese stellen können. Im August sprachen keinerlei typische klinische Symptome dafür. Man hätte vielleicht Neurasthenie oder wie der Hausarzt Verdacht auf Magencarcinom wegen der Achylie diagnostiziert. Der Blutbefund bei dieser Achylie war für uns aber bestimmend, die Diagnose perniziöse Anämie zu stellen, obwohl von einer eigentlichen Anämie nicht die Rede sein kann. Zwar ist der Erythrocytengehalt herabgesetzt, der Hb-Gehalt aber merkwürdigerweise sogar noch erhöht. Es resultiert daraus ein Färbeindex $> 1 = 1,37$.

Um diese Frühdiagnose also zu stellen, haben wir systematisch Blutuntersuchungen bei Achylia gastrica vorgenommen.

Die Untersuchungen verteilen sich folgendermaßen.

Bei 77 Patienten 110 Blutstaten.

Davon 110 die Hb- und Erythrocytenwerte,

    108 Hb-, Erythrocyten- und Leukocytenwerte,

    69 Hb-, Erythrocyten- und Leukocytenwerte mit genauer Auszählung (bei im ganzen 53 Patienten).

Betrachten wir zuerst die roten Blutwerte.

Hämoglobin: 110 Fälle:

über	100%	bei 53 Pat.	$= 48\%$
80—100%	„ 42	„	$= 38\%$
60— 80%	„ 12	„	$= 11\%$
unter 60%	„ 3	„ (40%, 50%, 53%)	$= 3\%$.

110 Fälle.

Erythrocytenzahlen:

über 5 Mill.	$= 43$	$= 39\%$
4,5—5,0 „	$= 28$	$= 25,4\%$
4,0—4,5 „	$= 27$	$= 24,6\%$
3,0—4,0 „	$= 12$	$= 11\%$
unter 3 „	$= 0$	$= 0\%$

110 Fälle.

Der Färbeindex war:

gleich	1 in 35 Fällen	$= 32\%$
größer als	1 „ 42 „	$= 38\%$
kleiner als	1 „ 33 „	$= 30\%$

110 Fälle.

Nehmen wir wie Knud Faber und Borries Anämien bei einem Hb-Gehalt unter 80 an, dann hätten wir von 110 Patienten bei 15 Anämien $= 14\%$); und betrachten wir die Erythrocytenherabsetzungen von unter 4,5 Millionen als ausgesprochen pathologisch, dann wären es 39 Fälle $= 35,6\%$. Hier schon kommt zum Ausdruck, daß der Hb-Gehalt bei sehr vielen Patienten weniger herabgesetzt ist als die Erythrocytenzahl.

Faber und Borries fanden sehr viel höhere Zahlen für Anämien. Nehmen wir aber den Färbeindex < 1 als Kriterium einer Anämie, so haben auch wir 30% (33 Fälle), sogar mehr als Faber, der 20% und gleichviel wie Borries, der 30,4% sekundäre Anämien fand. Aber für unsere Fälle können wir den Färbeindex nicht als Maßstab einer ausgesprochenen Anaemie ansehen, da schon kleine Herabsetzungen des Hb-Gehalts auf 90, z. B. bei Erythrocytenzahl von 4,8 Millionen den Färbeindex $< 1 = 0,92$ machen. Wir halten also uns schon besser an unsere Hb- und Erythrocytenzahlen.

Vor allem fällt auf, daß wirklich starke Anämien kaum vorhanden waren: unter 3 Millionen Erythrocyten fanden wir niemals, Hb unter 60 nur dreimal.

Was überrascht, ist die ganz auffallend große Zahl von Patienten mit Färbeindex > 1; 42 Fälle $= 38\%$! Ja, der Hb-Gehalt beträgt bei $48\% = 53$ Patienten über 100% und die Erythrocytenzahlen sind bei 43 Patienten $= 39\%$ über 5 Millionen.

Die Hb-Zahlen über 100% verteilen sich:

$$100—105\% = 18$$
$$106—110\% = 9$$
$$111—120\% = 18$$
$$121—130\% = 6$$
$$\text{über } 130\% = 2 \ (135\%, \ 139\%).$$

Die Werte der Erythrocyten über 5 Millionen waren:

$$5,0—5,5 \text{ Mill.} = 29$$
$$5,5—6,0 \ \ ,, \ \ = 10$$
$$\text{über } 6 \ \ \ ,, \ \ = 4 \ (6,104, \ 6,116, \ 6,412, \ 8,590).$$

Von diesen Erhöhungen der Werte sprechen Faber und Borries niemals, vielleicht haben sie sie nicht gefunden oder gruppieren sie unter die normalen Werte. Einhorn beschreibt von seinen 15 Fällen:

Fall 1. 30 Jahre. Hämoglobin 100, Erythrocyten 4 235 000, Leukocyten 5700, also Färbeindex 1,176.

Fall 3. 25 Jahre. Hämoglobin 100, Erythrocyten 4 580 000, Leukocyten 7600, also Färbeindex 1,1.

In 3 seiner Fälle betrug der Färbeindex 1.

Bei 15 Fällen fand er 2 mit Färbeindex $> 1 = 13,\ ^1/_3\%$. Natürlich spricht Einhorn von „normalem Blutbefund". Aber es ist sehr wichtig, daß schon Einhorn diese Blutbefunde bei konstitutionellen Achylikern feststellen konnte.

Wir müssen hier schon die Frage aufwerfen, hat dieser eigenartige Blutbefund eine besondere Bedeutung oder ist er vollkommen gleichgültig. Wir wissen ja, daß es bei der perniziösen Anämie zu einer weniger starken Verminderung des Hb- als des Erythrocytenwertes kommt. Wir haben gesehen, daß Schauman, Naegeli, wir bei normalem Hb-Wert schon die Diagnose perniziöse Anämie stellen konnten. In dem vorher genauer angeführten Fall stellten wir die Diagnose sogar bei erhöhtem Hb-Wert von 120 und später 110% Hb! Es muß demnach in einer Reihe von Fällen ein spezifischer Zusammenhang zwischen der Achylie und der perniziösen Anämie bestehen. Diesen Zusammenhang können wir nur aus dem Blutbefund ersehen. Wie kommt aber in einer so großen Zahl Erhöhung der Hb- und Erythrocytenwerte über die Norm zustande. Wir nehmen an, daß durch die Achylie ein Reiz auf das Knochenmark ausgeübt wird, der zu erhöhter Blutbildung und erst später zu einer verminderten Funktion führt.

Dieses erste Stadium — der von mir sog. latenten perniziösen Anämien — ist meiner Ansicht nach nur durch Blutuntersuchungen bei
Achylia gastrica zu finden. Naegeli z. B. sah bei seinen Frühformen
der perniziösen Anämie niemals höhere Hb-Werte als 90%. Das zweite
Stadium ist die ausgesprochene perniziöse Anämie.

Wir werden in unserer Ansicht bestärkt durch die weitere Untersuchung der Leukocyten.

Es wurden 108 Leukocytenzählungen gemacht.

Davon:

normale Leukocytenzahlen (6—9000)	$= 56 = 51{,}8\%$
verminderte Leukocytenzahlen (unter 6000)	$= 30 = 27{,}8\%$
erhöhte Leukocytenzahlen (über 9000)	$= 22 = 20{,}4\%$.

Die erhöhten Leukocytenwerte gingen bis 14 422 (in einem Fall
einmal erhöhte, einmal dann normale Werte).

Die Leukopenien waren	5—6000	bei 18 Pat.	$= 60\%$
	4—5000	„ 7 „	$= 23{,}3\%$
	3—4000	„ 4 „	$= 13{,}3\%$
	2885	„ 1 „	$= 3{,}3\%$.

Diese Leukocytenverminderungen, die im ganzen bei 27,8% der
Achyliker festgestellt werden konnten, wurden schon von Leger beobachtet.

Einhorn sah in Fall 13: 4800 Leukocyten, in Fall 1: 5700.

Wir erinnern nur hier, daß die Leukopenie zum Bild der perniziösen
Anämie gehört. Zu den Ursachen der Hypoleukocytose rechnet Naegeli: 1. verminderte Leistung der leukopoetischen Organe infolge geringer Ansprüche an die Funktion; 2. verminderte Leistung durch
Abnahme der Funktion (Toxinwirkung bei Typhus, Anämie, besonders
perniziöse Anämie usw.); 3. verminderte Funktion durch anatomische
Zerstörung des funktionierenden Gewebes; 4. kapillarextraktive Wirkung; 5. negative Chemotaxis.

In Frage käme bei unseren Patienten doch nur Nr. 2 als Ursache.
Wir müssen annehmen, daß durch die Achylie eine Abnahme der
Knochenmarksfunktion bewirkt wird. Wurde aber ein Reiz auf das
Knochenmark ausgeübt, daß es, wie wir vorher gesehen haben, zu
vermehrter Hb- und Erythrocytenbildung kommt, dann müßte in
diesem Falle häufiger keine Verminderung, sondern eher vielleicht Vermehrung der Leukocyten eintreten. In den Fällen mit erhöhtem
Färbeindex bei Hb über 100% und Erythrocytenzahlen über 5 Millionen
müßten sicher öfters die Leukocytenzahlen gesteigert sein. Die Verminderung der Leukocyten wäre dann auf die Fälle zu beziehen,
bei denen schon eine verminderte Leistung durch Abnahme der Funktion in Erscheinung getreten ist, zugleich dann mit einer Verminderung
der Hb- und Erythrocytenzahlen.

Von 41 Fällen mit Färbeindex über 1, bei denen Hämoglobin, Erythrocyten und Leukocyten ausgezählt worden waren:

10 Fälle Leukocyten über 9000
11 „ „ unter 6000
20 „ „ 6—9000.

Bei 8 von den 10 Fällen von Hyperleukocytose betrug der Hb-Wert mehr als 100% (darunter die beiden höchsten Werte von 130 und 135% Hb).

Bei den Leukopenien finden wir bei 5 von 11 Fällen eine Hb-Vermehrung von über 100%.

Doch läßt sich natürlich hier kein Schema aufstellen: Reizstadium, also: Vermehrung des Hb-Gehalts, der Erythro- und Leukocytenzahlen. Stadium der Funktionsabnahme: Hb-, Erythro-, Leukocytenverminderung. Es spielen hier zuviel biologische Momente, besonders bei der Leukocytenbildung, mit. Jedenfalls ist interessant, daß wir bei den höchsten Hb-Werten eine Hyperleukocytose finden. Dazu paßt, daß wir bei den 3 Fällen mit niedrigstem Hb-Gehalt folgende Zahlen feststellten:

Hämoglobin	Erythocyten	Leukocyten
40	4 800 000	4800
50	3 408 000	6844
53	3 912 000	4000

(Färbeindex in allen 3 Fällen unter 1.)

Die niedrigsten Zahlen bei Färbeindex über 1 sind:

Hämoglobin 85, Erythrocyten 3 848 000, Leukocyten 5667.

Bei seinen Frühstadien fand Naegeli als Leukocytenwerte übrigens Fall 1: 7000, Fall 2: 4500, Fall 3: 3440, Fall 4: 3000, Fall 5: 5500, Fall 6: 7350, obwohl es sich meist um Fälle handelt, die schon ausgesprochene Zeichen einer perniziösen Anämie haben. Ich selbst fand bei einem früher mitgeteilten Frühfall Leukocyten 7533, dann 9777 — hier wurde schon die Diagnose perniziöse Anämie gestellt.

Die Auszählung der Leukocyten wurde 67 mal gemacht.

Die Zahl der Leukocyten war prozentual vermehrt, betrug über 30% in 54 Fällen = 82%.

Und zwar: bei normaler Leukocytenzahl in 27 Fällen = 50%
bei erhöhter Leukocytenzahl in 8 „ = 14,8%
bei verminderter Leukocytenzahl in 19 „ = 35,2%.

Lymphocyten unter 20% wurden 4 mal festgestellt (14% niedrigster Wert).

Interessant ist zu konstatieren, daß z. B. die Lymphocytose vorhanden ist

bei 20 Fällen mit Färbeindex > 1
„ 16 „ „ „ = 1
„ 18 „ „ „ < 1.

Diese Lymphocytose wird von vielen Autoren (besonders von v. Hösslin, Kaufmann, Moewes) als Ausdruck einer konstitutionellen Minderwertigkeit angesehen. Bauer will sogar das Blutbild mit Verminderung der polymorphkernigen Leukocyten und Vermehrung der Lymphocyten direkt als degeneratives weißes Blutbild angesehen wissen. Naegeli findet, daß es vielfach sich um Leukocyten mit nachfolgender Leukocytose bei Muskelanstrengungen handelt, dann aber als Wirkung toxischer Stoffe, so besonders bei Basedow. Er bestreitet aber nicht die Möglichkeit einer „innersekretorischen, auf dem Wege innerer Korrelationen (innersekretorischer Organe zu lymphatischem Apparat) entstandenen Lymphocytose". Vor allem müssen wir bedenken, daß nicht immer tatsächlich eine absolute Vermehrung der Lymphocyten besteht. Bei den 19 Patienten mit prozentualer Lymphocytose bei Leukophenie ist meist eine absolute Lymphopenie vorhanden. Wir kennen diese Lymphopenie schon von der perniziösen Anämie, bei der ja trotz ausgesprochener relativer Lymphocytose bei Leukopenie die absoluten Werte normal bis vermindert sind. Bei den reinen Achylikern mit normaler und vermehrter Leukocytenzahl mit Leukocytose werden wir tatsächlich diese als eine konstitutionelle anzusehen haben. Dafür, daß sie zum Bilde der konstitutionellen Achylia gastrica gehört, spricht schon das Vorkommen in 82%.

Vielleicht darf ich noch auf ganz interessante Befunde bei den Monocyten aufmerksam machen. Die Monocyten sind in fast allen unseren Fällen vermindert, nur ganz vereinzelt in normalen Werten von 6—8%, meist herabgesetzt bis 0—$^1/_3$—2%. Diese Verminderung findet Naegeli bei verminderter Tätigkeit des myeloischen Systems, besonders deutlich z. B. bei der perniziösen Anämie. Sie wäre also in Parallele zu stellen mit der Verminderung der polymorphkernigen Leukocyten bei unserer Achylia gastrica; denn nur in 8 von 69 Fällen sind die Prozentzahlen der polymorphkernigen Leukocyten normal bis leicht vermehrt (2 mal 78%). In den übrigen 61 Fällen stets vermindert (darunter 7 mal zwischen 30—40%). Eine absolute Vermehrung der polymorphkernigen Leukocyten besteht tatsächlich unter den 69 Fällen nur einmal [78% bei 10 688 Leukocyten = 8336 Zellen).

Das rote Blutbild paßt in sehr vielen Fällen genau zu dem durch den Färbeindex gekennzeichneten Befund. Wir können ja aus einem Blutausstrich schon erkennen, ob der Färbeindex kleiner oder größer als 1 ist. In den Fällen mit ausgesprochen erhöhtem Färbeindex war das hyperchrome Blutbild mit den großen dick roten Erythrocyten (Megalocyten) sehr deutlich und ist meist besonders erwähnt worden. „Der Färbeindex verrät uns die Art und Weise der Blutbildung im Knochenmark" (Naegeli).

Der erhöhte Färbeindex wird gefunden im embryonalen Blut, bei perniziöser Anämie, Kinderanämien, vereinzelt bei anderen Erkrankungen wie hämolytischer Anämie mit Ikterus (ein Fall von Naegeli, eine eigene Beobachtung), Nervosität, Brechdurchfall. Die Erhöhung des Färbeindex bei so vielen Fällen zeigt nun wiederum, daß eine Beziehung zwischen der Achylia gastrica und dem Knochenmark besteht.

In einigen Fällen konnte ich Normoblasten finden, Megaloblasten dagegen niemals. Zugleich mit den Erythrocyten zeigten sich meist Myelocyten in 1—3% (in 11 Fällen vom Färbeindex > oder gleich 1), seltener Myeloblasten. Das Vorkommen der Myelocyten und Myeloblasten ist keineswegs von der Höhe der Leukocytenzahlen abhängig; meist fanden wir sie sogar bei normaler und verminderter Leukocytenzahl.

Die Erythroblasten und Myelocyten, die wir normalerweise wohl niemals im strömenden Blut finden, zeigen uns gleichermaßen eine Veränderung des Knochenmarks an. Sie wird angesehen: 1. als Anzeichen bedeutend gesteigerter Neubildung, 2. als Symptom einer Funktio laesa des Knochenmarks (Naegeli). Diese beiden Veränderungen kommen für unsere Fälle in Betracht. Sicher haben wir anfangs eine vermehrte Funktion mit manchmal stark erhöhtem Hb- und Erythrocytengehalt und vereinzelt treffen wir in diesen Fällen schon Normoblasten und Myelocyten; meist ist der Hb-Gehalt noch normal oder etwas übernormal, die Erythrocyten aber schon leicht herabgesetzt, hier also schon eine verminderte Funktion. In nicht seltenen Fällen ließ sich eine ausgesprochene, ja auffällig starke Poikilocytose feststellen, obwohl der Hb-Gehalt 100 oder mehr betrug. Natürlich beweist diese Poikilocytose noch keine perniziöse Anämie, wie man das früher annehmen wollte. Aber sie zeigt uns die Störung der Knochenmarksfunktion trotz des hohen Hb-Gehalts an. In diesen Fällen ist sie ein sehr feiner Indicator. Auch Naegeli fand Poikilocytose einmal sogar erheblich bei Hb 100% und E. fast 6 Millionen.

Differentialdiagnostisch besonders kommt bei der Achylia gastrica simplex gegenüber dem Carcinom (eine Differentialdiagnose, die häufig nicht ganz einfach ist) die geringe Zahl der Blutplättchen in Betracht. Auch hier wieder die Analogie zu der perniziösen Anämie, bei der ja die Blutplättchen fast stets verringert sind.

Überblicken wir unsere Befunde, so müssen wir konstatieren, daß tatsächlich in kaum einem Fall von Achylia gastrica simplex ein normales Blutbild zu sehen war. Wir haben zu unterscheiden:

1. das perniziös-anämische Blutbild,
2. das sekundär-anämische Blutbild,
3. das latent-perniziös-anämische Blutbild, das am häufigsten auftritt,
4. das normale Blutbild, das am seltensten zu sehen war.

Das erste und zweite gehört zusammen. So, daß eine Achyliker stets latent perniziös sein kann, aber das perniziöse Blutbild stets aus dem latenten hervorgeht. Warum es in einem gewissen Prozentsatz unserer Patienten zu einer deutlichen sekundären Anämie kommt, darüber können wir im Augenblick noch nichts Genaues sagen.

Zusammenfassung.

Bei 77 Patienten mit konstitutioneller Achylia gastrica aus den Jahren 1914—1916 wurden 110 Blutuntersuchungen gemacht. Ausgeschlossen waren die Fälle von Gastritis anacida im Anschluß an Tuberkulose, Carcinom, Diabetes mellitus usw. Dann die Fälle von perniziöser Anämie, die ja in unserem Material stets mit der konstitutionellen Achylia gastrica kombiniert ist.

Wir fanden bei 15 Patienten Hb unter 80% (= 14% Fälle) und bei 39 Patienten eine Verminderung der Erythrocyten unter 4,5 Millionen (= 35,6%). Es treten also die eigentlichen sekundären Anämien vollständig zurück.

In auffallend vielen Fällen war eine Erhöhung des Hb-Wertes über 100% (in 53 Fällen = 48%) und der Erythrocytenzahlen über 5 Millionen (in 43 Fällen = 39%) zu konstatieren.

Der Färbeindex war erhöht (über 1) in 35 Fällen = 32%.

Die Leukocytenzahlen wurden 108 mal untersucht. Sie waren vermindert (unter 6000) in 30 Fällen = 27,8%; vermehrt (über 9000) in 22 Fällen = 20,4%. Davon waren bei 67 Auszählungen Lymphocytosen über 30% in 54 Fällen = 82%. Diese relative Lymphocytose ist vielfach konstitutioneller Natur. In den Fällen von Leukopenie z. B. aber nur vorgetäuscht, da hier meist eine absolute Verminderung oder höchstens normale Lymphocytenzahl besteht.

Die Monocyten sind fast stets vermindert entsprechend der Verminderung der polymorphkernigen Leukocyten.

Nicht selten fanden sich Normoblasten, Myelocyten, Myeloblasten, Poikilocytose bei normalem oder erhöhtem Hb-Gehalt.

Diese ausführlich mitgeteilten Blutuntersuchungen sind ein weiterer Beweis, daß die Achylia gastrica einen Reiz auf das Knochenmark ausübt.

In diesem Reizstadium finden wir häufig erhöhte Hb- und Erythrocytenzahlen mit Färbeindex > 1. Es ist ein Zustand erhöhter Wirksamkeit des Knochenmarks, der bei Minderwertigkeit des Knochenmarks bald zur Hypofunktion und damit zu dem eigentlichen Bild der perniziösen Anämie führt. Natürlich wird nur ein Teil der konstitutionellen Achyliker in diesen Zustand kommen, und zwar die, bei denen zu der Achylie die konstitutionelle Minderwertigkeit der Knochenmarksfunktion hinzukommt. Wir unterscheiden also bei der Achylie folgende Blutbilder:

1. das normale (anscheinend sehr selten),
2. das sekundär-anämische,
3. das latent perniziös-anämische,
4. das perniziös-anämische.

Literaturverzeichnis.

Bauer, Die konstitutionelle Disposition zu inneren Krankheiten. Berlin 1917. — Borries, Dtsch. Arch. f. klin. Med. **120**, 216. 1916. — Einhorn, Arch. f. Verdauungskrankh. **9**, 147. 1903. — Faber. Knud, Berl. klin. Wochenschr. **21**, 955. 1913. — Faber, Knud, Ergebn. d. inn. Med. u. Kinderheilk. **6**, 491. 1910. — Faber, Knud, Spezielle Pathologie und Therapie innerer Krankheiten, herausgegeben von Kraus-Brugsch. **4**, 1019. — v. Hösslin, Münch. med. Wochenschr. 1913, S. 22. — Kaufmann, Mitt. a. d. Grenzgeb. d. Med. u. Chir. **28**. — Leger, Zit. nach Bauer. — Martius, Med. Klin. **18**. 1896. — Moewes, Dtsch. Arch. f. klin. Med. **120**, 183. 1916. — Naegeli, Blutkrankheiten und Blutdiagnostik. 3. Aufl. Berlin u. Leipzig 1919. — Naegeli, Dtsch. Arch. f. klin. Med. **124**, 221. 1917. — Schauman, Dtsch. med. Wochenschr. **26**, 1228. 1912. — Schmidt, R., Med. Klin. **15**, 595. 1912. — Waledinsky, Dtsch. med. Wochenschr. **35**, 1608. 1911. — Weinberg, Dtsch. Arch. f. klin. Med. **126**, 447. 1918.

(Aus der Medizinischen Universitätsklinik zu Rostock [Direktor: Geh. Med.-Rat
Prof. Dr. Martius.])

Zur Konstitutionspathologie des Blutplättchenapparates.

Von
Dr. **Rudolf Stahl.**
Assistent der Klinik.

(Eingegangen am 15. Juli 1920.)

Über konstitutionelle Abwegigkeiten der Erythrocyten und Leukocyten ist schon ein größeres Tatsachenmaterial gesammelt. Es ist nur
an das degenerative weiße Blutbild zu erinnern, an konstitutionelle
Erythrocytosen und andere Anomalien des erythroblastischen Apparates,
die nach den Anschauungen vieler Autoren zur Chlorose, hämolytischen
und aplastischen Anämien, sowie der perniziösen Anämie ähnlichen
Zustandsbildern oder dieser selbst führen. Demgegenüber sind die
Untersuchungen über konstitutionelle Eigentümlichkeiten der Blutplättchen bisher noch sehr spärlich, wie überhaupt dieses dritte Form-
element des Blutes noch trotz jahrzehntelanger Studien mancherlei
Fragestellungen übrigläßt. Nachdem die Theoretiker durch subtile
biologische Methoden und die verbesserte Färbetechnik Aufklärungen
über Ursprung und Funktion der Blutplättchen gebracht, stellen diese
Gebilde jetzt insbesondere dem Kliniker lohnende Aufgaben. Der
Arzt am Krankenbett hat eine feste Basis und Anhaltspunkte gewonnen,
die ihm bei der Deutung von der Norm abweichender Befunde einen
guten Wegweiser darbieten.

Im Buche über Konstitution von Julius Bauer aus dem Jahre
1917 ist der Abschnitt über die Blutplättchen noch sehr kurz. Der Verfasser führt vor allem die Befunde von Siess und Stoerk an, wonach
bei Lymphatismus eine ganz auffallende Vermehrung der Plättchen
anzutreffen sei; ferner die essentielle (konstitutionelle) Thrombopenie
Frank, jenes mit dem morbus maculosus Werlhofii identische Krankheitsbild, das nach Frank durch einen hochgradigen Plättchenmangel
hervorgerufen wird. Offenbar in gewissen Beziehungen hiermit steht
die von Glanzmann beschriebene familiäre Thrombasthenie. Hier
soll die Zahl der Plättchen zwar im allgemeinen nicht vermindert sein,
aber ihre Beschaffenheit eine minderwertige, die morphologisch sowohl,
wie biologisch experimentell nachweisbar sei.

In neuester Zeit hat Julius Bauer eingehendere Beobachtungen über die Blutplättchen und ihr Verhalten bei Menschen mit schwerwiegenden Konstitutionsanomalien veröffentlicht. In der Annahme, daß nach allgemeinen Erfahrungen 200—250 000 die beim gesunden Menschen vorherrschende Blutplättchenzahl sei, führt der Verfasser zunächst eine Anzahl Fälle mit Plättchenzahlen unter 140 000 an. Es fanden sich darunter Leute mit Erschöpfungszuständen bei Anämien, Darmkatarrhen und anderen chronischen Krankheiten, die auf konstitutioneller Basis beruhten, sowie ferner Leute mit Lymphatismus, Infantilismus, Eunuchoidismus. Es folgen dann Fälle von Thrombocytose über 350 000 Plättchen mit Zahlen bis zu 1 330 000 Plättchen in cmm, die sich bei Kranken mit Neigung zur spontanen Thrombosenbildung, sowie bei universell Degenerierten, insbesondere Lymphatikern fanden. Bauer zieht daraus den Schluß, daß, sowie eine Thrombopenie, sich auch eine Thrombocytose als konstitutionelles Merkzeichen in den Rahmen einer allgemeinen degenerativen Konstitution einfügen und dabei den Wert eines degenerativen Stigmas haben könne.

Welche Genese für die konstitutionelle Thrombocytose anzunehmen sei, dafür scheint ihm das dabei häufige Auftreten von Riesenblutplättchen ein Merkzeichen zu sein. Es sind dies abnorm große Blutplättchen, wie sie seit Hayem von einer Anzahl Autoren bei den verschiedensten Erkrankungen, besonders häufig bei hämorrhagischer Diathese (Türk, Frank, Kaznelson, Glanzmann) beobachtet und für ein Zeichen überstürzter Plättchenbildung angesehen wurden.

Im Verlaufe des letzten Jahres wurden auch bei uns, angeregt durch die Blutbefunde bei einem Fall von Werlhofscher Krankheit, Untersuchungen der Blutplättchen bei den verschiedensten Krankheiten unternommen, wobei das Schwergewicht auf die morphologische Seite gelegt wurde.

Bezüglich der angewandten Technik ist zu erwähnen, daß von den komplizierteren Methoden, z. B. der Feuchtfärbung (Giemsa, Pappenheim) abgesehen wurde; ebenso konnten mit der von Schilling verwendeten Methode — bei der das frisch durch paraffinierte Kanülen in sog. Dominici-Fixatic einfließende Blut sofort fixiert wird — im allgemeinen keine besseren Plättchenbilder gewonnen werden, als uns das mit sorgsamst in dünnen Ausstrichen hergestellten Trockenpräparaten gelang. Es müssen frische, peinlichst gereinigte Deckgläser und Objektträger verwendet werden. Von dem zuerst aus der Einstichstelle ausfließenden Blutstropfen wird mit dem Deckglas ein Teil entnommen und sofort ein sehr dünnes Ausstrichpräparat in bekannter Weise hergestellt. Sehr schnelles Arbeiten ist dafür von größter Wichtigkeit. Bei diesen Präparaten geht das Trocknen wegen der geringen Schichtdicke rasch vonstatten und verhindert bedeutendere Schädigungen der

zarten Blättchengebilde. Allerdings ist zu bemerken, daß die Schichtdicke des Ausstrichs ja auch auf die im Mikroskop erkennbare Größe
der Formbestandteile innerhalb gewisser Grenzen von Einfluß ist,
wie dies besonders von den Leukocyten her allgemein bekannt ist.
Doch spielen die geringen Unterschiede innerhalb der von uns verwendeten sehr dünnen Schicht keine Rolle, was besonders in Anbetracht der nachher zu besprechenden Größenunterschiede der Blutplättchen hervorgehoben werden muß.

Die so hergestellten Ausstrichpräparate wurden bald nach der
kombinierten May-Grünwald-Giemsamethode gefärbt, wobei besonders
auf gleichmäßige Behandlung aller Präparate geachtet wurde, um
Über- wie Unterfärbung zu vermeiden. Es könnte sonst bei Über-
färbung leicht eine nicht vorhandene Basophilie der Plättchen vorgetäuscht werden. Daß dabei der Reaktion des verwendeten destil-
lierten Wassers besondere Beachtung zu schenken ist, ist bekannt[1]).

Der Vorteil dieser Methode besteht außer in einer guten Darstellung der Blutplättchen auch darin, daß gleichzeitig die übrigen
morphologischen Bestandteile, besonders die Leukocyten, gut gefärbt
werden, was bei der Schillingschen Methode, wie bei der Sahlischen
— Auffangen des austretenden Blutstropfens in 14% Magnesium-
sulfatlösung, danach Ausstrich — nicht der Fall ist. (Nach der Sahlischen
Vorschrift wurde stets gleichzeitig ein zweites Präparat zur Zählung
der Plättchen nach Fonio hergestellt.)

Betrachten wir nun die so angefertigten Ausstrichpräparate mit
einer etwa 1000 fachen Vergrößerung, so sehen wir die Plättchen meist
einzelstehend, oder hier und da auch zu Gruppen geordnet, jedoch
einzeln erkennbar als scharf abgegrenzte, und meist runde Scheiben
mit wasserhellem Zytoplasma und diffus verteilten asurophilen Graunlis.

Um für die Beurteilung pathologischer Formen gesicherte Grundlagen zu gewinnen, wurden in 30 Fällen die Blutausstriche von Leuten
untersucht, die sich gesund fühlten und bei der Untersuchung keinen
auffallend abweichenden Befund boten.

Das Ergebnis dieser genannten und einer größeren Zahl nicht genauer registrierter Untersuchungen der Plättchen „Normaler" ist,
daß das Zytoplasma durchweg neutrophil, reif ist, und nur etwa auf
100 Plättchen 3—12 Plättchen mit einem ganz schwach bläulichen
Schimmer zu finden waren. Diese neutrophilen und die ganz schwach
basophilen Gebilde sind scharf in Gegensatz zu den basophilen Plättchen zu setzen, die insbesondere bei den hämorrhagischen Diathesen
verschiedentlich erwähnt und u. a. von Glanzmann und mir eingehender beschrieben wurden. Es sind diese stark basophilen Plättchen, wie an anderer Stelle eingehender dargelegt werden soll, wohl

---

[1]) S. auch Schillings, Dtsch. med. Wochenschr. 1918, S. 49.

dieselben Gebilde, die Naegeli bei Myelosen beobachtete. Er schildert sie als „Protoplasmakugeln" und „Würstchenplättchen", die als abgerissene Pseudopodien der Knochenmarksriesenzellen anzusehen seien, und von denen er alle Übergänge zu den normalen Plättchen sah. Daraus, wie aus dem Antreffen von Knochenmarksriesenzellen oder deren isolierten Kernen in denselben Ausstrichen, schöpft er einen weiteren Beweis für die Wrightsche Theorie, daß die Blutplättchen von den Pseudopodien der Knochenmarksriesenzellen abstammten.

Diese basophilen Formen, die sich durch eine intensiv blauviolette Färbung auszeichnen, sind nach Glanzmann wie Kaznelson als Produkte überstürzter Regeneration anzusehen, als vorzeitig in den Blutstrom gelangende unreife Gebilde. Und auch Pappenheim erwähnt in seiner morphologischen Hämatologie das „oxyphile" Cytoplasma der „reifen" Blutplättchen im Gegensatz zu dem basophilen der unreifen Gebilde.

Natürlich kommen bei krankhafter Plättchenregeneration nicht nur die intensiv basophilen Formen, sondern auch Übergangsformen mit schwächerer Basophilie des Protoplasmas, sowie auch ganz normale, neutrophile vor.

Im Hinblick auf unsere Untersuchungen sei nochmals festgestellt, daß bei einer großen Anzahl Gesunder solche ausgesprochen basophile Formen nicht anzutreffen waren, und daß nur in geringem Prozentsatz eine schwach angedeutete Basophilie vorkam.

Auch die Granulierung zeigte bei Gesunden keine nennenswerten Differenzen, was Größe und Dichtigkeit der Granula angeht. Die Granula stammen ja nach Wright von der inneren granulierten Zone des Protoplasmas der Megakaryocyten ab, die einen streifenförmigen Fortsatz im axialen Teil der Pseudopodien vorschiebt, und so den sich abschnürenden Segmenten, den Plättchen, die Granula mitgibt.

Wright und Downey behaupten Gleichheit der Plättchen- und Megakaryocytengranula. Naegeli hingegen gibt an, die Plättchengranula seien gröber, zackiger, unregelmäßiger verteilt, während die der Megakaryocyten feiner, staubartiger und ganz gleichmäßig seien, wenngleich beide Arten in der Farbe völlig übereinstimmten. Naegeli denkt dabei an einen Reifungsprozeß und erinnert daran, daß auch sonst, z. B. bei den weißen Blutzellen, die Granula bei Reifung gröber würden.

Wenn sich also auch bei den Gesunden fast durchweg eine gewisse Einheitlichkeit in der Granulierung fand, so traf man doch auch hin und wieder auf ein Plättchen, das — häufig verbunden mit ganz schwacher Basophilie des Cytoplasmas — dichter mit besonders feinen Granulis versehen war. In anderen Fällen fanden sich auch ganz vereinzelt Plättchen mit geringerer Granulierung.

Über die Größe der Blutplättchen stimmen die Angaben der meisten Autoren überein, daß ihr Durchmesser im Durchschnitt 3 μ betrage (H. Paltauf) und zwischen 1—4 μ schwanke. Doch schon Hayem und Levaditi fanden Gebilde bis 6 μ Durchmesser, Puchberger und Cesaris Demel Riesenformen bis Lymphocytengröße in pathologischen Fällen. Die neuesten hierher gehörigen Befunde wurden schon bei der Erwähnung der Bauerschen Untersuchungen gestreift. Die Frage ist nun von Wichtigkeit, ob solche große Formen auch bei Gesunden zu finden sind.

In der Tat ergab die genaue Durchforschung einer größeren Anzahl von Präparaten, daß auch viele Menschen, bei denen keinerlei krankhafte Störungen nachzuweisen waren, ganz gelegentlich Formen aufwiesen, deren beide senkrecht aufeinanderstehende Durchmesser je den Wert von 4 μ übertrafen, also 5,7—4,2 μ oder 7,1—4,2 μ. Öfter waren diese Plättchen auch oval oder länglich, z. B. mit Durchmessern von 10,0—2,1 μ. Unter den obenerwähnten Gesunden fand sich aber einer, bei dem die Neigung zu so großen Plättchenformen besonders ausgesprochen war.

Cand. med. S., 27 Jahre, gesund, Retraktion des Blutkuchens gut, Blutung aus Wunde steht nach wenigen Minuten. Erythrocyten 5 248 000; Plättchen 141 696, zahlreiche große Plättchenformen mit Durchmessern von z. B. 4,2—5,7 μ; 7,8—2,8 μ. Jedoch Cytoplasma überall neutrophil; auch bei besonders kräftig nachgefärbtem Präparat keine Basophilie nachweisbar. Die Granulierung war ebenso durchaus der Norm entsprechend, nur ganz vereinzelt etwas dichter stehend.

Dasselbe Resultat ergab auch eine wiederholte Untersuchung. Daß auch bei gesunden Tieren gelegentlich eine solche Neigung zur Bildung größerer, jedoch im Reifezustand des Protoplasmas und in der Granulierung normaler Plättchen vorkommt, beweisen die Untersuchungen an Kaninchen. Von neun zu anderen Zwecken in gewissen Zeitabständen immer erneut untersuchten Kaninchen wies das eine stets wiederkehrend die gleichen Plättchenformen auf, die sich durch ihre ins Auge fallende Größe, sonst aber in nichts von normalen unterschieden.

Man muß daraus also wohl den Schluß ziehen, daß die bei einem Individuum zahlreicher vorkommende Riesenform der Plättchen allein, wenn Cytoplasma und Granulierung der Norm entsprechen, nicht unmittelbar zu Rückschlüssen auf besonders lebhafte Regeneration, funktionelle Minderwertigkeit der Plättchen usw. Anlaß gibt. Es handelt sich da offenbar um einen Dauerzustand, um eine Eigentümlichkeit dieser Knochenmarksriesenzellen, größere Segmente bei sonst normaler Tätigkeit abzustoßen. Während nämlich die basophilen Plättchen jeder Größe ein bei den verschiedenen pathologischen Zuständen wechselndes Auftreten zeigen und insbesondere nach Heilung mehr oder weniger akut verlaufender Krankheiten häufig gänzlich verschwinden und normalen Plättchen das Feld räumen, finden sich die reifen Riesenformen bei denselben Individuen bei dauernder Gesundheit und stets wieder in der gleichen Zahl. Wir haben es also hier mit einer konstitutionellen Eigenart dieser Individuen zu tun, die an sich vielleicht ohne besondere semiotische Bedeutung sein kann, möglicherweise aber auch als degeneratives Stigma eine erst in späterer Zeit manifest werdende degenerative Veranlagung irgendwelcher Organsysteme anzeigen. Die Entscheidung darüber müssen weitere Untersuchungen fällen.

Seit einem Jahre werden von uns die Blutplättchen bei den verschiedensten Krankheiten genauer beobachtet. Die Ergebnisse sollen später veröffentlicht werden; hier seien nur einige Fälle, bei denen der konstitutionelle Faktor vorherrschend ist, angeführt. Da sich die Wiedergabe ausführlicher Krankengeschichten verbietet, folgen kurze Auszüge.

Fall 1. Frau H., 30 Jahre, Asthenica. Oft anfallsweise Kopfschmerzen und Erbrechen. Erythrocyten 4 432 000, Leukocyten 8700. Neutrophile 54%, Lymphocyten 37%, große mononucleäre 2%, eosinophile 4%, Mastzellen 3%. Blutplättchen 443 200, zahlreiche blasse, normal granulierte neutrophile oder nur ganz schwach basophile Riesenplättchen.

Fall 2. Frl. T., 22 Jahre, Neurasthenica. Turmschädel angedeutet. Viel Kopfschmerzen, Herzklopfen, Brust- und Rückenstiche. Innerhalb mehrerer Jahre Tuberkulose stets negativ gefunden. Erythrocyten 4 100 000. Plättchen 410 000, einzelne schwach basophile Riesenplättchen.

Fall 3. Frl. J. Asthenica mit Schwächezustand nach abgelaufener Pleuritis sicca. Litt stets viel unter Kopfschmerzen. Erythrocyten 4 929 000. Plättchen 340 000, vereinzelt stark granulierte und basophile Plättchen von normaler Größe.

Fall 4. Frau S. Achylie (beginnende perniziöse Anämie?). Mattigkeit, Appetitlosigkeit, Herzklopfen, Taubheitsgefühl und Kribbeln in Händen und Füßen. Hämoglobin (Sahli) 110. Erythrocyten 3 964 000, Polychromatophilie, vereinzelt Normoblasten. Färbeindex 1,4. Plättchen 365 840, durchweg reif, einige stark granuliert.

Fall 5. Kind S., 12 Jahre. Neurasthenie. Asthenischer Körperbau, Costa dezima fluctuans. Über den Halsmuskeln linsen- bis bohnengroße Drüsenschwellungen. Hämoglobin 91, Erythrocyten 4 856 000, Leukocyten 4877. Plättchen 100 000, zum Teil stärker granuliert, ganz vereinzelt basophile Riesenplättchen.

Fall 6. Frau R., 48 Jahre. Achylie. Adipös, von blassem Aussehen. Früher nie krank. Seit 5 Wochen Durchfälle, die durch keine Medikamente beeinflußbar sind. Auf Salzsäuremedikation Sistieren der Durchfälle. Hämoglobin 106, Erythrocyten 4 172 000, Leukocyten 5844. Plättchen 125 000, einige deutlich basophile große Formen.

Fall 7. Frau U., 51 Jahre. Achylie. Seit 25 Jahren viel Magenbeschwerden, zeitweise Erbrechen. Hämoglobin 100, Erythrocyten 4 660 000, Leukocyten 5117, Färbeindex 1,07. Plättchen 90 000, Neigung zu größeren, gut erhaltenen Formen von reifem Cytoplasma, Granulierung schwach.

Fall 8. Frau E. Neurasthenie, Achylie. Seit 2 Jahren anfallsweise Schwindelgefühl, Erbrechen, zeitweise lange Durchfall. Hämoglobin 94, Erythrocyten 4 076 000, Leukocyten 5080, Färbeindex 1,17. Plättchen 126 356, Neigung zu stärkerer Granulierung, einzelne große basophile Formen, viel neutrophile große Plättchen.

Fall 9. Frau S. Magen- und Pankreasachylie. Erbrechen bei jeder Nahrungsaufnahme, viel Durchfälle. Oktober 1919 Hämoglobin 76, Erythrocyten 4 880 000, Leukocyten 10 440, Färbeindex 0,85. Neutrophile 45%, Lymphocyten 47% (absolute Zahl 4924), Große Mononucleäre 5%, Eosinophile 1%, Mastzellen 1%. Plättchen 48 800, von normaler Granulierung und Größe.

Den 17. I. 1920. Beschwerdefrei, kurz vor Entlassung. Hämoglobin 77, Erythrocyten 4 216 000, Leukocyten 7055, Index 0,9. Neurophile 18%, Lymphocyten 78%, Große Mononucleäre 4%, Eosinophile —, Mastzellen —. Plättchen unten nicht geglückt.

Fall 10. Herr B., 51 Jahre. Sekundäre Anämie. Mattigkeit, zeitweise starkes Nasenbluten. Achylie. Hämoglobin 46, Erythrocyten 2 536 000, Leukocyten 5622, Index 0,9. Neutrophile 81%, Lymphocyten 17%, Große Mononucleäre 2%, ganz vereinzelt Normoblasten. Plättchen 25 360, schwach granuliert, normale Größe, einzelne kleine basophile Plättchen.

Fall 11. Frl. E., 38 Jahre. Achylie. Skoliose seit dem 12. Lebensjahr seit 2 Jahren Neuralgien. Hämoglobin 96, Erythrocyten 4 680 000, Leukocyten 4688. Plättchen 121 680, großenteils sehr stark granuliert, jedoch bei neutralem Protoplasma und mittlerer Größe.

Fall 12. Herr P., 52 Jahre. Perniziöse Anämie. Hämoglobin 22, Erythrocyten 562 000, Leukocyten 1533, Index 2,0. Neutrophile 42%, Lymphocyten 53%, Große Mononucleäre 2%, Eosinophile 2%, Mastzellen 1%. Poikilocytose, Anisocytose, Polychromatophilie, Normoblasten. Plättchen 64 500, klein bis mittelgroß, rund, einzelne stark basophile, einzelne ganz blasse, kaum granulierte.

Fall 13. Herr H. Perniziöse Anämie. Seit 1907 in Beobachtung des Krankenhauses. Viel Durchfälle. Hämoglobin 70, Erythrocyten 2 504 000, Leukocyten 3313, Index 1,4. Neutrophile 49%, Lymphocyten 47%, Große Mononucleäre 2%, Eosinophile 2%. Plättchen 37 560, großenteils stark granuliert, einzelne basophile.

Fall 14. Frl. We. Perniziöse Anämie. Seit 10 Jahren große Schwäche. Seit 6 Wochen Schwellung der Beine, Durchfälle.

27. V. 1919. Hämoglobin 41, Erythrocyten 180 000, Leukocyten 3616. Neutrophile 58%, Lymphocyten 38%, Große Mononucleäre 2,5%, Eosinophile —, Mastzellen —, Myelocyten 1,5%, Index 1,89. Poikilocytose, Makro-, Mikrocyten.

Plättchen 55 460, Anisocytose, meist klein, vereinzelt, mittelgroße basophile.

3. VII. 1919. Hämoglobin 46, Erythrocyten 1 324 000, Leukocyten 2030, viele Normoblasten, Megaloblasten. Plättchen 87 384, starke Anisocytose, einzelne basophile Riesenformen.

Fall 15. Frl. Wa., 52 Jahre. Perniziöse Anämie. Seit 12 Jahren Magenleiden, Ohnmachtsanfälle, blasses Aussehen, Parästhesien in Händen und Füßen. Bei Arsen stets sofort Durchfälle.

21. I. 1920. Hämoglobin 43, Erythrocyten 1 204 000, Leukocyten 1400, Färbeindex 1,7. Neutrophile 36%, Lymphocyten 61%, Große Mononucleäre —, Eosinophile 3%. Mäßige Poikilocytose, einige getüpfelte Erythrocyten. Plättchen 31 616, ein kleines basophiles Plättchen.

12. II. 1920. Hämoglobin 23%, Erythrocyten 748 000, Index 1,7, Leuko-

cyten 3211. Plättchen 94 996, zahlreiche große, auch einzelne basophile Riesenplättchen.

17. II. 1920. Exitus. Knochenmarksausstrich: starke numerische Verminderung der Knochenmarksriesenzellen.

Fall 16. Frau G., 41 Jahre. Perniziöse Anämie. Seit März 1918 schmerzhafte Schwellung des Zahnfleisches, des Gaumens, Wundsein der Scheide, Taubsein der Finger. Oktober 1918 Durchfälle, Achylie nachgewiesen.

25. V. 1918. Hämoglobin 25, Erythrocyten 1 200 000, Index 1,04, Leukocyten 2777. Neutrophile 43%, Lymphocyten 53%, Große Mononucleäre 2%, Eosinophile 1,5%, Myelocyten 0,5%.

Plättchen 40 800, zum Teil basophil. Anisocytose.

14. VI. 1918. Hämoglobin 47, Erythrocyten 1 117 000, Index 2,1, Leukocyten 5000.

Plättchen 65 903.

24. VI. 1918. Hämoglobin 48, Erythrocyten 1 478 000, Index 1,8.

Plättchen 82 724, einzelne große basophile Formen.

3. VII. 1918. Hämoglobin 57, Erythrocyten 1 640 000, Index 1,7, Leukocyten 2055.

Plättchen 196 800, zahlreiche große, basophile Plättchen.

14. VII. 1918. Hämoglobin 64, Erythrocyten 2 792 000, Index 1,2, Leukocyten 2210.

Plättchen 89 344, ein Riesenplättchen.

21. X. 1918. Hämoglobin 83, Erythrocyten 3 184 000, Index 1,3, Leukocyten 5990.

Plättchen 170 000, meist kleine und mittelgroße normale, einige basophile Plättchen.

Fall 17. Frau Z., 50 Jahre. Perniziöse Anämie. Achylie, Parästhesien der Extremitäten, viel Durchfälle.

23. VII. 1919. Hämoglobin 36, Erythrocyten 1 068 000, Leukocyten 5310. Neutrophile 52,5%, Lymphocyten 45,5%, Große Mononucleäre 1%, Eosinophile 1%, Mastzellen —.

15. X. 1919 (Arsenkur). Hämoglobin 110, Erythrocyten 5 016 000, Leukocyten 5200. Neutrophile 64%, Lymphocyten 30%, Große Mononucleäre 3%, Eosinophile 3%.

Plättchen 175 560, Anisocytose, Basophilie, starke Granulierung.

Fall 18. Herr L., 57 Jahre. Sekundäre Anämie, Erschöpfungszustand. Hämoglobin 47, Erythrocyten 3 008 000, Leukocyten 8400, Index 0,7. Neutrophile 67%, Lymphocyten 31%, Eosinophile 1%, Große Mononucleäre 1%.

Plättchen 186 496, einzelne Plättchen stärker granuliert.

Fall 19. Frau C. Lymphatismus, Erschöpfungszustand.

Plättchen 250 000, einige Plättchen zeigen auffallend dichte Granulierung.

Fall 20. Frau M., 68 Jahre. Carcinoma ventriculi. Seit 5—6 Wochen Abmagerung, Appetitlosigkeit. Hämoglobin 58, Erythrocyten 2 084 000, Leukocyten 4333, Färbeindex 1,4. Neutrophile 74%, Lymphocyten 24%, Große Mononucleäre 2%, Eosinophile —, Mastzellen —.

Plättchen 241 744, sehr zahlreiche blasse, kaum granulierte Plättchen, ganz vereinzelt neutrophile, ganz vereinzelt basophile Riesenplättchen.

Fall 21. Frau W. Lymphosarkom. Seit 1½ Jahren Drüsenschwellung; Bestrahlung nur vorübergehend von Erfolg. Hämoglobin 52, Erythrocyten 3 014 000, Leukocyten 21 260, Index 0,9. Neutrophile 88%, Lymphocyten 11%, Große Mononucleäre 1%.

Plättchen 165 770, klein bis mittelgroß, rund, stark granuliert, einzelne basophile, keine Riesenformen.

Fall 22. Herr R. Lymphogranulom. Seit 3 Monaten Zeichen eines Lungenkatarrhs. Am Hals starke Drüsenpakete, bei Atmung Stenosengeräusche. Hämoglobin 93, Erythrocyten 4 996 000, Leukocyten 8400, Index 0,9. Neutrophile 64,5%, Lymphocyten 19,5%, Große Mononucleäre 10%, Eosinophile 4,5%, Mastzellen 0,5%.

Plättchen 210 000, einzelne basophile Riesenplättchen.

Unter den hier angeführten Beobachtungen sind die Achylien und perniziösen Anämien am meisten vertreten; dann kommen Neurasthenien und andere Krankheitszustände, bei denen gewisse Merkmale, asthenischer Körperbau, Adipositas oder Status lymphaticus, auf minderwertige Veranlagung schließen lassen. Bei ihnen allen zeigen sich in der Zahl oder morphologischen Beschaffenheit der Blutplättchen Abweichungen von den an Gesunden erhobenen Befunden.

An erste Stelle wurden die Fälle mit einer Thrombocytose über 340 000 gesetzt. Frau H. ist verheiratet und körperlich in relativ guter Verfassung, doch bekommt sie seit Jahren mehrere Tage lang anhaltende Anfälle heftigster Kopfschmerzen mit gastrointestinalen Erscheinungen. Auch in Fall 2 und 3 finden wir Kopfschmerzen und subjektive Beschwerden von wechselnder Lokalisation, verbunden mit geringer körperlicher und seelischer Widerstandskraft gegenüber äußeren Einflüssen. Fall 4 erregt darum besonderes Interesse, weil hier außer Allgemeinsymptomen, wie sie in den Anamnesen der perniziösen Anämien immer wiederkehren, eine Achylie, erhöhter Färbeindex, sowie Anzeichen einer besonders lebhaften Erythrocytenregeneration zu finden sind, so daß hier trotz noch hoher Hämoglobin- und Erythrocytenwerte eine in Entwicklung begriffene perniziöse Anämie vermutet werden muß. Bei allen vier Patienten ergibt die Untersuchung eine erhöhte Blutplättchenzahl, wie sie Bauer öfters im Rahmen einer allgemeinen degenerativen Konstitution beschrieb. Weiterhin sei auf den morphologischen Befund normal granulierter neutrophiler oder nur ganz schwach basophiler Riesenplättchen hingewiesen. Sie waren bei Fall 1 besonders reichlich, etwa wie bei dem einen obenerwähnten gesunden Studenten; in etwas geringerer Zahl auch bei Fall 2. Fall 4 zeigte stark granulierte und Fall 3 außerdem basophile Plättchen sonst nicht ungewöhnlicher Größe.

Zahlreicher sind die Fälle mit konstitutioneller Thrombopenie, mit Blutplättchenzahlen unter 140 000, wo Bauer eine die allgemeine Minderwertigkeit begleitende Insuffizienz des thrombopoetischen Apparates annimmt. Fall 5 stellt eine junge blasse, schmächtige Neurasthenika dar, die auch Lymphdrüsenhyperplasien wohl skrofulöser Natur hat. Bei ihr zeigen die Ausstriche eine auffallend starke Granulierung der Plättchen und sogar einzelne basophile Riesenplättchen. Fall 6 bis 11 sind Achylien.

Bei den ersten drei manifestiert sich die körperliche Veranlagung in stärkeren Magendarmbeschwerden und neurasthenischen Symptomen, teilweise verbunden mit Adipositas. Während die erste basophile Riesenplättchen hat, fällt bei der zweiten und dritten die Neigung zur Bildung großer Plättchenformen mit reifem Cytoplasma ins Auge. Bei Frau U. ist gleichzeitig die Granulierung eine besonders schwache, bei Frau E. eine stärkere, und ganz vereinzelt finden sich bei letzterer auch basophile Riesenplättchen.

Einer etwas eingehenderen Berücksichtigung bedarf das Krankheitsbild der Frau S., das Gegenstand einer Dissertation[1]) geworden ist. Ihr Leiden begann im Mai 1919 mit Unlust, die Speisen, die sie selbst bereitet, zu essen. Gleichzeitig blieben die vorher regelmäßigen Menses aus. Im Juni stellte sich Erbrechen bei jeder Nahrungsaufnahme ein, dazu kamen Durchfälle, die durch Medikamente nicht zu beeinflussen waren. So entstand eine extreme Abmagerung in den folgenden Monaten, bis die Patientin im Oktober in trostlosem Zustand in die Klinik aufgenommen wurde. Sie hatte einen ausgesprochen asthenischen Körperbau, war zum Skelett abgemagert, hochgradige Nervosität hinderte sie am Schlafen, sie hatte häufige Stuhlgänge von flüssiger, hellgraugelber Beschaffenheit und machte einen Eindruck, wie er Feldzugsteilnehmern großenteils von schwer ausgetrockneten Ruhrkranken in deutlicher und lebhafter Erinnerung steht. Aus Angst vor Erbrechen verweigerte sie anfangs jegliche Nahrungsaufnahme, bis sie energisch dazu angehalten wurde. Die Mageninhaltsuntersuchung ergab Achylie; jedoch brachte Salzsäuremedikation keine wesentliche Besserung. Mit einem Schlage änderte sich aber das Befinden nach Eingabe von Pankreon in größeren Dosen. Durchfälle und Erbrechen hörten bis auf unbedeutende Rückfälle auf, der Appetit wuchs, gleichzeitig stieg das Körpergewicht und besserte sich das Allgemeinbefinden. Die Untersuchung des Darmes mit der Schmidtschen Probekost ergab auch jetzt noch — bei vorübergehendem Aussetzen des Pankreons — massenhaft wohlerhaltene Muskelfasern und reichlich Fett im Stuhl. Der Stuhl war geformt, jedoch von tonartiger graugelber Farbe und mit fettig glänzender Oberfläche. Die Urobilinprobe des Stuhles fiel — auch in der Wärme angestellt — stets negativ aus. Im Laufe der fortschreitenden Gesundung (die Frau nahm unter anhaltenden Pankreongaben in 3 Monaten 28 Pfund an Körpergewicht zu) fanden sich die gestörten Funktionen allmählich alle wieder ein: im Mageninhalt wurden geringe Säurewerte nachgewiesen. Die Darmverdauung für Fett- und Muskelfasern besserte sich, die Schmidtsche Kernprobe wurde negativ, die Urobilinprobe im Stuhl schwach positiv.

Faßt man die Symptome noch einmal zusammen, so müssen wir nach den Untersuchungsbefunden eine vollständige Insuffizienz der

---

[1]) Voss, Diss. Rostock 1920.

Magendrüsen- und Pankreasfunktion, sowie ein fast völliges Versiegen der Gallensekretion annehmen. Ein Erschöpfungszustand des minderwertig angelegten Organismus führte einen Circulus vitiosus herbei, aus dem nur durch die Hinzufügung der fehlenden Pankreassekrete ein Ausweg geschaffen werden konnte. Mit den Störungen der äußeren Sekretion gingen solche der inneren einher. Schon bei der Aufnahme fiel der „seelenvolle Blick" ins Auge, gleichzeitig wurde ein geringes Struma, Tremor und angedeutete Tachykardie mit hochgradiger allgemeiner Nervosität beobachtet. Das Ausbleiben der Menses war schon oben erwähnt. Alle diese Symptome traten allmählich mit der zunehmenden Besserung in den Hintergrund, auch die Menses kehrten wieder. Die Patientin soll nach Möglichkeit weiter beobachtet werden, kann doch vielleicht eine zweite Krankheitsattacke noch ganz andere Zustandsbilder herbeiführen.

Weitere Nachuntersuchungen wären um so interessanter, als uns neben den zahlreichen anderen Kennzeichen degenerativer Veranlagung auch ein ausgesprochen „degeneratives weißes Blutbild" (Bauer) vorliegt, dessen Charakteristikum in einem absoluten Überwiegen der Lymphocyten besteht. Ergab doch die Untersuchung am 12. XI. 1919, als die Patientin subjektiv schon völlig beschwerdefrei war und sich auf dem Wege der Besserung befand, eine Lymphocytenzahl von 4924 (bei 10477 Leukocyten, 47% Lymphocyten), und gar am 17. I., kurz vor der Entlassung, als sie frisch und wohlgenährt aussah und mit Lebensmut ihren Beruf wieder aufnahm, 5502 Lymphocyten (bei 7055 Leukocyten, 78% Lymphocyten!). Bauer nimmt absolute Werte von 3000 Lymphocyten und darüber als zum degenerativen weißen Blutbild gehörig an.

Die Untersuchung der Plättchen geschah leider nur einmal in einem Stadium erheblicher Besserung. Das Auffallende ist aber, daß außer der hochgradigen Thrombopenie sonstige morphologische Anhaltspunkte für eine Insuffizienz des Plättchenapparates nicht gefunden werden konnten. Die Retraktilität des Blutkuchens war erhalten, und morphologisch unterschieden sich die vorhandenen Plättchen in nichts von normalen.

Weiterhin bietet sich ein eigenartiges Krankheitsbild in Fall 10 dar. Während des Krieges als Freiwilliger im Felde verspürte der Patient erst im Winter 1918/19 zunehmende Mattigkeit mit gleichzeitigem häufigen Nasenbluten. Im folgenden Jahre verstärkten sich die Beschwerden, erst Dezember 1919 brachte eine Arsenkur vorübergehend Besserung. Doch bald setzten neuerdings Abmagerung, Schwäche und Nasenbluten ein. In der Klinik wurde bei häufigen Untersuchungen stets eine Achylie, starke Anämie sekundären Charakters (Färbeindex stets unter 1) mit Überwiegen der Neutrophilen im Blutbild festgestellt. Gleichzeitig bestand Poikilocytose, Polychromatophilie, Auftreten von Normoblasten im Blute. Auf eine Beteiligung der Milz wies ein deutlicher, nicht druckempfindlicher Milztumor hin. Infolge der großen Schwäche konnte eine Röntgendurchleuchtung des Magens nicht stattfinden.

Eine perniziöse Anämie ist wegen des ständig erniedrigten Färbeindex (0,9—0,6) auszuschließen; da weiter für Lues, Darmparasiten, oder sonstige toxische oder infektiöse Einwirkung keine sicheren Anhaltspunkte zu gewinnen waren, muß man wohl die Wahrscheinlichkeit eines Ca. in den Vordergrund rücken. Jedenfalls ist die Anämie nach den heute bestehenden Anschauungen als sekundär anzusehen.

Die Plättchenzahl ist eine sehr niedrige, und es erscheint wohl möglich, daß zeitweise noch stärkere Plättchenverminderungen die langanhaltenden Nasenblutungen begünstigt haben können. Gleichwohl kamen Hämorrhagien der Körperhaut nicht zur Beobachtung. Morphologisch wurden bei hochgradiger Thrombopenie, wie sie bei Inanition, Krebskachexien von Türk und Helber angegeben sind, nur Plättchen normaler Größe von schwacher Granulierung, dabei aber einzelne kleine basophile Plättchen gefunden.

Die Beobachtungen 12—17 sind perniziöse Anämien, ein Krankheitsbild, bei dem ja eine konstitutionelle Grundlage nach den Arbeiten von Schauman, Martius, Weinberg mit höchster Wahrscheinlichkeit anzunehmen ist. Das Vorkommen von in der Regel niedrigen Plättchenzahlen dabei ist seit Hayem, Türk und Helber bekannt. Allerdings brauchen sie nicht immer die von letzterem gefundenen Zahlenwerte von 15 000—25 000 zu haben, oder von 30 000 (Bauer), ja es kommen sogar Stadien der Krankheit mit ziemlich hohen Plättchenzahlen vor. Die Fälle 12—14 sind Leute, die schon seit längerer Zeit ihre wiederholten Arsenkuren mit gutem Erfolge gemacht, bei denen jetzt aber die altbewährte Therapie zu versagen scheint. Trotz erneuter Ansätze zur Erythrocytenregeneration ist der zahlenmäßig durch die Blutuntersuchung nachweisbare Erfolg nur gering. Die Blutplättchenzahlen sind auch hier geringe. Morphologisch interessiert uns an ihnen, daß in dem einen Fall auch blasse, fast ungranulierte Formen auftreten, ähnlich den von Glanzmann beschriebenen; außerdem aber auch stark granulierte, ferner basophile von normaler (Fall 17), solche von besonders geringer (Fall 13), schließlich auch von ungewöhnlicher Größe (Fall 14).

Daß aber entsprechend dem wechselnden Allgemeinbefinden auch im numerischen sowie im morphologischen Verhalten der Plättchen bei der perniziösen Anämie bedeutende Schwankungen vorkommen, zeigen uns die weiteren Beobachtungen.

Fräulein W. (Fall 15) war nur kurze Zeit in unserer Behandlung. Schon seit 12 Jahren an ihrer Krankheit leidend, waren bei ihr die Reservekräfte aufgezehrt. Wegen ihrer Idiosynkrasie gegen Arsen wurde hier ein Versuch mit der von Lichtwitz[1]) empfohlenen Kohlebehandlung gemacht, doch war das letale Ende nicht aufzuhalten. Der Befund der Erythrocyten läßt erkennen, daß die Fähigkeit zur Erholung ganz erloschen ist; nach 14 Tagen hatte ihre Zahl noch um ein Viertel abgenommen. Die Plättchenzahl hingegen hat sich in derselben Zeit verdreifacht, und während beim ersten Male nur ein kleines basophiles Plättchen unter sonst normalen zu finden war, zeigte der zweite Ausstrich zahlreiche große, auch einige basophile Riesenplättchen. Dabei sei besonders auf das gegensätzliche Verhalten von Erythrocyten und Plättchen hingewiesen, das eine weitgehende Selbständigkeit des Plättchenapparates gegenüber dem erythroblastischen Apparat beweist, worauf später an anderer Stelle einzugehen sein wird.

Bei dem ziemlich schweren Fall 16 hatte die Arsenkur für Erythrocyten und Plättchen zunächst einen verhältnismäßig guten Erfolg. Wir sehen, wie hier der Plättchenanstieg der Erythrocytenvermehrung vorausgeht und, bevor letztere ihren Höhepunkt erreicht hat, erheblichen Schwankungen ausgesetzt ist. Wir erinnern uns dabei an das von Hayem und seinem Schüler Reyne beobachtete Verhalten der Blutplättchen bei posthämorrhagischer Anämie. Diese zeigen dabei eine beträchtliche Vermehrung, die der Vermehrung der roten Blutkörperchen vorausgeht. Kehren die letzteren zu ihrer ursprünglichen Zahl zurück, so findet schon wieder ein Abstieg der Plättchenkurve statt, so daß die beiden Kurven sich kreuzen. Daraus erkennen wir einerseits erneut die Selbständigkeit des Plättchenapparates, ferner seine viel größere Labilität, seine leichtere Reaktionsfähigkeit auf ihn betreffende Reize gegenüber dem Erythrocytenapparat.

Zugleich mit der Plättchenzunahme unserer Kranken findet auch hier eine vermehrte Einschwemmung basophiler Plättchen, insbesondere beim ersten Plättchenanstieg eine Einschwemmung basophiler Riesenformen statt, und erst einige Monate später, nachdem die vermehrte Plättchenproduktion gewissermaßen ihren überstürzten Charakter verloren und ein mehr ruhiges Gleichmaß die Oberhand gewonnen hatte, sind wieder normale Plättchen kleiner und mittlerer Größe, und nur einzelne große basophile noch vorhanden.

Übersehen wir noch einmal den ganzen Verlauf dieser Plättchenkurve, so erkennen wir, daß nicht nur der Anfangspunkt ein besonders tiefliegender ist, sondern daß auch sein Höhepunkt durchaus — mit dem anderer Plättchenkurven verglichen — sehr niedrig steht. An anderer Stelle[2]) wurde eine Plättchenregeneration bei einem Fall von

---

[1]) Dtsch. med. Wochenschr. 1917, S. 43.
[2]) Dtsch. Arch. f. klin. Med. **132**, H. 1 u. 2.

hämorrhagischem Typhus genauer verfolgt, wo bei einer früher stets gesunden Frau in der vierten Woche ihrer typhösen Erkrankung plötzlich eine hämorrhagische Diathese mit völligem Fehlen der Blutplättchen einsetzte. Hier stiegen die Plättchenzahlen in der Rekonvaleszenz auf über 432 000. Bekannt sind die Plättchenvermehrungen auf weit höhere Werte nach dem Fieberabfall der Infektionskrankheiten (Helber), nach Milzexstirpationen bei thrombolytischer Purpura (Kaznelson). Wenn also bei unserer Patientin der Höhepunkt ihrer Plättchenkurve nur 196 800 bei einer geringsten Plättchenzahl von 40 800 beträgt, so sehen wir, daß hier die gesamte Plättchenkurve um ein beträchtliches tiefer liegt gegenüber den Plättchenkurven anderer Menschen. Weisen diese höchste Plättchenproduktionen von Werten zwischen 300 000 und etwa 1 000 000 auf, so kann die Frau mit perniziöser Anämie selbst bei größerer Anstrengung ihres plättchenbildenden Apparates nur Werte (um 200 000) hervorbringen, die bei anderen Menschen gerade physiologisch sind.

Einen solchen Höhepunkt der Plättchenbildung haben wir auch bei Fall 17 vor uns, wo leider die Plättchen erst am Ende der recht erfolgreichen Kur (Erythrocyten von 1 068 000 auf 5 016 000 gestiegen) gezählt wurden, wo aber die Anisocytose, starke Granulierung und Basophilie der Plättchen auch auf eine lebhafte und angestrengte Plättchenproduktion hinweist. Trotzdem nur 175 560 Plättchen, eine Zahl, wie sie beim Gesunden zu den niedrigen physiologischen Werten zählt.

Die Thrombopenien bei perniziösen Anämien, dies gekennzeichnete Verhalten ihrer Plättchenkurve mit dem relativen Tiefstand in allen Intensivitätsstadien der Plättchenregeneration, paßt auch sehr gut zu dem autoptischen Befund, den wir bei Fall 15 erhoben. Ergab doch hier der 10 Minuten post exitum von noch lebenswarmem Knochenmark vorgenommene Ausstrich eine ganz auffallend geringe Zahl von Knochenmarksriesenzellen, entsprechend den Angaben von Wright, Schridde, Ogata. Eine geringere Zahl von Knochenmarksriesenzellen muß auch bei normaler Tätigkeit eine unternormale Plättchenzahl produzieren, und wird im Ruhezustand dementsprechend relativ niedrige Zahlen hervorbringen.

Die Frage ist nun, ob die bei perniziöser Anämie festgestellte niedrige Plättchenzahl und die mit ihr parallel gehende verminderte Zahl von Knochenmarksriesenzellen sich erst im Laufe der Zeit sekundär — auf Grund einer primären toxischen Schädigung — entwickelt, oder ob beide primär vor dem Manifestwerden des perniziös-anämischen Symptomenkomplexes bestanden, wie dies Martius und Weinberg von der stets bei der perniziösen Anämie gefundenen Achylie als sichergestellt annehmen. Dann würde in der geringen Plättchenzahl in demselben Sinne wie in der Achylie der Ausdruck einer konstitutionell gegebenen Minderwertigkeit zu erblicken sein, auf deren Basis sich die perniziöse Anämie entwickeln kann.

Daß es eine konstitutionell bedingte Thrombopenie gibt, dafür sprechen eindeutig die Befunde Bauers. Allerdings war unter seinen dafür als Beleg angeführten Fällen nur eine perniziöse Anämie „in typischer Ausbildung mit gastrointestinalen Erscheinungen", und sonst kein Fall, bei dem eine Achylie erwähnt wäre. Daß aber auch zusammen mit primärtn Achylien die konstitutionelle Thrombopenie vorkommt, beweisen die angeführten Fälle 6—11 von Achylie, die durchweg mäßig bis hochgradig verminderte Plättchenzahlen aufweisen. Zwei weitere Fälle scheinen allerdings aus dem Rahmen zu fallen, nämlich Fall 4 und 20. Beide haben über 140 000, der erstere sogar über 340 000 Plättchen. Doch ist von diesen beiden nur Fall 4 als primäre Achylie im Sinne von Martius anzusehen, Fall 20 scheidet aus, da hier wohl eine sekundäre Achylie in Folge von Ca. vorliegt. Zu ersterem ist nun anzuführen, daß ja auch bei ausgebildeten perniziösen Anämien Plättchenschwankungen, zum Teil sogar mit relativ hohen Plättchenmengen vorkommen, ob nur durch eine vermehrte Tätigkeit der vorhandenen Knochenmarksriesenzellen, oder durch Neubildung dieser Gebilde ist eine Frage für sich; es werden wohl beide Prozesse nebeneinander mitwirken.

Daß in Fall 4 eine solche vermehrte Tätigkeit des Blutplättchenapparates vorliegt, macht das dabei beobachtete Auftreten besonders stark granulierter Plättchen wahrscheinlich.

Im ganzen genommen sprechen somit die bisherigen Beobachtungen — 6 Achylien (ungerechnet der auch mit Achylie einhergehenden perniziösen Anämien) mit ausgesprochen hypoplastischem Plättchenapparat — dafür, daß bei den primären Achylien tatsächlich eine gleichzeitige Funktionsschwäche des thromboblastischen Systems häufig vorkommt. Zwar ist das vorliegende Material noch sehr klein; weiteren nunmehr daraufhin gerichteten Untersuchungen muß es überlassen bleiben an der Hand einer größeren Statistik zu entscheiden, ob dieses Ergebnis sich bestätigt. Ist das der Fall, so kann man in dieser Tatsache eine neue Stütze für die von Martius und Weinberg angenommene Auffassung der perniziösen Anämie als Konstitutionskrankheit erblicken, denn wir sehen dann, daß die hierbei beobachtete Thrombopenie schon vor dem Auftreten der manifesten Symptome vorhanden ist, eine gleichwie die Achylie primär konstitutionell bedingte Thrombopenie als Ausdruck der angeborenen Minderwertigkeit des Knochenmarks.

Zusammenfassend wäre über die morphologischen Plättchenbefunde bei den dargelegten konstitutionellen Thrombocytosen und Thrombopenien hervorzuheben, daß nur in einem Fall (9), gerade mit besonders geringen Plättchenwerten, die vorhandenen Plättchen sich von normalen nicht in erkennbarer Weise unterschieden. Man kann vielleicht annehmen, daß hier die numerisch im Knochenmark stark verminderten Knochenmarksriesenzellen ihrerseits in ruhigem, normalem Tempo vollwertige — soweit man dies aus dem morphologischen Bild, sowie aus der Retraktilität des Blutkuchens, die eine gute war, beurteilen kann — Plättchen produzierten.

Die bei normalen in ganz vereinzelten Fällen beobachteten neutrophilen Riesenplättchen fanden sich unter den pathologischen Fällen fünfmal (Fall 1, 2, 7, 8, 20), also häufiger. Immerhin wird man an der Ansicht festhalten können, daß es sich dabei um dauernde, diesen Personen anhaftende Eigentümlichkeiten handelt, die bei konstitutionell Minderwertigen nur etwas häufiger gefunden werden, aber auf eine besonders lebhafte Funktion des Knochenmarks keine Schlüsse gestatten. Hier haben die Mutterzellen die Neigung, größere Protoplasmasegmente abzustoßen, auch bei ruhiger Tätigkeit des Megakaryocytenapparates. Eine besonders schwache Granulierung der Plättchen fiel in 3 Fällen auf (10, 12, 20), doch fehlten die Granula nicht vollkommen, wie es Glanzmann als „Granulolyse" bei seinen Thrombasthenien sieht. Er glaubt in diesen Gebilden Involutionsformen, besonders gealterte Plättchen vor sich zu haben, in denen die Granula einer Auflösung anheim gefallen sind. Es kann aber auch eine von der Norm abweichende Bildung der Plättchen vorliegen. Es wäre denkbar, daß hierbei von der inneren granulierten Zone der Knochenmarksriesenzellen ein relativ zu geringer Anteil in die Plättchen übergegangen ist. Da nun das Protoplasma der hier beobachteten Formen sich nicht von dem normaler Plättchen unterschied (die Glanzmannschen Formen hatten einen graurötlichen Farbton), so möchte ich für die hier beobachteten granulaarmen Plättchen den letzteren Entstehungsmodus annehmen.

Ein Übergang zu deutlicher pathologischen Plättchenveränderungen möchte ich in der stärkeren Granulierung sehen, wenngleich ihr nicht zuviel Gewicht beizumessen ist, weil man sie vereinzelt auch in normalen Präparaten findet. Sie wurde in allen Abstufungen bei sehr zahlreichen der vorliegenden Fälle, häufig mit schwacher Basophilie des Protoplasmas verbunden, gesehen. Bei stärkerem Auftreten ist sie geeignet, dem Plättchenbild schon ein mehr „buntes" Aussehen zu verleihen, das um so mehr ins Auge fällt, wenn sich noch stark basophile Plättchen hinzufinden.

Diese basophilen Plättchen sieht man in allen Größen und Formen. Häufiger kommen mittelgroße und kleine Formen vor, öfters auch die sog. Riesenplättchen. Dabei ist in den hier verzeichneten Beobachtungen besonders interessant ihr vermehrtes Auftreten erst

im Verlaufe der Therapie, z. B. einer Arsenkur, die überhaupt einen
Anreiz zu stärkerer Plättchenneubildung ausübt, wie dies oben geschildert wurde. Offenbar Ausdruck eines besonders starken Reizzustandes des plättchenbildenden Apparates ist dann das Auftreten der
ganz großen basophilen Formen, die dem Plättchenbild das Aussehen
der „Anisocytose" geben. Im weiteren Verlaufe, wenn der Reizzustand ein mehr chronischer wird, nehmen die Riesenformen wieder
an Zahl ab, um mittleren und kleinen basophilen und auch wieder
mehr neutrophilen Plättchen Raum zu geben[1].

Deuten die basophilen Plättchen also auf einen Reizzustand des
Plättchenapparates hin, so haben wir in unseren Fällen insuffizienten
thrombopoetischen Systems mit Thrombopenien in ihrem Erscheinen also
einen Kompensationsvorgang zu erblicken. Wie bei den Anämien
kernhaltige und mangelhaft ausgereifte Erythrocyten ins Blut geschwemmt werden, so treten bei Plättchenmangel, wenn der Körper
über das nötige Regenerationsvermögen verfügt, die unreifen basophilen Formen ins Blut. Allerdings geschieht dies, in Anbetracht der
größeren Labilität des Plättchensystems gegenüber dem Erythrocyten-
system, viel leichter, wie auch die klinischen Erfahrungen ergeben. Wo
aber diese Zeichen der Plättchenregeneration, die man, wenn gehäuft
auftretend, auch als „Plättchenkrisen" bezeichnen kann, bei hochgradig verminderten Plättchenzahlen gänzlich fehlen, haben wir es
mit „aplastischen Thrombopenien" — vergleichbar den aplastischen
Anämien — zu tun.

Wurden nun bisher nur die Thrombopenien und Thrombocytosen
mit ihren pathologischen Plättchenformen besprochen, so können wir
weiterhin auch in den letzten oben angeführten 5 Fällen sagen, daß
die dabei beobachteten Blutplättchenbildungen auf kompensatorische
Vorgänge, auf eine vermehrte Plättchenneubildung hinweisen, ohne
die vielleicht die Plättchenzahl unter die Grenze der normalen sinken
würde. Man kann also auch in diesen Fällen indirekt mit gewisser
Vorsicht auf eine Insuffizienz des Plättchenbildungsapparates schließen.

Endlich sei nochmals hervorgehoben, daß man bei der Beurteilung
von Befunden, wie sie hier geschildert wurden, mit großer Zurück-
haltung vorgehen muß, denn bei der Hinfälligkeit und großen Vulnerabilität der Blutplättchen können kleine technische Unvollkommen-
heiten leicht zu falschen Deutungen veranlassen.

Insbesondere muß man sich vor dem Überfärben der Präparate
schützen. Haben die Erythrocyten einen blauroten Farbton, die Leukocyten schwarzviolette Kerne, so sehen auch sämtliche Plättchen blau

---

[1] Nicht so stark in den Vordergrund traten bei diesen Untersuchungen die
mehr bei anderen Erkrankungen beobachteten Formveränderungen der Plättchen, die „Würstchenformen" (Naegeli).

aus. Sollen die Unterschiede der Strukturen deutlich hervortreten, so muß das Cytoplasma normaler Plättchen fast wasserhell sein, diese Gebilde müssen sich uns als scharf begrenzte Scheiben mit diffus verteilten azurophilen Granulis darbieten. Es ist praktisch, öfters Ausstriche Gesunder zum Vergleiche heranzuziehen. Ferner ist bei schwächerer als tausendfacher Vergrößerung eine genauere Differenzierung kaum möglich (Ölimmersion und Okular 4 Zeiß).

Sehr erschwert es die Beurteilung, wenn bei hoher Thrombocytenzahl trotz dünnen Ausstriches eine Agglutination der Plättchen eingetreten ist. Überhaupt scheint die Neigung zur Agglutination in den verschiedenen Krankheitsfällen eine wechselnde zu sein. Und während die basophilen Plättchen, insbesondere die großen Formen, leicht zu erkennen sind, ist die Entscheidung, ob eine stärkere Granulierung vorliegt, oft nicht leicht, und nur ausgesprochene Befunde dürfen verwertet werden.

Zusammenfassung. Nach eingehender Analyse der bei Gesunden vorkommenden Blutplättchenformen wurden 22 Fälle mit Konstitutionsanomalien bezüglich Zahl und Morphologie der Plättchen besprochen. In 4 Fällen lagen Plättchenzahlen über 340 000 vor, in 16 Fällen solche unter 140 000.

6 Fälle von primärer Achylie ergaben Plättchenverminderungen wie 6 Fälle von perniziöser Anämie, so daß damit, vorbehaltlich weiterer Untersuchungen, der Hinweis auf eine häufig im Verein mit primärer Achylie vorkommende Hypoplasie des plättchenbildenden Apparates vorliegt. Sie wäre dann, gleichwie die Achylie, als Ausdruck einer gewissen konstitutionellen Veranlagung anzusehen, auf deren Boden sich eine perniziöse Anämie entwickeln kann.

Morphologisch wird zwischen den gelegentlich auch bei Gesunden vorkommenden neutrophilen Riesenplättchen und den basophilen Riesenplättchen unterschieden. Erstere sind bei wiederholten Untersuchungen derselben Leute immer wieder zu finden, sie fallen nur ihrer blassen Färbung wegen nicht so stark ins Auge. Letztere treten meist nur zeitweise bei denselben Kranken im Blute auf. Sie sind als Folge eines Reizzustandes aufzufassen, durch den unreife Formen ins Blut geschwemmt werden. Als solche unreife Formen sind auch mittlere und kleine basophile Plättchen anzusehen, die bei einem mehr chronischen Reizzustand im peripheren Blute zu finden sind. Der Reiz kann ein exogen herbeigeführter sein, z. B. durch Arsentherapie, oder ein endogener, z. B. kompensatorisch bedingter, bei minderwertiger Veranlagung des thrombopoetischen Apparates. Fehlt bei konstitutioneller Thrombopenie dauernd dieses Zeichen vermehrter Tätigkeit, so liegt eine „aplastische Thrombopenie" vor.

Literaturverzeichnis.

[1]) Hayem, Leçons sur les maladies du sang. Masson & Cie. 1900. — [2]) W. Türk, Über das Verhalten des Blutes bei Infektionskrankheiten 1898. — [3]) Helber, Dtsch. Arch. f. klin. Med. 81. 1904. — [4]) G. Puchberger, Virchows Archiv 171, 181. 1903. — [5]) Cesaris - Demel, Zentralbl. f. Pathol. 17. 1906. — [6]) M. C. Levaditi, Journ. de Physiol et de Pathol. génér. 3. 1901. — [7]) Wright, Virchows Archiv 186. 1906. — [8]) Wright, Journ. of morphol. 1911. Ref. Fol. haemat. XI. — [9]) Fonio, Dtsch. Zeitschr. f. Chir. 117, 167. 1912. — [10]) Fonio, Korrespondenzbl. f. Schweiz. Ärzte 1915, S. 48 u. 1918, S. 39. — [11]) Fonio und Schlesinger, Korrespondenzbl. f. Schweiz. Ärzte 1917, S. 20. — [12]) R. Paltauf, Krehl-Marchands Handb. d. allg. Pathol. 2 (1), 207. 1912. — [13]) R. Benneke, Krehl-Marchands Handb. d. allg. Pathol. 2 (2), 136. 1913. — [14]) Pappenheim, Münch. med. Wochenschr. 1901, S. 989. — [15]) Pappenheim, Morphol. Haematol. 1920. — [16]) Siess und Störk, Wiener med. Wochenschr. 18, 1123 1913. — [17]) E. Frank, Berl. klin. Wochenschr. 1915, Nr. 18, S. 454; Nr. 19, S. 490; Nr. 37, S. 961; 1916, Nr. 21. — [18]) E. Frank, Zeitschr. f. ärztl. Fortbild. 1919, Nr. 8. — [19]) Kaznelson, Zeitschr. f. klin. Med. 87. H. 1 u. 2. — [20]) Kaznelson, Dtsch. med. Wochenschr. 1918, Nr. 5, S. 114. — [21]) Kaznelson, Dtsch. Arch. f. klin. Med. 122, 72; 128, 119. — [22]) Glanzmann, Jahrb. f. Kinderheilk. 88, 1 u. 113. — [23]) Martius, Achylia gastrica. Leipzig u. Wien 1897. — [25]) Martius, Med. Klin. 1, 8. 1904. — [25]) Martius, Pathogenese innerer Krankheiten. Leipzig u. Wien 1909. — [26]) Martius, Konstitution und Vererbung. Springer, Berlin 1914. — [27]) Martius, Med. Klin. 1916, 18. — [28]) Naegeli, Verhandl. d. Deutschen Pathol. Gesellsch. 17. Tagung, München 1914, S. 550. — [29]) Naegeli, Blutkrankheiten 1920. — [30]) V. Schilling, Dtsch. med. Wochenschr. 1918, Nr. 19. — [31]) Julius Bauer, Die konstitutionelle Disposition zu inneren Krankheiten. Berlin 1917. — [32]) Julius Bauer, Zeitschr. f. angew. Anat. u. Konstitutionsl. 5, H. 1 u. 2. 1919. — [33]) Stahl, Dtsch. Arch. f. klin. Med. 132, H. 1 u. 2. 1920.

(Aus dem patholog. Institut des Krankenhauses Mainz. Vorstand: Gg. B. Gruber.)

Über Variationen der Thymusform und -lage.

Von
Gg. B. Gruber.

Mit 13 Textabbildungen.

(Eingegangen am 8. April 1920.)

Durch das Studium branchiogener Mißbildungen angeregt, andererseits mit Abwägung morphologischer Bedingungen für die Erklärung des sogenannten Thymustodes beschäftigt, ergab sich auch uns die Notwendigkeit, der Thymustopographie ein aufmerksames Auge zu schenken. Ich begann deshalb schon vor dem Kriege im pathologischen Institut zu Straßburg alle Leichen von Kindern auf Thymuslage und -form zu untersuchen und konnte alsdann unter Heranziehung der Prosekturerfahrungen in Mainz, wo mir Herr Medizinalrat Dr. Kupferberg freundlichst die Vornahme von Leichenöffnungen an seiner Hebammenlehranstalt gestattet hat, zahlreiche interessante Varianten feststellen. Durch die Kriegsverhältnisse sind vielfach die Notizen des gesichteten Materials unerreichbar oder unwiederbringlich geworden. Meine Ausführungen sehen daher ab von der Beibringung prozentualer Werte oder bestimmter Maße und Gewichtseinheiten, wie sie zur Aufstellung von Variationskurven oder -reihen benötigt werden. Die Aufstellung solcher Reihen ist auch nicht die Absicht dieser Mitteilung. Sie will vielmehr, nachdem heute die Thymusdrüse in das Arbeitsgebiet der Chirurgen bezogen wurde (Rehn, Klose, v. Haberer), also vom Standpunkt angewandter Anatomie mehr als früher betrachtet werden muß, aus einem Erfahrungsschatz von mehr als 300 Leichenöffnungen an Föten, Neugeborenen und kleinen Kindern zeigen, wie variabel die morphologischen Thymusverhältnisse sind, welch auffallende Lageeigentümlichkeiten auch dann vorherrschen können, wenn keine Symptome von Thymusaffektion klinisch·ins Auge springen.

Über die normale Thymustopographie sind wir durch die Arbeiten von Hammar, Hart, Kaplan und anderen unterrichtet. Wiesel hat in seiner Zusammenstellung über die Pathologie des Thymus auch eine Schilderung der Thymustopographie gegeben. Selbstredend müssen all jene Autoren, welche einer mechanischen Theorie für das Zustandkommen des sog. Thymustodes huldigen, auf die Topographie der Brieseldrüse absolut Rücksicht nehmen. Allein die topographischen Angaben können hier nicht so bestimmt und abgrenzend gegeben werden, wie etwa sonst bei einem Organ, da der Thymus schon auf Grund seines physiologischen Schicksals sich als ein außerordentlich unstabiles, nicht weniger als formal stereotypes Organ erweist, das bei zahlreichen Individuen des gleichen Alters recht variable Außenverhältnisse erkennen läßt. Und es will mir scheinen, als ob manch ein Stigma, das man gelegentlich für den Beweis des mechanischen Zustandekommens eines Thymustodesfalles heranzog, allzusehr in seiner vermeintlich schlimmen Potenz verallgemeinert wurde, als ob ein bedingender Faktor, der in viel zahlreicheren Fällen ohne deletäre Folgen blieb, manchmal mit der ganzen Konstellation von ursächlichen Faktoren (Tendeloo) verwechselt worden wäre.

Solche gestaltliche Nebenumstände der — sagen wir — „ungünstigen Thymuskonstitution" wurden einmal gesehen in der Ausbildung eines hohen Thymussitzes. Dürck hat derartigen Thymen, wie sie z. B. auch unsere Abb. 9 sehr schön zeigt, die Bezeichnung „Jugularthymen" gegeben. Zu dieser Modifikation der Thymustopographie zählen auch jene „Halsthymen", die in Form eines oder zweier seitlicher Fortsätze aus der Thoraxapertur vor oder zu Seiten der Gefäßscheide bald nur bis nahe der unteren Schilddrüsenbegrenzung, bald seitlich daran vorbei nach oben ziehen, wo die äußerste Höhe eines solchen Thymushorns zunächst dem Biventerknie gesucht werden kann. Sie gerade haben Perez-Montaut und Christeller in ihren Fällen erwähnt. Huismann dagegen hat im tiefen Sitz des Thymus den Grund für einen mechanischen Thymustod ersehen wollen. Wir können an unserem Material weder der einen noch der anderen Anschauung restlos beipflichten, möchten indes mit Hart auf die ungemein große Plastizität des Organs hinweisen, das auch in der seitlichen Ausdehnung, wie im tiefen Durchmesser variabel ist.

Ich verweise hinsichtlich der Normaltopographie auf Wiesel und wende mich direkt zu den eigenen Befunden. An Hand von Abbildungen, die an der Leiche bzw. nach dem Präparat zeichnerisch aufgenommen wurden, sollen die gefundenen Variationen besprochen werden. Was die zwei Gruppen des hochsitzenden und des tiefsitzenden Thymus anbelangt, so habe ich den Eindruck, als könne man ebensooft Fälle der einen wie der anderen Gruppe vorfinden, wobei allerdings nur eine zapfenförmige Verlängerung der Drüse im Jugulum etwa bis zur Schilddrüse hin in Betracht gezogen ist. Hornartige Verlängerung der Thymuslappen an der Seite der Glandula thyreoidea vorbei (Halsthymus) sind dagegen ein selteneres Vorkommnis und verdienen besondere Beachtung. Darauf hat Hammar besonders hingewiesen. In sehr seltenen Fällen kann bei Menschen die sog. Reduktion, d. h. „die Tieferwanderung" der Thymusdrüse ausbleiben, der Thymus bleibt in Form paariger Körperchen etwa in Höhe des Zungenbeins liegen, wie Nanotti dies mitgeteilt hat. Eine gleiche Mißbildung habe ich bei einem zu früh geborenen Mikrognathus gefunden und mit Abbildung veröffentlicht. Schon Hammar hat, wie auch ich, diesen Befund in Vergleich gesetzt zu der Beschreibung eines linksseitigen Halsthymus durch G. Bien, bestehend in einem Strang von Thymusgewebe, welcher in der Gegend des Musculus biventer begann, dort z. T. von einer Vaguszwinge um-

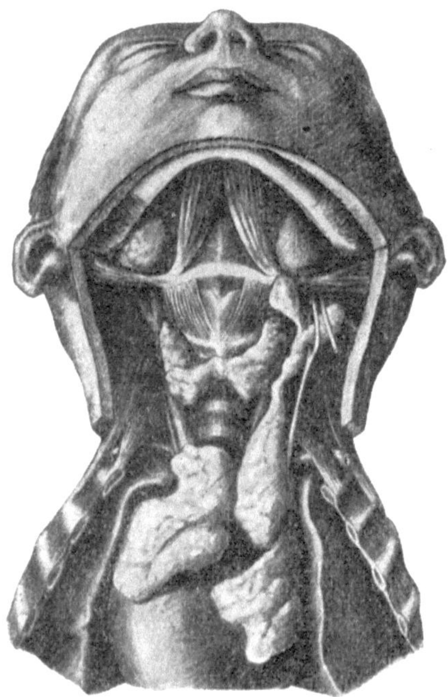

Abb. 1 (nach G. Bien).

scheidet, gleichsam festgehalten war und sich nach abwärts in den linken Thymuslappen verlängerte, welcher bis weit in den Thorax reichte — analog der normalen unteren Thymuslage. In Abb. 1 ist dieser Befund Biens (nach meiner Arbeit in den Verhandl. d. deutschen patholog. Gesellsch. XVII., S. 476, 1914, Verlag G. Fischer) wiedergegeben, welchen die Autorin später bei einem 17 mm langen menschlichen Embryo abermals feststellte und der andererseits Harman bei einem vollentwickelten Foetus geglückt ist. Stets handelte es sich um das linke Thymushorn, das so hoch aufragte, während das rechte als kürzer befunden worden ist.

Ich habe im Falle eines Neugeborenen von 45 cm gr. L., der an Lebensschwäche verstarb, bei sonst wohlgebildetem Körper ebenfalls ein lang ausgezogenes linkes Thymushorn, unmittelbar medial vor dem Nerv. vagus sin., aber nicht durch eine Zwinge festgehalten, in Höhe des Zungenbeins gefunden (Abb. 2). Im ganzen war das eine recht ansehnliche Brieseldrüse, da der r. Lappen, der nur wenig und konisch die Brustkorbapertur überragt hatte, bis nahe zum Zwerchfell herunterreichte, da ferner beide Lappen seitlich die Linien der Nervi phrenici, die nach meiner Erfahrung für gewöhnlich die Grenze der thymischen Seitenausdehnung darstellen, etwas überschritten. (Die Rumpforgane, einschließlich des sehr saftigen Thymus, wiesen die Zeichen der Blutstauung auf, die Lungen waren teils atelektatisch. Druckspuren des Thymus habe ich nicht gefunden.)

Dieser Fall, ebenso wie die Beobachtungen von Harman und Bien scheinen mir an das äußerste Ende einer Variationsformel gestellt werden zu müssen. Hier liegt offenbar der Ausdruck einer Entwicklungsstörung vor, der indes, wie Hammar betont hat, nicht nur in der verzögerten Reduktion des parathyreoidealen Thymusstranges, in dieser Persistenz einer der frühembryonalen Zeit angehörenden Organtopographie, zu ersehen ist, sondern in der nahen Beziehung zum Nervus vagus. Dabei darf bemerkt werden, daß gerade das linke Thymushorn öfter hochausgezogen gefunden wurde als das rechte. Daß aber auch

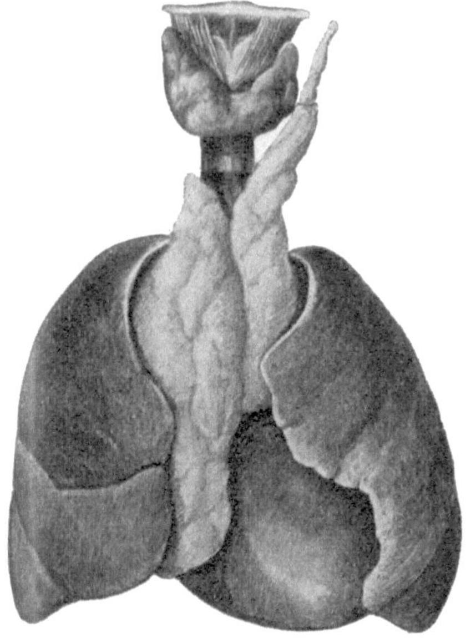

Abb. 2.

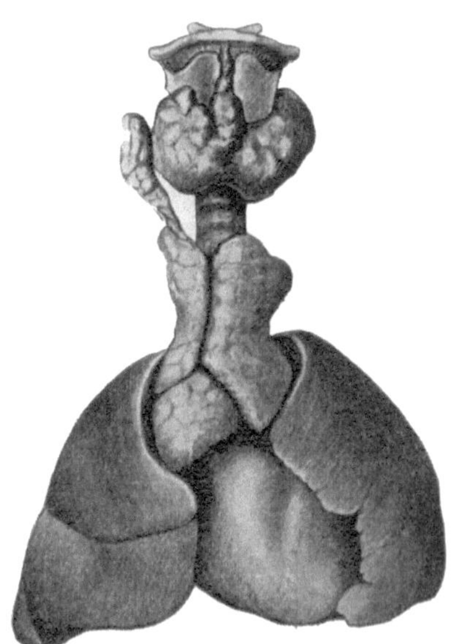

Abb. 3.

rechts diese Persistenz des Thymushorns, die man zweifellos nicht als Zeichen eines exzessiven Thymusprozesses deuten darf, gesehen wurde, das beweist eine hier als Abb. 3 übernommene Figur in der 3. Auflage des anatom. Atlas von Toldt. Der Originaltext zu dieser Abbildung ist indes mißverständlich. Toldt fand dieses Verhalten bei der Präparation eines menschlichen Embryo von 6 Monaten. Aus seinem Text schließt man unwillkürlich, er wolle einen für den 6. Lunarmonat typischen Thymusbefund wiedergeben. Dies wäre unrichtig. Wir haben eine Reihe von Föten bis zur geringsten Körpergröße von 10 cm herab durchpräpariert und dabei stets vollkommen reduzierte Thymusdrüsen ohne längere Halsfortsätze gefunden. Auch lehrt ja die vorhin gemachte Beobachtung von Bien, daß der teratogenetische Terminationspunkt dieser persistierenden Modifikation der Thymusgestaltung und -lage

21*

auf die Zeit einer Embryonallänge von 17 mm (= 1.—2. Lunarmonat) oder noch früher zurückgeführt werden kann.

Eine eigentümliche Formung zeigt der Thymus, den die Abb. 4 darstellt. Er stammt von einem 2 Monate alten Mädchen, das stark pädatroph infolge Ernährungsstörung zugrunde gegangen war. Man darf also wohl annehmen, daß hier eine akzidentelle Involution im Spiele war und vielleicht beigetragen haben mag, die vorgefundene Gestalt des Thymus noch zu prononcieren. Es bestand nämlich eine Dreiteilung der Drüse, welche durch den Mangel einer Gewebsbrücke zwischen

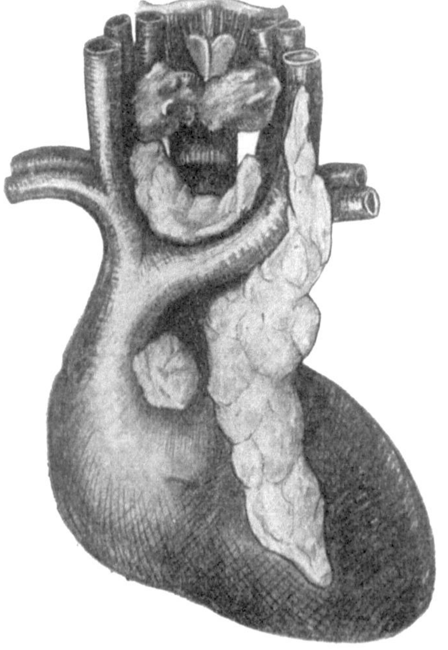

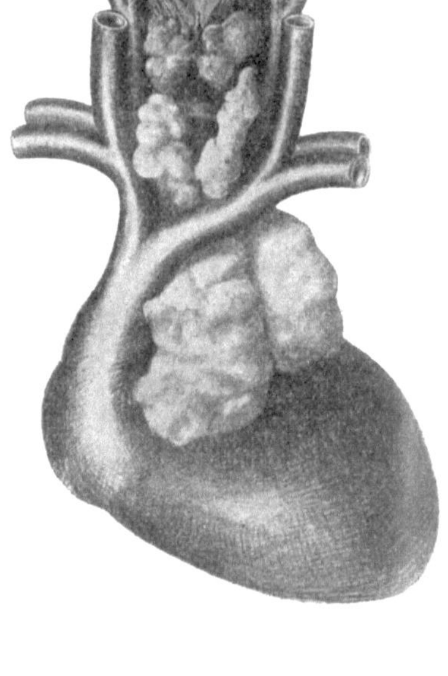

Abb. 4.Abb. 5.

einem bogenförmigen rechten Lappenstück über der Vena anonyma sin. und einem eiförmigen zweiten Stück des rechten Lappens gekennzeichnet war, das zwischen und über der Einmündungsstelle der Vena cava sup. in den rechten Herzvorhof und dem Conus arteriosus pulmonalis gefunden wurde. Mag sein, daß die Vena anonyma sinistra hier nicht in der typischen Weise angelegt worden war, sondern vor Reduktion der Gewebsbrücke des vorderen Lappens sich als präthymisch verlaufend erwiesen hatte! Denn ebenso wie der ganze Truncus venosus anonymus vor dem Briesel verlaufen kann (Astley Cooper, W. Gruber, Schmincke, unsere Abb. 5), vermag sie eine derartige Ausbildung erfahren zu haben, daß sie einen Thymuslappen vor sich, den anderen hinter sich liegen ließ. In Farrets Fall war dies der linke Lappen; Wiesel hat auf ähn-

liche Beobachtungen Dwornitschenkos, v. Mettenheimers und
Surys hingewiesen. Auch Cooper, W. Gruber und Schmincke
kannten Fälle, in denen die Vene „durch" den Thymus verlief. Unter
5 Beobachtungen W. Grubers fand sich zweimal die Thymusdrüse
mit dem linken Lappen vor der V. anonyma; mit dem rechten
Lappen dahinter, in zwei weiteren Fällen war die Anordnung gerade
umgekehrt und in einem 5. Fall verlief die Anonyma vor dem linken
Seitenlappen, während der rechte sekundär durch die Vene in zwei
völlig isolierte Anteile getrennt erschien. Dieser Befund hat viel Ähnlichkeit mit der von mir gemachten Beobachtung, die in Abb. 4 wiedergegeben ist. Natürlich sind solche Verhältnisse nicht geeignet, von einer
Dreilappigkeit des Thymus sprechen zu lassen, da die drei Anteile
durch offenbar sekundäre Bildungsunregelmäßigkeiten aus dem zwei-
lappigen Organ hervorgingen.

Die in Abb. 5 gezeichnete Beobachtung gibt einen richtiggehenden
„Sanduhrthymus" wieder mit einer durch präthymischen Verlauf bedingten Einengung der Drüse zwischen Hals- und Brustteil. Schon
W. Gruber hat diesen Sulcus im Thymus erwähnt, in dem die Vene
ihren Weg nimmt. Gelegentlich wird solch ein Sulcus auch an der Rück-
seite normal gelagerter Thymen gesehen. Dieser Sulcus ist meines Erachtens kein Zeichen einer Thymushyperplasie oder Thymusschwellung;
er ist vielmehr der plastische Ausdruck der venösen Strombahn und
bildet den Effekt naher syntopischer, physiologischer Beziehungen.
Im abgebildeten Fall, der sich auf ein 36 cm langes unmittelbar nach
dem Tod der Mutter gestorbenes, weibliches Kind bezieht — das
Kind atmete nicht selbst —, ist die Sanduhrform dadurch besonders
gekennzeichnet, daß eine recht kräftige Jugularportion in Form von
2 bis zur Schilddrüse reichenden Halsfortsätzen vorhanden war, deren
linker, etwas längerer, sogar etwas an der Seite der Gl. thyreoidea
hinaufreichte Wenn auch in dieser sprechenden Form der Sanduhrthymus selten sein dürfte, so kommt der präthymische Verlauf des
Truncus anonymus viel häufiger vor, als man denkt. Ich habe ihn
fünfmal sicher beobachtet und glaube, daß er unter hundert präpa-
rierten Thymusfällen etwa einmal bis zweimal aufzufinden sei; bei der
Gefahr der Veneneröffnung im Verlauf von Hals- und Brustoperationen,
dürfte dieses immerhin häufige Vorkommen für die Thymuschirurgie
von großem praktischem Interesse sein.

Die in den Abb. 6—9 wiedergegebenen Verhältnisse fanden sich an
Leichen von nicht ausgetragenen Kindern, welche entweder tot geboren
oder kurze Zeit nach der Geburt verstorben waren. Die Präparation
des Thymus erfolgte erst, nachdem eine Formalinhärtung der aufbe-
wahrten oberen Körperhälfte stattgefunden hatte. Bekanntlich wird
durch solche Vorbehandlung die vitale Thymusform besser gewahrt, als

man sie etwa bei frischer Präparation erkennen könnte, da das weiche
Organ die Neigung hat, sich wie ein halbzäher Teig nach der Breite in
dem Augenblick der Entfernung fixierender Nachbarorgane auszu-
dehnen und abzuflachen.

Abb. 6 eines mit mäßiger kongenitaler Schilddrüsenschwellung geborenen Kindes läßt eine beiderseits mit kurzen hornartigen Halsfortsätzen erkennbare Thymusdrüse erkennen. Was aber hieran auffallend
ist, das stellt die deutlich sichtbare Furche dar, dort wo der obere Rand
des Manubrium sterni der gut gewölbten Kinderbrust verlaufen war.

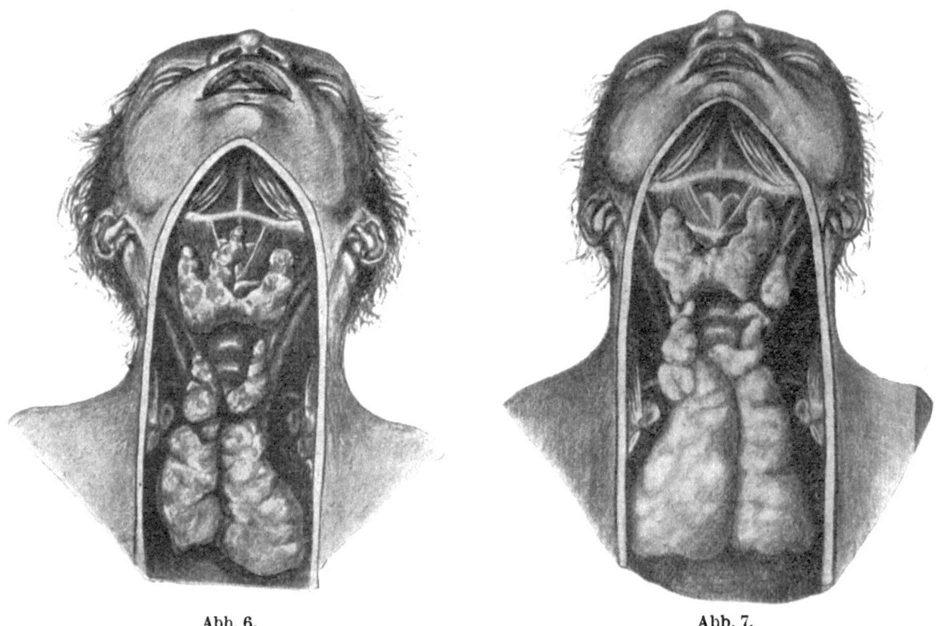

Abb. 6.Abb. 7.

Eine ähnlich gelagerte Furche zeigte der höchst eigentümliche Fall,
welcher der Abb. 9 zugrunde lag, auf welche später zurückgekommen
werden muß.

Abb. 7 läßt den sehr kräftig ausgebildeten Thymus eines totgebore-
nen Knaben erkennen, einen Thymus, dessen Hörner nur mangelhaft
reduziert wurden, so daß rechts ein feingekerbtes Horn bis an den unteren Schilddrüsenrand heranreichte, während links ein birnförmiges
Körperchen parathyreoideal etwa in Größe eines Apfelkernes vor der
Gefäßscheide aufgefunden wurde, an das sich ohne jede Parenchym-
verbindung am unteren Rand der Schilddrüse ein querliegendes, klei-
neres Körperchen als Ende eines hornartigen, linksseitigen Halsfort-
satzes des Thymus feststellen ließ. Die Thymusnatur dieser Gebilde
wurde mikroskopisch nachgewiesen. Soll man das isolierte Körper-

chen als ein akzessorisches Thymuskörperchen bezeichnen? Ich glaube
schon, wenn man darunter die bei der Reduktion zustande kommende
Abschnürung einzelner Parenchyminseln oder Drüsenteilchen verstehen will, welche dann wohl persistieren können. Dies entspricht auch
den von Hart beschriebenen freien akzessorischen Thymusläppchen.
In Abb. 8 ist ein derartiges freies Thymuskörperchen am unteren Pol
der kongenital strumösen Schilddrüse eines 30 Stunden alten, zu früh
geborenen Mädchens zu sehen, ein Körperchen, das etwa hanfkorngroß
war. In allen Fällen solcher freier, kleiner Thymusläppchen ist eine
histologische Prüfung der Gewebsstruktur durchaus vonnöten. Denn

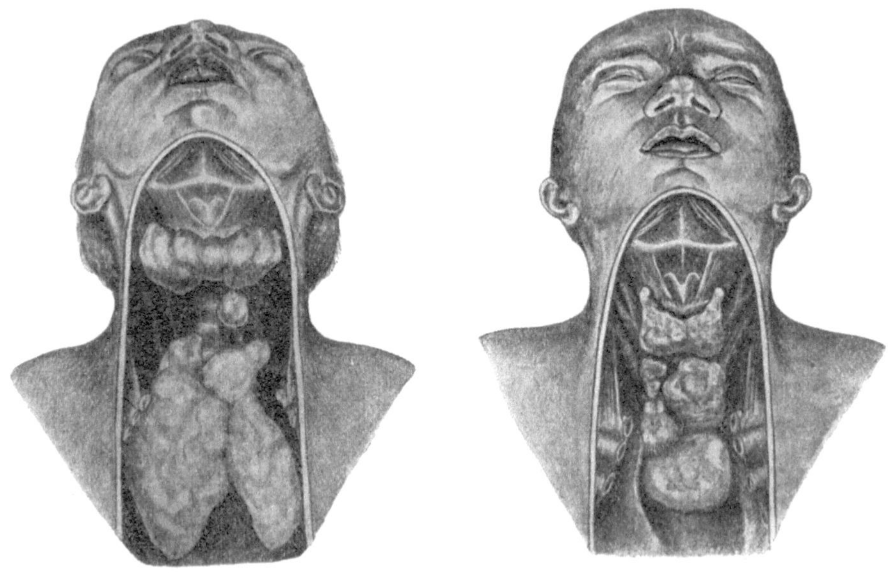

Abb. 8.Abb. 9.

in dieser Gegend finden sich auch prätracheale Lymphdrüsen, welche
freie Thymuskörperchen vortäuschen können. In allen unseren Fällen
konnte die Thymusnatur der fraglichen Gebilde sichergestellt werden.

Sehr eigenartig sind die Verhältnisse im nächsten Fall (Abb. 9);
sie beziehen sich auf eine zu frühe tot ausgestoßene Leibesfrucht, deren
Mutter an Nephritis gelitten hatte. Abgesehen von der vorhin schon
erwähnten Randfurche des Brustbeinhandgriffes ist der linke Lappen
in Form eines unregelmäßigen, plattgedrückten Sphäroids gestaltet,
das sich unmittelbar dem unteren Schilddrüsenrand anlegte; der rechte
Lappen dagegen zeigte zunächst ebenfalls an dem unteren Schilddrüsenrand angelehnt, einen plumpen, hornartigen Fortsatz, der durch
die obere Brustapertur in den Thorax hineinzog und sich hier nach
links nicht viel, nach rechts mehr verbreitete. Hier lag ein richtig-

gehender „Jugularthymus" vor. Denn in diesem Fall war die Forderung Duercks, der hohe Sitz des Briesels, gegeben, so daß im Jugulum, hinter der starren Incisura jugularis des Manubrium sterni, die Weichteilgrube ausgefüllt wurde, mehr als in jenen Fällen, wo zwar lange, aber schlanke Halsfortsätze des Thymus bis in die Zungenbeinhöhe aufragten. Jedoch ist das Vorkommen so ausgeprägter „Jugular thymen" selten. In unserem Falle war sie entschieden als das deutliche Produkt einer „Entwicklungsstörung" aufzufassen, weil der linke Thymuslappen nicht in den Thorax eingetreten war.

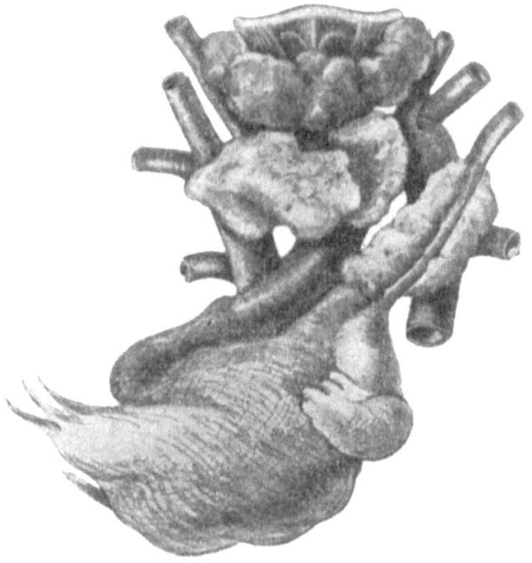

Abb. 11.

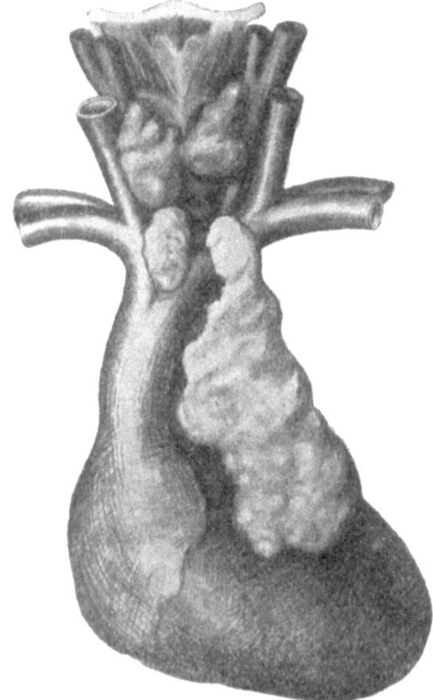

Abb. 10.

Andere Mißbildungen der Branchialregion fehlten, die eventuell formalgenetisch oder zur teratologischen Terminationsperiode dieses Gebildes einen Schluß erlaubt hätten.

Auch im Falle der Abb. 10 wurde eine recht absonderliche Thymusgestaltung gesehen, die ebensosehr an die W. Gruberschen Fälle von partiellem präthymischem Verlauf des Truncus anonymus venosus als an den Dürckschen Jugualarthymus erinnerte. Bei einem männlichen Foetus von 23 cm Länge fand sich der rechte Thymuslappen als erbsengroßes, ovoides Gebilde, unmittelbar an den unteren Schilddrüsenrand anschließend, in und über der Einmündungsgabelung des linken Truncus venosus anonymus in den rechten gelegen, während der linke Thymuslappen, völlig getrennt vom rechten, mit schmaler Brücke die Vena anonyma sin. deckte, sich dann verbreiterte und in gewöhnlicher Weise im Thorax ausdehnte. Was die Hypoplasie des rechten Thymuslappens hier eigentlich veranlaßt haben mag, ist nicht zu erkennen gewesen. In Fall 9 und 10 konnte eine vikariierende Vergrößerung der anderen Thymushälfte oder eines sonstigen Organs mit innerer Sekretion nicht gefunden werden.

Eine schwere monströse Mißbildung mit Thoraxspalte und Ektopie des Herzens lag bei dem Kinde vor, dessen Halssitus in Abb. 11 wiedergegeben ist. Schwere Amnionsverwachsungen, Exencephalie und vielleicht amniotisch bedingte Gesichtsspalten begleiteten die Freilage des Herzens. Der Träger dieser Entwicklungsstörungen hat extrauterin einen Tag lang gelebt. Die Präparation des Hals- und Brustsitus hat abgesehen von sonstiger Störung der Ausgestaltung des Herzens ergeben, daß der Truncus venosus anonymus hinter der Speiseröhre vorbei von rechts nach links zog, also nichts mit dem Thymus zu tun hatte, aus dessen Venengeflecht sich gewöhnlich die V ancnyma sin. bildet; auch gab er keine linke Vena subclavia ab. Diese wurde gebildet vom persistierenden, ehemaligen Endteil der Vena cardinalis sinistra anterior, die mit der linken Vena jugularis magna nicht anastomosierte. Der Hals der Frucht war ebenso wie bei vielen Anencephalen sehr kurz gewesen. Er barg eine übernormalgroße Schilddrüse und unmittelbar daran angelehnt, zwei zwar getrennte, aber enganeinanderliegende Thymuskörper von sehr klobiger Form in kleinen Maßverhältnissen. Davon durch eine absolute Lücke getrennt wurde noch ein hinter der linken Vena cardinalis anterior gelegener, kaffeebohnengroßer Thymuslappen vorgefunden, der anscheinend den linken Anteil darstellte, während die beiden anderen, vor der aufsteigenden Aorta und dem Stamm der Vena cava sup. liegenden Anteile zusammen den rechten Lappen bildeten. Dieser Thymus muß als absolute Mißbildung — formal und kausal — abhängig von der gröberen Gestaltungsstörung im Kopf-, Hals- und Brustgebiet des Individuums betrachtet werden. Drei- oder mehrlappige Brieseldrüsen sind, wie ich annehmen muß, sehr selten. Und wenn sie vorkommen, ist meist durch sekundäre Abschnürung usw. eine Mehrlappigkeit als Folgeerscheinung primärer topographischer Besonderheiten im Halsgebiet zustande gekommen. Auch kann ich bestätigen, daß Parenchymbrücken zwischen rechtem und linkem Thymuslappen niemals bestehen (Hammar, Rieffel, Le Mée).

Während die vorigen beiden Fälle ganz exquisite Beispiele von Fällen mit Thymusausbildung im Hals darboten, zeigen die beiden folgenden ausgesprochene Brustthymen. Die Abb. 12, welche die Brusteingeweide eines wegen Querlage gewendeten und tot extrahierten, ausgetragenen Knaben zeigt, läßt einen mächtigen, zweifellos hyperplastischen Thymus erkennen. Er wog 17 g. Sein linker Lappen reichte vor dem Herzbeutel herab bis auf das Zwerchfell, ein seltenes Vorkommnis, das auch im Fall der Abb. 13 angetroffen worden war. Hier wurde dies eigenartige Verhalten an der Leiche eines Knaben entdeckt, der schon einige Jahre alt und infolge einer Pneumonie rasch verstorben war.

Sein linker Thymuslappen saß mit breitem Fuß dem Zwerchfell auf, während ein sich zunächst stark verjüngender, dann zunehmender Parenchymfortsatz sich bis in den Ring der oberen Brustkorböffnung verfolgen ließ. Da der linke Lappen im ganzen sehr strangartig, ohne breite und dicke Ausdehnung verlief, machte das Gesamtbild des Thymus hier nicht den Eindruck der Hyperplasie, sondern lediglich der Gestaltabweichung und Lagevariation, wobei Involutionsvorgänge bereits im Spiele sein konnten.

Wurde in den vorhergehenden Fällen (Abb. 9 und 11) bereits davon ge-

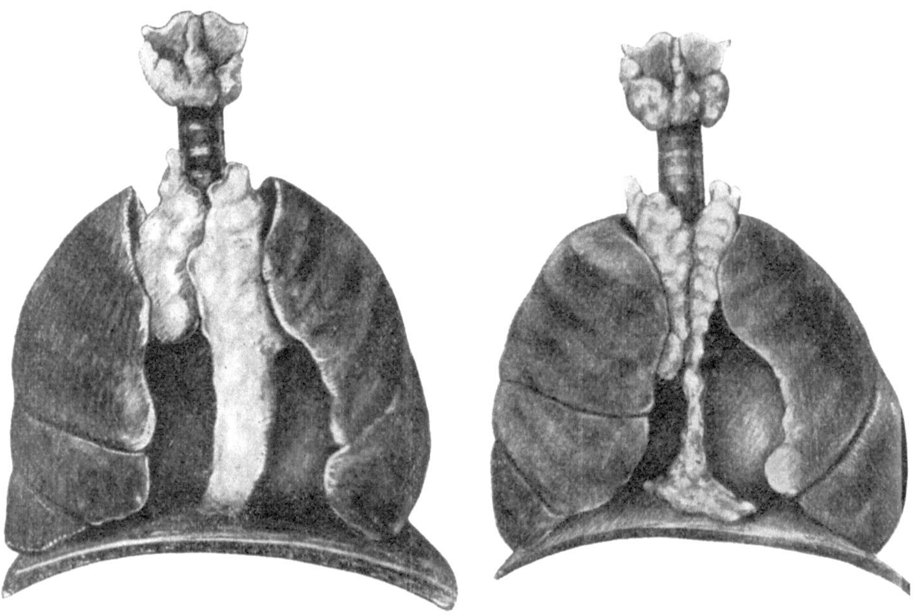

Abb. 12.

Abb. 13.

sprochen, daß der gemachte Befund an Hypoplasie des Thymus gemahnte, so seien meine Ausführungen auch weiterhin ergänzt durch die Mitteilung, daß wir in mehreren Fällen von schweren Entwicklungsstörungen überhaupt keinen Thymus fanden. Und zwar erstens bei einem enorm kleinen Chondrodystrophen mit nanosomem, puppenartigem Miniaturkörper unter dem gut entwickelten Kopf, einem Fall, bei dem der Kanon der ganzen Gestalt nur in zwei Kopfhöhen auszudrücken war; (bei zwei weiteren, aber weniger nanosomen Chondrodystrophen war die Thymusdrüse in gewohnter Weise vorhanden). Zweitens wurde sie vermißt bei einem stark ödematösen, hemiakardialen Individualteil eineiiger Zwillinge, welcher auch der Lungen und der Schilddrüse entbehrte; drittens bei einem als eineiige Zwillingsfrucht geborenen pseudoacephalen, holoakardialen, amorphen Schizosoma mit Hautödem; dieses Monstrum entbehrte außer dem Harn- und Geschlechtsapparat und außer dem Darmrohr aller echt drüsig gebauten Organe und des Herzens vollständig. Über die Vereinigung schwerer Entwicklungsstörungen anderer Organsysteme mit Thymusmangel hat sich Wiesel (S. 632) kurz verbreitet; sie scheinen nicht gerade selten zu sein.

Können uns nun solche Fälle einen Hinweis zur Erklärung der sehr variablen Thymenbefunde in Fällen von Thymustod geben? Doch wohl den einen, in der Anschuldigung einer bestimmten Form, einer einzigen Bedingung für solches Vorkommnis recht vorsichtig zu sein; namentlich wird auch eine Überwertung der hornartig verlängerten parajugularen Halsfortsätze der Thymuslappen umgangen werden müssen. Und wenn es einen mechanischen Thymustod gibt, wie dies Peretz - Montaut und Christeller neuerdings bestimmt angenommen haben, dann dürfte entsprechend der variablen Gestaltung des Thymus bald höher, bald tiefer die verhängnisvolle Druckwirkung zustande kommen, dürfte die Ansicht zu recht bestehen, daß der Thymustod durch Trachealkompression als durch Zirkulationsbeeinträchtigung infolge Drucks auf die großen Gefäße zustande kommen könne. Ob eine Hyperplasie des Thymus immer ein pathologisch-anatomisches Äquivalent für Hyperthymisation sei, das ist vorerst noch ungeklärt und bedarf weiterer eingehender Untersuchung. Wäre diese Annahme zu bejahen, könnte wohl auch mancher Fall von unerklärlichem Tod kräftiger, gut gereifter Neugeborener Aufklärung finden, der bisher in seiner Ursache so häufig verschleiert bleiben muß. Doch darf bei solcher Überlegung nicht vergessen werden, daß gerade auf dem Gebiet der Konstitutionslehre die Pathologie des einzelenen genau bedacht werden muß, und daß durch die Tendenz, generelle formalgenetische Wege finden zu wollen oder kausal genetische Bedingungen stereotyp anzuwenden, das Ziel der Erklärung nicht näherzurücken braucht. Um aber der Pathologie des einzelnen gerecht zu werden, ist die erhöhte Aufmerksamkeit und vertiefte Erkenntnis in bezug auf Variationsmöglichkeiten der Morphologie vonnöten. In diesem Sinn möchten meine Ausführungen ein Körnchen im großen Haufen der sich bietenden Arbeitsaufgaben darstellen.

Literaturverzeichnis.

(Soweit zitierte Autoren nicht hier angegeben, sind sie bei Wiesel oder Klose aufzusuchen.)

Christeller, Entspricht dem sog. Thymustod ein einheitliches Krankheitsbild? Virchows Archiv **226**, 227. 1919. — Cooper Astley, Anatomy of the Thymus-gland. London 1832. S. 21. — Duerck, Hermann, Über zwei Fälle von Thymustod. Mediz. Gesellsch. 8. XII. 1910. Ref. in Münch. med. Wochenschr. 1991, S. 484. — Gruber, Gg. B., Mehrfache Branchialmißbildung. Verhandl.

d. dtsch. pathol. Gesellsch. München. XVII. S. 476. — Gruber, Wenzel, Verlauf der Vena anon. sin. vor dem Thymus. Virchow Arch. **66**, 462. 1876; **66**, 366. 1876 und **82**. 1880. — Gruber, Wenzel, Verlauf der Vena anonyma durch den Thymus. Arch. f. Anat. u. Physiol. 1867. S. 256; Virchows Arch. **54**, 178. 1872 u. **56**, 435. — Hammer, Gewisse Fälle von Thymusasthma im Lichte der Thymustopographie. Zeitschr. f. Kinderheilk. **13**, 218. 1915. — Klose, Chirurgie der Thymusdrüse. Ergebnis der Chirurgie **8**, 274. 1914. — Perez - Montaut, Über Thymustod bei kleinen Kindern. Frankfurter Zeitschr. f. Pathologie **13**, 249. 1913. — Schmincke. Münch. med. Wochenschr. 1920, S. 360 (Pathol. - anatom. Demonstrationen). — Tendeloo, Allgemeine Pathologie. Wiesbaden. Verlag Bergmann 1919. — Wiesel, Pathologie des Thymus. Ergebnis d. allgem. Pathologie **15**, Abt. 2, S. 498, 631, 674 u. ff. 1912.

(Aus der Universitäts-Frauenklinik in Innsbruck.)

Über den Konstitutionsbegriff und über konstitutionelle Menstruationsstörungen.

Von

P. Mathes.

(Eingegangen am 29. April 1920.)

Es ist kein Zufall, daß Gynäkologen an dem Aufbau der modernen Konstitutionslehre regen Anteil genommen· haben. Entwicklungsstörungen an den weiblichen Geschlechtsteilen sind häufig und sie selbst in Bau und Leistung der Beobachtung unmittelbar zugänglich. Ihre Beurteilung erfordert eine unbedingte Klarlegung des Konstitutionsbegriffes, dessen bisherige Fassung neuerdings durch Kraus in Frage gestellt worden ist.

Kraus bezeichnet in seinem Buche über allgemeine und spezielle Pathologie der Person (S. 186) als Konstitution die „originäre oder modifizierte Anlage, auf äußere Einflüsse in bestimmter individuell abweichend charakterisierter Weise zu reagieren, als Reaktionsnorm im Verhalten gegenüber Reizen". Die durch äußere Einflüsse ungleiche „Modifizierung der Individuen mit gegebener genotypischer Konstitution" stellt er (S. 222) als erworbene Konstitution der ererbten gegenüber, die ihrerseits „auf Variation durch Neukombination von mendelnden Faktoren beruht".

Wenn auch ein beziehungsloses Dasein der Keimzellen und schon gar des befruchteten Eies zur Umgebung nicht vorstellbar ist, wenn auch gerade die Aufdeckung der Beziehungen in den Lebensvorgängen das Programm des Buches von Kraus ausmachen, das er mit dem Untertitel klinische Syzygiologie benennt, so führt andererseits das dem menschlichen Denken eigentümliche Bedürfnis nach Begriffsbildung dazu, die bei der Ontogenese geleistete „Entwicklungsarbeit" in zwei streng getrennte Anteile zerlegt zu denken. Der eine Anteil betrifft die Energiemengen, die in den zur Paarung bestimmten Keimzellen selbst geborgen sind, der andere sind die Kräfte, die hemmend oder fördernd den Keimzellen von außen zufließen. Nur die ersteren sind relativ einfach bedingt und zur Bildung des Konstitutionsbegriffes verwertbar.

Würde nicht Kraus wie auch Martius den Sinn des Wortes Konstitution dadurch erläutert haben wollen, daß er das Wort übersetzt mit Zusammensetzung bzw. Verfassung, sondern sich konsequent der Bezeichnung Anlage oder Veranlagung bedient haben, so hätte der Widerspruch, der in der Zusammenstellung erworbene Veranlagung gelegen ist, die Verwischung des Begriffes nicht aufkommen lassen.

Solchen Überlegungen Rechnung tragend habe ich darum schon im Jahre 1912 in meinem Buche über Infantilismus den Teil der Erscheinung jedes Einzelwesens, der nur durch die Beschaffenheit der elterlichen Keimzellen bestimmt ist, als Konstitution eines Individuums bezeichnet. Tandler[1]) hat später den Begriff noch durch die Annahme eingeschränkt, daß allein die chromatische Substanz des Kernes der Träger der konstitutionellen Beschaffenheit des Einzelwesens sei. In dieser Frage, die mit der viel erörterten Frage des Kernmonopoles für die Vererbung gleichbedeutend ist, entscheidet sich Kraus, wie viele andere, mit guten Gründen in dem Sinne, daß auch die Plastosomen des Zelleibes Träger erblicher Anlagen sind.

Unser Denken empfindet jede Begriffsabgrenzung schließlich als Zwang, weil damit im natürlichen Geschehen Grenzen aufgerichtet werden, wo keine sind. In unserm besonderen Falle haben bisher augenscheinlich zwei Fragen das Festhalten an dem so gegebenen Konstitutionsbegriff erschwert: 1. Die Unmöglichkeit, am Einzelwesen jedesmal in allen Punkten zu entscheiden, was an seiner Erscheinung durch die Beschaffenheit der elterlichen Keimzellen allein bedingt ist, und 2. die Unkenntnis, ob und wie weit das Keimplasma durch äußere Einflüsse dauernd abgeändert werden kann.

Zur Klärung der ersten Frage stehen uns drei Mittel von verschiedenem Werte zur Verfügung. Es wird wahrscheinlich, daß eine gegebene Abweichung von der Norm konstitutionell bedingt ist, wenn sie an einem Wesen zur Beobachtung kommt, an dem andere sicher konstitutionelle Entwicklungsfehler in größerer oder kleinerer Zahl gehäuft vorkommen. Ferner können wir uns durch Ausschließung dem Ziele nähern, wenn aus der Erfahrung feststeht, daß die in Frage stehende Abweichung als auf andere Weise entstanden bisher nicht beobachtet worden ist. Der sicherste Beweis ist das Vorkommen derselben Abweichung in der Aszendenz und in der Deszendenz; dieser Beweis kann in der menschlichen Pathologie schwer oder nicht zu führen sein, wenn keine genügend großen Reihen für die Beobachtung zur Verfügung stehen, wenn die Abweichung in einem Stamme zum ersten Male in Erscheinung getreten ist und wenn die Frage der Deszendenz überhaupt nicht zur Erörterung kommen kann, weil Nach-

---

[1]) Zeitschr. f. angew. Anat. u. Konstitutionsl. **1**, 1. H. 1913.

kommen fehlen — dies hat besonders für das Gebiet Geltung, das der vorliegenden Besprechung vorbehalten ist — aber da ist gerade die Unfruchtbarkeit des Einzelwesens von Bedeutung.

Die zweite Frage ist die nach der Vererbung erworbener Eigenschaften, der dauernden Abänderung des Keimplasmas von außen, wobei unter außen auch der Eigenkörper des jeweiligen Keimplasmaträgers zu verstehen ist.

Dem strengen Wortsinne nach heißt vererben Nachlassen eines persönlichen, individuellen Besitzes. Das Keimplasma ist aber ebensowenig persönlicher Besitz wie etwa die Güter eines Fideikommisses, die einem jeweiligen Träger eines bestimmten Familiennamens zufallen, wobei dieser wohl auch persönlichen Besitz haben kann. Wie dieser persönliche Besitz im Gegensatz zum fideikommissären Familienbesitz Eigenbesitz ist, wird der Körper des jeweiligen Keimplasmaträgers zweckmäßig Eigenkörper zu nennen sein. Es wird Fideikommiß und gemäß Weismanns Lehre von der Kontinuität des Keimplasmas auch das Keimplasma nicht vererbt, sondern es fällt seinem jeweiligen Träger zu.

Klatt[1]) hat kürzlich über Versuche berichtet, die er in dieser Richtung an Schwammspinnerraupen angestellt hat; sie haben zu keinem bejahenden Ergebnis geführt — er hat die bisher von anderen (Standfuß, Kammerer u. a.) in ähnlicher Richtung angestellten Versuche einer eingehenden Kritik unterzogen und gefunden, daß sie nicht beweisend sind. Solche Ergebnisse, die Weismannsche Lehre von der Kontinuität des Keimplasmas, dessen Produkt, nicht dessen Faktor, der Eigenkörper ist, das Fehlen jedes Beleges für die genannte Vermutung aus der langen uns bekannten Menschheitsgeschichte zwingen vorläufig zu denken, daß das Energiegerüst des Keimplasmas so eigenartig fest gefügt und notwendigerweise gegen die Außenwelt so gut geschützt ist, daß es durch die im Eigenkörper wirksamen Kräfte in seinem Bestande nicht dauernd abgeändert und nicht zum Spielball dieser Kräfte werden kann — seine Schädigung durch schwere Gifte (Alkohol, Blei) kommt in diesem Zusammenhange nicht in Betracht.

Sicheren Einfluß auf eine Keimzelle, hier nicht etwa im Sinne der Entwicklung, sondern in dem der Abänderung ihres Anlage-bestandes, gewinnen offenbar nur die gleichgearteten Kräfte einer anderen Keimzelle mit verschiedener chemischer Konstitution bei der Paarung. (Für die Verschiedenheit des Aufbaues der einzelnen Keimzellen ist durch Vermehrung und Reduktionsteilung gesorgt — die Teilung kann im mathematischen Sinne nie völlig gleich, infolgedessen muß sie jedesmal ungleich sein.)

---

[1]) Zeitschr. f. indukt. Abst. u. Vererb.-Lehre **22**, 1. H.

Hier paßt der von Kraus so oft gebrauchte Vergleich von Schlüssel und Schloß — nur der Schlüssel eines Keimplasmas öffnet das Schloß eines anderen (natürlich wieder nur im Sinne von Abänderung und nicht von Entwicklung), andere Energieformen prallen wirkungslos daran ab. Auch den Stoffen der Blutdrüsen wird in dieser Richtung eine Sonderstellung nicht eingeräumt werden dürfen. Tandler und Kraus teilen ihnen die Rolle eines Mittlers zwischen Eigenkörper und Keimzellen zu mit dem Ende, daß durch sie die Beschaffenheit des Keimplasmas abgeändert werden könnte.

Die Blutdrüsen sind eine in der Stammesgeschichte relativ neue Erscheinung mit dem Ziele, die Leistungen der Teile eines vielzellig gewordenen Eigenkörpers zu regeln und gegeneinander abzustimmen — die Keimzellen brauchen sie nicht unmittelbar zu beeinflussen, wenn sie auch, wie z. B. die Hypophyse, deutlich auf die Keimdrüsen wirken. Die Keimdrüsen sind höchst zusammengesetzte Gebilde, ihr Bindegewebs-, Blutgefäß- und Nervenapparat sowie die Zwischenzellen haben an sich und für die Keimzellen eine große Bedeutung, sie sind gewissermaßen ihr Mutterboden. Werden die Keimdrüsen durch die eigene Entwicklungsfähigkeit und durch die Hormone anderer Blutdrüsen instand gehalten, dann gedeihen die Keimzellen, ist dies nicht der Fall, so bleibt deren Reifung aus, und eine Fortpflanzung ist unmöglich — dazwischen können unzählige Übergänge liegen — eine direkte Aktivierung der Variationsfähigkeit der Keimzellen durch die Hormone anderer Blutdrüsen braucht deshalb nicht angenommen zu werden, besonders dann nicht, wenn diese Annahme anderen Vorstellungen widerspricht.

Fehler in den Blutdrüsen können Konstitutionsfehler sein, aber nicht deshalb, weil sie die Zusammensetzung — Konstitution — des Eigenkörpers stören, sondern sie sind es dann, wenn die Anlageteile für die Blutdrüsen im Keimplasma unvollkommen gewesen sind. Nicht die Beschaffenheit und Leistung der Blutdrüsen macht die Konstitution des Eigenkörpers aus, sondern die besondere Konstitution des Keimplasmas bestimmt Beschaffenheit und Leistung der Blutdrüsen im Eigenkörper.

Damit sind wir bei der Erörterung der Konstitutionsfehler angelangt. Es kann kein Zweifel sein, daß hochwertige Keimzellen einer Keimdrüse in dieser Artgenossinnen haben, die mit geringerer Entwicklungsbereitschaft ausgestattet sind als sie selbst, und wieder andere, denen die Entwicklungsbereitschaft ganz fehlt (atretische Follikel). Diese Fehler werden bald viele, bald wenige, diesen oder jenen Anlageteil treffen; dabei können Bildungen entstehen, die für gewöhnlich beim Menschen überhaupt nicht mehr vorkommen (Atavismen); es kann die Entwicklungsbereitschaft da oder dort in jedem Zeitpunkt des Wachstumes schwächer werden oder erlöschen. Die Zahl und Stärke der Hemmungsbildungen wird in den weitesten Grenzen schwanken, ihre verschiedenen Kombinationen werden die mannigfachsten Zustandsbilder schaffen können.

Leider sind diese Fehlbildungen allzuoft, so auch von mir, als Infantilismus bezeichnet und dieser in partiellen und totalen geschieden worden. Was soll totaler Infantilismus bedeuten? In welchem Lebensabschnitt soll man das „ganze Kind" suchen? Entwicklung und Rückbildung stehen in dauerndem Abhängigkeitsverhältnis; nur die Schnelligkeit, in der sich beide Vorgänge abspielen, wechselt je nach der Zeit, sie wechselt aber auch im Einzelwesen.

Soviel mir scheint, läßt sich die gesamte Konstitutionspathologie auf diese eine Formel des relativen Zuviel und Zuwenig an Entwicklungsbereitschaft der einzelnen Anlageteile zurückführen. Ihre Kombination läßt nur scheinbar Neues, Andersartiges entstehen. Wo Hypo- und Hyperfunktion nicht mehr einzeln und getrennt beobachtet und gewertet werden konnten, ist z. B. in der Lehre von der inneren Sekretion die nebelhafte Vorstellung der Dysfunktion aufgetaucht.

Wie schon eingangs erwähnt, sind Bildungsfehler an den weiblichen Geschlechtsteilen außerordentlich häufig. Von den Kranken, die den Frauenarzt aufsuchen, leidet ein unverhältnismäßig großer Teil daran; häufig kommen sie in Störungen der Menstruation zum Ausdruck. Für ihre Beurteilung als Folge angeborener Fehler gilt das auf S. 341 Gesagte.

Der Menstruationsvorgang setzt sich zusammen aus Leistungen des Ovariums, des Uterus, des die Beckenorgane versorgenden vegetativen Nervensystems und aus dem Widerhall, den diese Leistungen im Gesamtkörper und insbesondere im System der übrigen Blutdrüsen finden.

Aus den wechselnden Formen, in denen sich der Gesamtkörper darstellt, lassen sich zwei Typen herausheben, die oft gut getrennt, manchmal in allen denkbaren Verhältnissen ineinander fließen:

Der eine Typus ist der asthenische, das Kümmertum, der andere der der mangelhaften sexuellen Differenzierung im Sinne Tandlers. Es wird meist angenommen, daß dieser Zustand durch mangelhafte innersekretorische Leistung der Geschlechtsdrüsen bedingt ist, die sonst geschlechterweise die Ausbildung gewisser gemeinsamer Artmerkmale zu hemmen oder zu fördern haben. Bei diesem Erklärungsversuch wird ganz vernachlässigt, daß jede Körperzelle, durch fehlende oder bestehende Teilnahme am ursprünglichen Geschlechtschromosom der Keimzelle, als solche schon geschlechtlich bestimmt sein muß. Die Serologie ist auf dem Wege, diese Tatsache zu beweisen. So werden

Fälle erklärlich, in denen bei sonst ungestörten Geschlechtsleistungen, normaler Fruchtbarkeit, körperliche und seelische Zeichen mangelhafter geschlechtlicher Differenzierung in größerer oder kleinerer Zahl bestehen (abnorme Behaarung, breiter Schultergürtel u. v. a.). Auf der anderen Seite stehen die Fälle (es stehen mir zwei solche zur Verfügung), in denen Frauen mit Verödung der Geschlechtsgänge (Atresia hymenalis) und durch Augenschein erwiesener hochgradiger Entwicklungshemmung der Ovarien die seelischen und körperlichen Merkmale ihres Geschlechtes in vollkommenster Form darbieten. Dadurch wird auch die verschiedene Erscheinung verständlich einerseits solcher Wesen, bei denen die Geschlechtsdrüse anlagegemäß versagt (Eunuchoidismus u. a.), und andererseits solcher, bei denen sie in frühem Alter entfernt worden ist (Kastraten).

Über die Bedeutung des Ovars für den Menstruationsvorgang besteht heute ein Zweifel nicht mehr; auch, daß erst der reife Follikel und das Corpus luteum das Ausschlaggebende sind, gewinnt immer mehr an Wahrscheinlichkeit[1]). Auch die Stoffe, die dafür in Betracht kommen, werden immer greifbarer seit den Arbeiten Schickeles[2]) und seit der Entdeckung eines fördernden proteid- und eines hemmenden lipoidartigen Körpers im Corpus luteum durch Seitz und seine Mitarbeiter[3]).

Vollständiges Fehlen von Eierstocksgewebe ist meines Wissens bisher noch nicht sicher beobachtet worden, wenn es auch in Fällen von Atresia vaginae in der spärlichsten Weise angelegt ist, so daß es sich häufig dem klinischen Nachweise entzieht. Eine nennenswerte Leistung dieser rudimentären Bildungen ist nicht zu erwarten, wie früher erwähnt und zu erklären versucht worden ist.

Auf der nächsten Stufe stehen die Fälle, in denen die Ausführungsgänge für die Eizellen zwar gebildet sind, aber trotzdem die menstruelle Blutung entweder gar nicht oder spät und nur für kurze Zeit und in ungeregelter Art auftritt. Die Ovarien können dabei klein und glatt oder groß und cystisch sein, die Eireifung bleibt aus, die Follikel platzen nicht, sie werden in Cysten umgewandelt, gelbe Körper werden nicht gebildet. Daß dieser Zustand der Amenorrhöe zeitlebens bestehenbleibt, ist selten; meist kommt es doch, wenn auch erst gegen oder in den zwanziger Jahren, zur regelmäßigen Blutung, die durch mehrere Jahre, aber doch auch in den Sommermonaten unterbrochen, anhält. Im Hochsommer liegen die Geschlechtsleistungen physiologisch danieder, das beweist der Tiefstand der Empfängnis-

---

[1]) Seitz und Wintz, Monatsh. f. Geburtsh. u. Gynäk. **49**, 1. H.
[2]) Biochem. Zeitschr. **38**, 3. u. 4. H.
[3]) Seitz, Wintz und Fingerhut, Münch. med. Wochenschr. 1914, 30. u. 31. H.

kurve im Sommer, es kommt auch in der Volksmeinung zum Ausdrucke; ein slowenisches Sprichwort sagt beispielsweise für diese Zeit: Laß die Liebe und trink Wein.

Der Zeit, in der bei den hypoplastischen Individuen die Menstruation regelmäßig in Gang kommt, geht häufig eine solche voraus, in der unregelmäßige, langdauernde, sehr heftige Blutungen auftreten. Schröder hat in mehreren Abhandlungen[1]) gezeigt, daß sich dann die Schleimhaut in einem Zustand unregelmäßiger, hochgradiger Wucherung befindet, daß sie von selbst ganz ungeordnet zerfällt, wieder wuchert und in ihren Wandlungen jedes Gesetz vermissen läßt; dabei enthalten die Ovarien viele ausgeweitete Follikel, aber keine gelben Körper. Im Gegensatz zu den Fällen mit Amenorrhöe, in denen die Follikelreifung offenbar nicht einmal das Stadium erreicht, das notwendig ist, um die prämenstruelle Schleimhautwucherung auszulösen, scheint der Prozeß der Reifung da einen Schritt weiter zu gehen, so daß es zwar zur Wucherung kommt, aber wegen Fehlens eines Corpus luteum ohne Ordnung und ohne regelmäßigen Abbau.

In weiterer Verfolgung der Reihe kommen wir auf Fälle, in denen die Blutung vielleicht zur gewöhnlichen Zeit auftritt, sich regelmäßig wiederholt, aber länger andauert und sehr stark ist. Zurückgreifend auf die schon früher erwähnten Untersuchungen von Seitz wäre zu überlegen, ob da nicht im Corpus luteum das die Blutung fördernde Luteoproteid in der Menarche früher und in größerer Menge zur Bildung und Ausscheidung kommt als das hemmende Luteolipoid, während in der Menopause mit ihren starken Blutungen eine Umkehrung im Verschwinden dieser Körper statthat.

Frühzeitige Geschlechtsreife darf niemals als Gewinn oder körperlicher Vorzug bewertet werden. In der Anamnese asthenischer Kranker mit Hemmungsbildungen am Genitale und am übrigen Körper erfährt man sehr oft, daß die Menstruation ungewöhnlich früh eingetreten ist, und wenn wir frühentwickelte Mädchen in dem Alter zu sehen bekommen, in dem diese Anomalie eben zum Vorschein kommt, finden wir schon da eine mehr oder minder große Zahl in der Anlage bedingter Fehlbildungen besonders im Bereiche des Nervensystems. Man gewinnt den Eindruck, daß der in seinem Bestande schwankende Organismus früh und leicht auf die Reize des Geschlechtstums antwortet, einen Sprung in der Entwicklung macht, um dann aber stehenzubleiben.

Viel einfacher als am Ovarium liegen die Verhältnisse am Uterus. Ein Uterus ist kaum je zu klein, um zu menstruieren; selbst bei hohen Graden von Hypoplasie sehen wir Menstruation, ja sogar Schwangerschaft eintreten; diese findet dann allerdings häufig ein vorzeitiges

---

[1]) Zuletzt Monatsh. f. Geburtsh. u. Gynäk. **50**, 2. H.

Ende. Dauernde Unfruchtbarkeit wird eher durch Fehler im Ovarium als durch solche des Uterus bedingt sein.

Daß die Ursache für starke Menstruationsblutungen im Uterus selbst gelegen ist, wird, mit Ausnahme seiner nervösen Bestandteile und der Fälle von Myomen, wohl endgültig abzulehnen sein. Die Stärke und Zusammenziehungsfähigkeit des Organes kommt zwar bei der Blutstillung in der Placentarperiode in Betracht, daß sie aber auch bei der Hemmung der Menstruationsblutung mitwirke, ist ein nur äußerlich begründeter Analogieschluß.

Myome sind zweifellos konstitutionell bedingte Wucherungen der Muskulatur, offenbar gibt deren mangelhafte spezifische Differenzierung die Grundlage dafür ab. Unter welchen besonderen Bedingungen dann abnorme Blutungen auftreten, ist zweifelhaft. Vielleicht spielt dabei das Ovarium doch eine Rolle — es geht aber gewiß zu weit, die Ovarien für die Entstehung von Myomen verantwortlich zu machen, wie dies neuestens geschieht, sie können höchstens das Wachstum der Myome fördern, dadurch, daß sie dem Uterus im allgemeinen Lebensreize zuführen.

Früher war dem Nervensystem für den Menstruationsvorgang die Hauptrolle zugedacht; nach dem Auftauchen der Lehre von der inneren Sekretion wurde seine Bedeutung zu sehr, ja eigentlich ganz vernachlässigt.

Für die Nebennieren ist es erwiesen, daß ihre Leistungen vom sympathischen Nervensystem abhängig sind, sowie daß ihr Sekret hinwiederum den Erregungszustand dieses erhöht. Dasselbe gilt offenbar auch für Ovarium und parasympathisches Nervensystem. Es läßt sich nicht gut vorstellen, daß die Ovarialhormone an jeder einzelnen für die Menstruation in Betracht kommenden Zelle des Uterus gesondert angreifen — auszunehmen wäre höchstens die Umwandlung der Stromazellen in Deciduazellen ähnliche Gebilde, die sich nur unter dem Einfluß des Säftestromes vollziehen mag. Der Menstruationsvorgang selbst wird offenbar durch Reizübertragung auf dem Nervenweg ausgelöst, mit dem Vorspiel der Blutfülle, der serösen Durchtränkung, dem dann die Zerreißung der Blutgefäße und der Tod der obersten Zellschichten folgt — ein Vorgang ähnlich dem, wie er für die Entstehung angioneurotischer Entzündungen mit Zelltod angenommen werden muß.

Gesteigerte Erregbarkeit des vegetativen Nervensystems wird auch die Ausschläge der hormonalen Reize des Ovariums am Erfolgsorgan verstärken; sie gilt seit langem, selbst in Laienkreisen, als Ausdruck fehlerhafter Anlage; sie wird als Hemmungsbildung verständlich, wenn man sich erinnert, welche Rolle das leicht erregbare vegetative Nervensystem im kindlichen Alter spielt — Erröten, Erblassen, Schwitzen, Erbrechen, Angstharnen, Angstdiarrhöe, Heißhunger — welch ungehemmte Gewalt es im Leben der Tiere entwickelt (Atavismus).

Je nach der Stärke der Anlage werden sich die Folgen des Zustandes früher oder später zeigen. Oft werden sie erst im höheren Alter bemerkbar, ausgelöst durch Gemütserregungen aller Art, durch Sorgen, Kummer und Entbehrungen; das haben wir früher schon gewußt, wir wissen es jetzt um so besser. Manchmal verkehrt sich das Bild jedoch in sein Gegenteil. Statt starker, übermäßig lang dauernder Blutungen bleibt die Menstruation bei seelischen und körperlichen Leiden längere Zeit ganz aus. Diese Erscheinung läßt sich auf dreierlei Weise erklären: Entweder die Erregbarkeit des autonomen Nervensystems wird abgestumpft, die hormonalen Reize gelangen nicht an das Erfolgsorgan, oder derselbe Vorgang hemmt die Follikelreifung, es werden überhaupt keine Reizstoffe gebildet, oder das sympathische Nervensystem wird stärker erregt als das parasympathische und hemmt dieses, soweit es als dessen Antagonist gelten kann, mit dem gleichen Enderfolg der Amenorrhöe.

Einst viel umstritten und auch heute noch nicht ganz geklärt ist, was eigentlich den Menstruationsvorgang so oft schmerzhaft macht. Die Enge des Halskanales ist es gewiß nicht, sonst würden die Schmerzen der Blutung nicht vorausgehen, ja sogar aufhören, sobald der erste Blutstropfen zum Vorschein kommt — sonst gäbe es auch keine sekundäre Dysmenorrhöe, die erst nach zahlreichen, schmerzlosen Perioden auftritt; man denke auch, durch wie enge Capillaren Blut z. B. bei Viscositätsbestimmungen zu dringen vermag. Gegen diese Beweise wiegen die günstigen Erfahrungen mit Erweiterung der vermeintlichen Stenose durch Quellstifte zu leicht. Dabei spielen sich im Uterus gewiß noch andere Vorgänge ab als die alleinige Ausweitung des Halskanals — Wachstumsreiz auf den hypoplastischen Uterus. Häufig genug bleibt der Erfolg einer Dilatationsbehandlung übrigens auch aus.

Verständlicher wird die Dysmenorrhöe durch die Tatsache, daß die von dem Leiden Befallenen meist eine hochgradige Erregbarkeit des vegetativen Nervensystems aufweisen, und daß besonders ein in sagittaler Richtung auf den Uteruskörper ausgeübter Druck Schmerzen hervorruft. In demselben Sinne wird die prämenstruelle Blutfülle das überreizbare Organ schmerzhaft machen und werden die ihm zufließenden Nervenreize echte Koliken auslösen.

Von hohem Interesse für die praktischen Aufgaben des Arztes und von großer Bedeutung für das Verständnis der Beziehungen, in denen

Keimplasma und dessen jeweiliger individueller Träger zueinander
stehen, ist der Widerhall, den die geschlechtlichen Leistungen im
Gesamtorganismus erwecken; der muß um so lauter sein, je hin-
fälliger seiner Anlage nach der Eigenkörper ist. Es liegt nicht in der
Absicht dieser Abhandlung, diese Beziehungen jetzt allesamt hier auf-
zuzählen, es genüge darauf hinzuweisen, daß Reaktionen dieser Art
in allen Zeiten des weiblichen Geschlechtslebens offenbar werden: im
Beginne der Geschlechtsreife, in Schwangerschaft, Geburt und in der
Zeit, in der das Geschlechtsleben erlischt.

Allen diesen Erscheinungen liegt zugrunde, daß sich der Eigenkörper in seinen körperlichen und seelischen Reaktionen der Aufgabe
nicht gewachsen zeigt, die ihm als zeitlichen Träger des Keimstromes
seines Stammes zugefallen ist. Seine Keimdrüsen sind keine geeignete
Stätte, auf der sich die Keimzellen zur vollen Reife entwickeln könnten;
die Keimzellen mit ihren Anhangsgebilden, den Follikeln, sind ihm
ein Feind, gegen den sich der Eigenkörper mit den spärlichen Kräften,
die ihm zur Verfügung stehen, zu wehren sucht. Es ist eine willkürliche
Annahme, wenn Matzenauer und Polland[1]) und L. Fraenkel[2])
meinen, daß die Dermatitis dysmenorrhoica bzw. die Dementia praecox
eine Folge von relativer Unterwertigkeit der Keimdrüsen sind. Es
könnte viel eher das Gegenteil der Fall sein, und es wäre möglich, daß
die eben dargestellte Auffassung durch Untersuchung des Blutserums
auf Abbaustoffe von Keimdrüsen bewiesen wird. Für Dementia praecox
ist nachgewiesen, daß das Serum dieser Kranken Eierstocks- und
Hodensubstanz abbaut, und bei Aschner[3]) findet sich eine kurze
Bemerkung, daß er im Serum Chlorotischer Abbaustoffe für Ovarial-
substanz gefunden hat. Diese Befunde haben gewiß viel allgemeinere,
biologische Bedeutung und würden es rechtfertigen, das Serum möglichst vieler Individuen zu untersuchen in der Absicht, das Zusammenspiel von Keimplasma und Eigenkörper zu erforschen[4]).

Bei der Reaktion des Gesamtkörpers auf die Einflüsse der Keimdrüsen sind selbstverständlich die Blutdrüsen als gruppenweise Vertreter seiner Leistungen hervorragend beteiligt. Teils werden sie in
der Erfüllung ihrer Aufgaben gestört, teils sind sie wohl imstande,
die Angriffe der Keimdrüsenstoffe abzuwehren. Als Beispiel für diese
zweite Art ihrer Leistung erwähne ich die sichere Wirkung der Hypo-
physenextrakte bei Frauen, die an Nervosität, allgemeiner Körperschwäche und übermäßig starken Periodenblutungen leiden; die Erfolge grenzen in jeder dieser drei Richtungen manchmal ans Wunder-

---

[1]) Arch. f. Dermatol. u. Syphilis **111**, 2. H.
[2]) Monatsh. f. Geburtsh. u. Gynäkol. **5**, 6. H.
[3]) Die Blutdrüsenerkrankungen des Weibes. Wiesbaden 1918. S. 119.
[4]) Untersuchungen dieser Art sind an der Klinik in Vorbereitung.

bare, besonders wenn, wie nebenbei bemerkt sei, die Wirkung des Hypophysenextraktes durch gleichzeitige innerliche Darreichung von Kalk verstärkt wird.

Die Zusammenhänge zwischen Keimplasma und Eigenkörper sind nahezu unübersehbar, es sollte die Aufgabe der vorliegenden Abhandlung sein, sie nur in großen Zügen zu erörtern.

Zusammenfassung.

Als Konstitution eines Einzelwesens ist der Teil seiner Beschaffenheit zu bezeichnen, der nur durch die Beschaffenheit des Keimplasmas seiner Eltern bedingt ist.

Das Keimplasma selbst dürfte durch die ihm vom Eigenkörper zufließenden Kräfte in seinem Aufbau nicht wesentlich und nicht dauernd abgeändert werden können.

Für Abänderungen seines Baues ist durch ungleiche Teilung der Keimzellen bei ihrer Vermehrung und durch Paarung mit Keimzellen anderen Baues gesorgt.

Die mannigfachen Konstitutionsfehler am Eigenkörper können erklärt werden durch die Annahme, daß die Entwicklungsbereitschaft seiner verschiedenen Anlageteile zur Unzeit beschleunigt oder verzögert wird oder gar erlischt.

Viele Störungen am und durch den Menstruationsvorgang sind zurückzuführen auf konstitutionelle Fehler in Bau und Leistung von Ovarium, Uterus und vegetativem Nervensystem, auf fehlerhafte Beantwortung der vom Geschlechtsapparat ausgehenden Reize durch den Gesamtkörper und dessen Blutdrüsenapparat.

(Aus der Universitäts-Frauenklinik [Direktor Prof. v. Jaschke] in Gießen.)

Beobachtungen über die Häufigkeit konstitutioneller Anomalien bei Erkrankungen des weiblichen Genitalapparates.

Von
Rud. Th. von Jaschke.

(Eingegangen am 1. März 1920.)

Der Aufforderung, einen Beitrag für eine Festschrift zu Friedrich Martius' 70. Geburtstag zu liefern, bin ich mit aufrichtiger Freude gefolgt. Darf ich mich auch nicht im engeren Fachgebiet zu Martius' Schülern zählen, so verdanke ich doch des greisen Forschers Lehre so viel fruchtbare Anregung auch für das eigene Fachgebiet, daß ich daraus die Berechtigung ableite, im Kreise seiner eigenen Schüler als Mitgratulant zu erscheinen. Ich erblicke die große Bedeutung von Martius' Lebenswerk viel weniger darin, daß er auf die Bedeutung der Konstitution und Vererbung für die menschliche Pathologie nachdrücklich hingewiesen hat — solche Gedanken mußten aus den wachsenden Erkenntnissen über das Wirken der endokrinen Drüsen früher oder später auch in anderen Köpfen entspringen —, ich schätze viel höher noch, daß Martius' kritisches Denken und scharfsinnige Beobachtungen gleichzeitig die endlosen Irrwege aufgezeigt haben, in welche die Forschung geraten mußte, wenn sie in phantastischen Sprüngen vom festen Boden der Tatsache in das luftige Reich der Phantasie enteilte. Manche fleißige Arbeit jüngerer Forscher wird dem kritischer Veranlagten hier einfallen.

Mögen die folgenden Ausführungen dem verehrten Forscher zeigen, daß wir in unserem Fachgebiet uns bemüht haben, mit sorgfältiger Kritik vorzugehen, wodurch freilich das Tempo unserer Arbeit wesentlich verringert wurde. Wie außerordentlich wichtig es mir erscheint, daß gerade Disziplinen, die nur zu leicht Gefahr laufen, in den begrenzten Aufgaben der Erforschung und Behandlung von Erkrankungen bestimmter Organbezirke steckenzubleiben, viel mehr als bisher die gesamten Eigentümlichkeiten der kranken Person, kurz ihre Konstitution mitberücksichtigen — das habe ich in meiner Antrittsvorlesung[1]) genügend betont. Ich brauche also hier nicht nochmals darauf zurückzukommen.

---

[1]) Med. Klin. 1918, Nr. 42.

Zur Durchführung des damals umrissenen Programms schien es uns erforderlich, erst einmal zahlenmäßige Grundlagen über die Häufigkeit von Konstitutions-Anomalien bei gynäkologisch Kranken zu gewinnen[1]).

Dabei ergab sich zunächst die praktisch gar nicht hoch genug zu veranschlagende Schwierigkeit, erst einmal festzulegen, was als „Konstitutionsanomalie" rubriziert werden sollte. Für den kritisch Denkenden ist diese Schwierigkeit tatsächlich eine große, wissen wir doch strenggenommen gar nicht, was eine normale Konstitution ist. Martius selbst hat schon hervorgehoben, daß der „Normalmensch lediglich eine Abstraktion aus zahllosen Einzelbeobachtungen, und zwar der mittlere Durchschnitt" ist. Ja, man kann noch weiter gehen. Die ganze Konstitutionslehre ist geradezu ein Schulbeispiel fiktiven Denkens. Denn ihr notwendiger Ausgangspunkt ist die Fiktion eines Normalmenschen, einer Normalkonstitution. Je schärfer man aber beobachtet, je mehr Einzelindividuen man nach allen Richtungen untersucht, desto deutlicher erkennt man, daß „die besondere Art der Reaktion des einzelnen Individuums auf bestimmte Reize" — also eben das, was nach Lubarsch den wesentlichen Inhalt des Begriffes „Konstitution" ausmacht — nicht einmal bei zwei Individuen genau übereinstimmt. Welches von all diesen Individuen soll also als Norm, als Typus bezeichnet werden? Man sieht, daß auf diese Weise nicht zum Ziel zu kommen ist. Erst unter Vernachlässigung einer ganzen Reihe kleinerer Differenzen zwischen den Einzelindividuen gelingt es, in so vielen anderen, gröberen Zügen und Reaktionen annähernde Übereinstimmung zu finden, daß man einen „Normalmenschen" abstrahieren kann. Zum Zweck praktisch medizinischen Handelns, vor allem in therapeutischer Hinsicht, erscheint es aber notwendig, sich zeitweilig daran zu erinnern, daß eben nur durch einen Kunstgriff des Denkens der Typus des Normalmenschen zu finden und festzulegen ist. An die Stelle der wahren Wirklichkeit tritt eine willkürlich ausgewählte Zusammenstellung übereinstimmender Merkmale. Streng wissenschaftlich ausgedrückt stellt der Begriff des Normalmenschen oder der Normalkonstitution nichts anderes dar, als eine abstraktive (neglektive) Fiktion[2]) — freilich eine ebenso notwendige wie nützliche Fiktion, die allein erst ermöglicht, in dem Wirrwarr von differenten Einzelmerkmalen der Menschen uns zurechtzufinden. Aus der Koexistenz bestimmter Eigenschaften, vielleicht noch mehr aus dem Fehlen anderer auffallender Eigenschaften oder Reaktionen auf bestimmte Reize konstruieren wir den Begriff des

---

[1]) Meine Assistentin, Frl. Maria Jacobs, hat sich dieser Aufgabe mit Fleiß und großer Gewissenhaftigkeit unterzogen und darüber in ihrer gleichbetitelten Dissertation (Gießen 1920) berichtet.

[2]) Man vergleiche darüber die geistvolle Darstellung in H. Vaihinger, Die Philosophie des Als Ob. Leipzig, F. Meiners Verlag.

Normalmenschen, des gesunden Individuums. Daraus läßt sich weiter rein logisch die Berechtigung ableiten, aus der Feststellung morphologischer und funktioneller Abweichungen vom Typus auf das Vorhandensein einer „abnormen Konstitution" zu schließen. Leider hat sich nun der Gebrauch eingeschlichen, den Ausdruck abnorme Konstitution oder Konstitutionsanomalie synonym mit minderwertiger Konstitution zu verstehen, trotzdem sie dem Inhalt des Begriffes nach auch eine höherwertige sein kann. Vom praktisch medizinischen Gesichtspunkte aus ist das aber insofern nützlich, als wir in dieser engeren Fassung des Begriffes unter Konstitutionsanomalie nur solche Abweichungen vom Durchschnitt verstehen, die „in irgendeiner Weise die Entstehung von Krankheiten begünstigen oder schon von sich aus zustande kommen lassen" (Ribbert). Andererseits ist nicht zu verkennen, daß eine solche Einengung des Begriffes die Gefahr mit sich bringt, vererbte und vererbbare Individualvarianten immer als Zeichen von Minderwertigkeit anzusprechen, was durchaus nicht allgemein zutrifft. Für die Forschungsarbeit besteht unter solchen Umständen der Nachteil, daß die Antwort schon in der Fragestellung vorweggenommen und danach das Urteil über die Bedeutung von Abweichungen vom Durchschnitt von vornherein in einseitiger Richtung festgelegt wird. Das muß sich dann übel bemerkbar machen, wenn für bestimmte Gruppen von Personen, z. B. die Kranken einer Frauenklinik erst festgestellt werden soll, was solche Abweichungen vom Durchschnitt in Wirklichkeit zu bedeuten haben.

Diese Frage zu beantworten, war aber der eigentliche Zweck unserer Untersuchungsreihe, aus deren Ergebnissen wir hier einen Teil publizieren.

Wir glaubten den oben angedeuteten Gefahren am besten auszuweichen, wenn wir uns zunächst jedes Werturteils enthielten und lediglich nach Stigmata, d. h. leicht feststellbaren Merkmalen einer abweichenden Konstitution suchten. Die Entscheidung der Frage, ob aus dem Nachweis solcher Stigmata[1]) auf eine Minderwertigkeit der anlagemäßigen Eigenschaften des betreffenden Organismus geschlossen werden darf, sollte eine cura posterior sein.

Berücksichtigen wir nun die Gesamtkonstitution, so fiel auf, daß klassische Bilder universeller Konstitutionsanomalien relativ selten sich fanden. So ist z. B. sehr merkwürdig, daß wir nicht einen einzigen Fall von Infantilismus universalis, der also alle klassischen Stigmata des Stehenbleibens auf kindlicher Ent-

---

[1]) J. Bauers Bezeichnung derselben als „Degenerationszeichen" scheint mir nicht sehr glücklich. Wenn Bauer das Wort auch nur im Sinne der „Abweichung" vom Durchschnitt gebraucht wissen will, so verbindet doch nun mal der gewöhnliche Sprachgebrauch damit den Begriff der Entartung oder Minderwertigkeit.

wicklungsstufe gezeigt hätte, zu beobachten Gelegenheit hatten. Trotzdem bin ich nach wie vor der Meinung, daß Infantilismus und Asthenie die beiden wichtigsten Konstitutionsanomalien, mindestens im Bereich gynäkologischer Tätigkeit, seien. Das springt sofort in die Augen, wenn wir uns von dem Zwange frei machen, die Diagnose „Infantilismus" nur in klassischen Fällen zu stellen, sondern vielmehr — und jetzt allerdings in ausgesprochener Absicht, für eine Bewertung des Organismus Anhaltspunkte zu gewinnen — uns damit begnügen, Partialinfantilismen festzustellen. Je nach den damit behafteten Organen und Organsystemen ist natürlich die Bewertung solcher Zeichen eine verschiedene. Wir fanden, was ich schon früher ausgesprochen hatte, neuerlich bestätigt, daß der Infantilismus häufig nur als Infantilismus partialis und dann mit besonderer Vorliebe als Infantilismus genitalis in Erscheinung tritt, während am übrigen Körper in bunter Reihe nur eine Auswahl infantiler Stigmata zu eruieren ist. Bei 40,5% unserer Patientinnen traf das zu — eine Feststellung, die allein genügt, die Bedeutung des Infantilismus für die Gynäkologie zu erhärten. Freilich möchte ich dahingestellt sein lassen, ob der von uns gefundene hohe Prozentsatz Infantiler auch für das Material anderer Frauenkliniken gilt. Wenn ich nach meiner Erinnerung das gynäkologische Material anderer Gegenden Deutschlands und Deutschösterreichs (Heidelberg, Wien, Greifswald, Düsseldorf) damit vergleiche, dann bin ich geneigt, für unser hessisches Material eine besondere Häufung dieser Konstitutionsanomalie anzunehmen, wie ich auch Sterilität noch nirgends so häufig gefunden habe als hier, wo mindestens bis zum Kriege die Gonorrhöe eine verschwindend geringe Rolle spielte. In Wirklichkeit ist die Zahl der Frauen, die zu irgendeiner Lebensperiode als „infantil" zu bezeichnen wären, noch größer. Denn es unterliegt nach meinen Beobachtungen gar keinem Zweifel, daß — von schweren Fällen universellen Infantilismus abgesehen — gerade diese Konstitutionsanomalie nichts Unabänderliches darstellt. Es gibt ein Heilmittel für den partiellen Infantilismus, wenigstens für den Genitalinfantilismus; ein Heilmittel freilich, dessen Anwendung nicht in unserem Belieben steht — nämlich die Gravidität. Sind solche jungen infantilen Frauen nicht auf die Dauer steril, dann kann man von einer Gravidität zur anderen gewissermaßen Ausheilung des Infantilismus beobachten und es bedarf späterhin selbst für den gleichen Untersucher oft ganz besonderer Sorgfalt, um Spuren von Infantilismus an anderen Organen noch nachzuweisen. Für die praktisch medizinische Seite des Problems hat es natürlich kaum Bedeutung, nach solchen ganz vereinzelten infantilistischen Stigmata zu suchen. Trotzdem bleibt die Erfahrung interessant, daß wir nur bei 2,5% unserer Patientinnen jedes infantile Stigma vermißt haben.

Ganz ähnlich liegen die Verhältnisse bei der Asthenie. Irgendein asthenisches Stigma fanden wir in 85% unserer Patientinnen, die Vereinigung aller klassischen Zeichen der Asthenia universalis congenita Stillers dagegen nur bei 11%[1]).

Daneben gibt es Fälle, in denen infantile und asthenische Stigmata so durcheinander gemischt erscheinen, daß man mit Mathes am besten von einem asthenischen Infantilismus spricht. Freilich möchte ich nach unserer Erfahrung (10,5%) denselben nicht für so häufig halten, als daß ich mit Mathes darin die wichtigste Konstitutionsanomalie überhaupt erblicken könnte.

Bemerkenswert erscheint mir ferner die Erfahrung, daß wir noch häufiger als die klassische Asthenie eine partielle Hypotonie fanden. Nun sind ja manche Autoren (z. B. Tandler) geneigt, die Hypotonie überhaupt als das Wesentliche der Asthenie anzusehen. Daran ist sicher etwas Wahres. Der ganze Inhalt des Begriffes der Asthenie scheint mir damit aber nicht eingefangen. Unsere Erfahrungen wenigstens sprechen dagegen, denn wir fanden in 13,5% unserer Fälle eine partielle, auf bestimmte Gebiete beschränkte Hypotonie und in so regelmäßigem Zusammenhang mit der Symptomentrias „Plattfuß, Varicen, Enteroptose" nicht selten außerdem die Kombination mit Descensus oder Prolapsus vaginae et uteri, Hängebauch, Hängebrüsten, Hämorrhoiden, Hernien, daß man fast den Eindruck einer besonderen Konstitutionsanomalie gewinnen konnte. Dies um so mehr, als es sich nicht etwa nur um Frauen handelte, die durch Geburten „quasi ein Recht auf solche Zustände hatten", sondern vielfach auch um nullipare Individuen, bei denen irgendwelche andere Anzeichen für Asthenie durchaus vermißt wurden. Ganz im Gegenteil fanden wir andere asthenische Stigmata unter 27 hierhergehörigen Frauen nur dreimal. Ich weiß wohl, daß auch die genannten Symptome zum Bilde der Asthenia universalis gehören, in dem ja die Hypotonie in auffallender Weise vorherrscht. Hier aber handelt es sich um im übrigen sehr kräftige Frauen mit sehr gut entwickelter Extremitäten- und Stammuskulatur, mit einem Nervensystem, das nichts von Asthenie erkennen ließ. Das ist doch etwas Besonderes, wenigstens so weit, daß mir eine bedingungslose Einordnung in das Bild der Asthenie nicht ganz berechtigt scheinen will. Man könnte mit einem gewissen Recht die Frauen, die geboren haben, ausschließen; dann bliebe aber unerklärt, warum nicht alle Frauen von im übrigen gleicher Körper- und Skelettbeschaffenheit diese Geburtsfolgen zeigten,

---

[1]) Hinsichtlich der Einzelheiten sei auf die Dissertation von Frl. Jacobs verwiesen. Ich erwähne hier nur in voller Bestätigung meiner früheren Erfahrungen, daß die Costa decima fluctuans, die Stiller geradezu als pathognomonisches Symptom der Asthenie proklamiert hat, bei jeder achten Frau sich fand, von denen aber ein Fünftel sonst alle Zeichen von Asthenie vermissen ließ.

warum andererseits wieder bei anderen Vielgebärenden mit Rectus-
diastase, Hängebauch, schlaffen Hängebrüsten, Varicen, gerade dieser
besondere Eindruck auf den Beobachter ausblieb? Immerhin gestehe
ich gern zu, daß man in der Bewertung dieser Fälle vorsichtig sein muß,
da es schwer ist, aus anamnestischen Daten über Geburtsverlauf, Geburtsleitung, Behandlung evtl. Geburtsverletzungen, Wochenbett-
hygiene usw. einwandfreie und vergleichbare Vorstellungen zu gewinnen.
Es spielen zu viele Faktoren dabei eine Rolle. Man denke nur an die
Bedeutung der späten Erstgeburt für die Entstehung des Prolapses
(Sellheim, Fetzer), andererseits an die Möglichkeit, durch sorgfältige Geburtsleitung auch bei solchen Individuen umfangreiche Schädigungen des Beckenbodens zu verhüten, man denke ferner an die
Bedeutung der Übung und Schonung im Wochenbett, genügend langer
Intervalle zwischen zwei aufeinanderfolgenden Geburten und ähnliches
mehr. Jeder Erfahrene weiß, wieviel gerade auf solche Momente an-
kommt. Trotz aller Bemühungen mögen auch unter den hier genannten
Fällen solche unterlaufen sein, die strenggenommen inkomparabel sind.
Unsere Zahlenangabe darf daher nur als ein ungefährer Anhaltspunkt
aufgefaßt werden und ist vielleicht der Korrektur bedürftig. An der
Berechtigung, diese Fälle als etwas Besonderes herauszuheben, möchte
ich festhalten, da Frl. Jacobs alle 200 Fälle selbst auf das genaueste
untersucht und daher für diese Dinge einen besonderen Blick sich erworben hat.

Wie schwer es übrigens selbst für den Geübten wird, in manchen
Fällen zu einem bestimmten Urteil zu gelangen, beweisen 9 Fälle, in
denen trotz einer Häufung verschiedenster Stigmata der Eindruck
einer besonderen Konstitution nicht zu gewinnen war, die Einreihung
in irgendeinen bekannten Typus mißlang. Frl. Jacobs hat dieselben
als „allgemein degenerativ“[1] aufgestellt, womit nur gesagt werden
soll, daß sie in vielen Einzelheiten Abweichungen vom Typus aufwiesen,
ohne daß doch die Gesamtheit dieser kleinen Abweichungen die Konstitution geändert hätte. M. E. lehren diese Fälle zweierlei: einmal,
daß man aus dem Vorhandensein dieser oder auch jener „Stigmata“,
wie sie sich bei Konstitutionsanomalien oft finden, nicht gleich auf eine
abweichende oder gar minderwertige Konstitution schließen darf,
zum anderen aber, daß — mindestens in gynäkologischem Krankenmaterial — eine derartige wahllose Häufung von Degenerationszeichen
(im Sinne Bauers) ohne Beeinflussung der Gesamtkonstitution relativ
selten (4,5%) ist.

Bei dem Versuch, etwas über die Ätiologie der von uns beobachteten
Konstitutionsanomalien zu erfahren, ergaben sich die allergrößten
Schwierigkeiten und Unsicherheiten, so daß wir eines bestimmten all-

---

[1]) Das Wort „degenerativ“ im Sinne von J. Bauer gebraucht.

gemeinen Urteils uns jedenfalls enthalten müssen. Dennoch möchten wir einige dieser Feststellungen hier mitteilen, weil sie uns für die immer noch umstrittene Frage der begrifflichen Abgrenzung der Konstitutionsanomalien von Bedeutung scheinen. Martius fordert als wesentliches Merkmal eines konstitutionellen Merkmals dessen Vererbbarkeit; daraus folgt, daß Konstitutionsanomalien in folgenden Generationen als angeborene Eigenschaft sich darstellen müssen. Darauf, wie auf ihre Unbeeinflußbarkeit durch äußere Einflüsse, wird von manchen Autoren (z. B. Tandler) der Hauptton gelegt. Demgegenüber macht Martius, unseres Erachtens mit Recht, geltend, daß die Konstitution eines Organismus doch auch durch von außen kommende Einflüsse geschädigt werden könne. Das würde darauf hinauslaufen, daß das primäre Auftreten von Konstitutionsanomalien von der ererbten Anlage unabhängig sei oder mindestens sein kann, und in logischer Konsequenz würde das bedeuten, daß Konstitutionsanomalien auch einer therapeutischen Beeinflussung zugänglich seien. Tandler dagegen will solche erworbenen, scheinbar anlagemäßigen Besonderheiten nicht als „konstitutionell" gelten lassen, sondern als „konditionell" davon unterscheiden. So sehr ich das Bestreben nach möglichst scharfer begrifflicher Analyse für berechtigt halte, so muß ich doch andererseits betonen, daß mir in der praktischen Medizin die Hilfsmittel dafür nicht ausreichend erscheinen. Mit J. Bauer von „konditionell erworbenen Formen bestimmter Konstitutionsanomalien" zu sprechen, scheint mir daher nur eine sprachliche Konzession an die Tandlersche Auffassung, läuft aber doch im Wesen auf Anerkennung der „erworbenen Konstitutionsanomalien" im Sinne von Martius hinaus. Unsere Erfahrungen scheinen uns, wie schon angedeutet, durchaus für eine Anerkennung des Martiusschen Standpunktes zu sprechen. Ich will dafür nur ein Beispiel heranziehen. Niemand wird nach obigen Zahlenangaben die große Bedeutung des Infantilismus für die praktische Gynäkologie bezweifeln — und doch haben wir keinen einzigen, ganz reinen Fall von Infantilismus universalis zu sehen bekommen. Andererseits fand sich bei der Hälfte unserer Infantilen bei den Patientinnen selbst oder den nächsten Familienangehörigen (fast ausschließlich latente) Tuberkulose. Wer wollte da entscheiden, ob hier der Infantilismus gerade für die tuberkulöse Infektion den Boden bereitet hat oder umgekehrt die tuberkulöse Infektion das Stehenbleiben auf kindlicher Entwicklungsstufe begünstigte? Auf der anderen Seite kennen wir die große Bedeutung des innersekretorischen Teiles des Keimdrüsenapparates für die normale Entwicklung nicht allein des Genitalapparates, sondern vor allem auch für die Ausbildung der sekundären Geschlechtscharaktere, deren mangelhafte Ausprägung ja für den infantilen Habitus besonders charakteristisch ist. Liegt es da nicht viel näher, in früher

Kindheit erworbenen Infekten die eigentlich entscheidende Wirkung zuzuweisen? Analog den Erfahrungen, daß auch Erkrankungen anderer innersekretorischer Drüsen nicht ganz selten im Anschluß an Infektionen ganz akut auftreten. Ebenso ist bekannt, wie verschieden die Folgen derartiger Erkrankungen endokriner Drüsen für den Gesamthabitus des Organismus sind, je nach dem Entwicklungsstadium, in dem der von der Erkrankung befallene Organismus sich gerade befindet. Wer will da späterhin bei vielleicht höchst mangelhaft zu eruierender Anamnese entscheiden, was von den bei der Suche nach konstitutionellen Abweichungen entdeckten äußeren Merkmalen oder funktionellen Eigentümlichkeiten erblich-konstitutionell oder nichterblich-somatisch ist. Ich glaube, wir müssen die Entscheidung derartiger Fragen noch auf lange zurückstellen. Ja, vielleicht kommen wir nie in die Lage, Kondition und Konstitution für praktisch medizinische Zwecke ganz scharf zu trennen.

Unsere Untersuchungen waren in erster Linie zu dem Zweck unternommen, statt allgemeiner Eindrücke, Vermutungen und Erinnerungsbilder einmal zahlenmäßig festzulegen, wie oft wir denn in unserem Gebiet mit Konstitutionsanomalien oder einzelnen Merkmalen abweichender bzw. minderwertiger Konstitution zu rechnen hätten. Man wird zugeben müssen, daß das Ergebnis ein über alle Erwartung großes ist. Darüber hinaus interessiert uns aber am meisten die Frage, ob bzw. wie oft bei unseren Patientinen zwischen der anatomischen oder funktionellen Störung am Genitalapparat und festgestellten konstitutionellen Abweichungen ein kausaler Zusammenhang bestand. Es würde zu weit führen, im Rahmen dieses Aufsatzes diese verwickelte Frage in allen Einzelheiten beantworten zu wollen. Wir begnügen uns für heute mit ein paar Hinweisen auf Fälle, in denen ein derartiger Zusammenhang sozusagen in die Augen sprang.

Weitaus am häufigsten war das der Fall bei Frauen, welche wegen Sterilität oder Dysmenorrhöe unsere Hilfe heischten, ebenso häufig bei Frauen, die wegen Sekretionsstörungen oder Störungen der menstruellen Blutung zu uns kamen[1]). Fälle von Infantilismus, manche Fälle von Asthenie gehörten hierher. Ähnliches gilt von manchen Fällen von Descensus und Prolaps, besonders bei nulliparen Individuen. Schließlich sei noch als praktisch wichtig und interessant hervorgehoben, daß auch bei Retroflexio uteri, bei der Masse von Frauen, die wegen primärer Enteroptose, wegen Adhäsionen in der Umgebung der Adnexe und benachbarten Darmabschnitte in unsere Behandlung kamen, gerade an den erkrankten Or-

---

[1]) Näheres darüber findet sich in der Arbeit meines Assistenten Dr. A. Seitz „Über anatomische Befunde am Endometrium bei Meno- oder Metrorrhagien“, Zeitschr. f. Geburtsh. u. Gynäkol. 1920.

ganen topische Infantilismen bzw. mehr oder minder ausgesprochene Asthenie fast niemals vermißt wurden, so daß sich allein aus der Häufigkeit des Zusammentreffens ein kausaler Zusammenhang geradezu aufdrängt. Darauf soll an anderer Stelle noch einmal ausführlich eingegangen werden.

Es wird noch vieler Arbeit bedürfen, ehe wir über diesen Zusammenhang klare Antwort werden geben können. Auch die vorstehenden Ausführungen bedeuten ja viel mehr Ausblick und Anregung für die Zukunft als abschließende Feststellung. Möge aber niemand, der auf diesen verschlungenen Wegen wandeln will, vergessen, sich allererst um einen verläßlichen, vor Irrwegen warnenden Führer umzusehen, der auf lange hinaus niemand anderes sein kann als Friedrich Martius.

Die Asthenopie.

Nach einer klinischen Vorlesung

von

Prof. **A. Peters** (Rostock).

(Eingegangen am 5. Juni 1920.)

Daß eine unkorrigierte Refraktionsanomalie bei fortgesetzter Nahearbeit Beschwerden hervorzurufen vermag, die sich allmählich zu Kopfdruck und Schmerzen in und über dem Auge steigern und damit die weitere Arbeit wesentlich erschweren und unmöglich machen können, ist eine geläufige Tatsache; ebenso ist die von dieser akkommodativen Form der Asthenopie zu trennende muskuläre Form, die Insuffizienz der bei der Nahearbeit tätigen Musculi recti interni, als Ursache asthenopischer Beschwerden seit langem bekannt. In gleicher Weise können chronische Conjunctival- oder Lidrandleiden störend wirken und schließlich kann bei der sog. nervösen Asthenopie eines der genannten Momente sehr minimal ausgeprägt sein und dennoch Beschwerden hervorrufen, die mit der Geringfügigkeit des Befundes sehr lebhaft kontrastieren, weil auf der Grundlage einer neuropathischen Konstitution Schmerzen lebhafter empfunden und gefürchtet werden, als dies bei Gesunden der Fall ist. Aber auch ohne diese geringfügigen Ursachen, z. B. lediglich durch die Anspannung der Akkommodation bei der Nahearbeit, durch die schon vom Normalsichtigen aufzubringende Muskelarbeit kann ein Symptomenkomplex auftreten, der von F o e r s t e r als Kopiopia hysterica, später als Anaesthesia und Hyperaesthesia retinae bezeichnet wurde. Speziell die Arbeiten von W i l b r a n d t haben den Beweis geliefert, daß in der Tat bei diesen rein nervösen Formen hysterische Symptome sehr häufig vorhanden sind, unter denen funktionelle Amblyopien und konzentrische Gesichtsfeldeinengungen im Vordergrunde stehen. Daneben spielen Lichtscheu und Neigung zu Tränenträufeln eine wichtige Rolle.

Unter dem Einfluß dieser Anschauung war man lange Zeit hindurch geneigt, beim Fehlen akkommodativer, muskulärer oder conjunctivaler Ursachen bei diesen Formen der Asthenopie eine neuropathische Konstitution als Ursache anzunehmen. Demgegenüber habe ich[1] schon vor mehr als 20 Jahren darauf hingewiesen, daß man eine der genannten Ursachen oder mehrere gleichzeitig erst dann für asthenopische Be schwerden verantwortlich machen darf, wenn man spontan auftretende neuralgiforme Reizzustände im Trigeminusgebiet ausschalten kann.

Wenn man über deren Bedeutung ein klares Bild gewinnen will, muß man selbstverständlich die Fälle außer acht lassen, in denen ein schwerer Entzündungsprozeß, z. B. eine Iritis oder eine Keratitis oder ein Glaukom, mehr oder weniger heftige Schmerzen in und über dem Auge hervorruft, ebenso die latenten Nebenhöhlenerkrankungen speziell die der Stirnhöhle, sowie Stoffwechselstörungen, wie Nephritis und Diabetes, oder organische Erkrankungen des Gehirns. Auch die verschiedenartigen Formen der Hemicranie und die schweren Trigeminusneuralgien, z. B. nach Herpes zoster müssen hier außer Betracht bleiben. Es handelt sich vielmehr um neuralgiforme Beschwerden, die meistens im Bereiche des ersten Trigeminusastes, speziell des Supraorbitalis, seltener der ciliaren Äste auftreten, ohne daß eine Lokalerkrankung oder eine Allgemeinstörung erkennbar ist. Sie werden von den Patienten meistens gar nicht als Kopfschmerzen, sondern als Müdigkeitsgefühl im Bereiche der Augen, besonders nach längerem Gebrauche, bezeichnet, treten ein- und doppelseitig auf und erfahren oft eine Steigerung, wenn das Gesicht dauernd kaltem Winde preisgegeben ist. Die Schmerzen sind meistens nicht ständig vorhanden, werden aber bald hervorgerufen, sobald andauernde Nahearbeit geleistet werden muß, und damit ist das typische Bild der Asthenopie gegeben, auch ohne daß eine der sonstigen Ursachen im Bereiche des Auges oder eine nervöse Allgemeinstörung vorliegt. Das objektive Kennzeichen derartiger Reizzustände ist in erster Linie die Druckempfindlichkeit des Supraorbitalis an seiner Austrittsstelle, die bei vielen Menschen auch dann vorhanden ist, wenn keine subjektiven Beschwerden vorliegen. Nur der Geübte wird darüber entscheiden können, ob hier nervöse Überempfindlichkeit oder gar Aggravation vorliegt. Er wird die Konstitution berücksichtigen müssen, die speziell bei anämischen Zuständen das Entstehen neuralgischer Beschwerden begünstigt, aber dann immer wieder auch bei sonst ganz gesunden Menschen diese Druckempfindlichkeit feststellen, die nicht nur die asthenopischen Beschwerden erklärt, sondern auch Neigung zum Tränen der Augen und eine gewisse Lichtscheu, Symptome, auf deren Bedeutung in diesem Zusammenhang in der Praxis wohl nicht immer genügend geachtet wird.

Seitdem ich mir zur Regel gemacht habe, eine Verengerung der Tränenwege nicht eher anzunehmen, bis ich derartige Reizzustände im Trigeminusgebiet, sei es auf allgemein nervöser Grundlage oder bei sonst Gesunden, ausschließen kann und eine Sondierung nicht eher vorzunehmen, bis ein derartiger Reizzustand durch entsprechende Behandlung beseitigt ist, ist schon manchem meiner Patienten die unangenehme Sondenkur erspart geblieben. Diese Art des Tränens ist nicht ständig vorhanden, sondern tritt nur bei besonderen Reizungen, speziell durch kalten Wind, Zigarrenrauch usw. auf. Mit dieser Empfindlichkeit des tränenproduzierenden Apparates geht sehr häufig eine gewisse Empfindlichkeit gegen Licht Hand in Hand. Die Patienten klagen weniger spontan darüber, als daß sie bei Befragen angeben, daß beim Blick auf eine helle Wasserfläche oder gegen den hellen Himmel ein unangenehmes, sich zum Schmerzgefühl steigerndes Blendungsgefühl auftritt.

Ich habe durch die Untersuchungen, die ich[2]) mit meinem Schüler Hartmann[3]) angestellt habe, ermittelt, daß in allen Fällen von Lichtscheu resp. Blendungsschmerz gleichzeitig subjektive oder objektive Zeichen einer gesteigerten Reizbarkeit im Trigeminusgebiete vorliegen, wobei natürlich von denjenigen Fällen abgesehen werden muß, in denen das scheinbar beim Lichteinfall, in Wirklichkeit beim Öffnen der Augen auftretende Schmerzgefühl durch mechanische Insulte der Hornhautnerven, z. B. bei skrofulösen Kindern ausgelöst wird. Damit ist meines Erachtens die alte Streitfrage entschieden, ob es einen physiologischen Blendungsschmerz gibt, und zwar dahin, daß ein derartiger, bei normaler, d. h. nicht künstlich gesteigerter Belichtung auftretender Schmerz einen latenten Reizzustand im Trigeminusgebiet zur Voraussetzung hat, und auch auf diesem Gebiete bestätigen die Erfolge der Behandlung diesen Zusammenhang.

Diese besteht, wie ich schon des öfteren dargelegt habe, in der 2—3 Wochen lang, eventuell wiederholt, durchgeführten internen Behandlung mit Medikamenten, von denen die schmerzlindernden wegen ihres nur vorübergehenden Erfolges nicht in Frage kommen. Auf Grund langjähriger Erfahrungen kann ich auch heute noch in dieser Hinsicht die Kombination von Chinin und Eisen mit Secale und die Tinctura Eucalypti empfehlen und dazu tritt noch die schon von Pagenstecher[4]) empfohlene Massage der Austrittsstelle des Supraorbitalis und der Stirngegend, die in den ersten Tagen oft als lästig, dann aber sehr wohltuend empfunden wird. Damit werden sehr viele Fälle schon in kurzer Zeit geheilt oder soweit gebessert, daß die asthenopischen Beschwerden, die den Patienten zum Augenarzte führten, zum Verschwinden gebracht werden, auch ohne daß eine Brille verordnet wurde.

Nach dieser Richtung habe ich oft die Erfahrung machen müssen, daß der Glaube an die Heilkraft der Brille auch im Publikum so weit verbreitet ist, daß mancher Patient erstaunt ist, wenn ich ihm vorschlage, auf dem Wege interner Behandlung Beschwerden zu beseitigen, die doch augenscheinlich von den Augen herrühren, und auch von augenärztlicher Seite ist man meines Erachtens noch viel zu wenig geneigt, von der liebgewordenen Brillenverordnung in solchen Fällen abzugehen, die als Asthenopie gedeutet werden.

Gewiß bin ich der letzte, der einem Hypermetropen, der über asthenopische Beschwerden klagt, die Brille vorenthalten möchte. Aber nicht die Hypermetropie an sich ist das Entscheidende, sondern eine Reihe von wichtigen Umständen, die bei der Brillenverordnung ausschlaggebend sein müssen. Man wird ein sonst gesundes, kräftiges Kind, welches z. B. eine Hypermetropie von 1 D hat, erst dann zum Tragen einer Brille verurteilen dürfen, wenn durch entsprechende Behandlung der vermutete Reizzustand im Trigeminusgebiet nicht zum Verschwinden gebracht wurde. Man wird einen Rekonvaleszenten, z. B. nach Typhus, damit trösten können, daß er die wegen Hypermetropie verordnete Brille nicht dauernd zu tragen braucht, weil bei fortschreitender Genesung der Mehraufwand an Akkommodation mühelos geleistet werden kann. Es wird wohl keinem Augenarzte die Erfahrung erspart bleiben, daß die Patienten mit der verordneten Konvexbrille enttäuscht wieder zum Arzte kommen, weil sie ihre Beschwerden nicht verloren haben, und da das Tragen einer Brille nun einmal nicht zu den Annehmlichkeiten gehört, so erscheint es mir doch richtiger, in zweifelhaften Fällen lieber zuerst den Versuch mit einer auf Beseitigung der asthenopischen Beschwerden zielenden Behandlung zu machen, ehe man den Patienten zum dauernden Tragen einer Nahebrille verurteilt.

Wenn auch der Zusammenhang zwischen asthenopischen Beschwerden und dem hypermetropischen Astigmatismus viel sinnfälliger hervortritt, als bei der Hypermetropie, so soll man sich auch auf diesem Gebiete vor Übertreibungen in bezug auf Brillenverordnung hüten. So einleuchtend es ist, daß man auf genaue Achsenstellung der Cylindergläser achten muß, so sicher ist es auf der anderen Seite, daß nicht unerhebliche Abweichungen von der mit dem Ophthalmometer ermittelten Achsenstellung ohne jegliche Beschwerden vertragen werden. Ganz abgesehen davon, daß zurzeit die Cylindergläser so hoch im Preise stehen, daß man sich auf durchaus notwendige Verordnungen beschränken muß, sollte man wegen geringfügiger Differenzen in der Achsenstellung, die sich bei der Untersuchung durch einen später konsultierten Arzt ergeben, erst dann eine andere Brille verordnen, wenn man zuvor mit der Möglichkeit gerechnet hat, daß die Asthenopie nicht den Gläsern, sondern einem akzidentellen, durch Medikamente beeinflußbaren Reizzustand im Trigeminusgebiet zur Last zu legen ist. Daß man mit dem Aufzwingen der Cylindergläser bei Presbyopen, die bis dahin solche nicht getragen haben, üble Erfahrungen machen kann, ist eine wohl vielen Augenärzten geläufige Tatsache, die dazu mahnt, die Praxis nicht der Theorie unterzuordnen.

Eine für mich bisher unerklärte, aber schon oft beobachtete Erscheinung ist die, daß der myopische Astigmatismus als solcher keine asthenopischen Beschwerden hervorruft. Sind solche vorhanden, so sind sie fast ausnahmslos durch spontane Reizzustände im Trigeminusgebiet bedingt und verschwinden mit deren Behandlung, auch ohne daß Cylindergläser verordnet werden. Diese sind nur dann zu verordnen, wenn eine erhebliche Verbesserung des Sehvermögens zu erzielen ist. Oft genug habe ich es früher erlebt, daß die verordneten Cylindergläser wieder beiseite gelegt wurden, wenn die asthenopischen Beschwerden auf medikamentösem Wege beseitigt worden waren.

Was die weitere Quelle asthenopischer Beschwerden, die Insuffizienz der Recti intern., anbetrifft, so sind nach meiner Erfahrung die Fälle gar nicht selten, wo die deutlichen Symptome der Insuffizienz bestehen, ohne daß asthenopische Beschwerden vorhanden oder die letzteren auf medikamentösem Wege zu beseitigen sind, so daß die Verordnung einer Prismenbrille überflüssig wird. Achtet man bei der Korrektion der Myopen auf die richtige Zentrierung der Gläser, welche besonders bei den modernen Klemmern ohne Einfassung oft sehr zu wünschen übrig läßt, so wird damit eine weitere Quelle asthenopischer Beschwerden meistens beseitigt, und bleiben sie trotzdem bestehen, dann kann man von vornherein sicher sein, daß sie nicht durch die Myopie, sondern durch neuralgische Reizzustände hervorgerufen sind.

Auch die Entscheidung der Frage, ob bei asthenopischen Beschwerden conjunctivale oder Lidranderkrankungen im Einzelfalle eine Rolle spielen, kann schwierig sein. Sehen wir doch oft genug Bindehauterkrankungen ganz ausgesprochener Art ohne asthenopische Beschwerden einhergehen, und andererseits habe ich oft genug die Beobachtung gemacht, daß die Bindehautentzündung nach der auf medikamentösem Wege erfolgten Beseitigung eines Reizzustandes Gegenstand besonderer Behandlung werden mußte und umgekehrt kann z. B. ein chronischer Diplobacillenkatarrh, der so weit geheilt ist, daß er keine Veränderungen an der Schleimhaut mehr erkennen läßt, von Neuralgien erheblicher Art gefolgt sein, die eine besondere Behandlung erfordern. Auf diesem Gebiete kann nur die Erfahrung entscheiden, welches der beiden Momente im Vordergrunde steht.

Dadurch, daß diese Ursachen der Asthenopie sich kombinieren können, werden die Verhältnisse nur noch komplizierter, und jedem Augenarzt sind wohl Fälle bekannt, in denen die verschiedenartigsten Brillenkombinationen und äußere Augenbehandlungen nicht zum Ziele führten. Damit kommen wir auf das Gebiet der nervösen Konstitution, welche die Patienten die Beschwerden viel intensiver und nachhaltiger empfinden läßt, als es beim gesunden der Fall ist; dazu kommt noch der Umstand, daß die Hartnäckigkeit des Leidens manchen Menschen „nervös" zu machen imstande ist, weil er befürchtet, ein ernsteres, unter Umständen seinen Beruf gefährdendes Leiden zu haben. Handelt es sich lediglich um derartige neurasthenische Zustände, dann wird der Zuspruch des Arztes schon manches bessern können, und liegt eine Neigung zu Neuralgien auf dem Boden einer anämischen, schwächlichen Konstitution vor, so wird man durch die medikamentöse Behandlung manches erreichen können.

Schwieriger liegt aber die Sache, wenn wir auf das Gebiet der Hysterie kommen. Zweifellos existiert das besonders von Wilbrandt[5]) so scharf charakterisierte Bild der Asthenopia nervosa zu Recht als Teilerscheinung einer Hysterie, mit den hervorstechendsten Symptomen der Amblyopie, der Gesichtsfeldeinengung, der Lichtscheu und des Tränenträufelns Hier wird es Aufgabe der Behandlung sein, auf suggestivem Wege Besserung zu erzielen, wobei man niemals vergessen darf, daß auch ein hysterisches Individuum an akkommodativer oder muskulärer Asthenopie oder an selbständig auftretenden neuralgischen Reizzuständen leiden kann, die ihrerseits eine entsprechende Behandlung erfordern. Immerhin werden immer noch Fälle übrig bleiben, in denen die jährliche Erholungsreise des Patienten dem Arzte eine Zeitlang Ruhe verschafft.

Es gibt außer diesen Fällen, in denen die hysterische Natur nicht zu bezweifeln ist, noch Grenzfälle, die man nicht ohne weiteres dem Gebiete der Hysterie zuweisen darf. Wie in der Arbeit meines Schülers Wolfring[6]) ausgeführt ist, haben wir während des Krieges bei mehr als 100 Soldaten eine mit Plangläsern sofort zu behebende Amblyopie festgestellt, ohne daß greifbare Symptome von Hysterie vorlagen. Gleichzeitig wurde oft über eine gewisse Lichtscheu und Tränenträufeln geklagt, so daß hier alle Ursache vorlag, die Fälle als rein nervöse Asthenopien im Sinne von Wilbrandt zu deuten. Der Umstand jedoch, daß in sämtlichen Fällen eine deutliche Druckempfindlichkeit des Supraorbitalis ausgesprochener Art vorlag, läßt nur die Deutung zu, daß hier eine leicht zu behebende Autosuggestion vorliegt in dem Sinne, daß die Schmerzen, Lichtscheu und Tränenträufeln das Bewußtsein hervorrufen, „schwache Augen" zu haben, und da „schwache Augen" auch schlecht sehen können und diese Schwäche durch Brillengläser behoben werden kann, so genügt das Vorhalten eines Planglases, um die gewünschte Wirkung zu erzielen. Verordnet man nun ein entsprechendes Medikament und klärt den Patienten über die Natur seines Leidens auf, so wird der Erfolg der Behandlung immer ein sehr prompter sein.

Dasselbe gilt für die häufigen Fälle, in denen der genannte Symptomenkomplex nach Traumen auftritt. Nach einer neueren Zusammenstellung von Lührsse[7]) aus der hiesigen Klinik, die nicht weniger als 40 Fälle umfaßt, in welchen bei Kriegsteilnehmern Obergutachten zu erstatten waren, wurde in keinem Falle die Druckempfindlichkeit des Supraorbitalis vermißt und damit für Amblyopien, gelegentlich auftretende Gesichtsfeldeinengungen, Lichtscheu und Tränenträufeln eine greifbare Ursache gegeben, ohne daß man an eine nervöse Konstitution zu denken brauchte, und der Erfolg der medikamentösen Behandlung im Verein mit der Massage bestätigt in diesen Fällen durchaus, daß man es hier mit Erscheinungen zu tun hat, bei denen auf der Grundlage des wirklich vorhandenen Leidens Befürchtungen erweckt werden, die leicht zu zerstreuen sind.

Damit gewinnt diese Form der Asthenopie eine forensische Bedeutung. Wird· hier in unrichtiger Weise verfahren und behandelt, indem die Autosuggestion unterstützt wird und neue Nahrung erhält, dann wird die Gefahr eines dauernden, die Erwerbsfähigkeit nicht unerheblich beeinträchtigenden Leidens heraufbeschworen.

Zusammenfassend kann man sagen, daß neben den lokalen Ursachen sowie den konstitutionellen Momenten bei der Entstehung asthenopischer Beschwerden neuralgiforme Reizzustände eine wichtige Rolle spielen, die zu einer entsprechenden Behandlung auffordern, von deren Erfolg es abhängt, ob noch weitere Ursachen der Asthenopie in Betracht zu ziehen sind.

Literaturverzeichnis.

[1]) Peters, Über Kopfschmerzen und deren Zusammenhang mit Augenstörungen. Sammlung zwangloser Abhandlungen aus dem Gebiete der Augenheilkunde von Vossius. 1898. Zentralbl. f. Augenheilk. 1917. — [2]) Über den Blendungsschmerz. Klin. Monatsbl. f. Augenheilk. 47. — [3]) Hartmann, Über den Blendungsschmerz. Diss. Rostock 1917. — [4]) Pagenstecher, Über Asthenopie. Verhandl. d. internat. med. Kongr. in Moskau 1897. — [5]) Wilbrandt, Über neurasthenische Asthenopie und sog. Anaesthesia retinae. Arch. f. Augenheilk. 12. 1883. — [6]) Wolfring, Zur Kenntnis der Asthenopie. Diss. Rostock 1917. — [7]) Lührsse, Diss. Rostock 1920 (ungedruckt).

Alveolarpyorrhöe in Beziehung zu konstitutionellen Erkrankungen.

Von

Hans Moral und **Georg Blessing** (Rostock).

(Eingegangen am 5. Juni 1920).

In der Mundhöhle findet man eine Erkrankung, von der ein wesentliches Symptom die immer weiter schreitende Lockerung der Zähne ist, verbunden mit Eiterabsonderung aus der Alveole, was schließlich zu vollständigem Verlust aller Zähne führen kann: Alveolarpyorrhöe. Im Laufe der Zeit ist eine große Reihe wertvoller klinischer und pathologisch-bakteriologischer Arbeiten erschienen, ohne daß das Wesen dieser Erkrankung dadurch ganz erklärt worden ist. Unter Alveolarpyorrhöe versteht man heute allgemein eine vom Zahnfleischrand in Richtung auf die Wurzelspitze zu fortschreitende Erkrankung der Wurzelhaut, die durch die Bildung von Granulationsgewebe charakterisiert ist. Auf diese Weise entsteht zwischen Zahn und Zahnfleisch eine Tasche, die sich auf der Zahnfleischseite mit Epithel überzieht. Diese Tasche ist naturgemäß ein Sammelplatz für Bakterien aller Art, die sich in der Mundhöhle ja immer in großer Zahl finden. Durch diese Bakterien wird das Granulationsgewebe so beeinflußt, daß es schließlich zur Eiterbildung kommt, der sich entweder — nämlich, wenn er sehr reichlich vorhanden ist — selbst entleert, oder durch Druck auf das Zahnfleisch zutage gefördert werden kann. Diese Granulationsbildung schreitet immer weiter, zerstört schließlich die Wurzelhaut ganz und bringt den Knochen zur Einschmelzung, wodurch eine immer weitergehende Lockerung der Zähne entsteht. Diese drei Zeichen, die Eiterung, die Lockerung und die Granulationsbildung sind die wesentlichsten Symptome der Alveolarpyorrhöe, neben der andere, wie Zahnsteinansatz, Rötung und Schwellung evtl. auch Blutung des Zahnfleisches von geringerer Bedeutung sind. Wegen der Eiterung hatte man schon lange die Vermutung gehegt, daß es sich um eine Infektionskrankheit handeln möchte, wofür außer diesen Zeichen auch noch die Ausbreitung von Zahn zu Zahn spricht, sowie das Ergebnis der bakteriologischen Untersuchung.

Bezüglich der Ätiologie kann man von drei Richtungen sprechen: Lokalisten, Konstitutionalisten, Fusionisten. Die Lokalisten halten das Leiden für ein rein örtliches und sehen demzufolge in dem Zahnsteinansatz das Wesen der Krankheit. Die Konstitutionalisten halten allgemeine Störungen der Konstitution und des Gesamtorganismus als Ursache für die Krankheit oder wenigstens als stark disponierende Momente, während die Fusionisten sowohl lokale wie konstitutionelle Einflüsse als maßgebend erachten. Die Konstitutionalisten und Lokalisten nehmen beide an, daß an der Stelle der Erkrankung der Boden für die Alveolarpyorrhöe vorbereitet sein muß und unterscheiden sich nur dadurch, daß die einen ein allgemeines Leiden, die anderen ein lokales Leiden heranziehen. Nach unserer Meinung besteht zwischen diesen beiden Gruppen eigentlich kein Unterschied, insofern ja nach Ansicht beider an der Stelle, wo die Erkrankung entsteht eine den Boden für sie vorbereitende Veränderung voraufgegangen sein muß, wir können also noch besser sagen, es gibt eine allgemeine Disposition und eine begrenzte Disposition, letztere kann entweder zeitlich oder örtlich begrenzt sein.

Wie bei allen Infektionskrankheiten, so hat man auch bei der Alveolarpyorrhöe nach einem spezifischen Erreger gesucht, da man auf diese Weise hoffte, schließlich einen Weg für die Therapie zu finden, die meisten Autoren aber, namentlich der letzten Jahre, haben durch ihre Untersuchungen festgestellt, daß die Alveolarpyorrhöe keine reine Infektionskrankheit ist, sondern durch eine Mischinfektion hervorgerufen wird. Das mikroskopische Bild zeigt zahlreiche leptothrixaartige Fäden, Stäbchen- und Kokkenformen, außerdem eine große Anzahl Spirochäten und fusiforme Bacillen. Ob unter dieser großen Anzahl mikroskopischer Erreger irgendeiner als wirklich spezifischer anzusehen ist, konnte bis heute noch nicht definitiv entschieden werden. Das außerordentliche Überwiegen der Spirochäten und fusiformen Stäbchen im direkten Ausstrich läßt die Annahme berechtigt erscheinen, daß diesen beiden Arten von Mikroorganismen für das Zustandekommen der Eiterung eine besondere Rolle zufällt, speziell die von manchen Seiten mitgeteilten Erfahrungen mit Salvarsan legen die Annahme nahe, daß in der Tat gerade die Spirochäten als Ursache angesehen werden könnten, indessen hat es sich gezeigt, daß trotz der Behandlung mit diesem Medikamente die Spirochäten in den Zahnfleischtaschen nicht verschwinden.

Bei der großen Verbreitung, die der Alveolarpyorrhöe eigen ist, hat man genaue Angaben über das Geschlecht und Alter, wann die Erkrankung auftritt, gemacht, und hat festgestellt, daß die Mehrzahl aller daran Leidenden sich in höherem Lebensalter befinden, meist zwischen 40 und 50 Jahren, daß ferner manche früher erkranken, manche — wenn auch wenige Menschen — gar nicht. Daraus kann man nun nach unserer Meinung berechtigterweise ablesen, daß in diesem höheren Alter der Boden für die Erkrankung günstig sein muß, denn wenn auch eine Infektion mit den betreffenden Erregern schon früher stattfinden konnte, die Erkrankung konnte doch nicht zustande kommen, weil der Boden, auf dem sie wächst — wenn wir das sagen dürfen — noch nicht für sie vorbereitet war. Damit unterliegt die Alveolarpyorrhöe derselben Betrachtung wie alle anderen Infektionskrankheiten auch. Von diesen wissen wir aber, daß zu ihrem Zustandekommen außer den Erregern immer eine Disposition vorhanden sein muß, die entweder allgemein oder zeitlich oder örtlich begrenzt sein kann.

Es gibt einen Zustand des menschlichen Körpers, durch den dieser so verändert wird, daß besonders leicht Infektionskrankheiten entstehen können, der Diabetes mellitus, brauchen wir doch nur an leicht auftretende Eiterungen anderer Körperstellen bei diesen Kranken zu denken. Eine Erklärung findet diese Erscheinung darin, daß bei solchen Kranken die Widerstandsfähigkeit aller Gewebe besonders stark herabgesetzt ist. Dies wäre ein Beispiel für das Auftreten der Alveolarpyorrhöe bei einer allgemeinen Erkrankung, auf dem Boden einer allgemeinen Disposition. Als Beispiel geben wir folgende Krankengeschichte.

„Die beiden Eltern der 56jährigen Patientin waren schwer zuckerkrank und sind in relativ jungen Jahren an diesen Leiden gestorben, ob die Eltern auch an einer Lockerung der Zähne gelitten hatten, ist nicht sicher bekannt, doch wird es für die Mutter der Kranken als wahrscheinlich angegeben. Von den vier Geschwistern, die noch alle leben, haben zwei vorübergehend „Zucker" gehabt, offenbar leichtere Fälle von Diabetes, und beide leiden auch an der nämlichen Erkrankung, wenn auch nicht so schwer, ein Bruder, der nicht zuckerkrank ist, soll gesunde Zähne haben, eine Lockerung besteht hier nicht. Eine große Reihe anderer Leiden, die für die hier vorliegende Erkrankung aber nicht in Frage kommen, kann daher übergangen werden. Beachtenswert ist hiergegen, daß vor etwa 20 Jahren eine schwere Neuralgie in der linken Gesichtshälfte bestand, die sich besonders auf den Unterkiefer erstreckte und der, da der behandelnde Zahnarzt das Leiden nicht erkannte, an einem Tage vier gesunde Zähne zum Opfer fielen, worauf im Laufe der Zeit eine Wanderung der Nachbarzähne und damit eine Störung der Okklusion eintrat. Dieses mechanische Verhalten ist für dem Ausbruch der Erkrankung sicher nicht ohne Bedeutung gewesen. Vor 14 Jahren trat gelegentlich einer großen Aufregung plötzlich „Zucker" auf; die Krankheit hatte anfänglich einen leichten Charakter, nahm aber später eine ziemlich schwere Form an. Bald nach Beginn des Diabetes, mit etwa 42 Jahren, begannen die Zähne lose zu werden, und zwar zuerst die beiden mittleren oberen Schneidezähne. Trotz sofort einsetzender lokaler Behandlung griff der Prozeß weiter um sich und befiel die unteren Schneidezähne, die vier Eckzähne waren zu dieser Zeit noch fest, und es wurden von diesen ausgehend, Klammerapparate konstruiert, die die losen Zähne in ihren Alveolen halten sollten. Der Zustand hielt sich bis ungefähr zum 49. Lebensjahr. Inzwischen war im Verlauf des Diabetes eine Acidose (positive Gerhardtsche Reaktion) eingetreten und gleichzeitig eine wesentliche Verschlechterung des Zahnbefundes, so daß im Oberkiefer, besonders auf der linken Seite mit Ausnahme des II. Prämolaren alles entfernt werden mußte. Im Unterkiefer war vor 10 Jahren, also mit 44 Jahren der linke mediale Schneidezahn wegen dieser Alveolarpyorrhöe reimplantiert worden und mittelst Bügelapparat am linken unteren Eckzahn befestigt."

Genau wie der Diabetes mellitus können auch andere Krankheiten den Körper im ganzen so verändern, daß bei dieser von der Norm abweichenden Konstitution die Alveolarpyorrhöe entstehen kann. Hier sind u. a. luetische und postluetische Erkrankungen zu nennen.

Wir wenden uns jetzt den Fällen zu, wo die Disposition örtlich begrenzt ist. An dieser Stelle sind die Fälle zu nennen, die die Lokalisten für ihre Theorie ins Feld führen, d. h. also, wo wir bei sonst ganz gesundem Körper (oder bei einem Körper, der zwar an einer Krankheit leidet, aber nur an einer solchen, die ohne eine Änderung der Konstitution einhergeht, z. B. das Fehlen eines Körpergliedes) nur eine Alveolarpyorrhöe finden. Wir kennen eine ganze Reihe von Veränderungen der Mundschleimhaut, die kürzere oder längere Zeit dauernd allein wieder verschwinden, es ist aber nicht sicher, ob nicht viele von ihnen z. B. eine leichte Stomatitis den Boden für eine Alveolarpyorrhöe vorbereiten. In einem solchen Fall dürften wir dann annehmen, daß das Zahnfleisch durch die Entzündung so beeinflußt worden ist, daß der Boden für die Entstehung einer Alveolarpyorrhöe günstig geworden ist, d. h. also ohne eine solche vorbereitende Entzündung könnte in diesem Fall eine Alveolarpyorrhöe niemals entstanden sein. In demselben Sinne wie die marginalen Entzündungen sind nun auch die leichten Verletzungen zu bewerten, wie sie ja so oft vorkommen. Es braucht wohl nur daran erinnert zu werden, das fast bei jedem Abbeißen eine leichte Verletzung des Zahnfleisches eintritt. Einem jeden ist es bekannt, das beim Hineinbeißen in einen Apfel oder eine Brotscheibe, fast regelmäßig das Zahnfleisch der unteren Frontzähne ein wenig zu bluten anfängt und wir können uns vorstellen, daß, wenn dieses öfter eintritt, dadurch an dieser Stelle für die Erkrankung eine Eingangspforte eröffnet wird. Die häufigste lokale Disposition ist durch den Zahnstein gegeben. Infolge der Benutzung der Zähne wird die Oberfläche dieser verändert und an diesen Punkten können sich die im Speichel gelösten Kalksalze niederschlagen, die wir in ihrer Masse als Zahnstein bezeichnen. Diesen Zahnstein haben wir als Fremdkörper anzusehen und es ist leicht verständlich, daß dadurch der Rand des Zahnfleisches eine Läsion erfährt, in der Art, daß hier sich ganz geringe Entzündungsvorgänge abspielen. Somit hätten wir im Zahnstein ebenfalls ein lokal disponierendes Moment vor uns, das noch dadurch an Bedeutung gewinnt, daß der Zahnstein die Eigentümlichkeit hat, sich durch Anlagerung neuer Teile immer weiter am Zahnhals entlang zu schieben und so das Lig. circulare und die Wurzelhaut auf einer größeren oder kleineren Strecke zu vernichten.

Wenn ein Organ des menschlichen Körpers verlorengegangen ist, dann übernimmt in der Regel ein anderes Organ mit gleicher oder ähnlicher Funktion die Arbeit des verlorenen, z. B. die Niere. Natürlich kann das übernehmende Organ die Mehrarbeit nur dann leisten, wenn es nicht eine allzu große Überlastung bedeutet, denn nur in diesem Fall kann das Organ durch Vermehrung seiner spezifischen Bestandteile die Arbeit leisten. Wenn aber die Arbeit zu groß wäre, dann kann das Organ die Leistung nicht ausführen, weil ihm keine Zeit zur Anpassung, zur funktionellen Hypertrophie bleibt, im Gegenteil, es tritt eine Atrophie ein. Ein Ähnliches müssen wir natürlich auch bei den Zähnen finden, nur mit dem Unterschiede, daß die einmal gebildeten Zähne sich nachträglich nicht vermehren oder vergrößern können. Es wird also in all den Fällen, in denen nur wenige Zähne fehlen, der noch vorhandene Rest in der Lage sein, die Mehrarbeit zu leisten ohne dadurch zugrunde gehen zu müssen, wenn aber viele Zähne fehlen, so werden die wenigen restierenden nicht in der Lage sein, die Funktion zu übernehmen, die eigentlich allen Zähnen gemeinsam zukommt. Dadurch wird erklärlich, daß, wenn eine größere Zahl von Zähnen fehlt, die wenigen restierenden erkranken müssen, was um so deutlicher sein wird, je mehr Zähne verlorengegangen sind. — Nun kann es aber auch vorkommen, daß die Zähne nicht nur dadurch eine Mehrarbeit leisten müssen, daß Zähne fehlen, sondern dadurch, daß die Okklusion eine fehlerhafte ist, d. h. daß die Zähne in einer Weise zusammentreffen, die einer Mehrbelastung gleichkommt, ja, selbst bei normaler Okklusion und gutem Zahnbestand kann eine abnorme Tätigkeit der Muskeln eintreten, nämlich dann, wenn die Kranken die Zähne auch in Zeiten der Ruhe hart aufeinanderpressen, z. B. in der Art, daß sie knirschen. Hierbei muß immer die Alveolarpyorrhöe als das Endresultat herausspringen, denn die harte Zahnmasse kann dadurch keine Veränderung erfahren, hingegen pflanzt sich der Druck durch diese hindurch auf die Wurzelhaut fort und dem dauernden Reiz muß diese schließlich erliegen; es kann also aus allen solchen Fällen immer nur eine Alveolarpyorrhöe resultieren.

Aus dem Vorhergehenden geht hervor, daß in jedem Fall, wie

wir das ja schon oben gesagt haben, zum Zustandekommen der Alveolarpyorrhöe außer den Erregern immer eine Krankheitsbereitschaft vorhanden sein muß. Ob diese nun allgemein oder zeitlich oder örtlich begrenzt ist, kann für das Zustandekommen der Erkrankung keinen Unterschied machen.

Aus dieser Auffassung muß sich auch die Therapie ergeben, die, da wir zwei Faktoren zum Zustandekommen der Erkrankung annehmen, naturgemäß gegen zwei Punkte gerichtet sein muß, entweder wir suchen den Erreger zu beseitigen, oder wir suchen die Konstitution zu beeinflussen. Ersteren Weg zu gehen, wenn letzterer nicht beschritten wird, hat natürlich nur wenig Wert, denn bei der allgemeinen Verbreitung, die die Alveolarpyorrhöe zeigt, wird, selbst wenn es glückt, in einem Fall alle Erreger zu beseitigen, sehr schnell wieder eine neue Infektion eintreten können. Deshalb müssen wir unser Augenmerk vor allem der Disposition zuwenden, einem Punkt, den man ehe man eine richtige Auffassung der Entstehung der Erkrankung hatte, instinktiv befolgte, denn es ist eine lange bekannte Tatsache, daß die Alveolarpyorrhöe dann zur Besserung neigt, wenn sehr sorgfältig aller Zahnstein entfernt wird. Unbewußt hat man da eine lokale Disposition beeinflußt. Daraus ergibt sich nun die Regel, da es ja wichtiger ist, eine Krankheit zu verhindern als zu heilen, daß man es erst gar nicht zur Bildung von Zahnstein kommen lassen darf, resp. daß man, da dies gänzlich zu verhindern nicht in unserer Macht steht, man jeden Zahnstein sorgfältig entfernen müsse (Mundpflege). Gegenüber den anderen rein lokalen disponierenden Momenten haben wir noch weniger Angriffspunkte, denn die leichten Verletzungen, wie sie durch Brot oder andere Nahrungsmittel gegeben sind, oder schließlich auch wie sie durch die Verletzung mit einer Zahnbürste oder Fischgräte entstehen, zu verhindern, liegt gar nicht mehr in unserer Macht. Nur in dem Fall, wo Stellungsanomalien vorliegen, können wir durch eine Regulierung vorbeugend wirken, ebenso, wenn durch Caries viel Zähne zerstört sind, die bald dem Kauakt verlorengehen würden, denn dann können wir durch Füllung eine Restitution des Gebisses erreichen. In gleichem Sinne läßt sich durch Schaffung einer Prothese einer zu weit gehenden Verkleinerung der Kaufläche entgegenarbeiten. In ähnlicher Weise könnte man auch überlegen, ob man nicht bei den Fällen, wo ein Zähneknirschen gefunden wird, dadurch, daß man jederseitig zwei Zähne opfert und eine Prothese herstellt, der Entstehung der Krankheit oder evtl. ihrem Weitergreifen vorbeugt. Die Prothese muß so beschaffen sein, daß bei krankhafter Anspannung der Muskeln nur die künstlichen Zähne sich berühren, die anderen aber außer Kontakt sind.

Das, was hier am meisten interessiert, sind diejenigen Fälle, bei denen die Alveolarpyorrhöe auf dem Boden einer allgemein veränderten Disposition gefunden wird, denn in diesem Fall wird die Therapie nur dann Aussicht auf Erfolg haben, wenn es uns glückt, die Beschaffenheit des gesamten Körpers zu beeinflussen. Eine Reihe von Veränderungen des Gesamtmenschen, bei denen Alveolarpyorrhöe gefunden wird, kennen wir als beeinflußbar, während andere bisher unseren therapeutischen Mitteln unbeeinflußbar gegenüberstehen. Zu letzterer Gruppe gehören z. B. die Fälle von Alveolarpyorrhöe bei Tabes, bei Nephritis, Arteriosklerose, in erstere Gruppe gehören die Fälle von Alveolarpyorrhöe, die wir bei Diabetes, bei Gicht, bei Lues, Schwangerschaft usw. finden. Es liegt natürlich nahe, daß man versucht hat, durch solche Mittel die Alveolarpyorrhöe zu beeinflussen, von denen man weiß, daß sie im allgemeinen den Körper als ganzes verändern. Hierher sind z. B. die Versuche einer Serumtherapie zu rechnen, z. B. das Deutschmannserum, die Autovaccine, Salvarsanbehandlung, allgemeine diätetische Behandlung.

Die allgemeine Schlußfolgerung dieser Überlegung zielt also dahin, daß man versuchen soll, der Alveolarpyorrhöe den Boden, auf dem sie wächst, zu entziehen, sei es nun, daß man eine allgemeine Disposition oder nur eine lokale Disposition beeinflussen muß, je nachdem werden die Wege, die wir zu gehen haben, verschiedene sein.

(Aus der Universitäts-Kinderklinik in Rostock [Direktor: Professor Dr. H. Brüning].)

Zur Frage der akuten schmerzhaften Brustdrüsenschwellung größerer Kinder („Mastitis adolescentium").

Von

Dr. Georg Stern,
1. Assistent der Klinik.

(Eingegangen am 14. Mai 1920.)

So umfangreich und mannigfaltig die Literatur über die Mastitis bei Erwachsenen und Neugeborenen jederzeit gewesen ist, so spärlich liegen Mitteilungen über analoge Veränderungen der Brustdrüse bei heranwachsenden Kindern vor. Und doch handelt es sich um Erscheinungen, die trotz des relativ seltenen Auftretens der Erkrankung eigentlich jedem beschäftigten Arzte von Zeit zu Zeit zu Gesicht kommen. Während man sich mit der Brustdrüsenschwellung von Neugeborenen sehr eingehend befaßt hat und als Ursache derselben wohl allgemein das Übertreten spezifischer lactagoger Stoffe aus dem mütterlichen Organismus in den des Kindes, und zwar vor erfolgter Geburt, ansieht, wird die Brustdrüsenschwellung größerer Kinder meist als Anomalie einer endokrinen Hormonwirkung abgetan, falls überhaupt die Rede davon sein sollte. In Gerhards Handbuch der Kinderkrankheiten führt Hennig die Erkrankung auf ein vorausgegangenes Trauma (Stoß) oder eine Erkältung zurück. Im Pfaundler-Schlossmannschen Handbuch findet sich nur eine kleingedruckte Anmerkung von Seitz, und auch dieser gibt zur Ätiologie nur an, daß die Beschwerden manchmal auf ein Trauma zurückgeführt werden. In den gebräuchlichen Lehrbüchern der Kinderheilkunde von Henoch, Bendix, Seitz, Baginsky, Biedert-Fischl, Heubner, Feer, Salge, Niemann wird die Affektion überhaupt nicht erwähnt, nur Lust berührt sie kurz. „Die während der Pubertät nicht seltene, recht schmerzhafte Anschwellung der Brustdrüse bei Kindern beiderlei Geschlechts geht nach einigen Wochen stets spontan zurück. Zur Abscedierung kommt es kaum." Etwas eingehender beschreibt Bennecke im Brüning-Schwalbeschen Sammelwerke die bei jungen Mädchen zur Zeit der Pubertät zuweilen auftretenden schmerzhaften Schwellungen der Brustdrüse. „Als Ursache für diese Form der Mastitis haben wir wohl anzusprechen

die starke kongestive Hyperämie, die Geschlechtsorgane und Brustdrüse zur Zeit der Pubertät erfahren. Müller glaubt die Pubertäts-
mastitis besonders häufig bei skrofulösen Mädchen gesehen zu haben,
und Siebert ist geneigt, äußerliche Irritationen der Brustwarze, ·so
besonders den Reiz grobmaschigen Unterzeugs, als ursächliches Moment
anzusehen.'' In dem Handbuch der Nervenkrankheiten im Kindesalter
von Bruns, Cramer, Ziehen findet sich keinerlei Hinweis auf die
Erkrankung, die demnach unter die nervösen Störungen wohl nicht
gerechnet zu werden pflegt.

Mehrfach haben sich nun nach Zappert französische Autoren mit
der Erkrankung beschäftigt. Leider sind mir die von Zappert angeführten Arbeiten zur Zeit nicht zugänglich, nur eine einzige von Broca,
,,Les mammites dans l'enfance'', liegt mir vor. Broca gibt darin die
treffliche klinische Schilderung eines im Hôpital des enfants malades in
Paris beobachteten Falles dieser Krankheit, der dann durch Infektion
zur Entzündung kommt.

Die Frage, ob die Krankheit an sich überhaupt als entzündliche
oder nichtentzündliche Affektion aufzufassen ist, hat jahrelang eine
große Rolle gespielt. Noch vor wenigen Jahren (1914) hielt Wormser
in einem Vortrag in der Gynäkolog. Gesellschaft der Deutschen Schweiz,
indem er auf das periodische Erscheinen und Zurückgehen des Infil-
trates hinwies, die Affektion dem klinischen Befunde nach für eine
entzündliche Kongestion. Ehe ich auf die histologischen Veränderungen
der Brustdrüse eingehe, möchte ich hier einen dem Gundobinschen
Buche entnommenen Abschnitt über die normale Struktur der kindlichen Brustdrüse wiedergeben:

,,Die Untersuchungen Karnitzkis über die Struktur der Mamma
zeigten, daß man bei Neugeborenen in der Bindegewebsschicht der
Cutis der Mamma eine große Anzahl runder oder leicht ausgezogener,
zuweilen leichte Sprossenbildung aufweisender Kanäle findet. In der
tieferliegenden Hautschicht sind die Kanäle breiter, haben die Gestalt
kleiner Hohlräume von ovaler oder unregelmäßig ausgezogener Gestalt.
In der Umgebung dieser Hohlräume sieht man ein dichtes Capillar-
netz, zwischen den Kanälen eine große Anzahl mit Blutelementen ge-
füllter Gefäße. Um die Gefäße herum, besonders in der Nähe der erwähnten Kanäle und Hohlräume, beobachtet man eine kleinzellige Infiltration. Die Kanäle stellen große Drüsenausführungsgänge dar und
sind mit einem mehrschichtigen Zylinderepithel gefüllt. Die Hohlräume präsentieren die Endausbreitungen der kleinen Gänge und sind
von einem einschichtigen, verschiedenartig gestalteten Epithelzylin-
der — kubisches und Plattenepithel kommt vor — bedeckt. Das Lumen der Hohlräume ist von einem feinkörnigen Detritus und Fettzellen
ausgefüllt. An einzelnen Stellen tritt zwischen den Hohlräumen ein

faseriges Bindegewebe, das Stroma der Drüse, hervor. In den ersten Lebensmonaten ändert sich das geschilderte mikroskopische Bild in der Beziehung, daß die blutgefüllten Gefäße verschwinden. Ferner kollabieren die großen sowie die Endverdickungen der kleinen Drüsengänge. Ihr Lumen wird leer, und die großen Ausführungsgänge werden von Zylindern, die kleinen von kubischem Epithel ausgefüllt. Zwischen den Drüsengängen findet man ein an Zellelementen und Gefäßen armes, faseriges Bindegewebe. In diesem Zustande, wo die engen Kanäle und spaltenförmigen Hohlräume durch Bindegewebe getrennt sind, verbleibt die Drüse bis zur Geschlechtsreife."

Adler berichtet nun über einen Fall von Brustdrüsenschwellung, bei dem der nußgroße Tumor operativ entfernt wurde. „Die mikroskopische Untersuchung ergibt vollkommen normales Mammagewebe, nur daß reichliche Durchschnitte durch Milchgänge sichtbar sind; dieselben, meist etwas ausgedehnt, enthalten körnigen Detritus (geronnenes Sekret) und sind — soweit man das nach Schnitten beurteilen kann — von einem einschichtigen, aber zweizeiligen Epithel ausgekleidet; während nämlich die basale Zeile von kubischen Zellen mit kleinem runden Kerne gebildet wird, setzt sich die zentrale Zeile aus hohen Zylinderzellen mit langgestreckten Kernen zusammen, deren Protoplasma zwischen den basalen Zellen bis an die Basis herabreicht. Die Gänge sind in das typische derbfaserige Bindegewebe der Mamma eingelagert; keine Spur von Rundzellenanhäufungen, keine Spur von Entzündung, das Bild der reinen Hypertrophie. Besonders am Rande, an einzelnen Stellen auch mehr ins Innere reichend, Fettgewebe, das an einigen Stellen auch Milchgänge enthält, so daß hier die Umkleidung der Gänge mit dem derben Bindegewebe fehlt. Diese letztere Beobachtung zeigt, daß die Anschauung Vassals, daß bei Mastitis adolescentium Fettgewebe in der Drüse nicht zu finden ist, im Gegensatz zur Gynäkomastie, wo es reichlich sei — Vassal basiert sogar auf die Auffindung von Fettgewebe eine Differentialdiagnose zwischen beiden Affektionen, welche unserer Auffassung nach zueinander gehören —, falsch ist."

Auf diesen Befund hin steht also, wie auch Zappert hervorhebt, fest, daß die Mastitis adolescentium nicht in einer entzündlichen, sondern einer lediglich hyperämischen Schwellung der Brustdrüse besteht.

Wie kommt nun diese Schwellung ätiologisch zustande? Von dem vorher erwähnten Trauma ist man in letzter Zeit mehr und mehr abgekommen, besonders da in vielen Fällen die Patienten sich keinerlei traumatischer Beeinflussung oder Reizung der Brustdrüse bewußt waren. Wie in neuerer Zeit so vieles uns noch Unklare auf mutmaßliche Störungen im Spiel der innersekretorischen Drüsen geschoben

wird, ist es auch der schmerzhaften Brustdrüsenentzündung größerer
Kinder ergangen. Vielfach, so auch Zappert, glaubt man an eine veränderte Wirkungsweise des von den Genitaldrüsen ausgehenden
Brustdrüsenhormons als Krankheitsursache. Dazu sei bemerkt,
daß die Erkrankung sowohl bei beiden Geschlechtern als auch in ganz
verschiedenen Lebensjahren auftritt, in einem Fall wird von einem
4 jährigen Jungen berichtet (Scholz), dann wieder von 14 jährigen
Mädchen; im allgemeinen scheint das 10.—13. Lebensjahr zu präva-
lieren. Sollte in allen diesen, natürlich auch innersekretorisch vollkommen differenten Organismen das gleiche Hormon produziert werden
und die gleiche Wirkung ausüben? Daß auch pubertale oder präpuber-
tale organische Veränderungen zum Teil schon vorhanden, andererseits
aber auch noch gar nicht angedeutet sind, mögen 3 in der Klinik beobachtete Fälle zeigen, die Herr Prof. Dr. Büttner liebenswürdiger-
weise gynäkologisch untersuchte:

I. 1. III. 1913., Kind Lisbeth K. Vollständig kindliche Genitalorgane, keine
Pubes, äußeres Genitale durchaus infantil, Uterus bei rectaler Untersuchung gar
nicht deutlich fühlbar. — Beckenmaße: $19^1/_2$, 22, 23, $14^1/_2$. (Büttner.)

II. 31. II. 1920, Kind Ilse J. Befund: Keine Pubes. Klitoris, Lab. majora
entsprechend dem kindlichen Habitus. Lab. minora durchaus kindlich. Per rect.
Uterus sehr klein, völlig infantiler Habitus, liegt richtig. Ovarien langgestreckt,
spindelig, wie in der Kindheit. Alles in allem noch keine Anzeichen der nahenden
Pubertät.

III. 27. II. 1913, Mädchen Erna A., $13^1/_4$ jährig. Beckenmaße: Sp. $22^1/_2$ (normal 26); Cr. $23^3/_4$ (normal 29); Tr. 27 (normal 32); Conj. ext. 16 (normal 19—20).
Pubes noch nicht entwickelt. Äußeres Genitale für das Alter relativ gut entwickelt.
Etwas Sekretion der Bartholinischen Drüsen. Rectale Untersuchung: Uterus
klein, Ovarien wegen Spannung der Bauchdecken nicht getastet. Beckendimen-
sionen, Zustand des äußeren Genitales zeigen doch deutlich Anzeichen der Prä-
pubertät, so daß ich einen Zusammenhang zwischen beginnender Sexualfunktion
und der Mastit. adolesc. doch für möglich halte. (Büttner.)

Natürlich finden wir demgemäß auch hinsichtlich der physischen
Entwicklung ganz verschiedenartige Kinder.

Gehen wir in diesem Zusammenhang einmal den Ausführungen
Pfaundlers nach, so gelangen den Reizstofftheorien zufolge aus der
Keimdrüsensphäre besonders während der Gravidität, Pubertät und
Menstruation sowie bei gewissen krankhaften Zuständen selten, aber
auch ohne diese und in der Norm Hormone in die Zirkulation, die auf
die Brustdrüse einen organspezifischen assimilatorischen (anabolischen)
Reiz ausüben und ihr dadurch einen Wachstumsimpuls erteilen. Demgegenüber ist Biedl der Ansicht, daß möglicherweise das Wachstum
eines unentwickelten Organes wie der Mamma durch verschiedene Ein-
griffe und chemische Substanzen angeregt werden kann, „ohne daß
es notwendig wäre, eine spezifische Hormonwirkung anzunehmen".
Schickele hält die Bedeutung des Ovariums und in mancher Hin-

sicht auch des Corpus luteum für das Wachstum der Brustdrüse insoweit gesichert, als dieses augenblicklich möglich ist; das vikariierende Eintreten anderer innersekretorischen Drüsen bedarf noch weiterer Beweise, ist aber wahrscheinlich. Ebenso scheint nach ihm das Ovarialsekret eine Rolle in der nicht unbedingt erforderlichen Abhängigkeit zwischen Pubertätsschwellung der Brustdrüsen und dem Auftreten der Menstruation zu spielen.

Wir sehen also, daß nicht einmal die Beziehungen zwischen endokriner Drüsenfunktion und normalem Wachstum der Brustdrüse absolut befriedigend geklärt sind, wieviel weniger erst das Zustandekommen der pathologischen Vorgänge, die wir bei der hyperämischen Brustdrüsenschwellung unserer Mastitiskinder finden. Weiterhin ist es ja auch nicht erklärlich, inwiefern die Hormonwirkung sich nur einseitig erstrecken soll, denn in einer sehr großen Anzahl der von akuter schmerzhafter Brustdrüsenschwellung befallenen Kinder tritt die Affektion nur einseitig in Erscheinung. Jedenfalls scheint mir die Hormonwirkung allein keine genügende Erklärung, und so müssen wir wohl mit Falta „das Blutdrüsensystem nicht für sich allein nehmen, sondern müssen wohl die Blutdrüsen als vegetative Organe gemeinsam mit dem ihre Funktion regulierenden Nervensystem als konstitutionellen Faktor einstellen".

Hinsichtlich ihres Nervensystems waren mir schon andernorts zwei von unserer Erkrankung betroffene Kinder aufgefallen, die einen ausgesprochen neuropathischen Habitus zur Schau trugen. Leider liegen mir die Aufzeichnungen über diese beiden Fälle nicht mehr vor. Abgesehen von einer ausgeprägten allgemeinen Übererregbarkeit zeigten sich neben einseitiger Brustdrüsenschwellung die als Mastodynie beschriebenen Symptome. Nach Oppenheim gibt es „auch eine hysterische Form des Brustschmerzes, der seinen Sitz in der Mamma hat (Mastodynie). Er kann sehr hartnäckig sein, sich mit Hyperästhesie der Haut, Rötung, Ödem, allgemeiner und umschriebener Schwellung der Brustdrüse und selbst mit „Ulzeration der Haut" verbinden. Dieses als ,sein hystérique' von Charcot und Gilles de la Tourette beschriebene Leiden hat ebenso wie die einfache Mastodynie schon Anlaß zur Amputatio mammae gegeben. Babinski und die Anhänger seiner Lehre scheinen das Vorkommen dieses Zustandes zu bezweifeln." Auch bei den in der Literatur beschriebenen Fällen schmerzhafter Brustdrüsenschwellung von Adoleszenten ist häufig von Symptomen, die auf eine Mitbeteiligung des Nervensystems deuten, die Rede. Zappert erwähnt ein 13jähriges Mädchen, bei dem eine kleinapfelgroße Vergrößerung der Brustdrüse sich mit einem Herpes zoster derselben Seite kombiniert hatte. Franck schreibt von zwei Patienten, die stark masturbierten. B. Müller sah 4 Fälle und hörte jedesmal

Klagen über Kopfschmerzen, Appetitmangel und das Gefühl allgemeiner Schwäche. Fowler beschreibt 7 Fälle der Erkrankung, die mit hysterischen Anfällen und allgemeiner Hyperästhesie einhergingen. Auch bei der Durchsicht unserer poliklinischen Journale begegneten mir auf eine Mitbeteiligung des Nervensystems hindeutende Merkmale:

Liesbeth K., 10 Jahre alt, steht seit 11 Monaten in poliklinischer Behandlung. Beide Mammae schwellen zeitweise an, sind dann schmerzhaft und schwellen hernach wieder ab. Befund am 27. XI. 1913: Leichte Schwellung der rechten Brust, die sich heißer anfühlt als die linke. Druckempfindlichkeit der rechten inneren Schulterblattknochenkante. 4. XII.: Auch linke Brust leicht geschwollen. Mamilla druckempfindlich. Chvostek beiderseits sehr stark positiv. Schilddrüse deutlich palpabel.

Emil D., 13 Jahre alt; seit einer Woche Brustschmerzen. Linke Mamma und Pectoralisumgebung geschwollen und druckempfindlich. Auffallende Blässe, Appetitlosigkeit, Halsdrüsenschwellung. Cornealtrübung links mit Injektion der Sclera. Auffallend starker Dermographismus. (Befund vom 4. XI. 1913.)

Erna A., 12 Jahre alt; seit 8 Tagen Schmerzempfindung in der rechten Brustdrüse. Befund vom 18. XI. 1913: Rechte Brustseite geschwollen, rechte Areola flach, knopfförmig vorspringend, bläulich aussehend. Muscul. pectoral. bis zur Achselhöhle geschwollen und druckempfindlich. Drüsengewebe der rechten Brust als flacher Knoten beweglich, ziemlich druckempfindlich. Bisher keine Menstruation. Chvostek beiderseits positiv. Beiderseits Ovarialschmerz, links stärker als rechts.

Ein weiteres Kind, das vor 3 Jahren (1917) wegen einer linksseitigen schmerzhaften Brustdrüsenschwellung in unserer Behandlung gestanden hatte, stellte sich kürzlich zur Nachuntersuchung vor:

Ilse R., 13 Jahre alt; Vater sehr nervös, Mutter während der Gravidität hochgradig nervös, Erscheinungen, die nie völlig verschwunden sind. Kind nach Angabe der Mutter von jeher sehr lebhaft, äußerst leicht erregbar. Brust zeigt beiderseits nichts Abnormes. Der neurologische Befund (Prof. Dr. Walter) ergab: Schilddrüse deutlich vergrößert, weich. Puls 110, nach 10 Kniebeugen 140, regelmäßig. Möbius +, Stellwag angedeutet, Graefe —. Sämtliche Sehnenreflexe, besonders Patellarreflexe, lebhaft. Kein Klonus. Babinski —. Bauchdeckenreflexe lebhaft, Rachenreflexe schwach. Conjunctivalreflexe +. Hirnnerven intakt. Pupillen o. B. Nystagmus —. Chvostek —. Troussenau —. (Erb —.) KSZ 1,7, M. A. ASZ 3,0, M. A. KST über 10 M. A. Mechanische Muskelerregbarkeit nicht wesentlich gesteigert. Dermographismus negativ. Romberg negativ. Keine Sensibilitätsstörungen. Etwas Glanzauge. Diagnose: Nervöse Übererregbarkeit. — Außerdem fand sich eine orthotische (— konstitutionelle — Martius) Albuminurie bei dem Mädchen. (4. III. 1920.)

Schließlich sei noch ein Fall, den wir kürzlich beobachten konnten, hier aufgeführt.

Ilse J., 13 Jahre alt. Beide Eltern hochgradig nervös. Als Kind nie krank, jedoch stets sehr nervös und übererregbar gewesen. Seit einigen Wochen Schwellung der rechten Brust mit ziemlich starkem Juckreiz. Bisher noch nicht menstruiert. Das Kind ist Tänzerin beim Theaterballett. Status vom 20. II. 1920: Großes, kräftiges Mädchen. Rechte Brustdrüse deutlich geschwollen, leicht druckempfindlich, Warzenhof etwas bläulich aussehend. Durchmesser desselben beiderseits 2,2 cm. Man fühlt die rechte Brustdrüse etwa in Walnußgröße geschwollen. Innere Organe sämtlich o. B. Bei der Untersuchung leichter Ohnmachtsanfall. Nervensystem: Leichte Dermographie. Feuchte, kühle Hände und Füße. Sehr lebhafte Sehnen- und Periostreflexe. Chvostek beiderseits exzessiv stark. Bewegungen hastig, lebhaft. Bindehautreflexe —. Geringe reaktive Labilität auf körperlichem Gebiet (Zittern bei Aufregung). Sensibilität überall normal. Adrenalinmydriasis —. Nerv. ulnar. KSZ 0,8, AÖZ 1,5, ASZ 2,9 M. A. P. Nerv. facial. (Ramus medialis) KSZ 2,2, AÖZ über 5,0, ASZ 1,6 M. A. Pes anserinus KSZ 2,2, AÖZ über 5,0, ASZ 2,0 M. A. P. — Der Maximalblutdruck beträgt 120 mm. Ophthalmoskopischer Befund normal —. Blut: Hämoglobin 81,3% corr. Erythrocyten 4 500 000 Leukocyten 9200, Polynucleäre 50%, Lymphocyten 44%, Mononucleäre 6%. — Röntgendurchleuchtung: Breites Gefäßband, kein Thymusschatten. — Der Urin war frei von Albumen, Saccharum und Formbestandteilen, die Wassermannsche Reaktion negativ. Die Untersuchung des am 20. II. durch Venenpunktion entnommenen Blutes bezüglich seiner Abbaufähigkeit auf einzelne Organe, besonders Drüsen mit innerer Sekretion, wurde im Institute des Herrn Geh. Rat Prof. Dr. Abderhalden in Halle vorgenommen, und zwar mit folgendem Ergebnis:

   Serum allein —
 + Ovarien [(+)]
 + Hypophyse +
 + Schilddrüse [(+)]
 + Thymus —.
Das Serum war stark hämolytisch und daher das Ergebnis nicht einwandfrei.

Bei der Betrachtung dieser Fälle tritt nun doch die Mitbeteiligung des Nervensystems so deutlich in Erscheinung, daß es sich keinesfalls um sekundäre, durch den relativ geringen organischen Brustdrüsenbefund bedingte Störungen handeln kann. Im Gegenteil, gerade in den beiden letzten Fällen liegt die familiäre Belastung und konstitutionelle Neuropathie als primäres Moment deutlich auf der Hand. Martius sagt einmal vom Pyloruskrampf, daß sich derartige lokale periphere Konstitutionsanomalien besonders häufig mit der zentralen Konstitutionsanomalie, die den Boden für die neurasthenischen Erscheinungen abgibt, kombinieren. „Notwendig ist das nicht — jedenfalls aber bekommen derartige Funktionsstörungen, wenn sie bestehen bleiben, eine neurasthenische Klangfarbe erst dann, wenn die an sich gar nicht dazugehörige Gefühlsbetonung hinzutritt. Und das geschieht erst ganz allmählich mit der wachsenden Entwicklung und Entfaltung der Psyche. Auch bei älteren Kindern, die später exquisit neurasthenisch werden, schlummert noch die psychische Hyperästhesie. Die Grenze scheinen die Pubertätsjahre abzugeben." Dem Pyloruskrampf analoge Verhältnisse scheinen mir auch zur Entstehung des Krankheitsbildes der akuten, schmerzhaften Brustdrüsenentzündung Adoleszenter eine Rolle zu spielen, die meines Wissens bisher überhaupt noch nicht betont wurde. Auf dem Boden dieser übergeordneten nervösen Komponente erst tritt dann die bisher in den Vordergrund geschobene endokrine Stoffwechselanomalie in Erscheinung, über deren genauere Wirkungsweise wir bislang jedoch nur hypothetische Vorstellungen haben.

Literaturverzeichnis.

Adler, Mastitis adolescentium. Deutsche med. Wochenschr. 1901, Nr. 5. — Bennecke, In Brüning-Schwalbes Handbuch der Pathologie des Kindesalters. II. Bd., 1. Abteil. 1913. — Biedl, Innere Sekretion. II. Teil. 1913. — Broca, Revue pratique d'obstétrique et de paediatrie 1905. „Les Mammites dans l'enfance", S. 39. — Falta, Die Erkrankungen der Blutdrüsen. 1913. S. 39. — Fowler, Neurotic tumors of the breast (New York Record 1890), zit. nach Scholz. — Franck, Beitrag zur Genese der Mastitis adolescentium. Dtsch. med. Wochenschr. 1901, Nr. 11. — Gundobin, Die Besonderheiten des Kindesalters, 1912. — Hennig, Gerhard, Handbuch f. Kinderkrankheiten IV., 3. Abteil. — Martius, Pathogenese innerer Krankheiten. 1909. S. 303. — Müller, B., Über Mastitis chronica scrofulosa bei Kindern. Dtsch. med. Wochenschr. 1905, Nr. 1. — Oppenheim, Lehrbuch der Nervenkrankheiten. II. Bd. 6. Aufl., S. 1403. — Pfaundler, Über virginelle Lactation. Zeitschr. f. Kinderheilk. 3, S. 191. — Schickele, Der Einfluß der Ovarien auf das Wachstum der Brustdrüsen. Zeitschr. f. Geburtsh. und Gynäkol. 74, 332. 1913. — Scholz, Mastitis chronica. Dtsch. med. Wochenschr. 1905, Nr. 51. — Seitz, Die Erkrankungen der Pubertätszeit. Pfaundler-Schlossmann, Handbuch d. Kinderheilk. 1, S. 10. — Wormser, Mastitis praepubertalis usw., Gynaekologia Helvetica 1914. (14. Jahrgang.) — Zappert, Über die akute, schmerzhafte Brustdrüsenschwellung größerer Kinder. Zeitschr. f. Kinderheilk. 4, 353.

Zur Pathologie und Therapie des Bronchialasthma.

Von
Prof. **D. Gerhardt** (Würzburg).

(Eingegangen am 1. Juli 1920.)

Das Bronchialasthma ist für die Lehre vom Einfluß der Konstitution auf die Entstehung von Krankheiten in verschiedenen Richtungen von Interesse.

Die Neigung zu Asthmaanfällen wird von den neueren Autoren gewöhnlich auf konditionelle Verhältnisse bezogen. Da diese Neigung im Lauf der Jahre außerordentlich schwanken kann, wird man schließen müssen, daß noch andere, konstitutionelle Einflüsse im Spiele sind. Dies sind zum Teil äußere Einwirkungen (Klima, Schleimhautreize usw.), zum Teil innere Umstände (Stimmung, Ermüdung, Erschöpfung, Schwankungen des allgemeinen Kräftezustandes).

Eine besondere Rolle scheinen die anaphylaktischen Vorgänge zu spielen; hierbei können Zustände auftreten, welche sowohl im äußeren klinischen Verlauf wie in der speziellen Veränderung der Bronchialschleimhaut (Eosinophilie) ganz dem typischen Asthma gleichen. Dieses anaphylaktische Asthma läßt sich im Tierversuch regelmäßig hervorrufen, und ähnlich scheint es für gewisse Arten von Anaphylaxie auch beim Menschen zu sein; hierfür sprechen wenigstens die interessanten Beobachtungen H. C u r s c h m a n n s über das Asthma der Fellfärber.

Wenn wir mit M a r t i u s die Krankheiten scheiden in solche, bei denen auf spezifische äußere Einwirkung hin alle oder wenigstens die meisten Individuen der Gattung im wesentlichen mit derselben Krankheitserscheinung reagieren, und in solche, bei denen nur besonders geartete Individuen in typischer Weise erkranken, dann wird das anaphylaktische Asthma der ersteren, das gewöhnliche Bronchialasthma aber der letzteren Gruppe d. h. den eigentlich konstitutionellen Erkrankungen, zuzuzählen sein.

Bronchialasthma wird zur Zeit fast allgemein auf krampfartige Kontraktion der Brochialmuskeln und auf eigenartige Sekretion der Bronchialschleimhaut zurückgeführt, und diese beiden Störungen werden ihrerseits auf abnorme Erregung durch den N. vagus, den motorischen und sekretorischen Nerven der Bronchien, bezogen.

Diese Auffassung des Asthma als Vagusneurose erklärt in der Tat sowohl die eigentümliche Sekretbildung wie das plötzliche, krampfartige Einsetzen, wie die reflektorische und psychische Auslösbarkeit der Anfälle.

Vielleicht kann man sich fragen, ob die Annahme des Bronchialmuskelkrampfes noch nötig sei, wenn die Sekretion des zähen Sekretes, die ja früher eine Bronchiolitis exsudativa als Ursache des Anfalls hatte vermuten lassen, auf Vaguseinfluß bezogen werden kann. Tatsächlich lassen sich alle klinischen Symptome ungezwungen aus der Verlegung der feinen Luftwege durch das zähe Sekret erklären; denn wenn der Anfall auch noch so plötzlich, krampfartig, hereinbricht, so kennzeichnet er sich doch immer von Anfang an durch das typische Giemen und Pfeifen und die außerordentliche Zähigkeit des Schleimes, und das Ende des Anfalls fällt regelmäßig mit der besseren Expektorierbarkeit des Schleimes zusammen. Nach Staehelin, der diese Frage auch aufwirft, ist es lediglich die prompte Atropinwirkung, die auf Lösung eines Krampfzustandes hinweist; freilich wäre wohl denkbar, daß das Atropin auch in erster Linie dem sekretionsfördernden Vaguseinfluß entgegenwirke. Und dasselbe läßt sich vom Adrenalin sagen, dessen Wirkungsweise ja auch zumeist, ähnlich wie in Cloettas Pilokarpinexperimenten, auf seinen Antagonismus zum Vagus und speziell zu dem durch Vagotonie bewirkten Bronchialmuskelkrampf zurückgeführt wird.

Für die Wirkungsweise des Adrenalins scheint mir folgende Beobachtung bemerkenswert.

Adrenalin hatte fast jedesmal prompten, wenn auch nur vorübergehenden Erfolg bei einem Pat., der seit Monaten sehr heftige, wiederholt mit großer Erstickungsgefahr einhergehende Anfälle hatte und der zeitweise fast fingerlange, 3—4 mm dicke Bronchialausgüsse mit typischer Verzweigung wie bei Bronchitis fibrinosa entleerte. Das Sputum war sonst meist glasig zähe mit reichlichen eosinophilen Zellen; die Bronchialausgüsse unterschieden sich von denen der Bronchitis fibrinosa durch größere Transparenz und größeres Kaliber; Pepsin löste sie nicht, Essigsäure bewirkte fädige Gerinnung, was freilich auch bei typischer sog. Br. fibrinosa beobachtet wird Mikroskopisch bestanden sie aus schleimiger Grundsubstanz mit relativ geringer Zellbeimengung; diese Zellen waren durchweg eosinophil. Spiralige Anordnung oder Zentralfäden fehlten. Diese zähschleimigen Bronchialabgüsse fanden sich sehr reichlich zu Beginn der Spitalbehandlung, verschwanden mit Besserung des Zustands, blieben dann trotz neuer schwerer einzelner und gehäufter Anfälle monatelang weg, um schließlich, fast 1 Jahr nach dem ersten Stadium, während neuer Anfälle wiederzukehren. Der ganze Verlauf ließ keinen Zweifel, daß es sich um eine etwas außergewöhnliche Gestaltung der Sekretionsvorgänge bei sonst typischem Asthma handelte.

Hier erschien nun von besonderem Interesse, daß im Stadium der Gerinselbildung durch Adrenalininjektion ganz prompt reichliche Entleerung der großen Bronchialabgüsse und damit alsbaldige Erleichterung der Atemnot, Abnahme des lauten Pfeifens und Giemens erreicht wurde. Die Gerinsel ihrerseits bestanden aus ziemlich lockeren Schleimmassen, sie ließen nichts von der zähen, zusammengepreßten Struktur der Curschmannschen Spiralen erkennen; diese Beschaffenheit machte es mindestens unwahrscheinlich, daß sie durch einen Krampf der Bronchialmuskeln festgeklemmt gewesen wären; ihr ansehnliches Kaliber, welches das der Pneumoniegerinsel im Durchschnitt weit übertraf, schien auch nicht für eine wesentliche Verengerung der Bronchiallichtung zu sprechen. Wenn unter diesen Verhältnissen nach Adrenalin das Aushusten dieser Gerinsel ganz wesentlich erleichtert wurde, dann weist das weniger auf Lösung eines Krampfes, als auf bessere Sekretionsvorgänge hin.

Daß das Asthma zu den Krankheiten gehört, bei welchen die konstitutionelle Veranlagung eine große Rolle spielt, ist nicht zweifelhaft. Die nähere Ursache dieser Krankheitsbereitschaft wurde aber, mit der genaueren Analyse der Symptome und mit dem Ausbau einer allen Symptomen gerecht werdenden Theorie, an recht verschiedenen Organen des Körpers gemacht. In der Diskussion des Diathesenbegriffs auf dem Wiesbadener Kongreß 1911 wurde eine eosinophile Diathese anerkannt und als eine ihrer hauptsächlichen Äußerungen das Asthma angeführt. Heute wird der Asthmaanfall von den meisten Autoren auf abnorm starke Vaguswirkung bezogen. Ob eine eigentümliche Beschaffenheit des Vagus selbst oder abnorme Erregbarkeit des respiratorischen Zentrums oder abnorme Erregbarkeit des vegetativen Nervensystems, vielleicht mit besonderer Beteiligung des Lungenvagus, bestehe, wird noch verschieden beantwortet.

Welche Rolle die Eosinophilie dabei spielt, erscheint noch unklar. Nach den Studien von Eppinger und Falta liegt es nahe, auch die Bluteosinophilie auf die Vagotonie zu beziehen. Andererseits macht das reichliche Auftreten von eosinophilen Zellen im Sputum wahrscheinlich, daß der Anlaß zu der vermehrten Produktion von dem eigentümlichen lokalen Prozeß ausgeht, welcher chemotaktisch auf die Eosinophilen des Blutes wirkt und immer neue Bildung hervorruft, ähnlich der Leukocytose bei Eiterungen (vgl. Staehelin).

Für diese Deutung scheint mir der Umstand zu sprechen, daß die Eosinophilie sowohl im Auswurf wie im Blut bei sonst ganz typischen Asthmatikern dauernd fehlen kann. Namentlich hier in Würzburg sehe ich solche Fälle nicht selten. Es scheint danach, daß die Sekretbildung in den Bronchiolen zwar häufig, aber doch nicht regelmäßig mit Ausscheidung dieser bestimmten Leukocytenart einhergeht, und daß da, wo sie ausbleibt, auch keine Vermehrung dieser Zellen im Blut zustande kommt.

Sehr interessant sind die Angaben Schlechts, daß auch beim experimentellen anaphylaktischen Asthma reichliche Eosinophile in der Bronchialwand gefunden werden.

Klinisch macht sich die Wichtigkeit der Sekretion beim Asthma recht wesentlich geltend in den Beziehungen des Asthma zur Bronchitis.

Diese sind bekanntlich zweierlei: Asthma kann in chronischen Zustand übergehen, der ganz der gewöhnlichen Bronchitis gleicht, andererseits kann chronische Bronchitis nach monate- und jahrelang eintönigem Verlauf anfallsweise heftige Steigerungen aufweisen, die sich vom Bronchialasthma kaum unterscheiden lassen. Die Beschaffenheit des Auswurfs ist verschieden; relativ selten enthält er die typischen Asthmasymptome, Spiralen, Kristalle, Eosinophilie.

Es ist nun recht bemerkenswert, daß auch bei manchen Fällen dieser chronischen Bronchitiden mit asthmaähnlichen Exacerbationen durch Adrenalin rasche wesentliche Erleichterung unter Aushusten reichlichen Sekretes erreicht wird. Man wird aus solchen Beobachtungen schließen müssen, daß entweder die Wirkung des Adrenalins hier wohl wie beim typischen Asthma nicht auf krampflindernden, sondern auf sekretionsfördernden Einflüssen beruhe oder daß auch bei diesen Fällen, trotzdem weder das Sputum noch die Anamnese Anhaltspunkte dafür ergeben, ein Krampfzustand der Bronchien mit im Spiele sei. Daß der Reiz der exacerbierenden Entzündung zu Krampfzuständen der umgebenden Muskelschichten führe, dafür ließen sich leicht Analoga von anderen Organen (Augenlider, Speiseröhre, Magen, Darm, Blase) anführen.

In einigen der hierhergehörigen Fälle wurde durch Adrenalin prompte Erleichterung und promptes Aufhören des lauten Giemens und Pfeifens erzielt, ohne daß Sekret ausgehustet wurde. Hier wurde also nicht nur die Sekretbildung gehemmt, sondern auch das bereits gebildete Sekret rasch wieder resorbiert. Solche Vorkommnisse scheinen mir sehr zu gunsten der Auffassung zu sprechen, daß das Adrenalin mehr auf die sekretorischen als auf die muskulären Vorgänge in den Bronchien einwirke. —

Wirkt in diesen Fällen ein Asthmamittel auch bei nicht asthmatischer Bronchitis, so wirken andererseits manche Bronchitismittel günstig bei Asthma und besonders bei den mehr gleichmäßig dyspnoischen Zuständen, die sich nicht selten aus gehäuft wiederkehrenden Asthmaanfällen heraus entwickeln, und die nur durch die relativ rasch auftretenden Schwankungen zwischen besseren und schlechteren Tagen und Stunden, nicht mehr durch den Wechsel zwischen freier und hochgradig behinderter Atmung an das ursprüngliche Asthma erinnern.

Bei diesen Zuständen helfen oft Bronchitiskessel und Expektorantien, zumal das Jodkali, das ja auch schon im akuten Anfall zu nutzen pflegt, zur Verflüssigung des Sekretes. Da wo dies alles im Stich läßt, sieht man bisweilen ganz auffallend starken Nutzen von den Brechmitteln. Manchmal wirken sie in der gewöhnlich als Expectorans verschriebenen Dosis; wirksamer sind sie, wenn sie in voller Brechdosis gegeben werden.

Bei einigen schweren Fällen, wo sich seit Tagen und Wochen dauernde Dyspnoë zu beängstigender Höhe gesteigert hatte, wirkte diese Behandlung (0,01 Apomorphin) ganz auffallend erleichternd. Bei dem einen von ihnen trat zwar zunächst förmlicher Kollaps ein, aber er ging rasch vorüber, die Atmung wurde alsbald freier und die subjektive und objektive Erleichterung war außerordentlich deutlich. Und bei weiterem Gebrauch von Apomorphin — jetzt in geringerer, nicht brechenerregender Dosis — hielt diese Besserung auch in der Folgezeit an.

Die nahen Beziehungen des Asthma zur Bronchitis und der Bronchitis zu asthmaartigen Zuständen sind also von wesentlicher Bedeutung für die Therapie. Für die theoretische Betrachtungsweise sind sie von Interesse als ein Beispiel des Einflusses der Konstitution auf Krankheitsentstehung: Chronische Bronchitis entsteht gewöhnlich unter dem Einfluß äußerer Schädlichkeiten. Wenn sich im Verlauf des Asthma Zustände entwickeln, welche in den wesentlichen klinischen Zügen der chronischen Bronchitis gleichen, dann ergeben sich deutliche Beziehungen zu konstitutionellen Einflüssen. Und wenn andererseits eine scheinbar einfache chronische Bronchitis asthmaartige Exacerbationen aufweist und auch im Verhalten gegenüber Arzneimitteln dem Asthma ähnlich wird, dann wird es wahrscheinlich, daß hier durch die Reizung der Bronchien die Erscheinungen des Asthma ausgelöst werden bei Leuten, bei welchen die Neigung zu Asthma ohne die Bronchitis kaum zutage getreten wäre, bei welchen diese Krankheitsbereitschaft erst durch die exogene Bronchitis manifest wurde.

Zur Vererbung bei manisch-depressivem Irresein.

Von
Dr. **Wilhelm Weinberg** (Stuttgart).

(Eingegangen am 22. Juli 1920.)

Mit der Vererbung bei manisch-depressivem Irresein haben sich eine Reihe von Arbeiten beschäftigt, von denen aber hier nur einige besonders wichtige berücksichtigt werden können.

Es handelt sich um drei Fragen, um den Zusammenhang des manisch-depressiven Irreseins mit anderen Psychosen, um die Frage des einfachen Mendelismus und die der Geschlechtsbegrenztheit.

Zu ersterem Punkt will ich hier nur hervorheben, daß R u e d i n darin etwas Besonderes sieht, daß er bis jetzt keinen Fall finden konnte, wo Eltern mit Dementia praecox Kinder mit manisch-depressivem Irresein hatten. Dies rührt aber möglicherweise nur daher, daß in der Gesamtbevölkerung manisch-depressives Irresein etwa dreimal seltener ist als Dementia praecox, also etwa bei $^1/_3\%$ der Erwachsenen vorkommt, und da er bei an Dementia praecox erkrankten Eltern nur 48,5 Beobachtungen von Kindern verwerten konnte, so war also bei diesen nur etwa $^1/_6$ Fall von manisch-depressivem Irresein zu erwarten, so daß bei der Kleinheit des Materials ein Fall ebenso rein zufällig eintreten wie ausbleiben konnte. Ich selbst habe inzwischen bei Anlegung des württembergischen Katasters der Geisteskranken bis jetzt einen solchen Fall mit dementia-praecox-kranken Eltern und manisch-depressivem Kind gefunden. Dabei muß bemerkt werden, daß ich zweifellos noch nicht alle Familien mit internierten Geisteskranken in zwei Generationen erfaßt habe, da offenbar nicht wenige in jugendlichem Alter geisteskrank Gewesene später heiraten und Kinder erzeugen, und es eines besonderen Verfahrens bedarf, um diese Fälle zu ermitteln. Dieses Verfahren nimmt viel Zeit in Anspruch. Es sind allerdings bei allen aus Württemberg stammenden Individuen die Namen der Eltern festgestellt, aber infolge der Verschiedenheit der in den Krankenakten enthaltenen Familienpapiere nur bei dem Teile die Kinder, bei welchem Familienregisterauszüge vorliegen, während einfache standesamtliche Geburtsregisterauszüge diese Nachweise nicht liefern. Es besteht somit die Möglichkeit, daß sich noch weitere Fälle der genannten Art ergeben werden. Irgendeinen Einblick in die Zusammenhänge der verschiedenen

Formen von Geisteskrankheit auf erbbiologischer Grundlage vermögen aber solche Fälle vorläufig so lange nicht zu geben, als nicht erwiesen ist, daß sie mit einer auffallend großen oder geringen Häufigkeit vorkommen und die Bedingungen ihres Vorkommens nicht genauer umschrieben werden können.

2. Mit der Frage nach dem Vorkommen eines einfachen Mendelismus beschäftigt sich Boven. Er stellt speziell die Frage, ob manisch-depressives Irresein auf einem recessiven Erbanlagenpaar beruht. In diesem Falle müßte — allerdings nur bei Mangel anderer Einflüsse — die Kreuzung zweier als Heterocygoten aufzufassender Nichtkranker (DR × DR) 25%, die je eines Kranken und eines Nichtkranken (DR × RR) 50% Fälle von manisch-depressivem Irresein und Andeutungen desselben aufweisender Psychopathen erzeugen.

Tatsächlich ergab nun die Anwendung meiner Probandenmethode bei den Geschwistern der Probanden aus Kreuzung zweier Nichtkranker:

4,2% Manisch-depressive, 2,1% andere Psychosen, 6,5% Psychopathen, zusammen 17%,

aus Kreuzung Kranker und Nichtkranker:

20% Manisch-depressive, 6% andere Psychosen, 24% Psychopathen, zusammen 50%,

also Zahlen, die bezüglich des manisch-depressiven Irreseins allein ähnlich niedrig sind wie bei Dementia praecox.

Mit Einrechnung von Psychopathen und anderen Geisteskranken erhält man hingegen annähernd die bei Recessivität zu erwartenden 25 und 50%.

Daraus kann aber aus hier nicht näher zu erörternden Gründen[1] nicht auf einfache Recessivität einer nur selten sich völlig offenbarenden Anlage geschlossen werden.

Wir werden vielmehr vor die Frage gestellt, ob nicht irgendeine Polymerie vorliegt, bei der die Anlage auch dominant sein kann, und ob nicht der manisch-depressive Genotypus in seiner Offenbarung von Außenweltseinflüssen abhängig ist. Weiterhin müssen wir mit der Möglichkeit rechnen, daß die genotypische Anlage zu manisch-depressivem Irresein nicht stets erkannt wird. Beide Möglichkeiten können auch verbunden in der Richtung einer Herabsetzung der Erbzahlen wirken.

Beachtenswert ist ferner eine Untersuchung Davenports. Nach seiner Auffassung wird das Temperament durch zwei Faktorenreihen bestimmt; den Erregungsfaktor E und sein Fehlen e (normal), und den Faktor für normales, ruhig-heiteres Temperament C und sein Fehlen c,

---

[1] Ich verweise auf eine dem Abschluß nahe größere Arbeit. Der Viertelszahl nahe Verhältniszahlen können auch bei einfachen und komplizierten Polyhytridismen und zwar sowohl mit recessiven wie dominanten Einzelanlagen gefunden werden.

das Depression verursacht. E dominiert über e, C über c nicht völlig, so daß sich 9 Genotypen ergeben, nämlich:

$EECC$ = cholerisch normal,
$EECc$ = cholerisch-phlegmatisch,
$EEcc$ = cholerisch-deprimiert = manisch-depressiv,
$EeCC$ = nervös normal,
$EeCc$ = nervös phlegmatisch,
$Eecc$ = nervös deprimiert,
$eeCC$ = normal heiter = völlig normal,
$eeCc$ = normal phlegmatisch,
$eecc$ = normal deprimiert.

So sind 45 Kreuzungen möglich, wovon Davenport aber nur 29 verfolgen konnte.

Die Verteilung der Temperamente in der Nachkommenschaft der beobachteten Kreuzungen stimmte nach Davenports Tabelle im ganzen gut mit der nach diesem Schema vorgenommenen Einteilung überein.

Er findet nämlich für	beobachtete Häufigkeit	berechnete Häufigkeit
$EECC$	34	40,5
$EECc$	25	45,875
$EEcc$	30	19,125
$EeCC$	125	95,875
$EeCc$	148	155,25
$Eecc$	64	72,875
$eeCC$	74	50,125
$eeCc$	83	98,875
$eecc$	46	50,5

Es muß aber bemerkt werden, daß in dieser Tabelle die Ziffern nach der alten naiven Methode berechnet sind, die auf dem Vergleich der Zahl sämtlicher in einer Sippschaft vorhandenen Merkmalsträger mit der Zahl sämtlicher Sippschaftsmitglieder beruht und, wie ich gezeigt habe, deshalb zu hohe, unter Umständen wesentlich zu hohe Werte liefern muß, weil das Material einseitig nach dem Vorhandensein mindestens eines Merkmalsträgers ausgelesen ist. Bei Korrektur dieses Fehlers durch meine Probandenmethode erhält man also tatsächlich einen Defekt an positiven Fällen. Allein diese Korrektur ist nicht streng durchführbar. Davenport hat allerdings die ersten Auskunftgeber jeder Familie (propositus) bezeichnet, diese sind allerdings auch Probanden in meinem Sinne, es fehlen aber Sippschaften mit mehreren Probanden, deren wenigstens einige bei der Größe des Materials vorhanden sein müßten, indem mehrere Glieder einer Sippschaft durch eine rein zufällige Auslese von Auskunftgebern erfaßt werden können.

Von einer anderen Seite hat Lenz das Problem der Vererbung bei manisch-depressivem Irresein behandelt. Er wies auf den bekannten

großen Frauenüberschuß unter den klinischen Aufnahmen Manisch-
Depressiver hin und erblickte darin ein Anzeichen dafür, daß es sich
um eine an das weibliche Geschlechtschromosom geknüpfte dominante
Anlage handle. Die Folge einer derartigen Vererbungsregel ist einmal,
daß manisch-depressive Männer bei Kreuzung mit gesunden Frauen
nur weibliche Träger der Krankheit erzeugen können, und daß die
Zahl der weiblichen Kranken die der männlichen erheblich übertreffen
muß.

Wenn man dabei von der Annahme ausgeht, daß sich die Anlagen
in der Bevölkerung rein zufällig verteilen, so kommt man zu dem Ergebnis, daß im Maximum doppelt so viel weibliche wie männliche Kranke
vorkommen können.

Bezeichnet man nämlich mit M die männliche Anlage, mit W die
recessive gesunde, mit w die krankhafte dominante weibliche Anlage,
und ist deren relative Häufigkeit $= q$, also die der gesunden Anlage
$1-q = p$, so sind die Männer

entweder MW und somit krank und zwar mit der Häufigkeit q,
oder Mw und somit gesund und zwar mit der Häufigkeit p.

Die Frauen hingegen sind:

entweder WW und somit krank, und zwar mit der Häufigkeit q^2,
oder Mw und somit krank und zwar mit der Häufigkeit $2\,p\,q$,
oder ww und somit gesund und zwar mit der Häufigkeit p^2.

Die Gesamtheit der kranken Frauen ist somit:

$$q^2 + 2\,p\,q = q\,(q + 2\,p) = q\,(1 + p),$$

da $p + q = 1$ ist.

Das zahlenmäßige Verhältnis der kranken Frauen und Männer ist
also $q\,(1 + p) : q$ oder einfacher $1 + p : 1$.

Diese Verhältnisziffer wird um so größer, je größer p, somit die
Häufigkeit der gesunden Anlage, und je seltener, somit die krankhafte
Anlage ist, bei extremer Seltenheit derselben, wobei annähernd $q = 0$
und $p = 1$ ist, erhält man also das maximale Verhältnis $2 : 1$[1]).

Nun entsprechen die Tatsachen nicht ganz diesen Voraussetzungen.
Denn einmal kommt es vor, daß manisch-depressive Männer mit gesunden Frauen ebensolche Söhne erzeugen, und zweitens übertrifft die
tatsächliche Verhältniszahl der weiblichen und männlichen Aufnahmen
dieser Kranken das Verhältnis $2 : 1$ beträchtlich. In Württemberg z. B.
kamen 1910—12 auf 156 Aufnahmen von Männern 429 von Frauen, das
Verhältnis letzterer zu ersteren betrug also $2{,}75 : 1$.

---

[1]) Auch bei recessiven krankhaften Anlagen stellt dieses Verhältnis das Maxi-
mum des Unterschiedes der Häufigkeiten weiblicher Conductoren und männlicher
Träger der Krankheit dar; siehe die Bemerkung von Lenz, Arch. f. Rassen- u.
Ges.-Biol. 1913, und von mir ebda. S. 341 und 345.

Wir können daraus schließen, daß noch anderweitige Ursachen in Betracht zu ziehen sind.

Hofmann hat auf die von Nachtschein mitgeteilten Ergebnisse der Untersuchungen der Wilsonschule bei der Obstfliege hingewiesen. Nach diesen ist die Lehre von der absoluten Verknüpfung der in einem Chromosom enthaltenen Anlagen und damit die Mendelsche Lehre von der reinen Spaltung nicht aufrecht zu erhalten, es kann zu Korrelationsbrüchen kommen und es kann weiterhin ein Teil der Geschlechtschromosomen die weibliche Anlage verlieren und damit männliche Geschlechtszellen bilden, welche die sonst weibliche Krankheitsanlage besitzen. Das könnte tatsächlich dazu führen, daß kranke Väter mit gesunden Frauen auch kranke Söhne erzeugen. Aber es würde damit die Zahl der kranken Männer zu ungunsten der kranken Frauen vermehrt.

Man muß aber auch damit rechnen, daß selbst bei ganz einwandfreier Feststellung der Gesundheit der Frau und der Freiheit ihrer Erzeuger von der Anlage sie doch durch Mutation eine krankhafte Anlage in ihrem Keimplasma erworben haben kann, die aber bei ihr phänotypisch latent bleibt. Das würde ebenfalls das Vorkommen von kranken Vätern und Söhnen bei äußerlich gesunder Mutter erklären.

Wichtiger scheint mir daher die Frage zu sein, woher die Überschreitung des erwartungsmäßigen Verhältnisses zwischen kranken Frauen und Männern kommen kann. Hierzu ist folgendes zu bemerken.

Die Zahlenverhältnisse, von denen die obige Berechnung des Grenzwertes ausging, beruhen auf der Annahme einer rein zufälligen Verteilung der Anlagen auf die Individuen einer Bevölkerung. Diese Annahme trifft aber nur bei Panmixie mit gleicher Fruchtbarkeit aller Elternpaare genau zu. Man kann nun die Frage aufwerfen, ob gerade bei einer dominanten Krankheit Panmixie wahrscheinlich ist und in welchem Sinne Abweichungen von dem System der Panmixie im Sinne der Inzucht oder der Abstoßung Gleichartiger das maximale Zahlenverhältnis der kranken Frauen und Männer beeinflussen.

Dabei ergibt sich folgendes:

Bleibt die Häufigkeit q der Anlage W unverändert, so wird die Häufigkeit der kranken männlichen MW-Typen stets q sein, gleichgültig, welches Paarungssystem herrscht. Hingegen wird die Zusammensetzung der Frauen davon abhängen, in welchem Grade die Korrelation der Ehegatten zu einer Korrelation der Anlagen bei den Nachkommen führt. Bezeichnen wir letztere mit r, einem zwischen $+1$ und -1 schwebenden Werte, so können wir für die Zusammensetzung der Frauen allgemein die Formel

$$r\,q + (1-r)\,q^2\ WW + (1-r)\,2\,p\,q\ Ww + r\,p + (1-r)p^2\ ww$$

aufstellen. Dabei ist r positiv, wenn Anziehung, negativ, wenn Abstoßung

Gleichartiger stattfindet; bei absoluter Panmixie ergibt sich die einfache Formel

$$q^2\, WW + 2\, pq\, Ww + p^2\, ww.$$

Man erhält dann für sehr seltene Merkmale als Verhältnis der dominanten Genotypen weiblichen und männlichen Geschlechts bei

absoluter Inzucht mit $r = 1$ $\quad q : q$ oder $1 : 1$

absoluter Panmixie mit $r = 0$ $\quad q\,(2\,p + q) : q$ oder $1 + p : 1$,
  im Maximum $2 : 1$

absoluter Abstoßung gleichartiger Ehegatten mit $r = -1$
  $-q + 2\,q^2 + 4\,p\,q : q$ oder $1 + 2\,p : 1$, im Maximum $3 : 1$.

Über den letzteren Wert kann der Frauenüberschuß ohne Mitwirkung weiterer Ursachen nicht hinausgehen. Das für Württemberg festgestellte empirische Verhältnis $2{,}75 : 1$ kommt diesem Grenzwert schon sehr nahe und würde einen sehr hohen Wert von r erfprdern. Bei einer Erkrankungswahrscheinlichkeit für die Männer mit $q = 0{,}004$ würde sich damit

$$r = -\,0{,}754$$

ergeben.

Ein so hoher Wert von r würde aber, wie hier nicht näher ausgeführt werden kann, eine mindestens ebenso hohe negative Korrelation der Ehegatten erfordern, die kaum glaublich ist.

Zuverlässige Angaben über die Korrelation der Ehegatten besitzen wir allerdings nicht; was in Pope, Marital Infection in Tuberculosis, London 1908, enthalten ist, beruht auf einseitig ausgelesenem Material. Genauere Auskunft könnten wir nur von einem Kataster der Geisteskranken und ihrer Ehen erwarten, wie es jetzt in Württemberg hergestellt ist.

Der hohe Frauenüberschuß muß aber wohl noch eine andere Ursache haben. Die Zahlen, mit denen wir gerechnet haben, betreffen nun klinische Aufnahmen, und es darf daher die Frage aufgeworfen werden, ob nicht bei diesen Aufnahmen eine einseitige Auslese zu gunsten der Frauen stattfindet.

Sie kann auf folgende Weise zustande kommen:

Es ist bekannt, daß Frauen weit seltener erfolgreiche Selbstmorde verüben als Männer, in Württemberg war das Verhältnis 1910—12 263 : 1115 oder etwa $1 : 4$. Weiterhin spielt unter den Ursachen des Selbstmordes Geisteskrankheit eine große Rolle, und unter den Geisteskranken stellen wieder die Manisch-Depressiven einen unverhältnismäßig großen Beitrag. So betrug z. B. nach Gaupp die Zahl der wegen Selbstmordversuchs Eingelieferten mit manisch-depressivem Irresein 17 gegen 11 Fälle von Dementia praecox, obgleich die letztere Krankheit weit häufiger ist als erstere.

Es muß daher mit der Möglichkeit gerechnet werden, daß bei den männlichen Manisch-Depressiven Selbstmord häufiger erfolgreich stattfindet, als bei den weiblichen. Die von Gaupp festgestellte Tatsache, daß bei den Selbstmordversuchen nur 5 Männer gegen 12 Frauen beteiligt waren, spricht durchaus nicht dagegen, ganz abgesehen, davon daß dieses letztere Verhältnis noch auf Grund größeren Materials nachgeprüft werden muß. Wenn aber diese Möglichkeit zutrifft, so besagt das nichts anderes, als daß von den männlichen Manisch-Depressiven infolge Selbstmords ein größerer Teil nicht in die Anstalt eingeliefert wird als von den weiblichen, und daß somit das Anstaltsmaterial verhältnismäßig mehr manisch-depressive Frauen aufweist als die Gesamtheit der Manisch-Depressiven überhaupt.

Nun ist die Zahl der Selbstmörder überhaupt sehr groß im Verhältnis zur Zahl der Geisteskranken, für Württemberg z. B. 1910—12 1378 : 3000. Nimmt man an, es seien unter den Selbstmördern nur 30% geisteskrank und unter diesen wieder 40% Manisch-Depressive gewesen, so kommen auf 585 in Anstalten eingelieferte Manisch-Depressive 165, welche vor der Möglichkeit der Einlieferung durch Selbstmord endeten, und wenn unter diesen nur 20% Frauen waren, so ergeben sich insgesamt 132 + 159 Männer auf 429 + 33 Frauen oder ein Verhältnis von 291 : 462 oder 1 : 1,6.

Wir erhalten damit einen zu geringen Frauenüberschuß. Im Verhältnis zu der geringen Häufigkeit der Erkrankung müßte das Verhältnis nahezu 1 : 2 sein, wenn die Anlage geschlechtsbegrenzt ist. Dies kann die Folge davon sein, daß wir mit zu hohen Zahlen der manisch-depressiven Selbstmörder und der Männer unter ihnen gerechnet haben. Ist aber das Gegenteil der Fall, so würde man noch einen geringeren Frauenüberschuß erhalten, und die Lehre von der Geschlechtsbegrenztheit der Krankheit würde ernstlich gefährdet. Es wäre daher sehr erwünscht, genauere Auskünfte über die geistige Beschaffenheit der Selbstmörder zu erhalten, und dies wird nicht ohne Rückfragen bei deren früheren Ärzten möglich sein, setzt aber großes Verständnis für Psychiatrie voraus.

Es besteht theoretisch allerdings noch eine weitere Möglichkeit, dem Problem beizukommen. Ist die Krankheit geschlechtsbegrenzt, so wird man bei den Männern, die die Anlage stets nur einfach haben, keinen Einfluß der Ehe zwischen Blutsverwandten statistisch nachweisen können, wohl aber bei den Frauen. Bei einem dominanten an die weibliche Geschlechtsanlage geknüpften Merkmal wird man dabei eine, allerdings geringe, Herabsetzung der Ziffer der Abstammung der Frauen aus Verwandtenehe im Vergleich mit den Männern zu erwarten haben.

Leider besitzen wir nun bisher keine Aufschlüsse über die Häufigkeit der Verwandtenehe bei manisch-depressivem Irresein. Die vielzitierte Statistik Mayes ergibt nun allerdings Abstammung aus Verwandtenehe bei einfacher Seelenstörung für die Frauen 6,0$^0/_{00}$ gegen 7,1$^0/_{00}$ für die Männer. Wenn, wie aus dem Material Ruedins hervorzugehen scheint, die Dementia praecox recessiv ist und einen Überschuß an Verwandtenehen bei beiden Geschlechtern aufweist, so würde der Unterschied bei manisch-depressivem Irresein, das wie erstere Krankheit zu einfacher Seelenstörung gezählt wird, sich noch verschärfen. Er ist aber bereits nach obigen Zahlen so groß, daß er sich mit der Annahme eines einfachen Mendelschen Merkmals nicht vertragen würde.

Die Angaben über Abstammung aus naher Verwandtenehe sind übrigens noch sehr fragwürdig. Dies ist um so mehr zu bedauern, als es ja sehr einfach wäre, sie festzustellen. Es würden sich ohne große Mühe bei allen Aufnahmen die Namen von Eltern und Großeltern feststellen lassen. Aus solchen Feststellungen wären die Fälle mit gleichem Geschlechtsnamen bei je einem mütterlichen und väterlichen Großelter auszusuchen und auf Geschwisterkindschaft der Eltern weiter zu verfolgen, während das Auftreten desselben Namens bei einem der Eltern und den direkten Vorfahren des andern auf Ehe von Onkel und Nichte, Tante und Neffe zu untersuchen wäre.

Leider bereitet aber die Verwandtschaftsehenstatistik noch eine weitere Schwierigkeit. Bei den geringen Prozentsätzen naher Verwandtenehen muß man schon mit sehr großem Material arbeiten, um zu gesicherten Ergebnissen zu gelangen.

Es muß endlich noch eine weitere Frage aufgeworfen werden. Stellen nicht, auch abgesehen von Selbstmord, die in eine Anstalt Aufgenommenen nur einen relativ geringen Bruchteil aller Manisch-Depressiven dar, und wenn dies der Fall, ist dann nicht der Frauenüberschuß bei den Anstaltsaufnahmen lediglich oder zum großen Teil eine Folge einer einseitigen Auslese? Das würde besagen, daß ein manisch-depressiver Charakter bei Frauen von der Umgebung weniger leicht ertragen wird als bei Männern. In diesem Falle würde der Geschlechtsunterschied sich nicht in verschiedener Häufigkeit der Anlage, sondern in verschiedenartiger Reaktion auf die Umgebung oder seitens der Umgebung äußern.

Aus diesen Betrachtungen geht hervor, daß wir zu einer völlig klaren Einsicht in die Vererbungsweise des manisch-depressiven Irreseins noch nicht gelangt sind. Familienforschung und Statistik erweisen sich als geeignet, auf diesem Wege weiterzuführen, dabei bedarf es aber vor allem der Lösung der einfachsten Probleme auf Grund großen und doch zuverlässigen Materials. Vor allem müssen wir auch hier mit der Möglichkeit einer polymeren Anlage und im Zusammenhang damit mit einer vielfach abgestuften Variabilität des manisch-depressiven Charakters rechnen. Damit würde gleichzeitig die absolute Geschlechsbegrenzung der Anlage ebenfalls in Frage gestellt. Wenn trotzdem die Frauen überwiegen, so kann dies auch darauf beruhen, daß die Anlage relativ häufiger im Geschlechtschromosom enthalten ist als in den übrigen Chromosomen.

Literaturverzeichnis.

Boven, Similarité et mendelisme, etc. Vevey, Impr. Säuberlin und Pfeiffer S. A. 1915. — Davenport, The feebly inhibited. Washington (Carn.-Instit.) 1915. — Gaupp, Über den Selbstmord. 1910. — Hoffmann, Geschlechtsbegrenzung, Vererbung und manisch-depressives Irresein. Zeitschr. f. d. ges. Neur. u. Psych. **69**. 1919. — Lenz, Über die krankhaften Erbanlagen des Mannes. Jena, Fischer. 1912. — Pope, Marital Infection, Appendix. — Ruedin, Studien über Vererbung und Entstehung geistiger Störungen. Berlin, Springer. 1916.

(Aus der sozialhygienischen Abteilung [Leiter: Prof. Reiter] des Hygienischen Instituts der Universität Rostock [Dir.: Prof. v. Wasielewski].)

Zur Konstitution des unehelichen Kindes.

Von
Hans Reiter.

(Eingegangen am 4. August 1920.)

Das geringe Verständnis für die Bevölkerungspolitik und alle Erscheinungen am Volkskörper, die mit ihr direkt oder indirekt zusammenhängen, ist daran schuld, daß auf dem Gebiete, wo Werden, Sein und Vergehen ineinanderfließen, noch so wenig fruchtbare Arbeit geleistet werden konnte. Die gesetzlichen Bestimmungen von heute lassen Forschen und Arbeiten, das ungeheure Aufschlüsse über wechselseitige Beziehungen von Mensch und Umwelt geben könnte, vergebens erscheinen, weil sie nicht gestatten, objektive, wissenschaftlich wohl begründete Beobachtungen zu machen. Geburt und Tod des einzelnen geben der Familie, den Völkern und der Menschheit das Gepräge, sie schließen in sich alle die vielfach verwobenen Vorgänge des Menschentums. Trotzdem geht Wissenschaft und Praxis fast verständnislos an dem Wichtigsten vorüber, das alle Denkenden am meisten beschäftigen sollte. Fehlte es bisher an Geistern, die die wirkliche Aufgabe des Arztes erkannten? — Soll der Arzt wirklich nur „Heilen"? Das, was krank und schlecht ist, wieder gesund und gut machen? — Wäre es so, dann müßten wir die Wirkung des n u r s o Arbeitenden dort in Erscheinung treten sehen, wo Werden, Sein und Vergehen zusammenströmen! — Gewiß sieht man hier Zeichen der Besserung, aber verfolgt man die Vorgänge genauer — soweit das bei der klufthaften Medizinalgesetzgebung möglich ist —, dann ergibt sich, daß diese Besserung zum a l l e r g e r i n g s t e n Teile auf der „heilenden" Tätigkeit des Arztes beruht! Viel komplizierter gruppieren sich im allgemeinen die verschiedensten Ursachen, die in der Umwelt selbst begründet liegen, um die als „Krankheiten" von einzelnen oder von Massen augenfällig werdenden Erscheinungen und die Fälle, wo Ursache und Wirkung sich — man möchte sagen — auf e i n e r Ebene treffen, sind nur wenige.

Die gewaltige Arbeit, die der Frauenkörper für das Bestehen eines Volkes leistet, wird kaum gewertet, beinah achtlos geht die Welt an diesem großen Geschehen vorüber, achtlos empfängt sie und achtlos verwaltet sie das Geschenkte. Der Gesamtheit steht aber die wichtige Pflicht zu, das, was sie empfangen hat, nach bestem Können zu erhalten und weiterzuentwickeln. Das Kapital, das in diesem Unternehmen angelegt, wird reichlich Zinsen abwerfen. Wann wird Staat und Regierung die Forderung des Tages erkennen?

Millionen von Kindern schreien nach Hilfe, ohne gehört zu werden. Die Bedauernswertesten sind die „Vaterlosen", die ihr Entstehen oft der Laune des Augenblickes, einer schwachen Stunde oder einer schuftigen Gesinnung verdanken.

Wird in der Stunde der Zeugung die Zukunft des Kindes festgelegt? Übernimmt es Kraft und Gesundheit, Geist und sittliches Empfinden oder ist es bestimmt zum physischen oder psychischen Krüppel, zum sozialen Schädling? Und wie gestaltet sich die Entwicklung weiter vor der Geburt? Trägt es die Mutter in Liebe oder Haß, in Freude oder in Not? Wird sich nicht dieses innere Erleben dem Kinde mitgeteilt haben, wenn es als „geboren" unter den Lebenden erscheint? Was für eine Fülle von Problemen häufen sich in dieser Betrachtung? Wie armselig ist unser ärztliches Können, unmöglich ist ein Urteil über diese Fragen! Welche Maßstäbe sind wir gezwungen anzulegen an dieses feine Gebilde des Werdeprozesses! Körpergewicht und Körperlänge kann nur als ein grober, frucht- und ertragloser Maßstab erscheinen, und doch bieten diese Begriffe einen einheitlichen „Maßstab", der gestattet zu „messen". In Zahlen soll sich die Antwort zeigen auf die Frage: Ist das uneheliche Kind minderwertiger als das eheliche? Geschichte und Dichtung scheinen längst Antwort gegeben zu haben, aber hält diese Antwort dem Versuche einer wissenschaftlichen Prüfung stand?

Es ist erwiesen, daß die Sterblichkeit der unehelichen Säuglinge eine höhere, fast doppelt so hohe ist, als die der ehelichen Säuglinge. Aber diese Zahlen geben keinen Einblick in die Konstitution der ehelichen und unehelichen Kinder, sie zeigen schon den Einfluß großer Komplexe von Einwirkungen der Umwelt, die bei beiden Arten von Kindern meist grundverschieden sind und deshalb auch zu grundverschiedenen Ergebnissen führen können, ja, meist führen müssen. Nur dadurch, daß man versucht, unmittelbar nach der Geburt Vergleichswerte aufzustellen, wird man diese das Urteil erschwerenden Momente ausschalten.

Ein Beitrag zur Lösung dieser Frage soll die vorliegende Mitteilung bringen.

Den an 1962 ehelichen und 1000 unehelichen Kindern Rostocks angestellten Untersuchungen lagen folgende Fragen zugrunde:

    1. Zeigen die Geburtsgewichte und die Geburtslängen der unehelichen Kinder andere Werte als die der ehelichen?

2. Beobachtet man Unterschiede dieser Werte bei Berücksichtigung der Kinder vollstillender Mütter, nicht vollstillender Mütter und gar nicht stillender Mütter?
3. Sind die Gewichtszahlen der ersten 8 Lebenswochen der hierauf untersuchten unehelichen Kinder andere als die von Camerer[1]) aufgestellten Normalgewichtszahlen ehelicher Kinder?

Zur Beantwortung der Fragen 1 und 2 wurden alle in den Jahren 1917—1919 geborenen Kinder erfaßt, über die an der Hand amtlicher Aufzeichnungen genauere Angaben über Gewicht und Länge zu erhalten waren.

Um zunächst sich über die Herkunft und den Entbindungsort der Mütter ein Bild machen zu können, sind in Tabelle I diese Daten gegenübergestellt.

Tabelle I.

Herkunft und Entbindungsort der 1926 ehelichen und 991 unehelichen Mütter.

Jahr	Gesamtzahl absolut	Deutsch %	Ausländ. %	Ort vor der Geburt			Entbindung	
				Rostock %	Land %	frd. Stadt %	Haus %	Anstalt %
1917 verheiratet .	499	95,79	4,21	81,56	12,82	5,61	77,95	16,23
ledig . . .	289	77,50	22,49	31,14	52,59	16,26	19,72	80,27
1918 verheiratet .	604	96,35	3,64	80,79	12,74	6,46	90,56	9,44
ledig . . .	345	83,18	16,81	31,01	51,88	16,81	23,76	76,23
1919 verheiratet .	823	97,57	2,43	80,51	12,15	1,34	94,53	5,47
ledig . . .	357	79,55	20,44	15,40	73,38	11,20	25,21	74,79

Aus der Tabelle ergibt sich, daß unter den unehelichen Müttern mehr Ausländerinnen (polnische Schnitterinnen) vorhanden sind, als unter den ehelichen, daß die unehelichen Mütter sich nur zu einem Bruchteil aus Rostockerinnen rekrutieren, ihre Hauptmasse vom Lande stammt und ein Teil von anderen Städten nach Rostock zugereist ist. Bezüglich des Entbindungsortes zeigt sich deutlich, daß die ehelichen Mütter meist im Hause, die unehelichen meist in der Anstalt entbunden werden. Daß diese Zusammensetzung unseres Materials auf die Beantwortung der gestellten Fragen von Einfluß sein kann, ist nicht von der Hand zu weisen. Immerhin darf, da größere Zahlen zur Prüfung stehen, dieser Einfluß gering sein. Jede Statistik zeigt Fehlerquellen, meist begründet in der Ungenauigkeit der Grundlagen und in der Unmöglich-

---

[1]) Jahrb. f. Kinderheilk. **53.**

keit, alle Faktoren, die sich schließlich in nackten Zahlen niederschlagen, so zu erfassen, daß man die Wirkung nur eines Faktors zu präzisieren imstande ist.

Die Gewichts- und Längenverhältnisse der ehelichen und unehelichen Kinder der Jahre 1917, 1918 und 1919 wurden zunächst getrennt nach den Jahren und dann die Jahre zusammengefaßt gegenübergestellt:

Tabelle II.
Durchschnittsgewichte und Durchschnittslängen der ehelichen und unehelichen Kinder bei der Geburt, geordnet nach Einzeljahren und der Gesamtzeit.

	Ehelich	Unehelich
1917	3521,3 g	3339,5 g
	50,7 cm (505)[1]	50,5 cm (289)
1918	3528,0 g	3383,8 g
	51,2 cm (619)	51,0 cm (349)
1919	3511,9 g	3324,9 g
	51,1 cm (838)	51,8 cm (362)
1917/19	**3519,4 g**	**3349,5 g**
	51,0 cm (1962)	**51,1 cm (100**

Aus den gefundenen Durchschnittswerten ergibt sich einwandfrei, daß größere charakteristische Differenzen zwischen der Länge der ehelichen und unehelichen Neugeborenen nicht bestehen, daß dagegen die Gewichtszahlen der unehelichen Kinder um fast 200 g kleiner sind, als die der ehelichen. Gerade, weil die Differenzen in der Länge fast ganz unwesentlich sind, ist es wohl gestattet, aus den kleineren Gewichtszahlen ganz allgemein auf eine minderkräftige Konstitution unehelich Neugeborener zu schließen (vergl. Anmerkung.)

Es wurde weiter untersucht, ob unter Berücksichtigung der Stillfähigkeit der Mütter bestimmte Folgerungen für die Konstitution der ehelichen und unehelichen Kinder gezogen werden könnten. (Die Wirkung des Stillgeschäftes auf den Neugeborenen scheidet dabei natürlich gänzlich aus, da Gewicht und Länge vor jeder Ernährung des Neugeborenen bestimmt wurden.)

Die kräftigsten Neugeborenen finden wir bei den vollstillenden Müttern, wobei aber die Minderwertigkeit der unehelichen Kinder wieder deutlich hervortritt. In der Körperlänge ergeben sich keine Unter-

---

[1]) Die eingeklammerten Zahlen geben die absolute Zahl der beobachteten Kinder dieser Gruppe an.

Anmerkung: Der Einwand, daß vielleicht die Beteiligung ausländischer Kinder (Polen) eine Verschiebung der Zahlen bedingt hat, ist hinfällig, denn das Durchschnittsgewicht dieser Kinder beträgt 3396,1 g, ist also weniger ungünstig, als die bei deutschen Kindern gefundene Zahl!

Tabelle III.

Durchschnittsgewichte und Durchschnittslängen der ehelichen und unehelichen Kinder (geordnet nach der Stillfähigkeit der Mütter).

	Kinder vollstillender Mütter		Kinder nicht vollstillender Müteer		Kinder nicht stillender Mütter	
	ehelich	unehelich	ehelich	unehelich	ehelich	unehelich
1917.	3527 g 50,7 cm (428)	3356,7 g 50,6 cm (253)	3344,6 g 50,3 cm (13)	3073,7 g 49,7 cm (8)	3519,4 g 50,5 cm (64)	3253,5 g 49,4 cm (28)
1918.	3566,5 g 51,1 cm (528)	3418 g 51,2 cm (287)	3368 g 50,8 cm (18)	2740 g 49,3 cm (18)	3289,4 g 52,4 cm (73)	3423,9 g 50,8 cm (44)
1919.	3532,5 g 51,2 cm (744)	3310,4 g 51,9 cm (325)	3111,7 g 49,9 cm (36)	3242,3 g 50,2 cm (19)	3495,6 g 50,7 cm (58)	3672,5 g 51,5 cm (18)
1917—1919 . .	**3541,7 g 51 cm (1700)**	**3359,6 g 51,3 cm (865)**	**3225,7 g 50,2 cm (67)**	**3011,9 g 49,8 cm (45)**	**3426,2 g 50,8 cm (195)**	**3420,6 g 50,4 cm (90)**

schiede. Da diese Beobachtungen auf großen Zahlen basieren (1700 eheliche und 865 uneheliche Kinder), dürften statistische Fehler für dieses Ergebnis kaum verantwortlich gemacht werden können. Die Zahlen, die den Beobachtungen an Kindern nicht vollstillender Mütter zugrunde lagen, sind nicht groß genug, um sie als einwandfrei anzuerkennen. Im allgemeinen auch hier ein höheres Gewicht bei ehelichen Kindern. Merkwürdig sind die Ergebnisse bei Kindern gar nicht stillender Mütter: bei der Zusammenfassung der Jahre 1917—1919 zeigt sich kein Unterschied; betrachtet man das Verhalten der in den einzelnen Jahren getrennt zur Beobachtung gekommenen Kinder, so ist in den Zahlen für 1918 und 1919 von einer Minderwertigkeit der unehelich Neugeborenen nichts zu verspüren. Es müssen also unter bestimmten Verhältnissen irgendwelche Einwirkungen vorhanden sein, die die im Allgemeinen vorhandene Minderwertigkeit unehelicher Säuglinge ausgleichen oder überkompensieren. Die Kleinheit der Zahlengruppe läßt aber besonders für das Jahr 1919 diese Deutung nur mit größter Vorsicht zu. Interessant ist übrigens, daß die Zahl der gar nicht stillenden Mütter unehelicher Kinder viel kleiner ist, als die der ehelichen Kinder. Vielleicht erklären sich z. T. hierdurch indirekt die Ergebnisse.

Prüft man schließlich im ganzen die Zahlenreihen darauf, ob im Laufe der Jahre 1917—1919 innerhalb der einzelnen Untersuchungsklassen eine wesentliche Änderung der Längen- und Gewichtsverhältnisse eingetreten ist, so läßt sich diese Frage ohne weiteres verneinen. Die mangelhafte Ernährung der Mütter hat für das werdende Kind keinerlei im Gewicht erkennbare nachteilige Folgen gehabt.

Einen intimeren Einblick in die Konstitution der Unehelichen gewinnt man nach der von Paul Selter[1]) angewandten Methode, die die Zunahme des Gewichts Neugeborener innerhalb der ersten 8 Lebenswochen wiedergibt und sie mit denen von Camerer gefundenen Normalwetten vergleicht. Camerer klassifizierte die Brustkinder in Gewichtsgruppen von über 2750 g (a), solche von 2000—2750 g (b) und solche unter 2000 g. Mit Gruppe a hat Selter seine über 3000 g (c), mit der Gruppe b seine unter 3000 g (d) schweren Brustkinder verglichen, mit den gleichen Zahlen sind die von mir gefundenen Werte in Vergleich gestellt. Gruppe a rekrutiert sich aus den Durchschnittswerten von 119 ehelichen, Gruppe b von 20 ehelichen, Gruppe c von 18—61 unehelichen und Gruppe d von 12—26 unehelichen Brustkindern. Die von mir für die Vorkriegszeit gefundenen Werte sind von 53 und die der Jahre 1917—1919 von 86 unehelichen deutschen Brustkindern des Hauses Elim in Rostock gewonnen.

Tabelle IV.

Gewichtszahl in den ersten 8 Lebenswochen bei ehelichen und unehelichen Kindern.

Zahl der Wochen	Camerer		Paul Selter		Rostock	
	a	b	c	d	1912—14	1917—19
Geburt	3433	2500	3360	2710	3244,5	3235,8
1 Woche alt .	3408	2610	3240	2600	3107,4	2951,2
2 Wochen alt i.	3567	2690	3325	2670	3162,7	3006,8
3 „ „ .	3781	2820	3480	2795	3212,8	3065,5
4 „ „ .	4008	3060	3580	2935	3324,3	3152,6
5 „ „ .	4199	3130	3760	3095	3402 8	3269 6
6 „ „ .	4422	3420	3855	3305	3500,4	3383,4
7 „ „ .	4576	3650	4140	3415	3617,7	3491,9
8 „ „ .	4907	4000	4210	3535	3725,3	3581,4

Bei der Betrachtung der in Rostock erhaltenen Werte von 1912—1914 finden wir ein Geburtsgewicht, das unter dem Normalwert der über 2750-g-Kinder steht. Die Differenz wird in den ersten 8 Wochen trotz guter Nahrung und Pflege nicht ausgeglichen, sondern vergrößert sich bis zur 8. Woche noch erheblich. Vergleicht man das Anfangsgewicht dieser Kinder mit dem kleinen Anfangsgewicht der 2000—2750-g-Kinder Camerers, so erkennt man, daß das relativ günstigere Geburtsgewicht im Laufe der ersten 8 Wochen von den viel schwächer geborenen Kindern Camerers überholt wird, mit anderen Worten, die Entwicklung der unehelichen relativ kräftig geborenen Kinder gestaltet sich trotz bester Pflege und Nahrung bedeutend ungünstiger als die der ehelichen, relativ schwächlichen Kinder! Prinzipiell gleich liegen die

---

[1]) Zentralbl. f. allg. Gesundheitspflege 1907.

Verhältnisse der Rostocker Kinder der Jahre 1917—1919, die Minderwertigkeit dieser unehelichen Kinder tritt noch viel deutlicher in Erscheinung, als bei den Rostocker Vorkriegskindern. Während normalerweise das Anfangsgewicht etwa am 8. bis 10. Tag wieder erreicht ist, tritt dieser Zustand bei den unehelichen Kindern Selters erst im Laufe der 3. und 4. Woche, bei den Rostocker unehelichen Kindern sogar erst in der 4. und 5. Woche ein! Die Ernährungsschwierigkeiten des Krieges dürften für letzte Beobachtungen nicht ganz ohne Einfluß gewesen sein, wenngleich diese Störung bei den 8-Wochen - Brustkindern nicht überschätzt werden darf.

Die Ergebnisse vorliegender Untersuchungen lassen sich folgendermaßen zusammenfassen:

1. Während in den Körperlängenverhältnissen der neugeborenen ehelichen und unehelichen Kinder keine charakteristischen Unterschiede bestehen, ist eine Differenz bezüglich der Körpergewichte unleugbar, fast durchweg sind trotz gleicher Länge die unehelichen Kinder leichter.

2. Bei der Gegenüberstellung von unehelichen und ehelichen Neugeborenen vollstillender, nicht vollstillender und gar nicht stillender Mütter zeigts ich bei den beiden erstgenannten Gruppen die gleiche Erscheinung der geringeren Schwere etwa gleichgroßer unehelicher Kinder. Bei Kindern gar nicht stillender Mütter herrschte keine Übereinstimmung in den einzelnen Jahren; inwiefern hierfür Kleinheit der Zahlen oder Quellen des Materials oder sachliche Gründe verantwortlich zu machen sind, ließ sich nicht feststellen.

3. Verfolgt man die Aufzuchtsverhältnisse der ehelichen und unehelichen Kinder in den ersten 8 Lebenswochen, so tritt eine Minderwertigkeit der unehelichen Kinder gegenüber den ehelichen Kindern sehr ausgesprochen und einwandfrei hervor. Die Entwicklung des unehelichen Kindes in den ersten 8 Lebenswochen ist trotz guter Pflege deutlich verlangsamt gegenüber der normalen Entwicklung ehelicher Kinder.

4. Es erscheint auf Grund dieser Ergebnisse wohl berechtigt, im allgemeinen von einer angeborenen geringeren körperlichen Wertigkeit der unehelichen Kinder zu sprechen, was aber nicht ausschließt, daß auch unter diesen Kindern gut entwickelte vollwertige Individuen vorhanden sind.

Praktisch dürfte sich aus diesem Ergebnis folgern lassen, daß die Fürsorge für die unehelichen Kinder nicht erst nach der Geburt einzusetzen hat, sondern daß, wie es bereits in Norwegen gesetzlich geregelt, schon mehrere Monate vor der Geburt Maßnahmen zu treffen sind, die eine gute und ungestörte Entwicklung des werdenden Kindes gewährleisten.

Autorenverzeichnis.